心肺脑复苏技术

主 编 杨 程 张世栋 单世民
阚永星 陈 宁

中国医药科技出版社

内 容 提 要

本书是一部全面介绍心肺脑复苏技术的专著，系统阐述了心肺脑复苏的理论与技术，全书共24章，重点介绍了心肺脑复苏的基本生命支持、高级心血管生命支持及其相关技术、心搏呼吸骤停及各种心律失常的处理和儿科心肺复苏等，融合心肺脑复苏指南最新进展，并结合了我国的具体情况，其内容新颖，理论与实践并重，实用性强，适合各级医院临床医师使用，并可作为心肺脑复苏技术师资培训教材，以及作为心肺脑复苏教学、进修和科研的参考读物。

图书在版编目（CIP）数据

心肺脑复苏技术 / 杨程等主编．— 北京：中国医药科技出版社，2017.4

ISBN 978-7-5067-9074-1

Ⅰ．①心…　Ⅱ．①杨…　Ⅲ．①心肺复苏术　Ⅳ．① R605.974

中国版本图书馆 CIP 数据核字（2017）第 027626 号

美术编辑　陈君杞

版式设计　也　在

出版　中国医药科技出版社

地址　北京市海淀区文慧园北路甲 22 号

邮编　100082

电话　发行：010－62227427　邮购：010－62236938

网址　www.cmstp.com

规格　787×1092mm $^{1}/_{16}$

印张　34 $^{1}/_{4}$

字数　614 千字

版次　2017 年 4 月第 1 版

印次　2017 年 4 月第 1 次印刷

印刷　三河市汇鑫印务有限公司

经销　全国各地新华书店

书号　ISBN 978-7-5067-9074-1

定价　76.00 元

版权所有　盗版必究

举报电话：010-62228771

本社图书如存在印装质量问题请与本社联系调换

编委会

主　编　杨　程　武警后勤学院附属医院
张世栋　天津医科大学静海临床学院
单世民　天津第五中心医院
阚永星　天津市大港医院
陈　宁　武警后勤学院附属医院

副主编　闫　诺　武警后勤学院附属医院
高　洁　武警后勤学院附属医院
田首元　山西医科大学第一医院
王　鹏　天津第五中心医院
练　毅　天津市大港医院

编　委　李　辉　武警后勤学院附属医院
任以庆　武警后勤学院附属医院
杨宜平　武警后勤学院附属医院
夏　晶　天津港口医院
赵志辉　秦皇岛市海港医院
吴帮林　恩施州中心医院
张娜娜　辽宁医学院研究生院
赵　卓　滨州医学院附属医院
黄红洁　辽宁医学院研究生院
梁佳敏　武警后勤学院附属医院
孙金超　武警后勤学院附属医院
孙艳霞　首都医科大学附属北京同仁医院
郭长红　天津医科大学静海临床学院
赵　军　天津医科大学静海临床学院
郝　伟　天津第五中心医院
张　军　天津第五中心医院
王红丽　天津第五中心医院
王艳平　天津第五中心医院
张　志　天津市大港医院
方立峰　天津市大港医院
李　静　天津市大港医院

前　言

随着医学科学技术的不断发展，临床治疗方法与技术更加趋于完善，在西医学发展的众多领域中，危重医学、急救医学、急救与复苏技术是推动医学进步和深入进行研究的重要学科；心肺脑复苏的成功是医疗急救水平的反映。临床医生只有熟知生理、病理知识，精通各种检测技术、方法，熟练掌握药物使用，擅长快速处理临床疑难杂症，才能为危急重症和意外事件的患者提供及时有效的生命支持。为此，我们根据本院万例急救处理的临床经验和院外经验整理编写了《心肺脑复苏技术》。本书总结概括了编者多年临床实践、理论学习和实验研究，为急诊科医生进行交流和在急救与复苏学习中提供参考，相信该书的出版将有益于临床工作，有益于推动医生更好地为患者服务。当然在编写中由于总结不全面，难免有疏漏之处，敬请各位专家及同行们不吝指正。

编　者

2017 年 1 月

目　录

第一章　心肺脑复苏概述

一、定义

心肺复苏（cardiopulmonary resuscitation，CPR）：指当任何原因引起的呼吸和心搏骤停时，在体外所实施的基本急救操作和措施，其目的是保护脑和心脏等重要脏器，并尽快恢复自主呼吸和循环功能。体外电除颤、口对口人工呼吸、胸外心脏按压是现代心肺复苏的三大里程碑。

心肺脑复苏（cardiopulmonary cerebral resuscitation，CPCR）：指对心搏骤停患者采取的使其恢复自主循环和自主呼吸，并尽早加强脑保护措施的紧急医疗救护措施。它包括基础生命支持（BLS）、进一步生命支持（ALS）、延续生命支持（PLS）。

CPR：心肺复苏，针对心搏呼吸骤停的抢救措施。

CPCR：心肺脑复苏，强调脑复苏和脑保护至关重要。

二、心肺脑复苏的适用范围

心肺脑复苏适用于抢救各种原因引起的猝死者，即突然发生的呼吸和/或心搏骤停。

心搏骤停的常见原因：

1. 心源性原因

冠状动脉粥样硬化性心脏病、各种原因引起的心律失常、各种原因引起的心脏功能不全、心脏大血管严重损伤、先天性心脏异常（尤其是传导系统的先天性异常）、心脏肿瘤、急性心肌炎、心肌病（尤其是肥厚型梗阻性心肌病）、原发性传导系统退行性病变、心脏瓣膜病（尤其是二尖瓣脱垂及主动脉瓣严重狭窄）等。

2. 非心源性原因

呼吸停止；严重的电解质与酸碱平衡失调；药物中毒或过敏；电击、雷击或溺水；麻醉和手术意外；其他。

为挽救生命、避免脑细胞死亡，要求在心搏骤停的 4 分钟内立即进行现场心肺复苏术的抢救。

三、心肺脑复苏的分期

基础生命支持（basic life support，BLS）。

进一步生命支持（advanced life support，ALS）。

持续生命支持（prolonged life support，PLS）。

（杨　程）

第二章　气道管理

第一节　上呼吸道解剖特点

呼吸系统（respiratory system）是执行机体在新陈代谢过程中与外界进行气体交换的器官的总称，呼吸系统的主要功能是呼吸，即吸入氧气，呼出二氧化碳，进行新陈代谢。机体在新陈代谢过程中，经呼吸系统不断从外界吸入氧，吸入肺内的氧气经气体交换透过肺泡进入毛细血管，使流经肺的静脉血变成动脉血，通过循环系统运送到全身的组织和细胞，经过极为复杂的氧化过程，产生机体所需要的能量；同时，通过循环系统将器官组织在氧化过程中所产生的代谢产物，如二氧化碳和部分水分运送到肺，然后呼出体外。呼吸系统根据其结构和功能分为气体通行的呼吸道和气体交换的肺两大部分（图 2-1）。呼吸道是传送气体、排出分泌物的管道，由鼻、咽、喉、气管，以及左、右主支气管组成；鼻到喉以上的部分称为上呼吸道，喉以下到肺内的各级支气管这一段称为下呼吸道。骨或软骨构成呼吸道的支架，保持呼吸道的开放。肺组织包括支气管在肺内的各级分支、肺泡及血管、淋巴管和神经等，是气体交换的场所。此外，胸膜和胸膜腔也是呼吸的辅助装置。

一、鼻

鼻由外鼻、鼻腔和鼻旁窦组成。鼻既是气体出入肺的腔道，也是嗅觉感受器。

1. 外鼻

外形呈锥形，其上端狭窄，称为鼻根；下端隆起，称为鼻尖，鼻尖两侧为鼻翼。当出现呼吸困难时，往往鼻翼出现煽动，小儿更为明显。

2. 鼻腔

位于两侧面颅之间的腔隙，骨和软骨作为鼻腔的

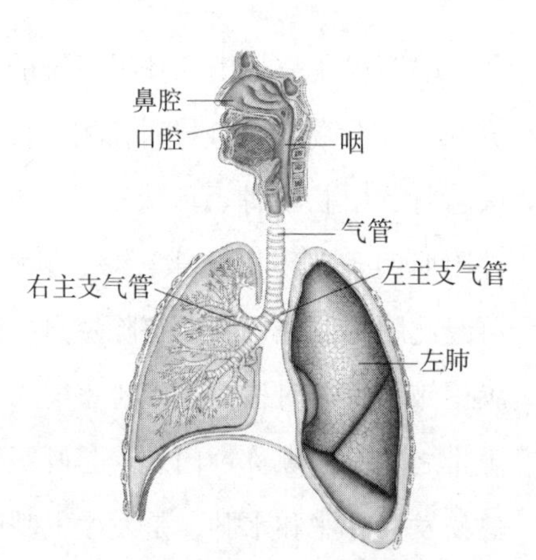

图 2-1　呼吸系统概观

支架，外面盖以皮肤和肌肉，内面被覆皮肤或黏膜。鼻腔被鼻中隔分为左右两个通路，前方借鼻孔开口于颜面，与外界相通；后方借鼻后孔通咽。每侧鼻腔可分为鼻前庭和固有鼻腔两部分。

黏膜上皮属于假复层柱状上皮或假复层柱状纤维上皮，其中有分散的杯状细胞混杂。每一个柱状上皮细胞，有25~30根纤毛，纤毛长约7μm，具有自主运动的能力。柱状上皮细胞纤毛的运动可分为两期：一为“有效期”，此期纤毛发生强力的鞭挞作用；二为“恢复期”，此期纤毛运动的方向与有效期相反，且动作较缓慢。纤毛运动的频率很快，当环境适宜时，可达250次/分钟。通过纤毛运动，可将黏液以5~10cm/分钟的速度推送至咽，而后咳出，起到清洁呼吸道的作用。纤毛运动不受神经冲动影响，血液的化学变化及局部的物理、化学因素变化是其敏感因素。寒冷或干燥的空气能使纤毛活动减弱，乃至停止。因此，保持一定的温度和湿度有利于保护呼吸道的防御功能。

二、咽

咽联系呼吸道中的鼻腔与喉腔，也是消化管从口腔到食管之间的唯一通路。因此，咽腔是呼吸道与消化道共用的部分。咽长约12cm，咽腔的前方，自上而下，依次通入鼻腔、口腔和喉腔，据此，将咽分成三段：上段为鼻部，又称鼻咽腔；中段为口部，又叫口咽腔；下段为喉部，又名喉咽腔。鼻部覆盖的黏膜，由鼻腔黏膜延续而来，该部黏膜由纤毛上皮覆盖，而其他两部则为复层扁平上皮。咽上部的黏膜富含黏液腺及淋巴组织。围绕在咽腔的淋巴组织，如舌扁桃体、腭扁桃体、咽扁桃体和咽鼓管扁桃体等，共同形成一个淋巴组织环，称为咽淋巴环，咽淋巴环具有防御作用。

三、喉

喉不仅是空气出入呼吸系统的管道，也是发音器官。软骨、韧带、喉肌和黏膜共同构成喉。其上端经喉口与咽腔相通，下端借环气管韧带与气管相连。构成喉的软骨主要有会厌软骨、甲状软骨、环状软骨、杓状软骨和小角软骨等，它们互相以关节和韧带相联接，外附肌肉，在环状软骨上缘与甲状软骨下缘之间由环甲膜连接，严重喉源性呼吸困难时，可经此膜穿刺或切开以解除窒息。喉腔内有黏膜覆盖，在喉腔两侧壁有前后位的伸展的黏膜褶皱，上一对称假声带（室襞），位于韧带上并与韧带平行，下一对称声带（声襞），两声带之间的间隙称声门裂，是呼吸道较狭窄的部位，声带黏膜与深层附着较松，因此该部位易发生肿胀和水肿，是发生上呼吸道梗死的关键部位（图2–2）。

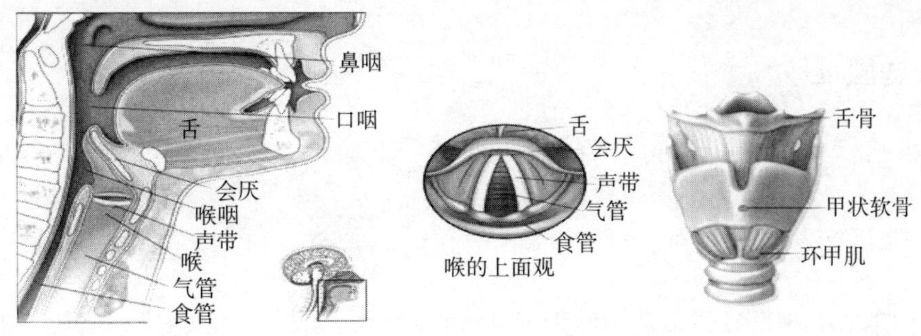

图 2-2　喉的侧面观

支配喉的神经来自迷走神经和交感神经。迷走神经的喉上神经于舌骨大角高度分为内支和外支。内支由感觉纤维组成，穿甲状舌骨膜入喉内，分布于会厌及声带以上的喉黏膜，外支由运动纤维组成，分布于环甲肌。喉上神经受损时，喉上部的黏膜感觉丧失，致发生误咽，同时环甲肌瘫痪，声带松弛，音调降低，但不嘶哑。迷走神经于胸腔内分出喉返神经，左侧喉返神经绕主动脉弓上行，右侧则绕右锁骨下动脉上行。左右喉返神经上行于甲状腺的后方，走行于食管与气管之间的沟内，入喉后，其感觉纤维分布于声带以下的黏膜；其运动纤维分布于除环甲肌以外的喉肌。颈部甲状腺肿大、胸部主动脉弓扩大、食管肿瘤、锁骨上淋巴结肿大（癌瘤转移）和纵隔炎症等都可能损伤或压迫喉返神经，导致喉返神经麻痹。麻痹多为单侧。由于左侧喉返神经的径路较长，在临床上病变的机会多，故单侧麻痹多见于左侧，以声嘶为主，同时出现音调高低不同的声音即所谓双声。交感神经由颈上神经节发出，通过咽神经丛，分布到喉的腺体和血管。

有些患重症感冒或急性气管炎后的患者，当遗留慢性喉炎时常出现发音嘶哑或咽喉部痒感伴有刺激性咳嗽。

第二节　手法开放气道

正确开放气道是抢救危重患者的一种救护技术。确保呼吸道通畅，维持正常的气体交换也是接受麻醉患者、严重创伤患者、呼吸心搏骤停患者等危重患者抢救时必须首先解决的任务，是维持机体各器官正常工作，必要时进一步实施循环和中枢神经系统复苏、挽救肾脏功能的基本措施。临床医师应该具备迅速建立人工气道，施行人工通气、确保有效气体交换的知识和技能。紧急情况下，可以采用手法开放气道的方法保证患者有足够的通气及氧供。

一、适应证

手法开放气道适用于舌后坠导致呼吸道堵塞的患者。

二、禁忌证

当怀疑患者有颈椎骨折时禁用仰头举颏法和仰头抬颈法。

三、方法

首先，迅速将患者置于合适的体位。正确的抢救体位是仰卧位，患者头、颈、躯干平卧无扭曲，双手置于躯干两侧。如患者摔倒时面部朝下，应小心转动患者，并尽量使患者全身同步转动。操作时尤其要注意保护颈部，可以一手托住颈部，另一手扶着肩部，使患者头部与躯体同步平稳地转动至仰卧位，以防止可能出现的颈椎损伤。

调整体位后立即清除口咽腔异物及分泌物。即刻施行徒手开放气道术，使头极度后仰，对疑有颈椎损伤者，保持头颈脊柱一直线，并使头适度后仰使其张口。

1. 仰头举颏法

这是最常用的方法（class Ⅰ），救护者用一只手放在患者的前额并稍加用力使头部后仰，另一手的食指和中指置于下颏并抬起下颏（图 2-3）。此方法已有 50 多年的历史，至今尚无任何证据显示需对其进行更改，通常使用于没有颈椎损伤患者的开放气道。

实施中注意：①为避免阻塞气道，手指不能深压颏下软组织；②下颏不能过度上举，避免口腔闭合；③成人头部后仰以下颌角与耳垂间连线与地面垂直为其正确角度；④迅速清理口腔内异物或呕吐物，但不可占用过多时间；⑤开放气道要在 3~5 秒钟完成，而且在心肺复苏全过程中，自始至终要保持气道通畅。

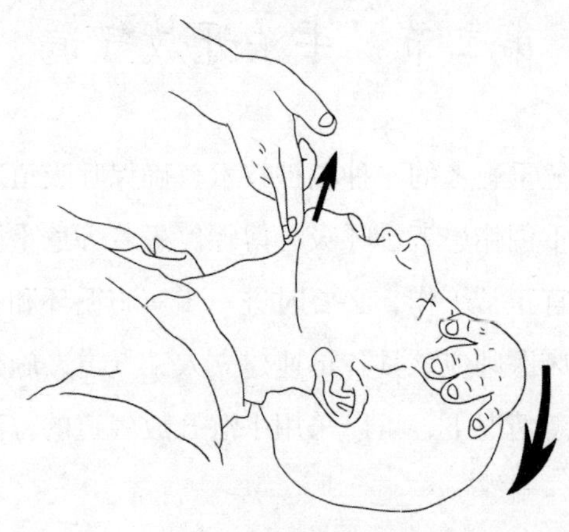

图 2-3　仰头举颏法

2. 托颌法

术者位于患者头顶端，两肘支撑在患者躺的平面上，将手放置在患者头部两侧，用双手托紧下颌角，并向上提起下颌使头部后仰，同时两拇指可将下唇下拉，以使口腔通畅，（图 2–4），该法只限于专业救护者怀疑颈部损伤患者使用。

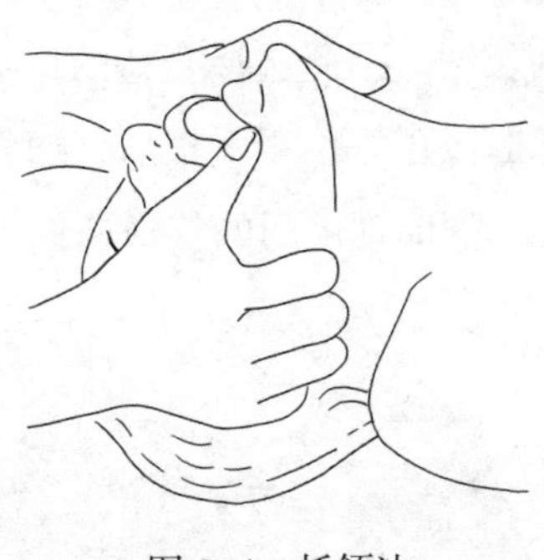

图 2–4　托颌法

3. 仰头抬颈法

术者位于患者一侧，一手置于患者前额并向后加压使头后仰，另一手五指并拢、掌心向上并托住颈部向上抬。该法严禁用于颈椎受伤者。

若使用上述方法无法有效开放气道，或口咽部严重创伤时，应采用气管内插管、环甲膜穿刺、气管切开等措施，以确保维持呼吸道通畅。

第三节　口咽和鼻咽通气导管通气

仰卧时，患者处于昏迷或者麻醉诱导后，上呼吸道的肌肉张力消失，使舌和会厌后坠于咽后壁，易造成上呼吸道梗阻。开放气道的常用方法是托下颌和提颏法。有些患者依靠这些方法无法有效维持气道通畅，此时，需在舌和咽后部建立人工的气道通路，可采用放置口咽或鼻咽通气道的方法协助维持呼吸道通畅。

一、口咽通气道

口咽通气道（oropharyngeal airway，OPA）又称口咽导气管，可当作牙垫来防止牙齿咬合，但它更常用于保持气道通畅。

（一）口咽通气道的结构

口咽通气道是一种由弹性橡胶或塑料制成的硬质扁管形人工气道，宽度应足够与上颌和下颌上的两至三颗牙齿接触，呈弯曲状，其弯曲度与舌及软腭相似。目前使用的口咽通气道主要由翼缘、牙垫部分和咽弯曲三部分组成，口颊端的翼缘用于防止吞咽和插入过深。

（二）口咽通气道的选择与放置方法

1. 型号的选择

口咽通气道有多种型号，大小不等，使用时需根据实际情况选择合适的型号。可测量患者嘴角至耳后下颌角连线的长度，据此选择合适的口咽通气道。合适的口咽通气道放置后其末端位于上咽部，其咽弯曲段正好位于舌根后，通气管腔的前端位于会厌的上方附近，将舌根与口咽后壁分开，使下咽部到声门的气道通畅（图 2–5）。

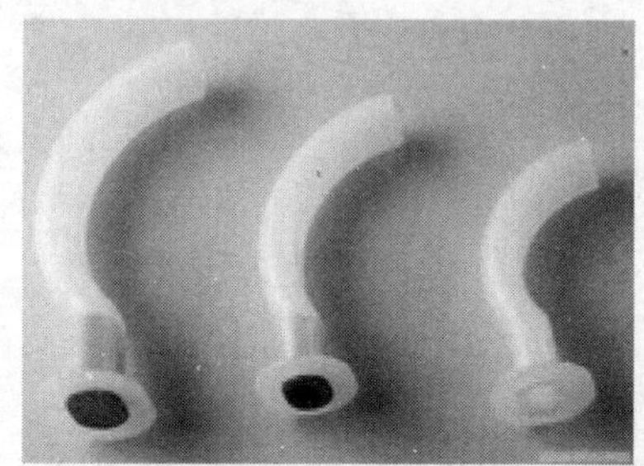

图 2–5　口咽通气道的型号

2. 放置方法

通气道的放置方法有两种，一种为直接放置：即将通气管的咽弯曲沿舌面顺势送至上咽部，将舌根与口咽后壁分开；另一种为反向插入法（凸面朝向舌）：把口咽管的咽弯曲部分向腭部插入口腔，当其内口接近口咽后壁时（已通过悬雍垂），即将其旋转 180°，借患者吸气时顺势向下推送，弯曲部分下面压住舌根，弯曲部分上面抵住口咽后壁。虽然后者比前者操作难度大，但在开放气道及改善通气方面更为可靠（图 2–6）。

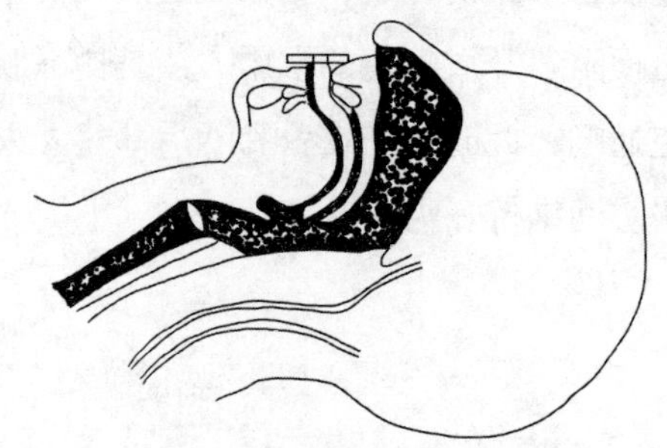

图 2–6　口咽通气道的位置

（引自 Miller RD.Miller's Anesthesia seventh edition，Churchill Livingstone Elsevier）

（三）适应证、禁忌证和并发症

1. 适应证

①口咽通气道适用于上呼吸道梗阻（完全性或部分性）患者，也适用于需要牙垫的意识

不清的患者；②口咽通气道可以为进行口咽部吸引提供方便；③协助插入口咽部和胃内管道。

2. 禁忌证

清醒或浅麻醉患者禁用，可能折断和有脱落危险的患者禁用。

3. 并发症及处理

主要并发症包括：①口咽部创伤；②气道高反应性；③气道梗阻；④其他：对唇和舌的轻度压伤是很常见的。有报道由于长时间的挤压可能导致口咽结构溃疡和坏死。牙齿损伤是由于通气道的扭曲、无意识地咬紧下颌或直接的轴向压力所致，最常见于牙周病、龋齿、牙齿明显前突和孤牙的患者。人工气道的置入可刺激口咽和喉，引起反射，咳嗽、干呕、呕吐、喉痉挛和支气管痉挛是常见的反射反应。任何类型口咽通气道接触到会厌和声带都能导致这些反应，尤其常见于应用较大的口咽通气道时，此时可将口咽通气道退出一点。如果正在进行麻醉，可以加深麻醉。

二、鼻咽通气道

鼻咽通气道（nasopharyngealalmay，NPA）也是上呼吸道梗阻的一种气道装置，其对咽喉的刺激较口咽通气道小，清醒、半清醒和浅麻醉的患者都更容易耐受。尤其适用于牙齿状况差、开口受限和口咽部创伤、感染的患者。

（一）鼻咽通气道的结构

鼻咽通气道常由塑料或软橡胶制成的不同长度和宽度的较口咽通气道更柔软的弯曲的管道，主要由管体、接头组成。其外形接近近端带有翼缘的短鼻气管导管。鼻咽通气道的鼻端有片状挡板，可阻挡通气道意外进入鼻腔内（图 2–7）。

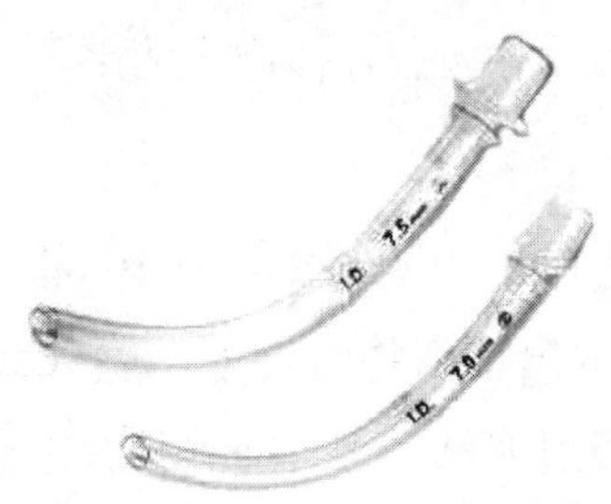

图 2–7　鼻咽通气道

（二）鼻咽通气道的放置方法

具体步骤如下：①使用前应检查患者鼻腔情况，包括大小、通畅性、是否有鼻息肉或明显的鼻中隔偏移等；②通过长度选择合适型号的鼻咽通气道，从鼻尖至外耳道口的距离即为鼻咽通气道的合适长度；③丁卡因或去氧肾上腺素滴入或喷雾可使鼻腔黏膜血管收缩及改善置入时舒适度；④将鼻咽通气道的弯曲面对着硬腭放入鼻腔，随腭骨平面向下推送至硬腭部，直至在鼻咽部后壁遇到阻力；⑤在鼻咽部，外咽通气道需弯曲 60°~90° 才能向下到达口咽部；⑥将鼻咽通气道插入足够深度后，如咳嗽或抗拒，应将其后退 1~2cm 后再固定。鼻咽通气道的正确位置见图 2-8。

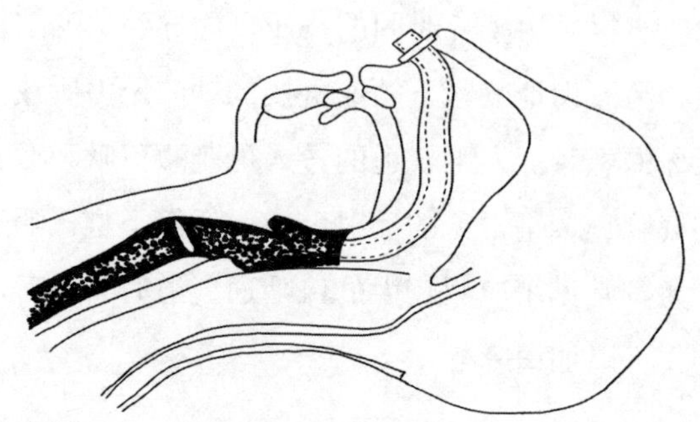

图 2-8　鼻咽通气道的位置 – 通气道通过鼻腔正好位于会厌上方

（引自 Miller RD.Miller's Anesthesia seventh edition，Churchill Livingstone Elsevier）

（三）适应证、禁忌证和并发症

1. 适应证

包括：①缓解清醒、半清醒或浅麻醉患者发生上呼吸道梗阻；②口咽通气道效果欠佳的患者；③张口困难等不适宜口咽通气道的患者；④牙齿松动或牙齿易受损的患者；⑤口咽肿瘤的患者；⑥需行口腔和咽喉部吸引的患者。

2. 禁忌证

①鼻气道阻塞；②鼻骨折；③明显的鼻中隔偏曲；④凝血功能异常；⑤颅底骨折、脑脊液鼻漏，曾行蝶鞍垂体瘤切除术；⑥腺样体肥大的患者（相对禁忌，经常是儿科患者）。

3. 并发症

①通气道置入失败；②鼻出血；③鼻窦炎；④口咽部黏膜下窦道和压迫性黏膜溃疡。

鼻出血通常在退出鼻腔或取出填塞物时发生。前丛鼻出血可用鼻孔加压治疗。如果是后丛出血，应保留通气道，吸引咽部，进行通气，若出血不能立刻停止要考虑气管内插管，可能需要鼻填塞或耳鼻喉科会诊。出现咽部黏膜下窦道时应退出鼻咽通气道。

第四节　气管内插管通气

气管内插管在围术期中为呼吸管理提供安全保障，也为救治危重患者创造有利条件，是麻醉医生必须掌握的一项基本操作技术。

一、目的、适应证与禁忌证

1. 目的

气管内插管的目的是：①维持气道通畅；②便于进行机械通气；③保障有效的气体交换；④减少呼吸做功；⑤防止误吸；⑥实施吸入麻醉。

支气管内插管的目的在于：①控制患侧肺的分泌物或血液经支气管播散；②控制患侧和健侧肺的通气分布；③为手术提供视野，方便手术操作。

2. 适应证

严格来讲，所有的全麻手术和需给予呼吸支持的复苏治疗均是气管内插管的适应证。支气管内插管的适应证主要有：①支气管扩张、肺脓肿；②支气管咯血；③支气管胸膜瘘；④肺大疱；⑤全肺或肺叶切除；⑥食管肿瘤切除或食管裂孔疝修补术；⑦动脉导管未闭关闭术；⑧胸主动脉瘤切除术；⑨主动脉缩窄修复术。

3. 禁忌证

当出现：①喉水肿；②急性喉炎；③喉头黏膜下血肿时禁忌实施气管内插管。但当气管或支气管内插管作为抢救患者生命所必须采取的抢救措施时除外。

二、解剖基础

口腔（或鼻腔）至气管之间可划为三条解剖轴线（图 2-9），彼此相交成角：口轴线为口腔（或鼻腔）至咽后壁的连线；咽轴线为咽后壁至喉头的连线；喉轴线为喉头至气管上段的连线。气管内插管时，为使声门显露需使这三条轴线重叠。通常情况下，通过调整头部位置，应用喉镜暴露能使上呼吸道三条轴线重叠。当声门显露欠佳时，可采用外部按压喉结的方法降低声门以使其显露。若三条轴线不能重叠，无法显露部分声门，则可能为气管插管困难。

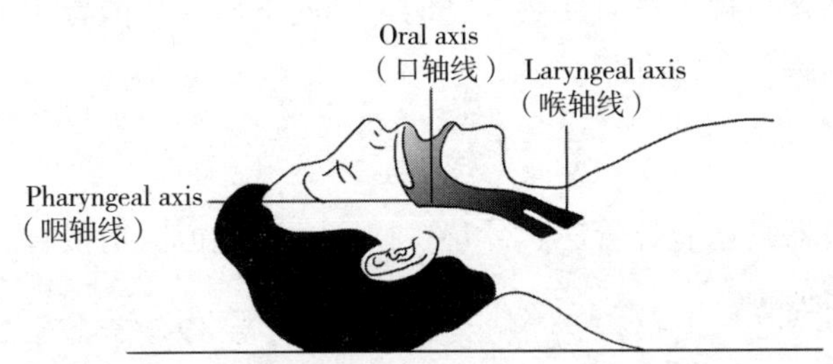

图 2-9 口腔（或鼻腔）至气管之间的三条解剖轴线

（引自 Longnecker DE，Anesthesiology，TheMoGraw—Hill Companies，Inc.）

三、常用的插管器械

1. 喉镜

喉镜是最常用的插管器械，主要用途是显露声门并提供照明。喉镜有多种类型，据镜片形状可分为弯形和直形两种，其头端或上翘或笔直，镜片与镜柄间的连接部分也有锐、直、钝三种不同角度。临床上最常用的喉镜为弯形 Macintosh 镜片。

2. 气管导管

标准的 Magill 气管导管，其管腔内径（internal diameter，ID）从 2.5~11mm（±0.2mm），每间隔 0.5mm 设定为不同型号。对不同型号的导管均统一规定了最小长度。

（1）管径和长度的选择：通常成人男性应选用 ID 为 7.5~8mm、长度（门齿至气管中段的距离）为 25cm 的导管；成人女性应选用 ID 为 7~7.5mm，长度也为 25cm 的导管；小儿则根据以下公式进行推算：导管内径（mm）= 年龄（岁）/4+4；导管长度（cm）= 年龄（岁）/2+12。

需注意的是，经鼻插管选用导管的管径应较经口腔插管小 0.5~1mm，长度则较经口腔插管长 1~2cm。

（2）充气套囊：目前大多数气管导管采用高容量低压型充气套囊，能耐受 4.0kPa（30mmHg）以下的囊内压，容量可高达 30ml 以上。套囊注气量应以刚好不漏气为佳，一般不超过 8ml，压力不超过 2.94kPa（30cmH_2O）。

（3）种类及用途：应根据手术需要选择适用的气管导管型号：①异形气管导管外露的近端向下或向上弯曲，常被用于颅脑、颌面及颈部手术中，能最大限度地暴露手术野；②尼龙丝或钢丝螺纹导管弯曲后不变形，可避免导管发生折叠、闭塞，适用于头位常需变动的手术中；③特制的喉显微术导管较标准型导管管径小，能最大限度地减少导管在共同通路上对手术操作的妨碍；④激光手术气管导管在其制作过程中添加箔、不锈钢、铝等金属材料，使导管能耐受激光，避免在喉、气管激光手术中发生导管熔化、断裂；⑤喉切除术导管直接经气管造瘘口插入气管，其外露的近端向下弯曲，能置于手术野外，避免了对喉切除手术操作的影响。

3. 其他器械

其他常用的插管器具还有导管芯、牙垫、口塞、通气道、衔接管、喷雾器、面罩、插管钳，吸引管和吸引器等。

四、插管方法

1. 插管时头部体位

普通喉镜下插管的最佳头位应为“嗅花位”（sniff position）（也称修正式头位），包括两个组成部分：①颈部向胸部轻度前屈约 35° 角；②头部后仰使脸平面与水平面相交成 15° 夹角，使寰枕关节伸展度达到 80°~85°（图 2-10）。

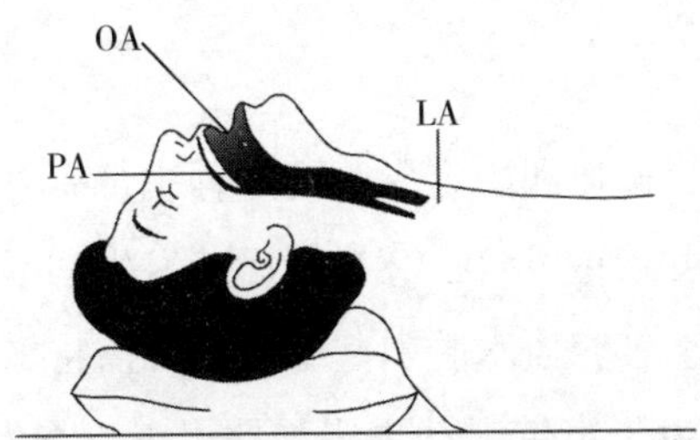

图 2-10 插管体位：“嗅花位”

OA：口轴线；PA：咽轴线；LA：喉轴线

（引自 Longnecker DE，Anesthesiology，The MoGraw-Hill Companies，Inc.）

2. 经口插管

普通喉镜下经口插管（图 2-11）的操作要点：①右手提颏、张口并拨开上下唇；②左手持喉镜沿右侧口角置入，将舌体推向左侧，移至正中位再顺弧度向前推进，镜片头端到达会厌根部后即向上向前提起喉镜（若采用直形镜片，则需继续推进至越过会厌再上提喉镜），挑起会厌从而显露声门；③显露声门后，左手固定喉镜，右手持气管导管，斜口对准声门轻轻插入至所需深度（若使用导管芯，应在导管进入声门后及时退出管芯）；④塞入牙垫后，退出喉镜；⑤及时固定导管和牙垫。

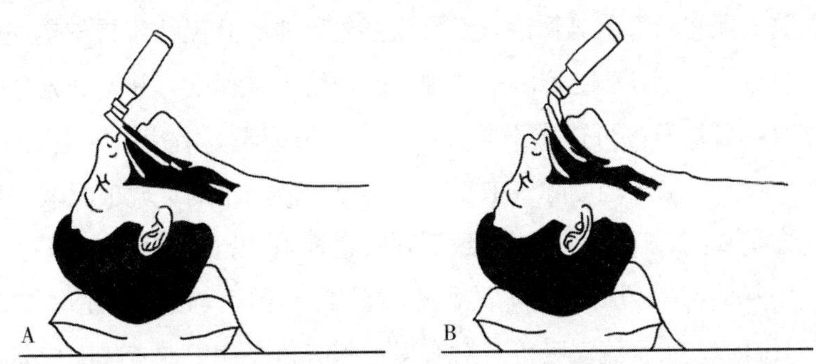

图 2-11 直接喉镜经口插管

A. 直形镜片，则需继续推进至越过会厌再上提喉镜

B. 弯形镜片，头端到达会厌根部后即向上向前提起

（引自 LongneckerDE，Anesthesiology，The MoGraw-HillCompanies，Inc.）

3. 经鼻插管

喉镜下经鼻插管的操作要点：①插管前先在气管导管前端涂上医用石蜡油；②将导管轻轻插入鼻孔并略向后移，沿与面部垂直方向推进，使导管从下鼻道经鼻后孔穿出到达口咽腔；③左手持喉镜显露声门，右手持导管在明视下继续向前排进入声门，若遇困难，可用插管钳夹持导管前端协助送入声门；④退出喉镜，并固定导管。

五、并发症及处理

1. 组织损伤

①放置通气道、气管插管操作和固定导管的过程中都有可能造成牙齿及呼吸道黏膜的损伤，这种损伤多为操作力度较重所致；②拔管后若发生咽喉疼痛或伴声音嘶哑，主要因咽喉部黏膜上皮细胞受损、声带充血水肿引起，一般无需特殊治疗，可以自愈；③置入喉镜过深可致杓状软骨脱臼，由于声带运动障碍导致患者不能发声，应尽早给予关节复位；④气管黏膜缺血、损伤多因充气套囊压力过高，导管留置时间过长及经常移动导管等引起，严重溃疡者日后可形成环形瘢痕，造成气管狭窄。现多采用高容量低压套囊导管，并注意对长时间留置导管者定时释放套囊压力，可予以有效预防。

2. 应激反应

插管操作可引起机体应激反应，诸如高血压、心动过缓、呛咳、心动过速和颅内压增高等。插管前充分给氧、完善表面麻醉、使用足量麻醉性镇痛药对减弱和消除应激反应有很好地预防作用。静脉注射钙通道阻滞药、扩血管药或β-受体阻断药可明显降低插管引起的心血管反应。

3. 急性呼吸道梗阻

麻醉时呼吸道梗阻多见于以下几种情况：

（1）麻醉前未预知插管困难：诱导后发生插管困难，且无法维持气道通畅，则可导致急性上呼吸道梗阻。避免方法为麻醉前准确预测插管困难程度，并做好充分准备。

（2）喉痉挛：喉痉挛也可造成不同程度上呼吸道梗阻。治疗措施主要包括通气供氧、纠正病因、加深麻醉、采用轻度呼气末正压、必要时使用小剂量琥珀胆碱解痉。

（3）支气管痉挛：支气管痉挛可导致下呼吸道梗阻，原因主要有：①患者原有气道高敏反应；②应用某些麻醉药物如吗啡类、硫喷妥钠、泮库溴铵、阿曲库铵、β-受体阻滞剂；③浅麻醉下插管；④反流误吸等。对有慢性呼吸道炎症史或有哮喘史者，抗感染治疗和雾化吸入、适当应用支气管扩张剂和激素治疗以改善肺功能，可起到预防作用。治疗措施包括消除诱因，保证氧供、使用支气管解痉剂，如经气管喷雾、静脉注射氨茶碱，给予皮质激素等。

第五节 困难气道及其处理

一、困难气道的定义

1. 困难气道

是经过正规训练的麻醉医师在行面罩通气和 / 或气道插管时遇到了困难。

2. 困难气管插管

是经过正规训练的麻醉医师使用喉镜实施气管插管时，操作 4 次以上或操作时间超 10 分钟以上者，为插管困难。

3. 面罩通气困难

当一个麻醉医师在无帮助的情况下不能维持患者正常的供氧和 / 或合适的通气。

二、困难气道原因

1. 医源性因素

麻醉前评估不准确；插管器具准备不完善；操作者缺乏经验和插管技术不熟练。

2. 患者因素

（1）先天性疾病：软骨发育不良、口腔的畸形等。

（2）后天的疾病：下颌骨活动受限：牙关紧闭（脓肿、感染、骨折、破伤风）、强直性关节炎、纤维化（放射治疗后、创伤后）、风湿性关节炎、肿瘤。

（3）颈部活动度下降：颈椎骨折、不稳定、融合；风湿性、骨性关节炎；强直性关节炎。

（4）气道受阻：肿胀（脓肿、感染、创伤、血管神经性水肿、烧伤）、受压（甲状腺肿大、外科手术后血肿）、瘢痕（放疗、感染、烧伤后）、肿瘤、息肉等。

（5）肥胖和怀孕、肢端肥大症。

三、困难气道的分类

1. 急症气道

一般指实施气管插管困难同时面罩通气也困难的危急患者，需要采取特别紧急的措施打开气道并建立有效通气。其原因为：患者本身具有插管困难的原因（如肥胖、甲颏距离小于两横指、巨舌、有鼾史等）加之应用麻醉药、肌松药，出现舌后坠以及反复插管或操作粗暴引起喉水肿、出血、呼吸道分泌物增多，使面罩通气困难。

2. 非急症气道

一般指患者能维持自主呼吸或在面罩辅助下能维持正常的通气和氧合，但插管困难。因能维持好通气，此种困难气道的处理比较从容，允许选择其他的插管方法完成气管内插管。在术前已确定或预料到此类患者可能发生通气或插管困难，故已有备用的安全的气道处理方法（表 2-1）。

表 2-1　各种困难气道分类与急症非急症的关系

困难气道分类		非急症气道	急症气道
术前检查	已预料的	多是	
	未预料的		可能导致
困难类型	插管困难	是	是
	通气困难	无	是
诱导方式	清醒插管	多是	
	全麻诱导		可能导致

四、困难气道的处理

1. 困难气道患者的准备

对于预计气管插管困难的患者，一般应在患者清醒、保留自主呼吸的状态下进行插管。原则上，不轻易全麻诱导无插管成功把握的患者。

（1）一般准备：术前对患者进行心理疏导，以便使患者术中尽量配合和理解；术前医师应对患者气道进行评估；观察患者的外表：颈部、面部、上颌骨、下颌骨；颌的活动度、头和颈的活动范围、牙齿和口咽的情况、颈部软组织的情况、最近的胸部 X 线片和颈椎 X 线片的情况。

（2）局部麻醉：表面麻醉是清醒插管的主要步骤，常用 4%~8% 的利多卡因 5~10ml 或 1% 的丁卡因喷雾舌根、咽喉后壁及梨状隐窝处，可经环甲膜穿刺注入上述局麻药 2ml 麻醉气管内表面，个别敏感患者可加行舌咽神经或喉上神经阻滞。

（3）药物：包括镇静、镇痛，但用药的原则为：小剂量、短效、不抑制自主呼吸、能减少或消除患者的痛苦和不愉快回忆。如：咪唑安定、异丙酚、阿芬太尼、雷米芬太尼、苏芬太尼等。肌松剂的应用原则：在熟练掌握一定困难插管方法的基础上，对于术前评估无面罩通气困难、喉头显露为Ⅱ、Ⅲ级的患者，可选用短效肌松剂，如司可林、美维松等，一旦试插失败，可很快恢复自主呼吸；而未完全掌握困难插管技巧的医师以及预测患者重度插管困难时（Ⅳ级喉头显露），麻醉诱导忌用肌松剂，以便保留自主呼吸，维持正常的通气。

2. 非急症困难气道的插管方法

（1）直接喉镜：使用标准 Macintosh 喉镜进行困难气管插管但声门暴露不佳时，可由助手协助压迫环甲软骨降低声门使视野得到一定程度的改善；McCoy 喉镜镜片顶端的小片可在 0°~70° 的范围内活动，当镜片顶端进到会厌谷，控制手柄杠杆使镜片小关节活动，直接作用于舌骨会厌韧带而抬起会厌，显露声门。

（2）经鼻盲探气管插管：选择患者通气较好的一侧鼻孔，使用麻黄碱和表面麻醉药预处理，用热水软化气管导管尖端并涂上润滑油，插管时，在保持患者的自主呼吸的前提下，给予适当的镇静、镇痛，以呼吸声作为引导指引导管进入声门。

（3）光索（Lightwand）：实质上是一根可弯曲的管芯，光索前端装有灯泡，后端连接配有电池和开关的把柄。将气管导管套在光索上，使灯光刚突出导管远端。插管时光索经口向下朝着喉头进入，观察环甲膜，当于体表清楚看到光索前端的亮点时，光索的前端正位于环甲膜后，此时保持光索的位置不动推送气管导管进入气管内。

（4）逆行引导法：该技术是通过环状软骨上或下方行气管内穿刺，向头侧置入一根足够长的导丝，当导丝被引出口腔或鼻腔后，即可利用其将气管导管引导插入气管内。

（5）纤维光导支气管镜引导气管插管：用纤维光导支气管镜（fiberoptic bronchscope，FOB）引导作气管插管可以使一些特别困难的气管插管成为可能，但它是一项需要技巧及练习的技术。

3. 急症困难气道的处理方法

（1）口咽或鼻咽通气：麻醉诱导后出现通气困难时，可采用放置口咽或鼻咽通气道的方法协助维持呼吸道通畅进而进行面罩给氧。口咽通气道主要适用于昏迷患者或麻醉诱导达一定深度时；鼻咽通气道因其对舌根刺激较小，于麻醉恢复时或患者半清醒状态下也可应用。但插入前应使用麻黄碱预处理鼻腔以防黏膜出血。

（2）喉罩：是常用的通气工具，在紧急情况下可用于通气困难的患者。放置喉罩时不需要肌松剂，不需要喉镜，喉罩对心血管反射的刺激小，患者恢复时能更好耐受，不引起分泌物增加。一般认为使用异丙酚 2.0~2.5mg/kg 静脉麻醉后，可以满足喉罩的插入条件。但喉罩不能有效地防止胃内容物反流、误吸。

（3）食道－气道联合导管（ETC）：作为一种新型急症气道处理用具，于 1988 年被美国 FDA 批准使用，ASA 推荐其可用于在插管和通气均发生困难的紧急情况下，于盲探下插入 etc 至预定深度并充起气囊，然后通过监测呼吸末 CO_2 浓度鉴别出一个正确的通气管腔。但如果病例选择不当或操作粗暴，可造成食道裂伤、皮下气肿、气腹等并发症。

（4）手术紧急通气技术：主要包括经环甲膜穿刺行气管高频喷射通气、环甲膜切开术和气管切开术，为抢救赢得时间，紧急情况下环甲膜切开术比气管切开术更为简便、迅速、成功率可达100%，且并发症少。由于术后声门狭窄发生率高，对于12岁以下的儿童，环甲膜穿刺应列为禁忌。

第六节　喉罩通气

喉罩（laryngeal mask airway，LMA）是由一个可充气的树叶形的硅树脂罩和橡胶连接管组成的气道用具。它可经口盲插或明视经口插入咽喉部，此时给喉罩气囊充气，膨胀的喉罩可以包绕并密封会厌和声门，围绕喉头而形成一个低压的密封罩，喉罩连接管通向口腔外可与呼吸机相连，可自主呼吸或正压通气。对面罩来说喉罩是一种安全性更强的通气道，是真正的声门上气道管理技术。经过正规培训的麻醉医师普遍认为插喉罩比气管内插管技术更容易掌握，它可以在平卧和侧卧的状态下成功置入。当气管插管困难时，喉罩可以作为一种备用气道用具。截至目前，喉罩与气管内插管法和面罩法并列为第三种全身麻醉法。在急救复苏方面，英国、美国经常培训救护人员使用LMA，已将LMA作为成人气道维持和基本生命支持的一种替代器具。

一、喉罩置入的适应证

1. 适用于无呕吐反流危险的手术，尤其适用于需控制气道而气管插管困难的病例。对困难插管病例在应用标准面罩呼吸囊无法维持有效通气情况下，可紧急采用LMA作为有效的通气管使用。

2. 当因困难插管而被迫使用喉罩以后，喉罩亦可作为气管内插管的向导，即用一根气管导管导引管或纤维光束支气管镜插入喉罩进入气管内，然后再套入气管导管顺势推进气管内。

3. 通过喉罩利用纤维光束支气管镜可施行激光烧蚀声带、气管或支气管内小肿瘤手术。

4. 喉罩通气因无需对头颈部施行任何移动操作，尤适用于颈椎不稳定患者施行气管内插管需移动头部有较大顾虑时。

5. 喉罩适用于眼科手术，因其刺激性较小，较少引起眼压增高，眼内压波动幅度小，尤其适用于闭角型青光眼患者，术后较少咳呛、呕吐，喉罩拔除反应较轻，利于保证眼科手术的疗效，喉罩可列为首选。

6. 腹腔镜检查：腹腔镜手术因气腹致膈肌抬高而影响呼吸，此时插入喉罩有利于患者通气。腹腔镜检查的时间一般较短，使用喉罩较少引起呕吐反流。

7. 急救复苏（CRP）时置入喉罩较简单，使用方便，效果可靠，能争取分秒的宝贵时间。据统计，在使用喉罩下施行心肺复苏术，86% 患者可获得满意的通气效果，为电击除颤前创造通气良好的效果。

8. 不需要肌肉松弛的体表、四肢全麻手术适合置入喉罩控制气道。喉罩也适用于面部烧伤患者。

二、喉罩置入的禁忌证

1. 未禁食的患者。
2. 病态的肥胖患者阻塞性肺部疾病或异常性口咽病变。
3. 张口度难于通过喉罩者。

三、喉罩的基本结构和类型

喉罩由通气密封罩和通气导管两个基本部分组成，通气密封罩呈椭圆形，用软胶制成，周边隆起，罩在咽喉部，注气后膨胀，可密封气道：罩顶部可连接通气导管，用于与麻醉机或呼吸机连接。喉罩有四种类型，即普通型、插管型、双管型和可视型（图 2–12~图 2–15）。

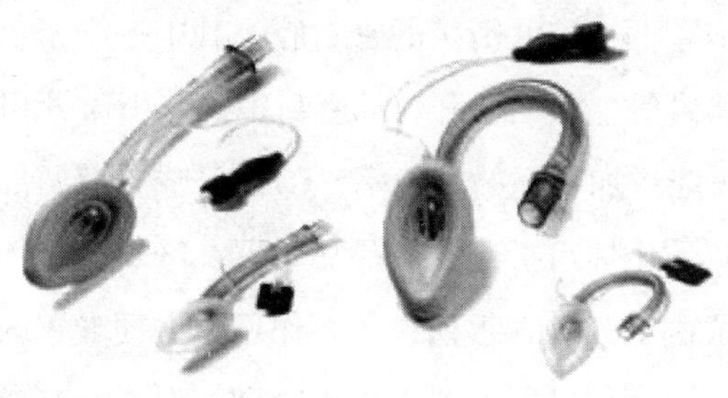

图 2–12　普通型（左：经典型喉罩；右：灵活型喉罩）

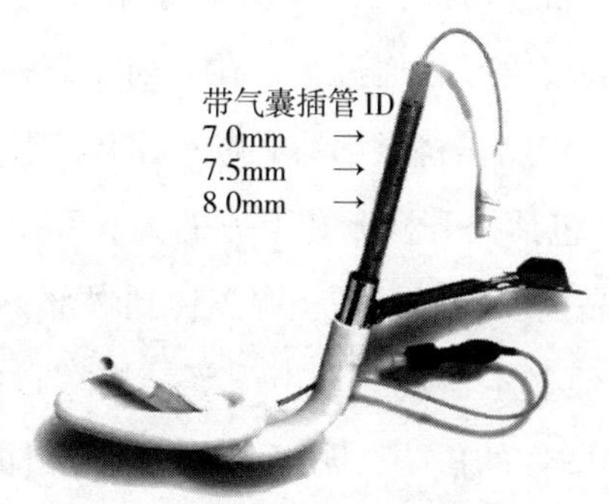

图 2–13　插管型喉罩

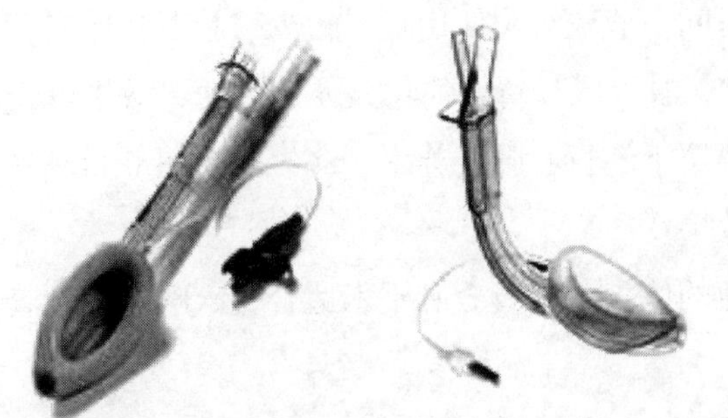

图 2-14　双管型（左：LMA Proseal；右：LMA Supreme）

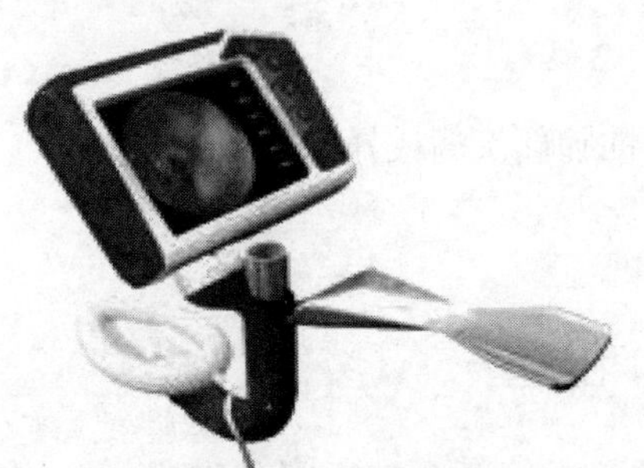

图 2-15　可视型喉罩

插管型喉罩（Fastrach）特点：通气管的弯曲度固定、长度较短，通气管管径较大，可通过管径粗大的气管导管，其设计目的是实施通过喉罩行气管插管。

双管型喉罩（Proseal）又称加强型喉罩。最主要的特点是改进了通气罩和增加了引流管。当此喉罩插入后，形成了两个彼此衔接的密封腔，其中一个密封腔将喉部密封，并与通气管管道相通；另一个将食管上括约肌开口部密封，并与引流管相通。

可视型喉罩（CTrach）能增加盲插的成功率，CTrach 喉罩有两部分组成：一部分是喉罩的主体，另一部分是和喉罩主体可拆装的液晶显示器。喉罩的主体是根据人体上呼吸道核磁共振成像特点设计而成的，它包含手柄，主要作用是方便喉罩的置入；通气管道，其弧度和上呼吸道解剖相适应，可使喉罩的置入更为顺利；套囊及其相连导管；通气罩，和经典喉罩的作用相同，即充气后可封闭喉腔，以保证通气密闭，通气罩内有会厌提升栏栅，插管时能抬起会厌，提高气管导管通过率，在其前端有一椭圆形孔，光纤系统的镜头就在孔的上方；磁闭锁接口，作用是将显示器和喉罩主体连接；集成光纤系统（该系统封闭且坚固，可行高压消毒）。包括提升栏栅孔上方的镜头和走行在通气道管壁内的两条光导纤维，其中一条将光从液晶显示器（也是光源）传到喉部，另一条是将喉部的结构图像传到液晶显示器，从而可以经显示器观察到声门等结构。彩色液晶显示器配有可持续使用 30 分钟的可充电电池，其图像的焦距、明暗及颜色可通过面板上的相应按键进行调整，同时它也是光纤系统的光源。

四、喉罩置入规程

各种喉罩插管应用的步骤顺序：选择喉罩型号、检查喉罩完好情况、喉罩抽气塑形、上润滑剂、麻醉诱导、经口盲插、喉罩注气、术毕拔喉罩。麻醉深度足够时插入喉罩，可防止呼吸道反射的发生。麻醉诱导可以选择同气管插管一样的常规诱导方式，插入后进行机械通气（图 2–16）。

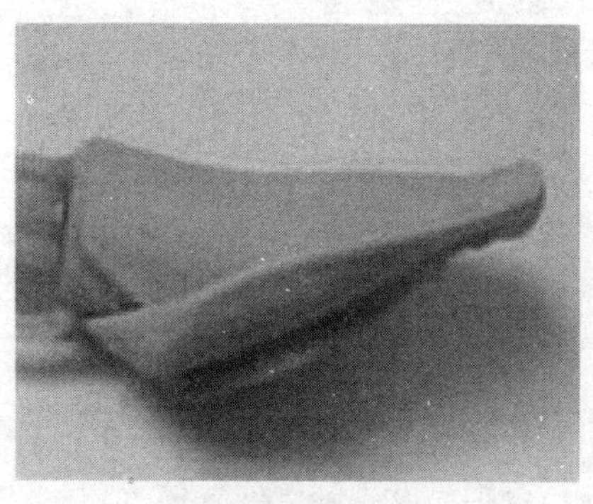
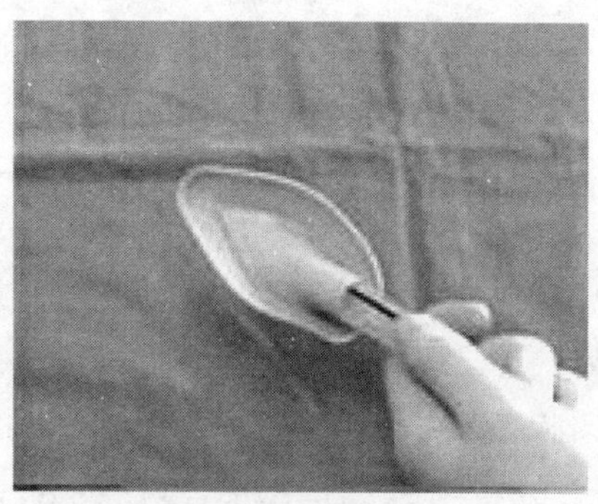

图 2–16 上图是正确的塑形方法，塑形完成后，应在喉罩背部前端涂抹少量的润滑剂

1. 盲探法

此法较常用，有两种操作手法：①常规法：头轻度后仰，操作者左手牵引下颌增大口腔间隙，右手持喉罩，罩口朝向下颌，沿舌正中线贴咽后壁向下置入，直至不能再推进为止；②逆转法：与常规法大体相同，置入时先将喉罩口朝向硬腭置入口腔至咽喉底部，再旋转 180°（喉罩口对向喉头）后，再继续往下推置喉罩，直至不能再推进为止。

2. 喉罩置入的最佳位置

最佳位置是指喉罩进入咽喉腔，罩的下端进入食管上口，罩的上端紧贴会厌腹面的底部，罩内的通气口通向声门。将喉罩的套囊适当充气后，即可在喉头部形成封闭圈，从而保证了通气效果（图 2–17）。小于 10 岁的患儿置入喉罩的平均深度 =10cm+0.3 × 年龄（岁）。

3. 鉴定喉罩位置是否正确的方法

鉴定法有两种：①利用纤维光束喉镜置入喉罩内直接观察，标准是：1 级（仅看见会厌）；2 级（可见会厌和声门）；3 级（可见会厌，即部分罩口已被会厌覆盖）；4 级（看不见声门，或会厌向下折叠）；②置入喉罩后施行正压通气，听诊两侧呼吸音是否对称和清晰，听诊颈前区是否有漏气杂音，观察胸廓起伏的程度。

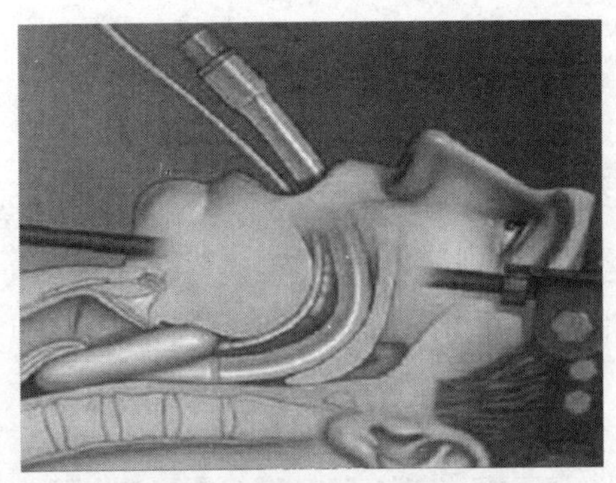

图 2-17　喉罩置入的正确位置

五、注意事项

1. 与气管内插管者基本相同，注意观察、判断通气效果，尤其是 $PETCO_2$，在小儿常有上升趋势。

2. 密切监听呼吸音，以便及时发现、处理反流误吸。

3. 正压通气时，气道内压不宜超过 2.0 kPa，否则易发生漏气或气体入胃。

4. 手术结束后，麻醉尚未完全转浅时，可用吸痰管清理罩内积存的分泌物，为避免诱发喉痉挛，需注意吸痰管不能直接接触喉头。

5. 喉罩对气管的刺激较小，患者耐受较好，可待患者完全清醒或在指令下能够自行张口时，再拔除喉罩。

6. 喉罩不产生食管括约肌闭合的作用，相反，置入喉罩使食管下端括约肌张力降低。因此，要高度警惕突然发生胃内容物反流误吸的可能。饱胃或胃内容物残留较多的患者，禁忌使用喉罩。

7. 严重肥胖或肺顺应性降低的患者，在喉罩下施行辅助呼吸或控制呼吸，通常需要较高的气道压（＞ 2.0 kPa）。因此，容易出现漏气现象和气体进胃诱发呕吐的危险，因此应列为禁忌。一旦发生反流和误吸，应立即拔除喉罩，清理呼吸道，并改用其他通气管方式。

8. 有潜在呼吸道梗阻的患者，如气管受压、气管软化、咽喉部肿瘤、脓肿、血肿等，禁忌使用喉罩。

9. 需要特殊手术体位如俯卧位的患者，也不宜使用喉罩。

10. 浅麻醉下置入喉罩，容易发生喉痉挛，应加深麻醉待喉反射消失后再置入喉罩。

11. 喉罩与硬腭接触前，必须使喉罩完全展开，然后再逐步送入咽腔。若喉罩在舌后遇到阻力时，不可强插，避免其罩端导管处打折，以防造成损伤。完成插入后要将喉罩妥善固定。

12. 注意选择适当大小的喉罩。喉罩过小常致插入过深，造成通气不良；喉罩过大不易到位，容易漏气。

13. 喉罩在使用前，应常规检查喉罩套囊是否漏气。

14. 置入喉罩后，不能作托下颌操作，否则易导致喉痉挛或喉罩移位。

15. 术中密切注意有无呼吸道梗阻。呼吸道分泌物多的患者，经喉罩清理分泌物较困难。

第七节　纤维支气管镜插管

纤维支气管镜广泛用于呼吸系统疾病的诊断和治疗，也常用于困难气道的处理。困难插管时，如遇到口咽腔异常，声门显露不良，肥胖颈短者导致喉镜插管困难，可行纤维支气管镜引导下气管插管。纤维支气管镜引导下行气管插管应用于急危重患者，往往仍可良好显露声门，顺利置入导管，从而使患者迅速恢复供氧，为挽救患者生命争取宝贵时间。

一、气道纤维内镜的种类

气道纤维内镜分为两种：喉镜和支气管镜，都可以用来辅助气管插管。成人纤维喉镜（如 lympusLF-2）直径 4mm，适于插入内径 5mm 的气管导管。成人纤维支气管镜（图 2-18）直径 6mm，适于插入内径 7.0mm 或更大的气管导管。因为支气管镜的成像纤维更多，所以图像更大，更为人们所接受。小儿喉镜（OlympusLF-P）直径 2.2mm，可以通过内径 2.5mm 的气管导管，也就是说，即便是最小的新生儿也可以用纤维内镜辅助插管。

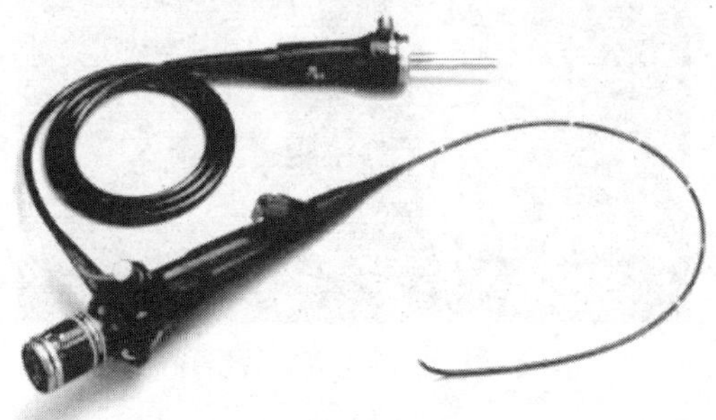

图 2-18　纤维支气管镜

二、适应证

在气道管理中主要适用于：①作为可视管芯引导气管插管，主要用于诸如严重的颌面部畸形、颈椎或颌面部骨折或口咽部肿瘤患者的插管；②用于口腔内分泌物，异物、胃内容物误吸入支气管的气道清洁处理；③协助气管内导管的换管和拔管。

三、操作方法

1. 将患者置于合适的体位，实施心电图、脉搏、氧饱和度和血压的监护，开放静脉，给予术前镇静药物，面罩给予充足氧供。

2. 镜体涂以薄层润滑剂，有利于顺利通过所选气管导管；目镜用防雾溶液处理，以保持清晰的视野。

3. 纤维内镜穿过气管导管，尖端探出 4~5cm。

4. 预先实施呼吸道黏膜麻醉。

5. 经喉注射气管内表面麻醉：患者仰卧，头后仰位，确定环甲膜位置。无菌准备后，用 1% 利多卡因浸润皮肤及皮下组织。持 22 号套管针（后连接 5ml 针筒，装有 4% 利多卡因 2ml）刺入环甲膜。向后、尾部方向推送，用空气抽吸试验来验证穿刺针是否已进入气管内，一旦确认，于正常呼气末注射入局麻药。

6. 纤维支气管镜置入口腔或鼻腔。清醒患者插管条件下，出后鼻孔进入口咽部时，嘱患者深呼吸或伸舌以打开视野空间。前端尽可能地接近会厌，纤维支气管镜的前端沿会厌下方进入，看到声门后可直接对声门喷洒利多卡因，直至声带运动减弱。继续推送纤维支气管镜进入声门，见到气管环后，朝气管隆突的方向继续推进纤维支气管镜，并再次喷洒局麻药以麻醉气管壁和气管隆突（图 2–19）。

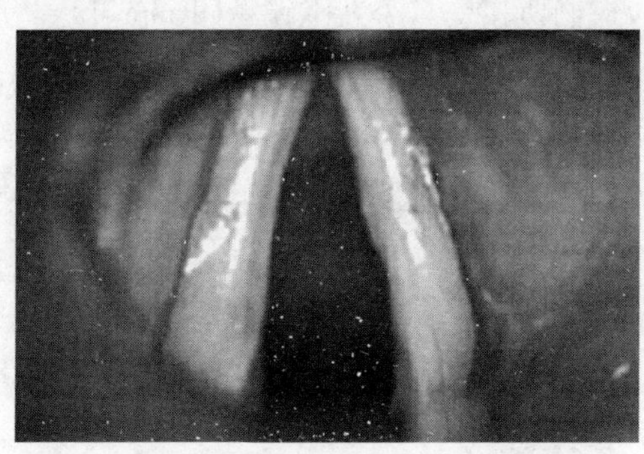

图 2–19　纤维支气管镜下声门

7. 引导插入气管导管：从鼻咽部沿纤维支气管镜干轻柔地推送气管导管，为避免导管的前端顶在声带或杓状软骨上，在进入声门前可将导管逆时针旋转 90°。

8. 确定气管导管的位置：应用纤维支气管镜可窥视到气管环及气管隆突，通常退出纤维支气管镜时，可同时确定导管的位置。还可以连接气管导管与呼吸机，通过呼吸囊随自主呼吸相应的运动和二氧化碳监测仪上正常的呼吸波形再次确定。

四、常见问题及解决方法

纤维支气管镜插管的成功率受操作者水平限制，另外操作者也需要一定时间的训练。此外，如果气道内有较多分泌物和血液也会干扰视野，影响操作的成功率。

1. 分泌物使视野模糊

通过操作通道以 5~7L/min 的速度吹入氧气可以将分泌物从物镜“吹”开。另外，干燥、清凉的氧气有利保持镜头清洁。插管时注意避免经操作通道吸引，因为这会使分泌物在镜头前聚集从而使视野更加模糊。

2. 咽部出血使视野模糊

因为多数纤维内镜的视野很狭窄，咽部的血会使狭窄的视野彻底模糊，所以在使用纤维喉镜之前要尽量避免易导致咽部出血的操作如经鼻盲视插管等。

3. 纤维内镜进入盲端

在全麻下，会厌会坠到咽后壁导致盲端形成。请助手协助拉舌出口腔和 / 或托起下颌常可以抬起会厌并显露声门。

4. 难以识别所见

每时每刻都能识别出解剖结构对于纤维支气管镜插管操作来说尤其重要。但是，如果视野被阻挡，纤维内镜盲插难免会导致插入食管，此时可将纤维内镜缓慢退后，直到操作者辨出解剖学标志以进行重新定位。

5. 气管插管遇到阻力

多数光纤喉镜的直径是 4mm，当沿光纤喉镜插入内径 7.5mm 或 8.0mm 的气管导管时，导管与喉镜之间可留有 4mm 的间隙。杓状软骨可能会嵌入其中使气管导管停止前进。解决方法是将导管后退 1~2cm 旋转 90° 重新插入。如果使用直径通常为 6mm 的可弯曲纤维支气管镜，这种可能性会有所减少。纤维内镜占气管导管横截面积越大，导管与喉镜之间的间隙就越小，软组织嵌入间隙的可能性也就越小。

第八节 逆行插管

逆行气管内插管技术是通过环状软骨上或下方行气管内穿刺，向头侧气管内捅进一根导管或导丝，当导丝或导管被引出口腔或鼻腔后，即可利用其将气管导管引导入气管内。Butler 和 Cirillo 1960 年报道了第一例逆行插管，现该技术已被广泛应用于临床。1993 年，逆行插管技术还被美国麻醉医师学会（American Society of Anesthesiologists，ASA）列入困难气道处理指南，作为插管失败后的常规备选方案之一。

一、适应证和禁忌证

1. 适应证

该技术主要应用于颈部活动受限和颅颌面部外伤导致无插管视野的患者，成人和小儿均可。适应证如下：①直接喉镜、喉罩、纤维支气管镜失败；②颈椎不稳定、颌面部外伤的患者；③常规方法插管困难而又无其他困难插管器械时。

2. 禁忌证

逆行插管并无严格意义上的禁忌证，主要为相对禁忌证，包括：①喉和气管的肿瘤；②局部感染（比如气管前脓肿）；③气管前肿块（甲状腺肿大）；④无法通过环甲肌（严重的颈部屈曲畸形）；⑤凝血功能异常；⑥体表标志不清（肥胖）。

二、操作方法

（一）准备

1. 体位

理想的逆行插管体位是仰卧并且颈部前屈的嗅花位；若患者只有在坐位时才能够舒畅呼吸时，也可采取坐位；颈椎损伤或颈椎活动受限制者，为避免加重颈椎损伤，必须在颈部中性位下完成。

2. 麻醉

给予整个呼吸道充分表面麻醉。

3. 穿刺点

（1）环甲膜是相对无血管区，出血的危险性较小；缺点是引导插入气管内导管后，导管前端通过声带至穿刺点的长度实际上只有 1cm，并且导管进入气管的角度过小，易导致导管进入气管困难。

（2）环状软骨气管韧带提供了导管通过声带的更长的距离；缺点是穿刺出血的危险性较大。

（二）经典技术

1. 用 16 号穿刺针（可选用套管针）经环甲膜或第 1~2 气管软骨环间穿刺，针体与皮肤成 30°，进入气管时可回抽得空气（图 2-20A）。

2. 经穿刺针或套管针套管置入一根细的引导管（如硬膜外导管），逆行经口或经鼻拉出，缚在气管导管前端的侧孔（Murphy 眼）上。

3. 用手拉紧引导管的另一端，引导气管导管进入气管内（图 2-20B）。

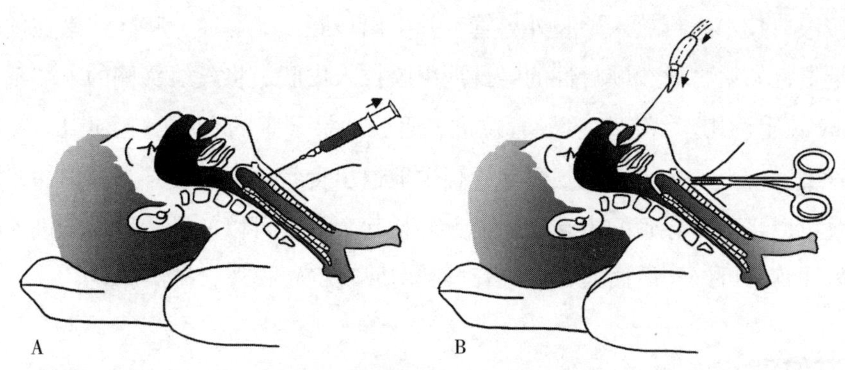

图 2-20 逆行气管内插管操作方法

（引自 Longnecker DE，Anesthesiology，The McGraw-Hill Companies，Inc.）

4. 当气管导管进入声门后，即可紧贴颈部皮肤切断穿刺处外留的引导管，同时顺势推送气管导管进入气管。

（三）导丝技术

逆行插管装置包括一根 18G 的套管针、尖端为 J 型导丝（外径 0.96mm、长 110~120cm）和一根导管。导丝具有以下优点：①尖端为 J 形对于气道的损伤较小；②便于从口腔或者鼻腔找到导丝；③不易发生扭结；④可以使用纤维内镜。

缺点：导丝外径与气管导管内径的不一致导致发生滑动作用，并且气管导管的前端易卡在杓状软骨或者声带周围，而不是径直通过声带。改善方法：从上向下沿导丝滑行推进引导导管，利用引导导管增加导丝的外径；为使气管导管在更为正中的位置上进入声门并且与声门的开放相符合，可同时使用引导导管与较小直径气管导管。

（四）纤维内镜技术

使用纤维内镜前，应去掉吸引器近端部分的橡胶外套，以允许导丝从手柄出来，将适合的气管导管套在纤维内镜上，使用导丝技术进行逆行插管，然后在导丝的引导下将纤维内镜像导管一样顺行性推进；当其尖端接近环甲膜时，可有以下三种选择：

1. 拔掉导丝，在自视下到达气管隆突以后进行气管插管。向远端拔掉导丝可尽量避免误将纤维内镜带出气管。

2. 放松导丝的尾端，使其随纤维内镜进入气管；将纤维内镜推进到环状软骨以下再拔掉导丝。这样可在拔掉导丝之前，使得纤维内镜前进更长的距离。

3. 直到通过纤维内镜看到导丝已经通过了环甲膜进入气管中，再向气管隆突推进，之后再向近端拔掉导丝。然后推进纤维内镜到达气管隆突。

（五）丝线技术

首先按经典技术逆行放入硬膜外导管，并引出口腔或者鼻腔，将丝线系在硬膜外导管头侧的末端上，然后将丝线顺行性的经过环甲膜拉入皮肤。将丝线头侧的末端系在气管导管的 Merphy 孔上。用丝线把气管导管拉进气管。如果下垂的会厌引起梗阻，要谨防将导管插进食管中。一旦发生，应把气管导管轻柔地退出食管。把气管导管拉进探秘的同时拉紧远端丝线可以将气管导管的尖端推向前方并抬起会厌，可以使导管更易于进入喉头。如果需要经鼻插管，可以经鼻插入一根尿管再利用尿管将硬膜外管拉出鼻腔。

三、并发症

需要注意的是，逆行插管技术是有创技术。虽然研究证明逆行插管的并发症很少，但仍有潜在的并发症，最常见的是出血和皮下气肿。此外，牵拉过程中因导管可垂直撕裂环甲膜，还可能导致声音嘶哑、憋气、鼻出血和纵隔血肿等并发症。但是，大多数的并发症均为自限性。

第九节　气管切开术

气管切开主要用于较长时间的呼吸道管理及人工通气，大多数气管切开的是经气管内插管控制气道、病情稳定的患者。

一、适应证

1. 适用于各种原因造成的上呼吸道梗阻导致的呼吸困难，包括炎症、肿瘤、外伤、异物等引起的严重喉阻塞，呼吸困难较明显，而病因又不能很快解除，可考虑实施气管切开术。

2. 心肺脑复苏后期、长期昏迷不醒的植物人，严重肺部并发症，分泌物多而不易咳出或有发生窒息危险的患者。

3. 各种原因造成的下呼吸道阻塞导致呼吸困难如中枢性疾病、中毒昏迷、神经系统疾病（如重症肌无力）导致呼吸肌麻痹；严重衰竭或严重创伤、胸腹术后患者，由于咳嗽反射消失或因疼痛而不愿咳嗽，分泌物潴留于下呼吸道，妨碍肺泡气体交换，使血氧含量降低，二氧化碳浓度增高。气管切开后，可吸净分泌物，改善了肺泡之气体交换。同时，也有利于肺功能的恢复。不同类型的气管切开导管也为人工辅助通气提供了方便。

4. 颈部外伤伴有咽喉或气管、颈段食管损伤者，损伤后立即出现呼吸困难者，应及时施行气管切开术；无明显呼吸困难者，应严密观察，仔细检查，作好气管切开的准备，一旦需要即行气管切开术。

5. 预防性气管切开：在施行咽喉、口腔、下颌及某些手术前，为防止血液和分泌物下咽，可先行气管切开术。

6. 取气管内异物：气管异物经内镜下钳取未成功，估计再取有窒息危险，或无施行气管镜检查的设备，可经气管切开途径取出异物。

7. 其他治疗用途：麻醉给药、辅助呼吸、清除下呼吸道分泌物，提高雾化吸入的疗效。

二、气管切开的优缺点

1. 优点

便于清除气道内的分泌物；减少呼吸道无效腔及阻力；解除上呼吸道梗阻；便于供氧、气道内给药和雾化吸入等局部治疗；便于长时间通气治疗；患者依从性较好。

2. 缺点

手术创伤和外观上的损害，与气管插管一样，失去了上呼吸道对空气的过滤、湿化和温化作用，易导致和加重下呼吸道和肺部的感染。由于患者不能用语言表达思想，易产生焦虑等心理障碍。

三、气管切开的手术方法

目前，气管切开有 4 种方法：①气管切开术；②环甲膜切开术；③经皮旋转扩张气管切开术；④微创气管切开术。

（一）气管切开术

为传统外科气管切开术，是开放气道，维持呼吸道通畅的常用方法。

手术方法：气管切开手术可在局麻或全麻下进行。取仰卧位，肩垫枕，使头颈充分后仰，保持颈部正中位，以利于暴露颈部气管。体位完成，前颈及前胸部皮肤常规消毒、铺单。如患者清醒，最好露出面部。局部注射含肾上腺素的利多卡因。在环状软骨下一横指处，沿皮肤皱褶作水平横切口，紧急情况下也可行垂直切口。切开皮肤、皮下组织直到肌层。充分止血，在中线向外侧牵拉、分离纵行肌束，沿中线钝性分离直至暴露甲状腺峡部。然后用气管拉钩将气管牵向头侧并固定。用尖刀在第 3、4 软骨环之间作水平状切口，切开气管。必要时可将气管环前壁切除——小块，使之成为椭圆形切口。注意勿损伤气管后壁和食管。肥胖患者或颈部过短者，在水平切开处两端的软骨环上缝置两根 2–0 丝线，以帮助调整气管插管。选择合适的气管套管并置入管芯，插入气管内。确定插入位置后，用气管切开导管的带子绕过颈部打结固定，术后应行胸部 X 线片检查，以明确有无套管移位或气胸等早期并发症。

（二）紧急环甲膜切开术

对于病情危急，需立即抢救者，先行环甲膜切开手术，可用最少的器具、最快的速度，建立紧急气道，待呼吸困难缓解后，再行常规气管切开术。

手术方法：患者仰卧，颈部取中立位。消毒、铺单及局部浸润麻醉后，固定甲状软骨，在环甲膜下半部作一长 2~4cm 的横行皮肤切口。于接近环状软骨处小心切开环甲膜，将刀柄深入切口并旋转 90° 以扩大切口（也可用弯血管钳代替刀柄）。将管径适当的带气囊气管内插管或气管套管通过环甲膜切口插入并直接送入气管远端。气囊充气后即可行机械通气，同时将插管安全固定。手术时避免损伤环状软骨，以免术后出现喉狭窄。对情况十分紧急者，也可用粗针头经环甲膜直接刺入声门下区（图 2–21），可暂时减轻喉阻塞症状。穿刺深度要适度掌握，防止刺入气管后壁。环甲膜切开术后的插管时间，一般不应超过 24 小时。

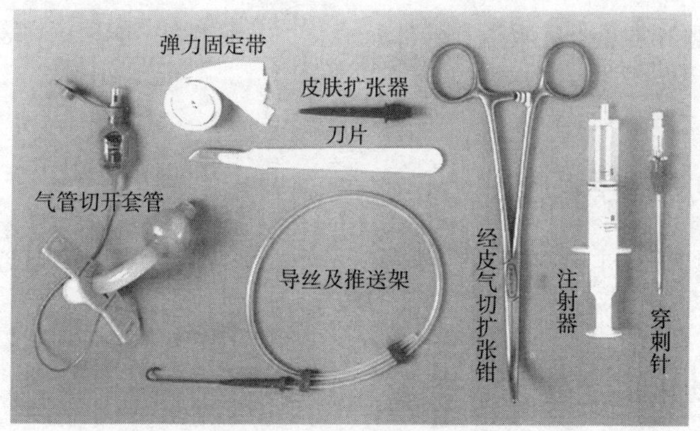

图 2–21　紧急环甲膜切开术

（三）经皮旋转扩张气管切开术

经皮扩张气管切开术优点：操作方便、时间短、可在床旁实施、出血量少等，因此是传统外科气管切开最常用的一种选择。

根据扩张气管前壁所采用的方法不同，经皮扩张气管切开术又分为：导丝扩张钳技术、改良单步扩张技术以及经喉气管切开技术等。2001 年，德国 Rsch 公司推出了经皮旋转扩张气管切开术。主要特点是用以 1 个带有螺纹的锥形扩张器，一次性旋转扩张气管前软组织及气管壁。用扩张器经皮气管切开术只适用于选择性病例。其适应证与传统的选择性气管切开术基本一致。经皮扩张气管切开术的相对禁忌证：年龄较小（小于16岁）、无法触及正常喉部软骨和环状软骨、甲状腺肥大、气管环钙化以及凝血障碍者。绝对禁忌症：需要紧急气管插管或气管切开时。

手术方法：患者体位、皮肤消毒及铺单与传统的气管切开术相同。所需器械包括成套的气管穿刺针和把穿刺孔扩大到适当直径的扩张器。一般需要给予镇静药或少量麻醉药，在第2、3气管环处的皮肤注射含肾上腺素的利多卡因浸润麻醉。从环状软骨下缘起垂直向下作1cm长皮肤切口，将气管插管撤至顶端位于声带下。将气管穿刺针以45°角斜向尾端刺入气管前壁，直到可抽出大量气体。把尖端呈“J”形的导丝及导管插入气管，以之引导，用直径逐步增大的扩张器扩张气管开口，达到合适大小。然后将气管插管通过扩张器及导丝和导管插入气管。撤出扩张器、导丝及导管，缝合皮肤。

（四）微创气管切开术

20世纪80年代早期以来，文献中出现了大量的经皮气管通气的报道。它们的共同之处在于经环甲膜或直接经软骨环之间置入气管导管。可以用不同速率给予氧气，包括高频喷射通气所能给予的最高流量。最简单的方法是用粗针做环甲膜穿刺，置入14号静脉套管。紧急情况下，可暂时使用高流量供氧（10L/min）以保证足够的气体交换。以后尽早改为其他更可靠的气道控制方法（例如气管插管或气管切开）。

为了维持通气，已有多种选择性环甲膜穿刺方法，同时配备有各种成套装置。使用这类套管的主要适应证包括：①紧急情况下，在患者能用其他更好的通气方法之前；②选择性喉部显微手术，需要尽可能开阔的内窥镜视野；③较困难的插管之前，预防性的经气管短暂通气（图2–22）。

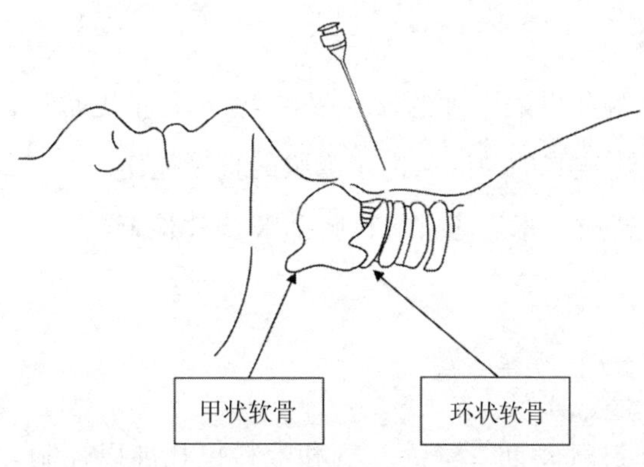

图2–22　环甲膜穿刺示意图

手术方法：环甲膜前方皮肤注射1∶100000肾上腺素和局部麻醉药。在环甲膜上刺出 1cm 长的开口，然后将 1 根内径为 4mm 的套管插入气管。通过套管侧翼，用系带绕过颈部固定。这种方法可以有效地处理术后痰潴留和肺不张。但是对于长期机械通气，它无法保证足够的通气。因此，不提倡将其作为人工气道的可靠方法替代传统的气管切开术。

气管切开应由专业人员施行，在手术操作时必须注意以下几点：

1. 气管切开前必须做好充分准备，全过程中必须有专人监测。

2. 自环状软骨以下至胸骨上切迹和两侧胸锁乳突肌之间的三角区是气管切开术的安全区。此三角区内无重要神经和血管。

3. 术中避免损伤甲状腺（尤其是峡部易损伤）及环状软骨，以免引起大出血及破坏支持喉腔和气管完整性的结构。

4. 在特殊情况下，如颈部粗短或危重的患者，施行紧急气管切开，随时可能发生呼吸心搏骤停，因此，最好在气管内插管后行气管切开，以便发生意外时能及时抢救。

四、气管切开的并发症

（一）术中并发症

1. 出血

术中大出血很少见，除非罕见的高位无名动脉受到损伤。前颈静脉或甲状腺峡部引起的少量出血可以简单缝扎或用电凝止血。

2. 心跳呼吸停止

心跳呼吸停止是致命性并发症，原因可能是迷走神经反射，也可因不能迅速建立有效通畅的气道、张力性气胸、气管插管误插到软组织内等引起。

3. 气胸和纵隔气肿

成人气管切开术气胸和纵隔气肿的发生率≤ 4%。儿童更常见，因为儿童胸膜顶常高于锁骨。引起气胸和纵隔气肿的原因可由于胸膜的直接损伤，空气经软组织界面进入胸腔或纵隔，或肺大疱破裂造成。术后应常规行胸部 X 线片检查。

（二）术后并发症

1. 出血

局部少量出血可通过气管插管气囊充气和敷料包扎加以控制。而大出血一般为继发性的，其原因可能是：①伤口感染：使气管切开口周围组织甚至血管发生糜烂；②切口过低：造成右无名动脉暴露，容易损伤动脉；③套管选用不合适或旋转使气管壁受到损伤，影响大血管；④不正确的吸痰方法等。气道黏膜血管破裂出血，可用去甲肾上腺素加生理盐水滴入气道以利止血；无名动脉破裂出血必须立即手术分离并结扎出血的血管。

2. 伤口感染

气管切开是一个相对污染的清洁切口。因环境因素细菌会在伤口生长。由于伤口是开放性的，有利于引流，所以一般不需要预防性使用抗生素，通常只需局部治疗。只有当伤口周围出现蜂窝织炎或合并呼吸道感染时才需要抗生素治疗。

3. 皮下气肿

气肿部位多发生于颈部，偶可延及胸及头部。切口紧密缝合或者包扎者，正压通气或咳嗽可引起术后早期皮下气肿。因此，术后不要把伤口围绕插管紧密缝合，包扎伤口不要过紧，避免皮下气肿的发生。一般皮下气肿可在数天内自行吸收，但应拍胸部X线片排除气胸。

4. 管道阻塞

气管套管被黏稠的痰液、血痂或其他异物阻塞，也可因套管移位至周围软组织中，或由于开口顶在气管壁上阻塞。阻塞时，患者可出现呼吸困难和发绀，气道阻力增高，吸痰管下入受阻，检查气管内套管可见痰痂阻塞。如果吸痰后仍不能有效通气，应立即更换气管套管。同时加强气道湿化，定时翻身、叩背，正确吸痰。

5. 气管插管移位、脱出或旋转

气管套管可因导管系带固定太松，患者躁动不合作，剧烈咳嗽或术后皮下气肿逐渐加重等原因致移位、脱出或旋转。应避免过早更换气管套管，因为多层浅筋膜、肌肉束以及气管前筋膜彼此重叠，很容易使新形成的通道消失。术后5~7天窦道基本形成，此时更换气管插管是安全的。如果不能立即重新找到插管的通道，应马上经口气管插管。

6. 吞咽障碍

与气管切开有关的主要吞咽问题是误吸。机械因素和神经生理学因素都可以造成不正常吞咽。机械因素包括喉提升能力减弱；气管插管套囊压迫并阻塞食管，使食管的内容物溢入气道。神经生理学因素包括喉的敏感性下降导致保护性反射消失；慢性上呼吸道气体分流引起喉关闭失调。减少误吸最主要的是加强术后护理。

（三）术后晚期并发症

1. 气管狭窄

可发生在气管切开处、气囊处或气管插管的尖端附近。长期气管切开插管后，主要是高压套囊压迫气管壁引起气管黏膜缺血，导致黏膜溃疡糜烂，细菌于糜烂处生长繁殖，破坏气管软骨环，形成环形纤维瘢痕。高容低压气囊顺应性更好，大大减少了该气管并发症。使用时一般气囊内压力不应超过 25cmH$_2$O。定时监测套囊内压可明显减少气管狭窄的发生率。

2. 肉芽肿形成

该并发症较常见。处理方法是把这些病灶切除或钳夹去除，然后电灼其基底部。

3. 气管－食管瘘

气管切开术后气管食管瘘发生率小于 1%。它可因手术不慎损伤气管后壁而引起，或因气管插管的局部刺激而造成。当发现突然气道分泌物增多，或在机械通气时胃肠充满空气应警惕这种并发症发生。

4. 气管－皮肤瘘

永久性气管皮肤瘘多发生于长期留置气管插管的患者。其上皮组织向内生长，形成与气管黏膜相连的通道。切除上皮通道，创面肉芽组织生长，绝大多数瘘都能愈合。也可以作局部转移皮瓣，皮瓣的一层作为内衬，而另一层盖于外面。

5. 气管－无名动脉瘘

气管－无名动脉瘘是一种罕见但却致命的并发症，其发病率小于 1%。多数是由于插管直接压迫无名动脉所致。此并发症主要是由于气管切开部位低于第 5 气管软骨环，气管开口下移；或者由于无名动脉的位置过高。一旦形成，预后极差。

（夏　晶　杨　程）

参考文献

[1] Adnet F, Baillard C, Borron SW, et al.Randomized study comparing the "sniffing position with simple head extension for laryagoscopic view in elective. surgery patients.Anesthesiology, 2001, 95: 836-841.

[2] Stackhouse RA. Fibemptic airway management. Anesthesiol Clin North Am, 2002, 20: 933-951.

[3] Asai T, Shingu K. Difficulty in advancing a tracheal tube over a fibreoptic bronchoscope：Incidence，causes and solutions. Br Janaesth, 2004, 92: 870-881.

[4] Weksler N, Klein M, Weksler D, et al. Retrograde tracheal intubation: Beyond fibreoptic endotracheal intubation. Acta Anaesthesiol Scand, 2004, 48: 412-416.

[5] Gill M, Madden MJ, Green SM. Retrograde endotracheal intubation: An investgation of indications，complications, and patient outcomes. Am J Emerg Med, 2005, 23: 123-126.

[6] Agro F, Hung OR, Cataldo R, et al.Lightwand intubation using the trachlight: A brief review of current knowledge. Can J Anaesth, 2001, 48: 592-599.

[7] Sun Y, Jiang H, Zhu Y, et al. Blind intubation device nasotracheal intubation in 100 oral and maxillofacial surgical patients with anticipated difficult airways: a prospective evaluation. Eur J Anaesthesiol, 2009, 26:

746-751.

[8] Gerig HJ, Schnider T, Heidegger T. Prophylactic percutaneous transtracheal catheterization in the management of patients with anticipated difficult airways: A case series. Anaesthesia, 2005, 60: 801-805.

第三章　基本生命支持

第一节　概述

现代概念的心肺复苏术（cardiopulmonary resuscitation，CPR）包括以下三期的复苏内容。

1. 第一期

基础生命支持（basic life support，BLS）。

2. 第二期

高级生命支持（advanced cardiac life support，ACLS）。

3. 第三期

后续（延续）生命支持（prolonged life support，PLS）。

基础生命支持（basic life support，BLS）又称初步急救或现场急救，目的是在心搏骤停后，立即以徒手方法争分夺秒地进行复苏抢救，以使心搏骤停患者心、脑及全身重要器官获得最低限度的紧急供氧（通常按正规训练的手法可提供正常血供的 25%~30%）。BLS 的基础包括突发心搏骤停（sudden cardiac arrest，SCA）的识别、紧急反应系统的启动、早期心肺复苏（CPR）、迅速使用自动体外除颤仪（automatic external defibrillator，AED）除颤。对于心脏病发作和中风的早期识别和反应也被列为 BLS 的其中部分。在 2015 成人 BLS 指南对于调度者和医务人员都提出了这一要求。

2015 年指南：①及早识别患者并启动应急反应系统；②对未经培训的施救者鼓励其实施只动手（只做胸部按压）的 CPR；③鼓励经过培训的施救者同时进行几个步骤，呼吸循环，以缩短开始首次胸部按压时间，经过训练有素的施救者组成综合小组采用一套精心设计的办法，同时完成多个步骤和评估；④保证完成高质量的 CPR。（注意事项：以 100 至 200 次每分钟的速率实施胸外按压，按压深度至少达到 5cm，不超过 6cm，避免深度过大，每次按压后让胸部完全回弹，尽可能减少按压中的停顿，给予患者足够的通气 30 次按压后 2 次人工呼吸，每次呼吸超过 1 秒，每次须使胸部隆起，胸外按压在整体心肺复苏比例至少 60%）；⑤医务人员根据最有可能导致停搏的原因，调整施救行动的顺序。

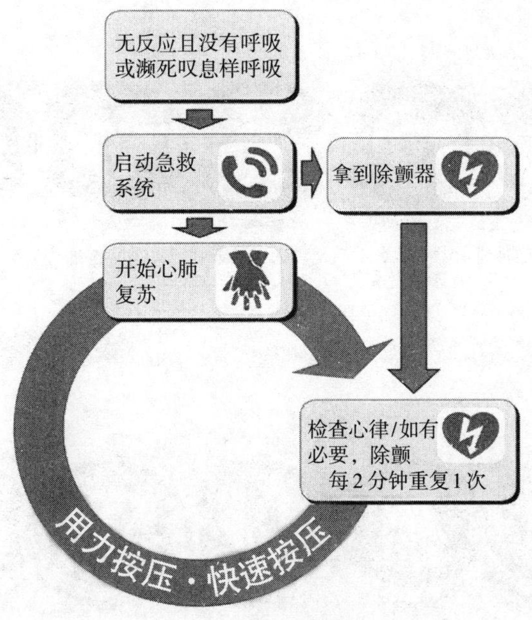

图 3-1 CABD 复苏程序

基本生命支持（BLS）在现代心肺复苏中最重要、最基础、最核心的内容。本章中我们将进行针对生存链的重要性，认识危及生命的紧急情况及基础生命支持（BLS）最基本CABD 四步进行分析叙述。并在第二十章专门讨论儿科心肺复苏。

第二节 心肺复苏“生存链”的重要性

“生存链”（chain of survival）的提出是心肺复苏（cardiopulmonary resuscitation，CPR）和心血管急救（emergency cardiac care，ECC）理念的重大突破，强调了时间对复苏成功的极端重要性。1988 年，“chain of survival” 首次以大会标语的形式出现在 Conference on Citizen CPR 会议上，迅速引起了专家和公众的注意，内容不断得到丰富和完善。1989 年 JEMS 杂志发表了关于“chain of survival” 的述评，1990 年首期 Currents in Emergency Cardiac Care 杂志也对其做了进一步论述。1992 年美国心脏协会（AHA）制定的“心肺复苏与心血管急救指南”中正式引入了“生存链”的概念，并于 1997 年得到了国际复苏联络委员会（the International Liaison Committee on Resuscitation，ILCOR）的认可。2010 指南，再次提出“生存链”可用 1 个链中的 5 个相互依赖的环节来概括（图 3-2）。

院内心脏骤停（IHCA）与院外心脏骤停（OHCA）生存链
院内心脏骤停
监测和预防
识别和启动
应急反应系统
即时高质量
心肺复苏
快速除颤
高级生命维持和
骤停后护理
初级急救人员
高级生命
支持团队
导管室
重症监护室
院外心脏骤停
识别和启动
应急反应系统
即时高质量
心肺复苏
快速除颤
基础及高级
急救医疗服务
高级生命维持和
骤停后护理
非专业施救者
EMS 急救团队
急诊室
导管室
重症
监护室

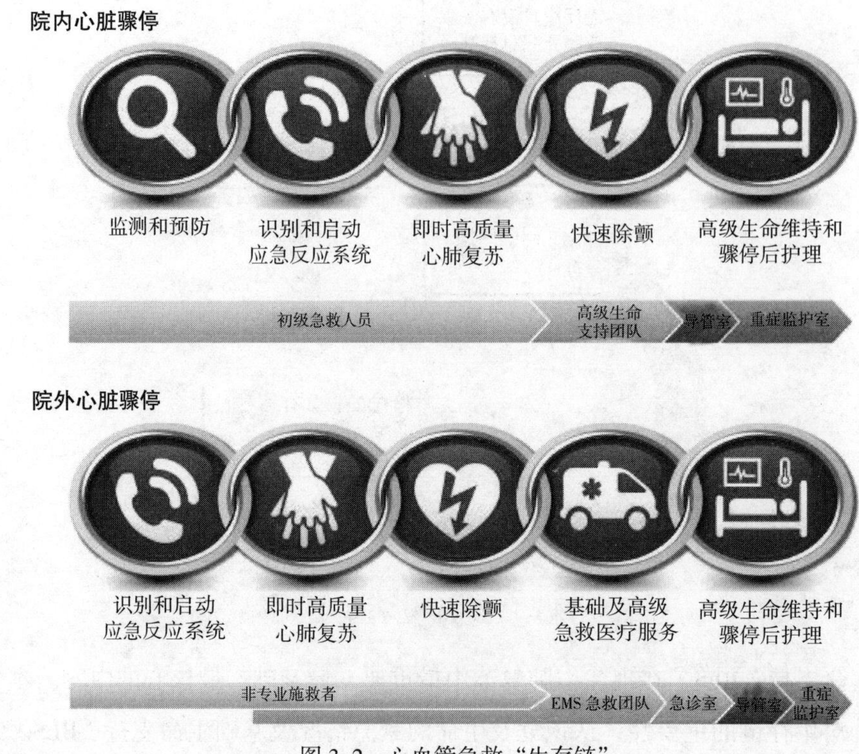

图 3-2　心血管急救“生存链”

（引自：AHA：Part 4：CPR Overview Circulation，2015）

1. 立即识别心搏骤停与启动急救医疗服务系统。

2. 尽早实施心肺复苏术，着重于胸外按压。

3. 快速电除颤。

4. 有效的高级生命支持。

5. 综合的心搏骤停后治疗。

2015 心肺复苏指南对生存链进行了划分，把院内和院外出现心脏骤停的患者区分开来，确认患者获得救治的不同途径。

这种急救“生存链”的每一个环节紧密相连，环环相扣。“生存链”的概念包含以下几个重要原则：①如果这一链环中任何一个环节的薄弱，其生存率将会降低；②任何一个环节都不应出现问题，当然，及时发现紧急情况，并立即开始救治的环节最重要。因为如果没有人发现并未立即开始求救的话，患者是不可能生存的，这是先决条件；③快速早期电除颤是救治成年人室颤性心搏骤停的最重要的治疗手段；④评价心血管急救系统（ECC）* 的有效性不能仅通过就某一环节的好坏来确定，而是应该要评价整个系统。主要是患者出院时的生存率是用来评价对心搏骤停治疗有效性的金标准。

注:* 心血管急救系统（ECC）包括紧急出诊小组、在场非专业人员的心肺复苏、快速启动 ECC 系统、急诊室、监护室、心脏除颤和心脏病抢救及预防系统、ALS 或 BIS 训练系统和公众除颤计划等。

一、时间就是生命、时间就是一切

心肺脑复苏成功与否的关键是时间。"生存链"归根到底就是突出一个"早"字，其 5 个环节中都有一个"早"（"early"）字。心搏骤停后，全身血液循环突然停止，组织器官发生急剧缺血缺氧。其中以心脑最为敏感和严重，特别是脑，因为脑组织细胞的代谢率很高，虽然其重量仅占体重的 2.2%，但是其耗氧量（静息状态）很大，占全身的 20%，而且脑细胞不仅对缺氧非常敏感，而且对缺氧的耐受力很差。大脑皮质的缺氧耐受时限只有 3~4 分钟，小脑为 10~15 分钟，延髓中的呼吸与血管运动中枢为 20~30 分钟，脊髓约 45 分钟。通常心搏骤停后超过 4~6 分钟即发生严重损害或不可逆性损害，心搏停止 10 分钟后，脑组织基本死亡。据报道，心脏停搏后 3 分钟时约有 50% 的人死亡，呼吸停止后 10 分钟时约 50% 的人死亡，若大出血后 30 分钟约 50% 的人死亡。一般情况下（常温），心搏停止 3 秒时自觉感到头晕，10~20 秒时即发生晕厥。40 秒时即可出现抽搐，30~40 秒后瞳孔散大，60 秒后呼吸停止、大小便失禁，4~6 分钟后脑细胞可发生不可逆性损害，若超过 15 分钟，其预后非常差。据大量临床实践证明，在心脏停搏后 2 分钟内开始进行有效的初期心肺复苏时可能有 80% 的患者被救活；在 3 分钟的救活率为 70%；在 4 分钟开始心肺复苏时，其救活率为 60%；若超过 6 分钟时，其存活率为 40% 以下；若在 10 分钟以上开始复苏者，则存活的可能性更小（表 3–1）。因此早期开始心肺复苏是提高存活率和脑功能完全恢复率的基础，在生命链的任何一个环链均与快速、尽早等时间因素有关，从这些意义上，有人提出：时间就是一切（timing is everything）的概念。

表 3–1 心搏骤停发病时间长短与存活机会的关系

心搏骤停发病时间长短	存活机会
每过 1 分钟	下降 7%~10%
4~6 分钟	脑细胞开始发生损伤和永久死亡
＞10 分钟	几乎没有复苏成功的可能

实际上，有效心肺复苏开始时间虽然仅有分秒之差，但却可显著影响其复苏效果。由于心搏骤停大多发生在意外场合，早期开始心肺复苏抢救的时间就是关键，这是心肺复苏的基础。

二、早期识别心搏骤停与启动急救医疗服务系统

在早期识别心搏骤停与启动急救医疗服务系统（early recognition and activation of EMS）

中，心搏骤停现场旁观或第一目击者作为“生存链”中的第 1 环是非常重要的。若旁观者或目击者尽早发现心搏骤停患者实施急救并及时呼叫急救医疗服务系统（EMS），这是及时施行现场 CPR，尽量缩短呼救 - 到达现场时间［也称呼救 - 反应间期（call-response interval）］，明显提高其存活率的关键性基础。这就意味着心搏停止后第 1 分钟或 4 分钟内的患者生命掌握在旁观者或目击者的手中。

早期求救的时间范围是从患者出现心搏骤停症状到急救医疗服务（emergency medical service，EMS）提供的救护人员到达现场的时间。在呼救 EMS 以前，首先要早期识别危险征兆。如果出现以下危及生命的征兆时，应紧急抢救，分秒必争。

1. 无反应（unresponsiveness）：拍打双肩，凑近耳边大声呼唤：“喂！你怎么了？”或可直呼其姓名；如呼唤无反应，则掐人中穴。

2. 意识丧失（loss of consciousness）：如呼唤或刺激等均无反应，则可确定为意识丧失时，应立即高声呼叫：“来人呐！救命啊！”。

3. 无脉搏（loss of pulse）：在 10 秒内未扪及脉搏（仅限医务人员）。

4. 自主呼吸停止或不能正常呼吸（即仅仅是喘息）。

此时千万不要反复检查这些症状而延误时间，一般要求在 10 秒内检查判定并做出求救决定。在早期呼救阶段需要快速准确完成以下几方面的工作：①首先必须有人确认患者的生命危险征兆并迅速启动紧急救护系统；②快速打急救电话，中国为“120”急救医疗服务（EMS）中心；美国为“911”；日本为“119”等；③由 EMS 的调度员快速派遣 EMS 救护人员到发病现场；④ EMS 救护人员，带着必要的救护装备迅速地到达心搏骤停患者的现场。在发达国家较成功的反应系统为接到电话报警的 5 分钟内赶到现场。2015 指南新增利用社会媒体呼叫施救者，以团队形式实施心肺复苏：早期预警系统、快速反应小组和紧急医疗团队系统。

三、早期实施心肺复苏术，着重于胸外按压

早期给心搏骤停患者立即徒手施行心肺复苏术（early bystander CPR）是最有效的重要一环。据多数临床实践观察资料证实，心搏骤停后立即进行 CPR 时，心搏骤停、心室纤颤患者的生存机会可提高 2~3 倍。几乎所有的研究显示，第一目击者（first responder）立即进行徒手 CPR 对心搏骤停患者的存活有着显著的正面影响。2000 年国际心肺复苏及心血管急救指南建议，第一目击者必须将迅速启动 EMS 系统放于优先地位。孤立无援的急救者，必须在确定成年人患者无意识之后，立即启动 EMS 系统（phone first），但对于＜ 8 岁的儿童心搏骤停患者，单个急救者在给予 1 分钟的急救后应立即启动 EMS 系统（求救电话）。

心搏骤停患者的救助类型与存活率也有一定关系，其中包括早期进行 CPR（表 3–2）。

表 3–2　心搏骤停患者的救助类型与存活率的关系

救助类型	存活率
虚脱后未给予救治处置	0
无 CPR 和延迟电除颤（心搏停止＞ 10 分钟）	0~2%
在 2 分钟内由非医务人员（如旁观者或家庭成员）进行 CPR	2%~8%
在 8 分钟内进行 CPR 和电除颤	20%
在 4 分钟内进行 CPR 和电除颤；在 8 分钟内行医务辅助人员协助	43%

心搏骤停需要即刻进行 CPR。根据临床研究，专家们一致认为心搏骤停后即刻施行 CPR 是提高复苏存活率的最重要一环之一。

1. CPR 尽管提供小量血流，但是很关键的是血流能到达心脏和大脑。

2. CPR 能延长心室纤颤存在的时间窗，也就是说 CPR 可增加电击终止室颤的可能性，并且恢复有效心律的机会增加，乃至有效的全身灌注。

3. 早期目击者的立即实施 CPR，可使心搏骤停的除颤成功率提高 2~3 倍。

4. 除颤成功后最初几分钟，可有心室停搏或心动过缓，同时心脏泵功能不足。据最近心搏骤停的室颤研究报道，只有 25%~40% 的患者在电除颤后 60 秒尽管有规则的心律，但在这一刻几乎无有效的血液泵出。因此在电除颤后几分钟必须继续给予 CPR，一直到出现有效的血液灌注。

据 Holmberg 等研究分析院外发生的心肺骤停患者 9877 例显示，其中 36% 的患者施行了旁观者 CPR，旁观者大部分（56%）为非专业人员，只有 25% 是医务人员。CPR 多数在家里（69%）进行。比较旁观者立即实施 CPR 组与到达急救车之前未实施任何处置组的 1 个月存活率分别为 8.2% 和 2.5%，这说明早期由旁观者实施 CPR 可提高 2~3 倍的生存率。

四、快速电除颤

现场早期电除颤（early defibrillation）是生存链中的第 3 环。所有 BLS 急救人员应接受使用体外自动电除颤（AED）的培训，对于无外伤的心搏骤停患者在症状发生的 3~5 分钟，立即 CPR 和给予电除颤，其生存率高达 49%~75%，因为心搏骤停初始以心室纤颤最常见（85%~92%），治疗室颤最有效的措施是电除颤。

在院外，紧急医疗救助（EMS）人员到达现场时，已超过 4~5 分钟或不清楚其准确发病时间时，进行电除颤之前可以先实施 5 轮（以 30∶2 按压 – 通气为 1 轮）CPR（约 2 分钟），再进行除颤，通常电击后 5~30 秒心脏才能恢复节律，故电击后应继续进行 CPR，直至有效。多种研究证明，早期电除颤对突发性心搏骤停（SCA）的存活率极为重要。据研究，电除颤开始时间和目击者开始 CPR 早晚与 SCA 存活率相关。SCA 患者自心室纤颤（VF）开始到电除颤，每延后 1 分钟，其存活率下降 7%~10%（图 3-3）。因此推荐院内患者最好在 3 分钟内实施电除颤，而院外患者在 5 分钟内实施电除颤。据美国拉斯维加斯的一项研究显示，心搏骤停发病 3 分钟内电除颤的存活率可达 70%，发病 1 分钟内电击除颤的存活率可高达 90%，即电除颤越早其成功率越高。

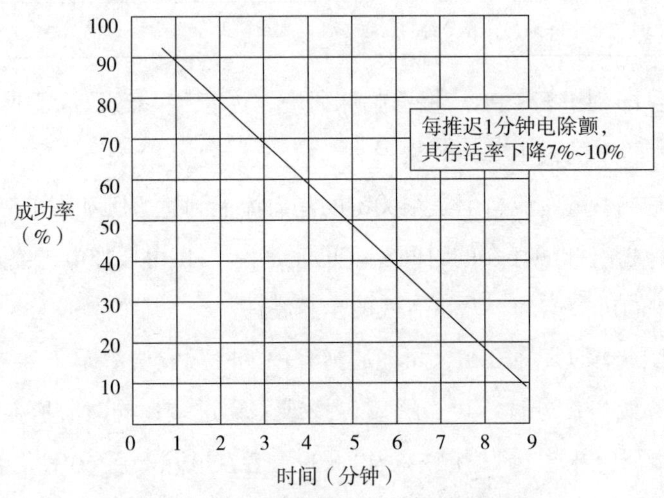

图 3-3　首次电除颤时间与复苏成功率的关系

（引自：Larsen MP，et al.）

1. 在许多城市中，常因交通堵塞，救护车难以及时达到现场而错过救治患者的最佳时机。

2. 研究表明，最为快捷的 EMS 急救人员也需要 4~8 分钟，甚至更长时间才能到达现场，早期救治成功的机会不大。

3. 徒手 CPR 本身并不能使心室纤颤复律，越拖延电除颤，只能越失去赢得电击转复的时间窗。鉴于上述情况，2000 指南提出“公众使用电除颤计划”（public access to defibrillation，PAD），其主要含义是，将自动体表除颤仪（AEDs）放置在人群聚集和存在心搏骤停发生高风险性场所，便于曾经被训练过的人使用，事实证明 AEDs 具有 90% 的敏感性（即它可发现当时 90% 的需要除颤的心律）和 99% 的特异性（即当不需要除颤时，它有 99% 的可能性建议不需要电击）。AEDs 所显示的广泛有效性及安全性，使之越来越被非专业人员所接受并能够成功而有效地运用。20 世纪末强调的 AEDs 的广泛应用不能不称之为心肺复苏历史上的又一次腾飞。

五、有效的早期高级生命支持

早期高级生命支持（early advanced cardiac life support，ACLS）是在完成 BLS 的基础上尽早有效地进行，ACLS 是“生存链”的重要组成部分。ACLS 单位必须与提供早期电击的第一反应单位相结合；ACLS 单位必须制定出协调良好的抢救流程，包括快速气管内插管及静脉药物治疗等；在 ACLS 的实施中，急救人员必须分秒必争，而且必须熟练掌握整个抢救处理的基本原则——即起初（基本）CABD（primary CABD）和接续（次级）ABCD（secondary ABCD）程序原则（后述）；在实际工作中，还要根据每位患者的具体病情加以分析，个体化的选择和灵活应用也很重要。

据 Eisenberg 研究报道，心搏骤停后在 4 分钟之内进行初期复苏——CPR，之后在 8 分钟内开始 ACLS 即第二期复苏治疗时，约有 43% 的患者可以被救活，而复苏开始时间越延迟，而且第二期复苏（ACLS）开始时间越拖延，则其成功率越低（表 3–3）。

表 3–3　复苏开始时间与救活率（%）的关系

CPR 开始时间（分钟）	ACLS 开始时间（分钟）		
	8	8~16	16
0~4	43%	19%	10%
4~8	26%	19%	5%
8~12	—	6%	0%

注：表中的 % 为救活率

（引自：American Heart Association.Textbook of Advanced Cardiac Life Support.）

六、结语

美国心脏病协会（AHA）提出的“生存链”是心源性猝死患者的急救模式，也是将心肺复苏急救技术与社区人群急救相结合的理念，也就是说：心搏骤停患者能否成功地存活依赖于“生存链”中每一个关键环节，因为生存链有多个环节，每个环节都是环环相扣、紧密联系的，任何一个环节的薄弱或是忽视都将严重影响心脏停搏患者的最终生存率。存活率已被当成评估心搏骤停处理有效性标准。据 Larsen 等对院外心搏骤停患者 1667 例进行多线性回归模式的临床研究证实，如果立即实施 CPR+ 电除颤 +ACLS 等 3 种急救治疗时，其最初存活率可达 67%，但是未实施这 3 种急救措施时，其存活率则每过 1 分钟下降 5.5%。每种急救措施对其存活率的影响有明显差别：实施 CPR 为每过 1 分钟其存活率下降 2.3%；电除颤为每过 1 分钟下降 1.1%；ACLS 为每过 1 分钟下降 2.1%（图 3–4）。

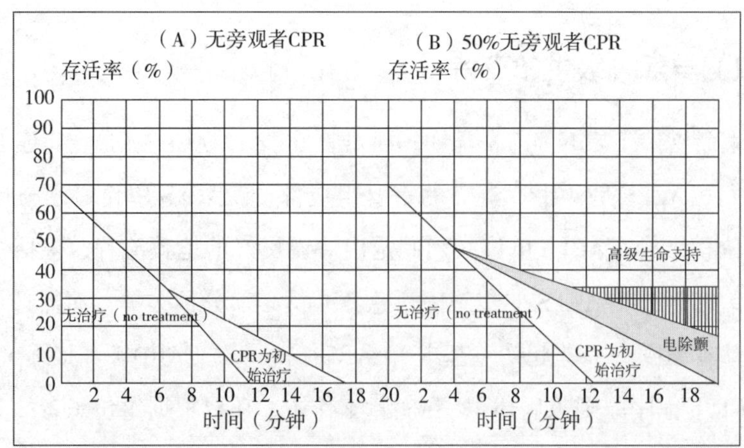

图 3-4 急救医疗服务 EMS 在院前实施不同类型急救措施对心搏骤停复苏存活率的影响

注：A：无旁观者 CPR，EMS 人员在 6 分钟开始实施 CPR，到达医院前无电除颤或 ACLS，结果为无 1 例存活；B：50% 旁观者实施 CPR，发病 3 分钟开始实施 CPR，EMS 在发病 5 分钟开始提供电除颤，发病 10 分钟开始实施 ACLS（在电除颤区的上侧，用箭头表示），结果其存活率为 34%

（引自：Larson MP，Eisenberg MS，Cummins RO，et al.）

第三节 危及生命的紧急情况

心脏、电击、淹溺、中毒、创伤、过度疲劳等各种原因导致的心脏功能及全身血液循环或 / 和呼吸突然停止，医学上也称为猝死，是最紧急的危险情况。

引起危及生命的原因很多，常见的有大出血、创伤、感染、过敏、心力衰竭等，根据原因不同可以将其分为以下几种：

1. 失血性

多见于外伤引起的大血管破裂、腹部损伤引起肝脏、脾脏、胃、十二指肠等器官破裂出血。器官疾病如肝硬化引起门静脉高压所致的食管、胃底曲张静脉破裂出血，消化性溃疡出血等。并不是一有出血就会引起休克，出血后是否发生生命危险取决于出血量和出血速度，通常在快速、大量出血，而且出血后又不能得到及时治疗才会危及生命。

2. 创伤性

特别是在伴有一定量出血时引起休克称为创伤性休克，多见于复杂的骨折、大面积的烧伤、挤压伤、大手术严重时危及生命。

3. 感染性

严重感染特别是革兰阴性杆菌引起的感染可以危及生命，多见于急性腹膜炎、胆道感染、绞窄性肠梗阻、泌尿道感染等。在感染性因素中，起作用的主要是细菌的内毒素。

4. 心源性

指心脏疾病引起的休克，常见的有大面积急性心肌梗死、急性心肌炎、心脏压塞等。

5. 过敏性

过敏引起危及生命多见于严重的过敏，如过敏体质的人注射青霉素、血清制剂、疫苗时引起的严重过敏。

6. 神经性

剧烈疼痛、高位脊髓麻醉或损伤等可引起神经性休克。

7. 多器官功能衰竭（multiple organ failure，MOF）

是指心、脑、肺、肾、肝、胃肠、胰腺及血液等器官中，在 24 小时内有两个或两个以上的器官相继或同时发生功能衰竭。MOF 又称多系统功能衰竭或综合器官衰竭。MOF 是致死的重要原因，而且衰竭的器官越多，病死率也就越高。如有三个器官发生功能衰竭时，病死率可高达 80% 以上。

第四节 现场心肺复苏术

现场心肺复苏又称基础生命支持是指发生在任何地点由于外伤、溺水、触电、中毒、窒息等原因导致的心跳、呼吸停止，必须紧急采取重建和促进心跳，呼吸有效功能恢复的措施，从而保存和促进脑有效功能的恢复。主要包括立即识别心搏骤停、呼救与启动急救医疗服务系统、胸外按压、开放气道、人工呼吸、AED 除颤。

美国 Arizona 5 年（2005~2009 年）前瞻性观察性研究，共 5272 例院外心搏骤停，经 CPR 治疗的患者最终存活率增加。如下所示（表 3–4）：

表 3–4 CPR 治疗后患者存活率

存活出院	
无旁观者 CPR	5.2%
旁观者按 ABC 程序的 CPR	7.8%
旁观者仅作胸外心脏按压的 CPR	13.3%
旁观者参与的 CPR	
2005	28%
2009	40%

（Bobrow BJ，et al.JAMA，2010，304：1447）

一、立即识别心搏骤停

对心搏骤停的早期治疗的关键是早期诊断，能够明确判断心脏停搏的方法非常重要。

对心肺骤停的快速识别的重点是突然意识丧失、呼吸停止或临终呼吸和大动脉搏动消失三项，这三项是判断心肺骤停的重要依据（表 3-5）。"指南" 要求在 10 秒内对心肺骤停进行快速判断，并即实施 CPR。专业救助人员可迅速检测大动脉如颈总动脉（颈前喉结两侧）和股动脉搏动消失，触摸不到大动脉搏动。如果心搏先停止时，在临床上以突然意识丧失和大动脉搏动消失等两点即进行心搏骤停的诊断。也要求能在 10 秒内做出心搏骤停的诊断，以争取抢救时间。2015 CPR 指南中，鼓励经过培训的施救者同时进行几个步骤（同时检查呼吸和脉搏），以缩短首次胸部按压的时间。由多名经过训练有素的施救者组成综合小组采用精心设计的办法，同时完成多个步骤和评估（例如由 1 名施救者启动急救反应系统，第 2 名施救者开始胸外按压，第 3 名进行通气或者取得球囊面罩进行人工呼吸，第 4 名取回并设置好除颤器）。

表 3-5　心肺骤停的临床征象

1. 重要依据	（1）突然意识丧失：①对中等刺激的反应（轻拍或摇动双肩）；②对声音的反应（大声呼叫："喂，怎么了？"）；③对痛的反应（掐人中穴或合谷穴）
	（2）大动脉搏动消失；颈总动脉或股动脉搏动消失；
	（3）自主呼吸停止或临终呼吸（叹气样或抽泣样呼吸等），或濒死喘息
2. 其他依据	（1）心音消失
	（2）血压测不到
	（3）瞳孔散大，对光反应消失
	（4）大小便失禁
	（5）面色苍白或转为发绀

二、呼救与启动急救医疗服务系统

一旦确定心搏骤停，应立即呼叫周围的人前来协助抢救和拨打当地急救电话，启动急救医疗服务系统（emergency medical service system，EMSS）：高声呼叫，如"救命啊！"，"快来人啊！"，"请帮忙拨打 120 急救电话"。研究发现当急救医疗服务系统在较短时间（平均在 4min）内作出反应时，有调度员在电话里对未受过培训的旁观者进行心肺复苏指导，使得其进行救援的可能性增加，但能否增加心搏骤停患者的存活率尚未明确。另外对院外心搏骤停患者进行的定群研究和一系列的回顾性分析显示，缩短从启动急救医疗服务到达现场的时间可以提高患者的存活出院率。

“2000 年国际心肺复苏指南”建议：对突发心搏骤停者应立即打电话，启动 EMSS，这就是“先打电话”（phone first）的原则；但是，对于溺水、创伤、药物中毒及小于 8 岁小孩等非突发性心脏事件的急救，则及时人工呼吸是重要的，故应先给予徒手心肺复苏（CPR）1 分钟后，再打电话求救，这就是“快打电话”（phone fast）的原则。

三、复苏体位

目前没有研究评估患者复苏体位，但是随机试验发现，当被救援者的手臂置于胸前时偶尔会引起血管和神经的损伤，故推荐患者仰卧在坚固的平坦（地）面上，头部不得高于胸部，应与躯干在一个平面上。头、颈、躯干平直无弯曲，双手放于躯干两侧。如果患者面部朝下，应使其保持面部朝上的仰卧位，搬移时整体翻转，即头、颈、肩和躯干同轴转动至仰卧位。转动时注意保护颈部、避免躯干扭曲。急救者应位于患者一侧，或两人分位于患者两侧，适于急救时胸外按压和人工通气。若采用间隙性腹部按压心肺复苏（IAC-CPR）时则应两人位于一侧，实施 IAC-CPR 操作必须由经过正规训练者来完成。

四、基本 CAB 程序

CAB 程序有很大优势如：易学、易操作、易培训、CAB 法对于维持富有氧气血液更快地分布到大脑和心脏等全身至关重要的，从而增加了最终的存活率。

（一）C（circulation support）：循环支持

实施高质量胸外按压的循环支持是 CPR 的最基本要素。

1. 成年人胸外心脏按压术

复苏期间给予的按压总数是心搏骤停后存活与否的重要决定因素。给予的按压次数受按压速率和按压比例（进行心肺复苏过程中实施按压的总时间）的共同影响；提高按压速率和该比例将增加给予的按压总数，而降低按压速率或按压比例将减少给予的按压总数。如果您减少按压之间的任何中断的次数和时间长度，则按压比例会提高；而如果胸外按压之间的中断过多或过长，则会降低按压比例。这与驾车旅行很相似。在驾车旅行时，一天行驶的里程数不仅受驾驶速度（旅行速度）影响，还受中途停留的次数和时间长度（旅行中的中断）影响。在心肺复苏过程中，应该以适当速率（每分钟 100 次至 120 次）和幅度进行有效按压，同时尽可能减少胸外按压中断的次数和持续时间。高质量心肺复苏的其他要求还包括保证每次按压后胸廓回弹和避免过度通气。

据 2015 CPR 指南强调，有效心脏按压是提供“有效”（“effective”）的胸外心脏按压术的重要方法，特别强调，胸外心脏按压次数以 100 至 200 次每分钟的速率实施胸外按压，按压深度至少达到 5cm 不超过 6cm 避免深度过大，对救治患者愈有利。成年人和儿童（新生儿除外）每按摩心脏 30 次，可做 2 次人工呼吸，每次呼吸超过 1 秒，每次须使胸部隆起，胸外按压在整体心肺复苏比例至少 60%。按摩者也不必停下来看患者是否有恢复循环的迹象。也就是说，应尽量最大限度地减少停顿胸外心脏按压是一个重要原则。这种方法比旧方法更简单，更容易学。开始胸外心脏按压时，将左手掌根部置于胸部正中，胸骨下半部，相当于两乳头连线与胸骨交点，手指应向上翘起，右手掌压在左手背上，两手平行重叠（Ⅱa 级），两手指交叉互握，两肘伸直（肘关节不弯曲），借术者的前倾重力和双肩臂之力，平稳而有力地垂直向下按压胸骨，其按压动作应带有冲击性，方向对准脊柱，使胸骨下陷至少 5cm 不超过 6cm，按下后迅速放开，使胸骨自行弹回原位，如此反复进行（图 3–5）。按压与胸廓弹回 / 放松的时间接近（Ⅱa 级）。按压速率成人为每分钟 100 次至 120 次。

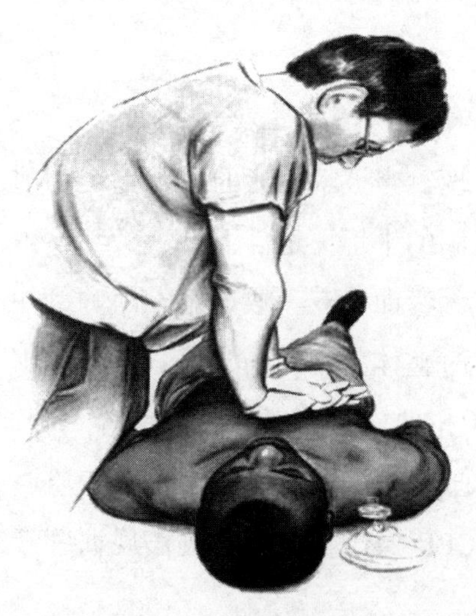

图 3–5　心脏按压操作

引自（American Association.Part 3：Adult basic life support）

进行胸外按压时要注意：①患者应仰卧于垫有硬板的床上，否则很难得到其应有的复苏效果；②每次按压时间和放松时间应相等，其比例为 1∶1。在放松阶段，利于血液回流到心脏。放松时手掌不应离开胸骨，以免按压点移位；③据医院内 / 外胸外心脏按压的研究发现，40% 胸外按压深度不够。施术者应该用力按压，其按压深度为至少 5cm 不超过 6cm，但不宜用力过猛，按压时手指不可触及胸壁，以避免其按压力传至肋骨发生骨折等；④徒手胸外按压时，救助者两手臂伸直，身体前倾，使腕、肘、肩关节成一直线，以髋部为支点，上身发力向下压至少 5cm 不超过 6cm 为度；⑤据临床和动物实验证实，中断胸外心脏按压与冠脉灌注压下降相关，而且其中断或延时按压越频繁，其冠状动脉平均灌注压越低，自发性循环恢复（return of spontaneous circulation，ROSC）减少，存活率下降等，因此，非专业施救者（lay rescuers，LR）不应中断胸外按压去检查有无循环或反应；而医疗保健人员（healthcare providers，HCP）应尽可能减少胸外心脏按压的中断时间（$<$ 10 秒）是一个重要原则；⑥施救者疲劳可导致胸外心脏按压频率不够和深度不充分，所以若 2 个以上施救者应每 2 分钟或每 5 轮 CPR 循环（30∶2 按压与通气之比为一轮）交换 1 次，轮换应在 5 秒内完成。

2. 心肺复苏的 CABD 原则，在以下两种情况下是特殊的

（1）监护下的心搏骤停：在监护条件下突然发生室性心动过速或心室纤颤时，首先应立即做电除颤，而不是施行开放气道、气管内插管或是心肺复苏术而延误除颤时间。特别强调早期电除颤在复苏成功中的重要地位。因此推荐院内患者最好在 3 分钟内实施电除颤。

（2）创伤性心搏骤停：包括肋骨骨折、张力性气胸、大量心包积血等，此时胸外心肺复苏术是无效的，对这一类患者应立即进行胸廓切开术或紧急抽吸胸膜腔内游离气体或心包穿刺心包引流或胸内心脏按压术等而不是初期心肺复苏术。

（二）A（airway opening）：开放气道

心搏呼吸停止后舌根后坠、积聚的分泌物、黏液或呕吐物易造成咽喉部阻塞引起上呼吸道梗阻，甚至完全阻塞气道。所以尽快解除气道梗阻是首要措施。

1. 清除口腔内异物：在紧急情况下，先将患者头转向一侧，可用手指清除口腔内异物、分泌物。若义齿松动则应取下，以防脱落阻塞气道。对于有意识存在的患者，通过拍打或拍击背部、腹部推挤、胸部推挤解除异物导致的气道梗阻。对于无意识的成人和大于 1 岁的儿童，一系列的病例显示应用手指解除异物导致的气道梗阻是有效的。但是没有试验证明没有明显气道梗阻的患者是否需要常规清理气道。

2. 开放气道：这一步是复苏成功的重要环节之一。因为气道不畅通则再好的人工呼吸也不能提供氧气达至肺部进行气体交换；如果气道不通畅，胸外按压也无用；后期处理包括用药，除颤和脑复苏等也将失败。开放气道的方法有 3 种。

（1）仰头举颏法（head tilt–chin lift）：这是最常用最有效的方法（class 1）救护者用一只手放在患者的前额并稍加用力使头部后仰，另一手的食指和中指置于下颏并抬起下颏（图 3–6）。这种方法已使用 50 多年的历史，至今尚无任何证据显示需对此法予以更改，广泛使用于没有颈椎损伤患者的开放气道。实施中注意：①手指不要深压颏下软组织，以免阻塞气道；②不能过度上举下颏，以免口腔闭合；③成人头部后仰的程度是以下颌角与耳垂间连线与地面垂直为其正确位置。

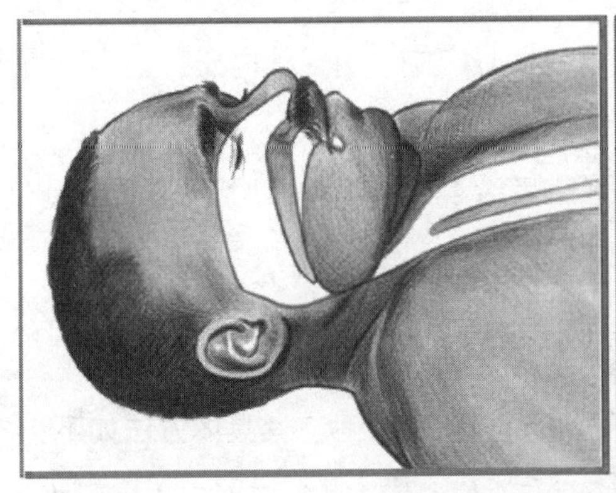
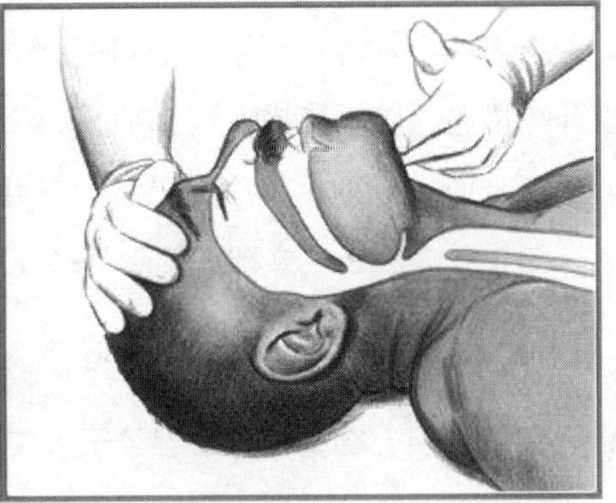

图 3–6　左：舌后坠引起的气道梗阻；右：仰头举颏法

（引自：American Heart Association.Part3：Adult basic life support.Circulation，2000）

（2）托颌法（jaw–thrust）（class Ⅱ b）：当高度怀疑患者颈椎受伤时使用，急救者位于患者头侧，两拇指置于患者口角旁，其余四指托住患者下颌部位，在保证头部和颈部固定的前提下，用力将患者下颌向上抬起，使下齿高于上齿，避免搬动颈部（图 3–7）。

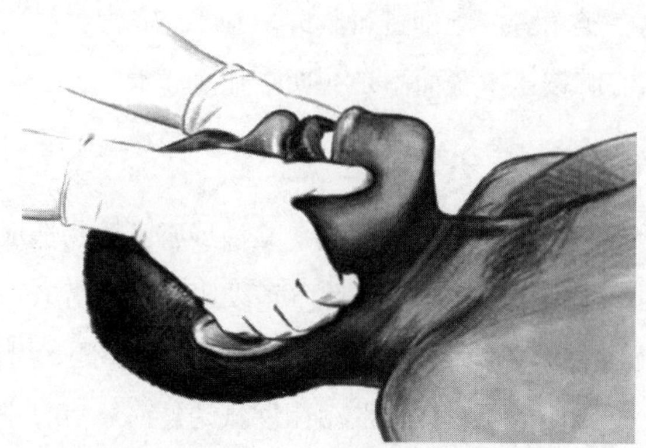

图 3–7　托颌法

（引自：American Hear Association.Part3：Adult basic life support.Circulation.）

（3）仰头抬颈法：术者位于患者一侧，一手置于患者前额并向后加压使头后仰，另一手五指并拢、掌心向上并托住颈部向上抬。该法严禁用于颈椎受伤者（图 3–8）。

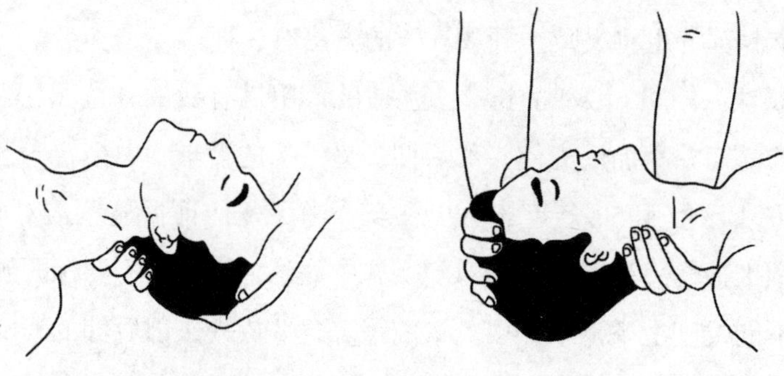

图 3–8

3. 若患者用上述方法无效，或口咽部严重创伤时，应采用气管内插管、环甲膜穿刺、气管切开等措施，以维持呼吸道通畅。

4. 检查呼吸：对于无反应的患者，打开气道后给予人工呼吸前用 5~10 秒检查是否存在呼吸，如果呼吸停止应立即实施胸外按压和人工呼吸。

（三）B（breathing support）：呼吸支持

1. 要求从发现心肺骤停患者到给予人工呼吸不可超过 20 秒。其具体方法如下：

（1）口对口人工呼吸：这是最迅速最方便而有效的通气方法。口对口人工呼吸是救护者吸一口气，用自己的口唇把患者的口唇包住，然后吹入患者口腔的气体，因为内含未经气体交换而呼出的气体，其中含氧量为 18%，CO_2 含量为 2%，这种氧气浓度可足以维持患者最低限度的需氧量，少量 CO_2 有兴奋呼吸中枢作用。先进行 2 次紧急吹气，每一次历经 1 秒以上时间，并观察患者胸部扩张运动，胸廓明显抬高。当给第 1 口吹气时，若患者胸部无起伏，给第 2 口吹气之前，再次使用迎头举颏法来重新开放气道。每次吹气完毕后，急救者口则立即与患者口部脱开，并放松患者鼻孔，以利其气从口鼻排出。先 2 次紧急吹气是为了检查患者有无胸部扩展运动，并使患者气道内建立一些正压以便萎陷的肺泡扩张。无论胸廓起伏与否，不建议尝试 2 次以上人工通气，应立即实施胸外按压。每按压胸外心脏 30 次，可做 2 次人工呼吸。如果 2 个人进行抢救时，一个人进行不停顿的胸外心脏按压 100 次 / 分，另一个人进行人工呼吸 8~10 次 / 分。这 2 个人每 2 分钟可互换（应在 5 秒内完成），以免体力衰退和疲劳而影响其按压质量和频率。需要要注意的是，在 CPR 时，人工呼吸不要超过 12 次 / 分，或避免过度通气，这是因为，当呼吸频率＞ 12 次 / 分时，可增加胸腔内压而妨碍心肺复苏时的静脉回流量，从而降低心排血量和减少冠状动脉和脑血管的血液灌注。

（2）对鼻人工呼吸：当患者牙关紧闭不能张口或口腔、面部严重损伤时，可改用口对鼻人工呼吸。术者对准患者鼻孔进行吹气法，此时一手按于患者前额，使头后仰，另一手托紧患者下颌，并使患者闭紧口以免漏气，术者用嘴唇包住患者鼻部并吹气。

（3）口对面罩呼吸：用透明有单向阀门的面罩，可将急救者呼气吹入患者肺内，有的面罩有氧气接口，以便口对面罩呼吸时同时供给氧气。用面罩通气时双手把面罩紧贴患者面部，闭合性好，通气效果非常好。口对面罩通气时有两种疗法，一种是头部法，急救人员位于患者头顶部，此法可用于呼吸骤停而非心搏骤停患者，可以看到胸廓起伏，或两名急救人员在行 CPR 时的通气位置，托下颌时多用此法。另一方法是急救人员位于患者头侧，仰头抬颏法时多用此法，在一人 CPR 时比较理想，即可通气，又可行胸外按压。

（4）球囊面罩通气：使用球囊面罩可提供正压通气，一般球囊充气容量约为 1000ml，足以使肺充分膨胀，但急救中挤压气囊难保不漏气，因此，单人复苏时易出现通气不足，双人复苏时效果较好。双人操作时，一人压紧面罩，一人挤压皮囊通气。成人球囊面罩通气应具以下特点：①具有入口阀门，允许最大氧气流量 30L/ 分；②如果有减压阀门，但必须处于关闭状态；③标准的 15mm/22mm 装置；④有氧气存贮器，能保证提供高浓度氧气；⑤具有非再呼吸出中阀门，而且不能被梗阻；⑥正常环境及高温情况下易于操作，功能良好。

如果仅单人提供呼吸支持，急救者位于患者头顶。如果没有颈部损伤，可使患者头后仰或下填毛巾或枕头，使之处于嗅闻位，便于打开气道，一手压住面罩，一手挤压球囊，并观察通气是否充分，双人球囊一面罩通气效果更好，如还有第三人，可通气时压住环状软骨。防止气流进入胃部。

（5）环状软骨压迫法：用力压迫患者的环状软骨，向环状韧带压迫，使气管后坠向后压住食道开口，以减轻胃胀气，胃内容物反流和误吸的危险，只有在患者意识丧失时才应用此法。而且，只有双人或三人 CPR 时才能用此法，即一人通气，一人胸外按压，一人按压环状软骨，其技术操作如下：①食指寻找并固定甲状腺韧带（喉结）；②食指沿甲状腺韧带茎部下滑并触及环状软骨下缘；③用拇指和食指用中等力量把环状韧带向后压无胸外按压的人工通气，每分钟 10~12 次。

2. 潮气和通气频率

在模型上的研究和临床试验均显示，如果没建立高级气道，1L 的潮气较 500ml 更易导致胃扩张。

口对口人工辅助呼吸的潮气量为 500~600ml（或 6~7ml/kg）应该是足够的，但更强调足够引起胸部上抬的扩张运动为准。无论是口对口、口对鼻、口对面罩、球囊 - 面罩或球囊对高级气道均应每次呼吸历经 1 秒时间，宁愿使用“正常”呼吸（“regular” breath）而不用深呼吸，以免影响静脉回流和防止术者发生眩晕或轻度头痛等影响抢救效果。施救者不应给予过度通气（呼吸频率过快或潮气量过大），这主要是因为在 CPR 期间肺血流明显减少，故低潮气量和低呼吸频率才能保证匹配其通气 - 血流的适宜比值；过度通气可增加胸内压，减少静脉回流而使心排血量降低，对机体有害，并降低存活率；有时过度通气引起胃扩张及由此导致的并发症（如反流、误吸、横膈抬高、限制肺活动或肺顺应性降低等又可增加通气压力）。据研究，在 CPR 时如果其通气频率＞ 12 次 / 分，就会导致胸内压增加，静脉回流减少并使胸外按压时的心排血量降低而冠状动脉和脑再灌注降低，对中枢神经预后弊大于利，故现在强调，CPR 时应避免过度通气，在初始吹气前不用深吸气，只用正常潮气量吹气到 1 秒，看到胸廓抬起程度即可。其人工呼吸频率应保持 8~10 次 / 分的通气极为重要。连续两次呼吸的间歇要有停顿，以便患者肺内的气体充分排出，同时还要避免吸入气体的压力过高。为了防止吹入气体灌入胃内致胃膨胀或降低其呕吐物吸入，通常采用塞立克（Sellick）手法，即环状软骨压迫法，每次吹气时不断地用手指（食指和拇指）按压（中等力量，并与人工呼吸吹气相同步按压）患者环状软骨下缘使食管受压，以免吸入的气体进入胃而导致胃内气体过多。此法只有在患者意识丧失时才可应用。一般要求由不负责胸外按压和通气的第三个人操作。不建议为心搏骤停患者常规地采用这种环状软骨加压，因为也有可能妨碍通气；另外该法难度较大。若误吸食物或异物引起气道阻塞（foreign body airway obstruct，FBAO）时，术者取劈开两腿膝着地姿势面向患者骑在患者股部（术者臀部与患者肢体保持距离）用两手掌根重叠突然向上猛推压患者膈下的腹部冲击法（heimlich maneuver），直到其阻塞解除，因其压力向上传导迫使肺内空气窜入气管而使误吸物由气管推到出口以通畅呼吸道，该法适用于无反应或意识丧失的患者。若腹部冲击无效时，可考虑试用胸部冲击法。对 1 岁以下婴儿不推荐用腹部冲击法。

现在十分强调有效高质量的人工呼吸。其内容归纳为 7 个要点（成年人）如表 3-6。

表 3-6　好的人工呼吸应具有的 7 个要点（7key aspects to great breaths）

1. 整个 CPR 期间务必开放气道（open airway during all CPR）
2. 整个 CPR 期间每次人工呼吸（吹气）应持续 1 秒（1 second deliver each breath during all CPR）（Ⅱa 级）
3. 每次呼吸以胸廓上抬为原则（each breath 10 produce chest rise）（Ⅱa 级）
4. 每次吹气量平均 500ml*，即使用“正常”呼吸而不用深呼吸（each volume 500ml，take normal breath，not deep）
5. 避免过度通气！（avoid hyperventilation！）
6. 呼吸频率为 8~10 次 / 分，按压与呼吸比例为 30∶2（rate 8~10 breaths/min，30C/C：2b）
7. 先 30 次胸外按压后，进行 2 次人工呼吸，即“先压后收”为主要原则

注：* 相当于成年人球囊容量的 1/3。

第五节　有效高质量胸外按压的重要性

2005 版指南对于心肺复苏质量提出了相应的要求，新版指南不仅再次强调了实施高质量心肺复苏的必要性和重要性，而且要求更严格、更细致。强调有效的高质量胸外心脏按压（成人）如表 3-7。

2015 年指南不再强调“用力”（“push hard”）和快速（“push fast”）是胸外心脏按压术的关键。也就是说，在 CPR 过程中，将心脏的有效性抢救摆到首位，这就改变了过去将心脏和呼吸几乎并重的 CPR 方法。胸部按压与通气的比例（成人）为 30∶2，而不是 15∶2。这是基于临床和动物实验显示对胸部按压次数越多，则进入心脏、脑和其他重要器官的血液也会更多。心室纤颤发生 5 分钟内的早期电除颤治疗是最重要的提高其生存率的措施。此外，据心肺复苏病理生理研究表明，成人心肺复苏最初的 6~12 分钟，并非一定需要正压通气，随按压起伏时的自动通气，就可维持接近正常时的每分通气量、PaO_2 和 PCO_2 等。

表 3-7　2015 年指南胸外心脏按压的关键（five key aspects great CPR）

1. 按压频率：快速按压，其按压速率为 100 次 / 分至 120 次 / 分
2. 按压深度：按压幅度为至少 5cm，但不超过 6cm
3. 避免过度通气：避免通气频率过快与通气量过大
4. 按压后放松充分：每次按压后胸壁完全回弹
5. 按压不间断：尽量减少按压中的停顿，按压与人工呼吸的比例改为 30∶2，每次呼吸超过 1 秒，每次须使胸部隆起，以减少按压的中断

在心搏骤停 CPR 期间心排血量明显减少，只占正常的 10%~33%，此时几乎所有的心排血量供应到膈上器官，心肌血流量达到正常的 20%~33%，脑血流量达到正常的 50%~90%，而下肢和腹腔内脏器只有不到正常的 5%。整个血流量随时间延长而降低。据研究表明，心肺复苏能否成功与心肌血流量是否达到 15~50ml/（min · 100mg）心肌是一致的。因此，胸外心脏按压必须使心排血量和冠状动脉灌注压达到足够。在 CPR 期间冠状动脉灌注主要在胸外按压的间歇期，要达到这一心肌血流量，主动脉舒张压必须超过 40mmHg，冠状动脉灌注压（CCP）必须超过 20~25mmHg。CCP 等于主动脉舒张压减去右心房舒张压。据多数胸外按压的生理学的动物实验研究显示，正确而有效的胸外心脏按压能使动脉收缩压峰值达到 60~80mmHg，舒张压略低。此时，虽然提供的血量不多，但对心脏复苏却起到至关重要作用。不过无论专业救护者或非专业人员过去提供的 CPR 普遍存在以下几个问题：胸外心脏按压频率慢；按压深度不够或者过深；按压中断频繁，并且中断时间较长等，结果其心肺复苏成功率显著降低。现在特别强调，心肺复苏和急救的及时性和高质量的 CPR 对提高心搏骤停复苏生存率有决定性作用。要达到高存活率取决于现场 CPR 的及时性和有效性。这些都是基于许多临床与动物实验为依据而得到的国际共识。

一、快速按压（push fast）的重要性

为达到 CPR 的有效性，必须恢复适当的冠状动脉血流和脑血流。特别是胸外心脏按压次数不当和反复中断胸外按压等因素，常引起心排血量下降、冠状动脉血流与脑血流减少，降低其存活率。胸外心脏按压频率是在心肺复苏过程中，循环支持的重要因素，早年其按压频率推荐为 60~80 次 / 分，1986 年美国心脏协会推荐为 80~100 次 / 分，2000 年国际指南规定其按压频率为 100 次 / 分，无论单人或双人其按压与通气比例均为 15∶2，2005 年和 2010 年新指南仍推荐其按压频率为至少 100 次 / 分，无论单人或双人其按压与通气比例均为 30∶2，但 2015 年强调以每分钟 100 次至 120 次的速率实施胸外按压，深度至少 5cm，但不超过 6cm。

（一）动物实验研究

1. 胸压频率对血流动力学的影响

据 Feneley 等动物实验研究，比较胸部按压 120 次 / 分（高按压组）和 60 次 / 分（低按压组）在 CPR 开始 5 分钟、15 分钟和 29 分钟时的冠状动脉灌注压显示，高按压组分别为 20.1 ± 7.2mmHg、20.9 ± 5.8mmHg 和 21.2 ± 5.2mmHg，而低按压组则分别为 11.4 ± 6.3mmHg、8.4 ± 7.1mmHg 和 3.4 ± 8.5mmHg，两组 P 值 < 0.001；此外，高按压组的 24 小时存活率明显高于低按压组（$P < 0.005$）。该研究提示 CPR 期间冠状动脉灌注压（CCP）在胸外心脏按压频率 120 次 / 分比 60 次 / 分明显高，并且高按压组的 24 小时存活率比低按压组明显增高。

Wolfe 等动物实验（犬）观察不同胸压频率（自 60~150 次 / 分）对血流动力学的影响表明，心排血量（cardiac output）和主动脉舒张压随着胸压频率的增加而增高，当胸外心脏按压频率 100~120 次 / 分时的总冠状动脉血流明显增高，可增高至基础线（对照）（60 次 / 分）的 64%~69%。

Gordon 等对心室纤颤而心搏骤停进行持续性胸外心脏按压（continuous chest compression CPR，CCC-CPR）并复苏成功的动物实验显示，随着 CCC-CPR 的进行其主动脉压（包括其收缩压和舒张压）升高并且冠状动脉灌注压增加。

2. 胸压频率对存活率的影响

Feneley 等动物（犬）实验研究，随机分为高频率胸压组（120 次 / 分）和低频率胸压组（60 次 / 分），比较两组对存活方面的影响显示，高频率胸压组（n=13）的 12 小时和 24 小时存活度分别为 9/13 和 8/13，但低频率胸压组（n=13）则分别为 2/13 和 2/13，两组有显著差别（$P < 0.005$）。

（二）临床实验研究与评估

关于人类的研究尚未有足够证据来判断单次胸外按压的合适频率。不过，据何忠杰等观察 12 例心肺复苏患者进行胸外按压（频率 120~140 次 / 分）时的血流动力学指标显示，心排血量平均为 2.21 ± 1.11L/min，脑灌注压为 18.3 ± 17.1mmHg。Kern 等研究观察 23 例患者的临床数据表明，高频胸外心脏按压（120 次 / 分）组的呼气末 CO_2 水平比胸外按压 80 次 / 分组增加，分别为 15.0 ± 1.8mmHg 和 13.0 ± 1.8mmHg，尽管轻度增加，但有统计学意义。又据 Swenson 等报道 9 例患者的临床比较资料显示，高频胸外心脏按压（120 次 / 分）比标准 CPR 组更能改善患者的血流动力学。但是至今尚未有足够证据去评估（未定级）。2005 年指南强调有效的胸外按压的重要性，其中快速按压（push fast），即按压频率要达到 100 次 / 分。其目的是增加冠状动脉灌注压，增加心肌的氧供及血流，以提高电除颤的成功率和增加脑血流灌注压，改善脑血流。据 Abella 等比较研究 3 个医院院内心搏骤停患者 97 例，其胸压频率和存活率的 QuartiLe 分析显示，Quartilel 组（n=24）（胸压频率 =95.5~138.7 次 / 分）和 Quartile 2 组（n=25）（胸压频率 =87.1~94.8 次 / 分）的 ROSC；分别为 75% 和 76%，而 Quartile 4 组（n=24）（胸压频率 =40.3~72.0 次 / 分）的 ROSC 为 42%，前两组与 Quartile4 组的 P 值＜ 0.0083。说明胸外心脏按压频率在 87~138 次 / 分时，其恢复自主循环率（ROSC）比按压频率 40~72 次 / 分组明显增加。

二、用力按压（push hard）的重要性

在成年心搏骤停动物模型中发现，较深的按压深度能够提高自主循环的成功率和 24 小时的神经系统的完整性。临床研究发现，在 CPR 开始后 1 分钟就可观察到急救人员明显疲劳和按压幅度减弱，而其意识到自身疲劳往往在 5 分钟之后。

据 Wik 等院外心搏骤停的心肺复苏患者和 Abella 等院内心搏骤停患者的胸外按压研究，约 40% 其按压幅度不够。其原因中除了按压技术不熟练和不正规外，由于救助者操作疲劳影响其按压幅度也有关。2005 年指南建议，如果有 2 名或更多救助者时，每 2 分钟更换其胸部按压者（或 5 个 CPR 周期后），每次更换尽量在 5 秒内完成（class Ⅱb）。过去胸部按压的标准力量以可触及颈动脉或股动脉来作为标准，但是需要注意的是在 CPR 中可能会触及动脉搏动却没有动脉血流。用力按压（push hard）的按压幅度为至少 5cm 但不超过 6cm。用力按压（push hard）是有效的高质量胸外心脏按压的重要组成部分。

1. 动物实验研究

Ronald 等用萨勃（Thumper）心肺复苏机来增加胸部按压深度，测定按压深度 38~60mm 时的血流动力学参数的动物实验（猪）研究观察显示，随着按压深度的增加其冠状动脉血流、心排血量增加。

2. 临床实验研究与评估

据 Ornato 等研究，12 例心搏骤停患者进行 CPR 时用不同的胸部按压力（萨勃心肺复苏机）对全身动脉压和呼气末 CO_2 水平的影响显示，随着其胸部按压力的增长其动脉压和呼气末 CO_2 水平增加。据 Ashton 等研究观察 40 名救助者按不同频率持续进行胸外心脏按压超过 3 分钟时间，结果显示女救助组比男救助组更明显疲劳（$P < 0.001$）。在现场抢救中需要注意的是用徒手胸外按压时，救助者两手臂伸直，身体前倾，使腕、肘、肩关节成一直线，以髋部为支点，可使双肩臂之力直接有效地传导至手掌，向下压至少 5cm 但不超过 6cm 为宜。

三、尽量减少胸外按压中断的重要性

1. 动物实验研究

（1）胸外按压中断对血流动力学的影响：Berg 等动物实验研究，当心室纤颤性心搏骤

停的胸外心脏按压（标准 CPR+ 人工呼吸，两者的比值为 15∶2）时，持续性胸外心脏按压可使主动脉收缩压（AoS）及其舒张压（AoD）上升，但其右心房压（RA）未见明显改变，故其冠状动脉灌注压（CPP）增高。每当给予 2 次人工呼吸时，下一个周期的初始冠状动脉压变低，随着胸外按压频率增加而其 CPP 也升高。说明在持续性胸外心脏按压时，若给予频繁的人工呼吸则可能中断胸外按压而影响其复苏成功率。即使胸压中断 4~5 秒，也可使冠状动脉灌注压降低。

2005 年指南提出，将胸外按压与通气比例改为 30∶2。这显示了增加胸外心脏按压频率和最大限度减少按压中断次数和时间的重要性。

据另一动物实验研究显示，胸外按压的中断可降低冠状动脉灌注压，中断次数越多、中断时间越长，则平均冠状动脉压越低，因此在 2005 年新指南强调，所有救助者不应该中断胸外按压去检查循环体征或反应。专业人员也应尽量减少中断，只有在安置高级气道或电除颤时，中断不应超过 10 秒。

（2）胸外按压中断对存活率的影响：Yu Ting 等报道，使用自动体表除颤仪（AED）时，不同的胸外按压中断时间对自主循环恢复（return of spontaneous circulation，ROSC）影响的动物实验资料显示，其中断时间越长，则复苏成功率越低，而且 CPR 时胸压中断时间愈长，ROSC 以前 CPR 所需时间则愈长。

2. 临床实验研究与评估

Eftestol 等研究分析 156 例院外心室纤颤 CPR 中使用自动体外除颤器（AED）共除颤 868 次（87 次成功，781 次失败）资料，其中共 634 个“手离”（hands-off）间期（即从胸外按压中断到开始电除颤时间），根据其初期 ROSC 的可能性分为高（40%~100%）（高组，*n*=31）、中（25%~40%）（中组，*n*=60）和低（0~25%）（低组 *n*=543）三组，并分析观察电除颤 ROSC 率与不同的“手离”间期（0 秒、5 秒、10 秒、15 秒和 20 秒）的关系，结果显示，高组在 0、5、10、15 秒和 20 秒“手离”间期的电除颤 ROSC 率分别为 50%、25%、25%、15% 和 8%，后 4 个“手离”间期除颤 ROSC 率与 0 秒比较其 P 值均 < 0.001；中组在 0 秒、5 秒、10 秒、15 秒和 20 秒“手离”间期的电除颤 ROSC 率分别为 32%、24%、21%、17% 和 11%，后 4 个“手离”间期除颤 ROSC 率与 0 秒比较其 P 值均 < 0.00001；但低组则分别为 5%、4%、5%、5% 和 7%，其 P 值均 > 0.05。该研究观察显示，电除颤 ROSC 可能性高和中等患者其“手离”间期越短，除颤 ROSC 概率越高，也就是说在 CPR 过程中，从胸外心脏按压中断到开始电除颤的这段时间间隔越短，其电除颤存活率越高，该项研究也显示，在 CPR 过程中，胸外按压被过多的干扰中断时间越延长其电除颤后自主循环恢复（ROSC）率越降低。2005 年指南强调，尽量减少胸外按压的中断（minimize inter-ruption of compressions），并将按压与人工呼吸的比例由原来 15∶2 改为 30∶2，以减少因通气而导致的按压的中断。

四、每次按压后胸壁完全回弹的重要性

每次胸外心脏按压后放松应充分，但在实际心肺复苏抢救中，其胸廓恢复不彻底很常见，其原因主要是救助者的技术操作不熟练或不正规，救助者疲劳时容易发生。在CPR的BLS过程中，胸廓不完全恢复可导致胸内压升高，影响外周血液回流胸腔和心脏，减少冠状动脉灌注压和脑灌注压（证据水平6级）。2005年指南强调，在CPR培训中需强调胸外按压中，每次胸部按压后胸廓应完全回弹，保证其松开时间与按压时间基本相等。

1. 动物实验研究

据Yannopoulos等动物（猪）实验研究，在常规CPR中，比较胸部按压后胸壁完全复位（100%）组和胸壁不完全复位（75%）组的血流动力学和胸内压改变，结果显示，胸壁完全复位组的冠状动脉灌注压（CPP）为23.3 ± 1.9mmHg，而不完全复位组CPP为15.1 ± 1.6mmHg，两者的P=0.003；胸壁完全复位组在放松时的胸内压为–0.7 ± 0.1，而不完全复位组则–0.3 ± 0.1，两者的P=0.045；胸壁完全复位组的平均动脉压（MAP）为52 ± 2.9mmHg，而不完全复位组MAP为43.3 ± 3mmHg，两者的P=0.04；胸壁完全复位组的平均颅内压（ICP）为37.1 ± 2.3mmHg，而不完全复位组ICP为35.5 ± 2.2mmHg，两者的$P < 0.05$。按公式计算脑血管灌注压CBP=MAP–ICP。该研究提示，在心肺复苏过程中，胸外心脏按压后放松不充分可导致胸内压升高，妨碍静脉血回流从而降低冠状动脉灌注压和脑血管灌注压。可见胸壁不完全复位对血流动力学具有明显影响。

2. 临床实验研究与评估

Aufderheide等观察13例成人心搏骤停患者在院外心肺复苏中，6例气道内压力变为持续性正压（> 0mmHg）者（46%）。在心肺复苏过程中，胸壁恢复不彻底很常见，其主要原因为按压方法上有问题，即其按压和胸部反弹时间不相等；或由于救助者疲劳有关；或过快通气或通气持续时间延长引起胸廓不完全复位。胸廓不完全复位可导致以下不良效果：①胸内压升高；②减少静脉回心血量；③降低冠状动脉灌注压（CPP）和脑血管灌注压（CerPP）。

五、按压–通气比值30∶2的重要性

成人胸外按压与通气的比值为30∶2，突出强调了心脏按压的重要性。其本意是增加按压次数，减少过度通气，减少因人工呼吸导致的按压中断，并使技术培训传授与推广简化。

据美国心脏协会统计，过去十年里心肺复苏成功率仅有很小的进展，其最大的问题是以往的心肺复苏过程中，胸外按压时间不够充分，中断过于频繁，中断时间过长，充足的

胸部按压会有不同的效果。有在心跳停止时的动物实验表明，80 次 / 分的胸部按压的存活率为 100%，小于 80 次 / 分的按压，仅为 10% 的存活率，所以在 2015 年的指南中强调，施救人员应做到按压的强度和速度的充足，有效胸外按压的频率应为 100 次 / 分至 120 次 / 分，按压深度为 5~6cm，而且胸部在每次胸部按压完成后，必须回到它原来的状态，使心脏血液回流，且指南提醒施救者，在按压过程中任何的突然中断，都会使血流停止。

1. 动物实验研究

Yannopoulos 等在心搏骤停动物实验（猪，*n*=18）中，随机选用胸外按压与通气比值 15∶2 和 30∶2，伴用 / 不伴用阻阈设备（impedance threshold device，ITD）的血流动力学观察显示，30∶2 组（*n*=9）比 15∶2 组（*n*=9）的舒张期血压明显增高（分别为 26 ± 1 和 20 ± 1mmHg，$P < 0.01$）；冠状动脉灌注压显著增加（分别为 25 ± 2 和 18 ± 1mmHg，P=0.04）；脑血管灌注压分别为 18 ± 3mmHg 和 16 ± 3mmHg，P=0.07；颈总动脉血流分别为 82 ± 5ml/min 和 48 ± 5ml/min，$P < 0.001$；呼气末 CO_2 分别为 15.7 ± 2.4mmHg 和 7.7 ± 0.9mmHg，$P < 0.0001$；混合静脉血氧饱和度分别为 36% ± 5% 和 26% ± 5%，$P < 0.05$。其自主循环恢复（ROSC）频度分别为 30∶2 组 6/9，15∶2 组 1/9，两组 $P < 0.03$。若加用 ITD 时，上述血流动力学参数更有改善。该项研究提示，在心肺复苏时，选用胸外按压与通气比例 30∶2 的方式明显优于 15∶2 的方式。

据研究，胸外按压 / 通气比值在 20 以内时，其血流 × 氧供指数随着胸外按压 / 通气比值的增加而几乎呈线性增加，但其比值＞ 20 时几乎呈水平状态，也就是其血流 × 氧供指数并未随着胸外按压 / 通气比值的增加而增加（图 3–9）。

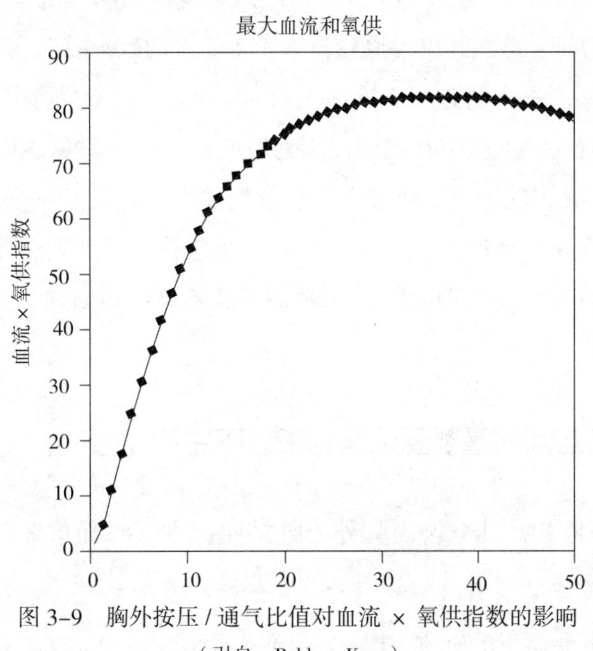

图 3–9 胸外按压 / 通气比值对血流 × 氧供指数的影响

（引自：Babbs，Kern）

2. 临床实验研究与评估

Yannopoulos 等研究观察评估 20 名具有 BLS 证件的救助者，在人体模型上随机选用胸外按压与通气比例以 15∶2 或 30∶2 方式进行连续 5 分钟，并检测其疲劳程度和 CPR 质量，结果显示两组未见明显差别。但也有报道，胸外按压 / 通气比值 30∶2 比 15∶2 方式更容易发生疲劳。因此，在心肺复苏中，胸外心脏按压与人工呼吸协调的最佳方法仍然需要进一步研究。

第六节　有效高质量人工呼吸的重要性

人离开了氧气就不能生存。如果中断氧气吸入 3~4 分钟就会造成不可逆转损害。比如触电、溺水、脑血管和心血管意外时，一旦发现患者心跳呼吸停止，就要对患者施以人工呼吸和胸外按压，使患者保持有效通气和血液循环，保证重要器官的氧气供应。人工呼吸就是用人为的力量来帮助患者进行呼吸，从而使其恢复自主呼吸的。

一、关于人工呼吸方面的重要要求

人工呼吸方面的重要要求应包括以下 7 方面内容：①每次人工呼吸的送气时间均应在 1 秒以上（Ⅱa 级），并且应能看到明显的胸廓抬举（Ⅱa 级）；②建议每次人工呼吸的潮气量为 500~600ml（6~7ml/kg）（Ⅱa 级）；救助者给予人工呼吸前，采取正常呼吸即可，无须深吸气；③救助者先开始 30 次胸外按压，然后可实施 2 次人工呼吸，如果第 1 次人工呼吸未能使胸廓上抬时，再次开放气道后，给予第 2 次通气；④若人工气道已建立，并且有 2 人进行 CPR，则应每 6 秒进行 1 次人工呼吸（10 次 / 分）的通气频率，不需与胸外按压同步协调，即通气时不应中断胸外按压为原则；⑤尽量避免做比建议值（30∶2 的按压 / 通气比值是专家共识的）更多或过大气量或太过用力的人工呼吸，以减少过度通气的可能性；⑥对尚有自主循环的人工呼吸（仅对专业急救人员）则应按 10 次 / 分的通气频率进行，即每 6 秒通气 1 次（Ⅱb 级）；⑦救护者若不愿做口对口人工呼吸时，建议应立即只做胸外心脏按压。

二、人工呼吸方面的重要要求是基于以下主要原因

（一）在心搏骤停初始几分钟内胸外心脏按压比人工呼吸重要

这是因为心搏骤停早期血液中的氧含量仍较高，此时主要因心排血量骤降限制了输送到心肌和大脑等重要器官的氧供（DO_2）而不是血液中的氧含量，因此，在室颤性心搏

骤停的初始期，救护人员马上做持续有效的胸外心脏按压比人工呼吸重要。氧气传输（氧供，DO_2）等于心排血量（CI）和动脉血氧含量（CaO_2）的乘积（$DO_2=CI \times CaO_2 \times 10$），其中心排血量是最重要因素。

（二）维持适当的通气 / 血流的匹配

在 CPR 中肺血流明显减少，只占平常的 25%~33%，所以较低的肺泡通气量才能维持适当的通气 / 血流之匹配，此时若过度通气不仅可直接影响肺血液的氧合，而且对机体有害，所以救助员应给予比正常低的潮气量和呼吸频率为原则。

（三）呼吸骤停在先或血中氧气完全耗竭患者实施人工呼吸和胸外按压均有同等重要意义

当血液中的氧气耗竭以后，人工呼吸和胸外按压对室颤性心搏骤停都十分重要；对儿童和淹溺等引起呼吸骤停而导致心搏骤停伴严重缺氧患者实施人工呼吸和胸外心脏按压均有同等重要意义。

（四）避免迅速而强力的人工呼吸而导致过度通气

在 CPR 过程中，不必进行过度人工呼吸（包括呼吸频率太快或呼吸量过大）。若过度人工呼吸可能会造成伤害。应避免过度通气，在心肺复苏中，救助者如果过度人工通气（通气频率过快、潮气量过大等）可能对患者有害，归纳有以下几方面。

1. 临床研究

通气频率过快和送气时间过长可引起明显的胸内压增高。据 Aufderheide 等在临床观察显示，在医院外进行的心肺复苏中，救助者经常出现过度通气，并对动物在承受相似程度的过度通气频率对其血流动力学和存活率进行了比较研究。临床观察性研究共 13 例心搏骤停患者分 3 组给予不同的通气频率和每次呼吸持续时间对胸内压的影响，结果发现，呼吸频率最大组（37 次 / 分）的胸内正压（%）则最高（表 3–8）。

表 3–8　在心肺复苏中呼吸频率、每次通气持续时间对胸内压的临床观察资料

分组	呼吸频率（次 / 分）	每次通气持续时间（秒 / 次）	胸内压（正压 %）
1	37 ± 4	0.85 ± 0.07	50 ± 4
2	22 ± 3	1.18 ± 0.06	44.5 ± 8.2
3	30 ± 3.2	1.0 ± 0.7	47.3 ± 4.3

注：据报道，潮气量过大或用力过猛可能会引起胃膨胀和其他并发症的概率增加。

2. 动物实验研究

（1）对血流动力学的影响：据 Aufderheide 等研究，在心搏骤停动物（猪）实施心肺复苏中，给予不同呼吸频率（12 次 / 分、20 次 / 分和 30 次 / 分）对血流动力学的影响，结果显示呼吸频率越快，则其胸内压和右心房舒张压越增高、而冠状动脉灌注压越降低。

（2）对中枢神经系统的影响：据动物实验研究资料，通气量过大还可导致大脑氧供降低，中枢神经系统的损伤。影响脑血流的因素，除了平均动脉压（MAP）、脑血流速度、脑血管阻力、颅内压（ICP）、脑灌注压（CPP）以及“自动调节”功能（Bayliss 效应）等因素以外，低碳酸血症引起的脑脊液 pH 增高也有明显关系。在 CPR 早期因肺通气过度可引起 $PaCO_2$ 降低，导致呼吸性碱中毒，继而脑脊液（CSF）的 pH 增高，可发生脑血管痉挛致脑血流量（CBF）明显降低，这种脑及 CBF 的碱血症通常需要 8~12 小时才能恢复到正常水平。

（3）对存活率的影响：在上述动物实验（每组 n=7）显示，过度通气组（30 次 / 分）的存活频度比正常组（12 次 / 分）明显降低，分别为 6/7、1/7，两组 P=0.006；为了矫正过度通气致低碳酸血症的影响，吸入 5% CO_2/95% O_2 组（30 次 / 分 +CO_2）的存活频度为 1/7，与正常组比较，其 P=0.006。

（五）救护者若不愿做口对口人工呼吸时，建议应立即只做胸外心脏按压

在心肺复苏过程中，若救护者不愿意做口对口人工呼吸如表 3–9 所示，应立刻开始只做胸外心脏按压。但这并不意味着人工呼吸不重要，而是在心搏骤停的最早期实施胸外按压比人工呼吸更重要。据一些研究资料证明，即使单做胸外按压，其预后要比完全不做 CPR 好得多。Berg 等动物（猪）实验证实，VF 后 30 秒随机实施 12 分钟的胸外心脏按压加通气治疗（A 组），只做胸外按压（B 组），仅有 CPR（C 组），此后给予标准的高级心血管生命支持（ACLS）包括 2 小时监护和 24 小时的观察。结果表明，A 组和 B 组在 24 小时全部成活，而且其神经病学资料未见异常，而 C 组中只有 2/8 只成活。比较 A 组和 B 组的血流动力学改变如表 3–10。

表 3–9　公众对 CPR 的态度

愿对家人和朋友作 CPR
日本 Kyoto（13%）
美国 Arizona（84.5%）
愿对陌生人作 CPR

续 表

日本 Kyoto（7%）
美国 Arizona（51.3%）
不愿做口对口人工呼吸（担心传染疾病）
担心做错，伤及患者，仅作心脏按压增加旁观者 CPR 比例
美国 Arizona：2005 为 20%，2009 增至 76%

表 3-10 心肺复苏时胸外按压加通气治疗和只做胸外按压对血流动力学影响

	CPP（mmHg）		AoD（mmHg）		RAD（mmHg）	
	A	B	A	B	A	B
4	22 ± 4	26 ± 11	29 ± 4	36 ± 8	7 ± 3	11 ± 7
6	23 ± 4	27 ± 8	29 ± 4	37 ± 7	6 ± 4	9 ± 4
Base	56 ± 7	54 ± 6	60 ± 7	59 ± 7	4 ± 4	5 ± 4
8	21 ± 5	24 ± 9	28 ± 4	32 ± 9	8 ± 3	9 ± 5
10	21 ± 4	24 ± 9	28 ± 5	33 ± 10	7 ± 4	10 ± 4
12	27 ± 25	27 ± 13	29 ± 6	36 ± 13	9 ± 3	11 ± 4

注：Time（分钟）为 VF 后时间（分钟）；CPP 为冠状动脉灌注压；AoD 为主动脉舒张压；RAD 为心房舒张压；A 为 A 组；B 为 B 组；Base（baselin）为 VF 发生以前；数据为均值 ±SD；$P < 0.05$；$P < 0.01$

（引自：Berg RA，et al）

据 Hallstrom 等临床研究分析，比较心肺复苏时单做胸外按压组和胸外按压加口对口呼吸组的出院成活率两组无显著差别。

尽管室颤型心搏骤停（VFSCA）初始几分钟，人工呼吸也许没有胸部按压那么重要，但是经最初几分钟后，人工呼吸就显得相当重要，特别是大多数婴儿、儿童、溺水者、药物中毒及创伤者引起的心搏骤停都是伴有严重缺氧，对这些患者实施胸部按压和人工呼吸，可提高最大生存概率。因此，单做胸部按压的心肺复苏术并不是非专业救护人员的首选。专家们推荐先胸部按压和人工呼吸两种结合方式才能给心搏骤停患者带来最好的结果。

第七节　心脏电除颤

一、早期电除颤的重要性及其理论基础

早期进行电除颤的理由：①室颤（VF）是引起心搏骤停最常见致死性心律失常，在发生心搏骤停的患者中，约80%为室颤引起；②室颤最有效的治疗是电除颤；③除颤成功的可能性随着时间的流逝而降低，或除颤每延迟1分钟，成功率将下降7%~10%；④室颤可能在数分钟内转为心脏停跳，心搏骤停第4分钟的存活率为60%。当可以立即取得AED时，对于有目击的成人心脏骤停，尽快使用电除颤。若成人在未受监控的情况下发生心脏骤停，或不能立即取得AED时，应该在他人前往获取以及准备AED的时候开始心肺复苏，而且视患者情况，应在设备可供使用后尽快尝试进行电除颤。因此，尽早快速除颤是生存链中最关键的一环。

在室颤发生4分钟内心肌细胞内ATP含量很高（100%），此时心室纤颤波幅很大，电除颤的成功率很高。但是在心搏骤停后4~10分钟心肌细胞内ATP含量明显降低，仅为＜10%，此时心室纤颤波幅很小。

据报道，在北美组织基层救护员和实施AED方案的部门，如机场、赌场、消防队及有警察参与的急救单位，有旁观者的室颤性心搏骤停的生存率高达49%~74%。其共同因素有：有计划地培训基层救护员，并经常参加实际抢救；迅速识别心源性猝死，并促进旁观者做CPR；心搏骤停的5分钟内电除颤。2015年指南建议在很可能有目击者的院外心脏骤停发生率相对较高的公共场所，实施公共场所除颤（PAD）方案（如机场、赌场、运动设施场所等）。

多数学者认为，当任何施救者在院外有目击心搏骤停5分钟内（witnessed VF ＜ 5minutes → DC shock first）并且现场有AED时，尽可能首先电除颤；在院内抢救的医务人员应早期CPR，并且一旦AED或除颤仪准备就绪，则更要立即使用。因为不适当的CPR可能会拖延时间，丧失除颤机会，降低复苏率。

二、除颤仪的工作原理

用较强的脉冲电流通过心脏来消除心律失常，使之恢复窦性心律的方法，称为电击除颤或电复律术。起搏和除颤都是利用外源性的电流来治疗心律失常的，两者均为近代治疗心律失常的方法。心脏起搏与心脏除颤复律的区别是：后者电击复律时作用于心脏的是一

次瞬时高能脉冲，一般持续时间是4~10毫秒，电能在40~400J（焦耳）。用于心脏电击除颤的设备称为除颤器，它能完成电击复律，即除颤。当患者发生严重快速心律失常时，如心房扑动、心房纤颤、室上性或室性心动过速等，往往造成不同程度的血流动力障碍。尤其当患者出现心室颤动时，由于心室无整体收缩能力，心脏射血和血液循环终止，如不及时抢救，常造成患者因脑部缺氧时间过长而死亡。如采用除颤器，控制一定能量的电流通过心脏，能消除某些心律失常，可使心律恢复正常，从而使上述心脏疾病患者得到抢救和治疗。

三、单相波与双相波电除颤器

单相波除颤仪分为单相衰减正弦波型（monophasic damped sine waveform，MDS）除颤仪和单相切角指数波型（monophasic truncated exponential waveform，MTE）除颤仪。MDS除颤仪所释放的电流脉冲强度是逐渐衰减至基线水平的，波型宛如半个正弦曲线；而MTE则是急速下降的。目前仍在临床使用的单相波除颤仪，绝大多数属于MDS除颤仪。单相波除颤仪主要有两个缺点：①除颤需要的能量水平比较高，电流峰值比较大，对心肌功能可能造成一定程度的损伤；②对人体经胸阻抗的变化没有自动调节功能，特别是对高经胸阻抗者除颤效果不佳。

使用MDS除颤仪对成人实施电除颤时，以往采用的是能量递增方案，但是“2005国际心肺复苏与心血管急救科学推荐治疗共识会议”建议，无论是首次还是后续电击一律采用360J。

作为早期的电除颤技术，单相波除颤仪呈现被双相波除颤仪取代的趋势。

双相波除颤仪又分为双相切角指数波型（biphasic truncated exponential waveform，BTE）除颤仪和双相方波型（rectilinear biphasic waveform，RBW）除颤仪。

BTE除颤仪和RBW除颤仪在除颤电流波型或工作原理上有所不同。与MDS相比，BTE可以维持一定的有效电流，提高了首次除颤的成功率；由于电流峰值较低，因此它对心肌功能的损害程度也是较轻的；另外，针对人体经胸阻抗的变化，它可以通过一定方式给予补偿，使高经胸阻抗者的除颤成功率得到提高。RBW则通过所谓“数码电阻桥”技术，自动测量人体经胸阻抗，快速调节除颤仪内部的数控阻抗，以使总阻抗（机内阻抗+经胸阻抗）保持不变，进而维持除颤电流的“恒定”。

总的来说，双相波除颤仪具有以下优势：①随经胸阻抗而变化，首次电击成功率较高；②选择的能量较小，电流峰值较低或相对“恒定”，对心肌功能的损伤轻微。由于具有上述优势，双相波取代单相波是除颤仪与电除颤技术的发展趋势。

与单相波除颤仪相比，一般来说双相波除颤仪通常选择较低的能量水平。

据研究，单相波除颤器和双相波除颤器在心搏骤停 1 分钟内首次进行电除颤的成功率，分别为 59% 和 96%，两者之间有明显差异（$P < 0.0001$）。若使用双相波除颤仪首次电除颤时，150J 双相截断指数（BTE）能达到与 200J 单相正弦衰减（MDS）相同的除颤成功率，而且其 ST 段改变率明显减少。电除颤时其电流量大小，峰值电流（peak current）往往是导致心肌损伤危险机会最大的一点。单相波除颤的最佳电流为 30~40A，而双相波约为 20A，两者之间峰值电流相差 40%。

四、除颤能量的合理选择

1. 单相波除颤器的能量选择

使用单相波除颤器时，首次高能量除颤的潜在负效应与室颤延长的负效应一致，因此推荐一开始即应高能量除颤为其原则。即其首次电击能量就用 360J 已经得到一致认可，若 1 次电击后 VF 仍持续存在，则第 2 次或随后的电击均应予 360J。这就改变了 2000 年指南建议，即单相波初次电击剂量为 200J，第 2 次为 200~300J，第 3 次及后续为 360J。2005 年指南中修改为其单一剂量的主要原因为一方面简化培训，另一方面是比较不同剂量（175J 和 320J）单相波进行除颤结果表明，约有 61% 的患者经第 1 次电击就能除颤成功，经 2~3 次 320J 除颤比 2~3 次 175J 除颤更易发生房室传导阻滞，但只是一过性，而对患者存活率和出院率未见明显影响。

2. 双相波除颤器的能量选择

使用双相波除颤器时，首次给电击能量为 150~200J。如果急救者不知该设备的有效能量范围，建议初次使用默认能量 200J，第 2 次电击和随后的电击应选择相同或更高的电击能量（Ⅱa 级），目前尚未确切的证据显示，其能量非递增型和能量递增型双相波除颤哪一个效果更好，不过两者均能安全有效的终止短期和长期室颤（VF）（Ⅱa 级）。

四、自动体外除颤器（AED）

自动体外除颤器（automated external defibrillator，AED）的临床应用是 1979 年由 Diack 等首次报道，当时报道自动体外除颤器这一方法的可行性。此后，许多研究证实 AED 可作为新的心肺复苏观念和技术，扩大了除颤器使用的人员范围，缩短了心搏停止至除颤所需要的时间，并使电除颤真正成为心肺复苏基本生命支持（BLS）的一项重要内容。AED 是智能化的可靠的计算机装置，提高了电除颤的自动化程度，能够通过图像和声音提示来指导非专业急救人员和医务人员对室颤（VF）型心搏骤停进行安全的除颤。AED 有自动心脏节律分析系统和电击咨询系统，可自动提出实施电击的建议，最后由操作者按键（Shock 键）放电除颤。全自动体外电除颤器不需要操作者按键（Shock 键），仪器只告知当前的情况。电除颤后，可以自动重新分析心脏节律，确定是否需要再次电击。AED 便于携带、操作简单、没有专业知识的人也能根据提示完成操作，能有效地在公共场所、医疗单位救助心搏骤停患者，提供早期除颤治疗成为可能性。目前 AED 包括两种除颤波形，即单相波和双相波，单相波主要为单相电流，根据电流衰减的速率再分为单相逐渐衰减波（递减正弦波形，MDS）和单相瞬时衰减波（MTE）。双相波是双相衰减指数（BTE）波，能够阻抗补偿。不同波形对除颤能量的需求不同，一般建议，使用单相波除颤时，一次电击能量为 360J，而用双相波除颤时，可用 150~200J。AED 适用于由 VF 和 VT 造成的心搏骤停患者，而不适于由 VF 终止后形成的不可电击节律患者。

使用方法共有 4 个步骤：

第一步，打开电源开关：仪器发出语音提示，指导操作者进行下一步骤。

第二步，按放电极板：右侧电极板放在患者裸胸的右锁骨下胸骨右缘，左侧电极板放在左乳头外侧，电极的中心适在腋中线上。迅速将电极板粘贴在上述部位后连接导线。若患者出汗较多时，应事先用衣服或毛巾擦干皮肤。如果胸毛较多者可用力压紧电极，或必要时应剃胸毛。连接电极板之前，应移去所有治疗性贴片（如硝酸甘油、抗高血压药等），以免阻止能量从电极传至心脏，并且可能造成局部皮肤烧伤。当胸部有植入性装置时，电极应放在距该装置 1.5cm 处即可。

第三步，自动分析心律：根据不同的品牌，分析心律需要的时间为 5~15 秒。如果出现室颤，仪器会通过声音报警或图形报警提示应该除颤。为了避免影响仪器分析心律，急救人员和旁观者应确保不与患者接触。多数仪器是心律分析为自动进行，但有的仪器可需要按下“分析”按钮（黄色钮，analyze）。

第四步，电极除颤：若存在除颤指征时，AED 会出现语音和指示灯提示建议除颤。按红色电钮前，应确保没有人接触患者，或大声宣布“离开”，并按下“电击（shock）”按钮除颤。

AED 是开展快速除颤最有前景的措施。近年来，在早期除颤项目中，AED 的应用显著增加，不仅在 BLS 急救人员，而且第一目击者来实施 AED，可使其存活率显著增加。AED 包括自动心脏节律分析系统和电击咨询系统，可自动提出实施电击的建议，最后由操作者按除颤电钮即可。AED 便于携带、操作简单方便。

2005 年新指南强调首次电击后立即恢复 CPR，急救者切忌因检查心律和脉搏而延误重新胸部按压时间。原则上 5 个周期（约 2 分钟）的 CPR 后，应利用 AED 分析心脏节律，必要时进行另一次电除颤。经电击后心律恢复时，胸部按压一般也不会诱发室颤（VF）。

五、推荐单次除颤 + 立即 CPR

2010 CPR 指南重新确认 2005 指南推荐，对室颤（VF）型心搏骤停患者改为单次电除颤而不是电击 3 次，然后立即进行 5 轮（约 2 分钟）胸外心脏按压（CPR）。

其主要原因有以下 5 点：①目前使用的双相除颤仪的初次电击成功率为 85%~94%，显然它比单相除颤仪成功率高、安全有效、所用的能量低（＜ 200J）；②若第 1 次电击失败，室颤振幅变小，后者常表示心肌氧和基质耗尽的征兆，此时若立即实施再次电除颤时，其成功率很低，因此应该立即进行 CPR 比再次电击更有价值；③据自动体外除颤仪（AED）3 次连续电击的心律分析表明，初次电击至电击后首次胸部按压之间延误 37 秒甚至更长时间，如此长时间中断胸部按压对机体有害；④即使电击室颤成功，仍需要胸外按压使无灌注心律转为有灌注心律，提供心肌氧和能量以进行有效血液循环的可能性；没有证据表明，除颤后立即进行胸部按压会引起室颤的复发。

现在强调：在现场有自动体外除颤器（AED）可用的情况下，救护人员亲眼看到患者突然心搏骤停时，应立即进行除颤，该项建议既适用于非专业救护人员，也适用于配有 AED 的医院；急救人员没有目击到患者心搏骤停，单次电击后也应立即开始进行 5 个周期（约 2 分钟）的 CPR 后，才可检查心律或脉搏，从而增加下一次电击的成功可能性。没有证据显示，除颤后立即进行 CPR 会再次引发室颤（VF）。总之，电除颤和 CPR 的适时联合应用对心肺复苏成功非常重要。

六、影响除颤效果的因素

许多因素影响其除颤效果，主要有患者因素和操作因素两方面。

1. 患者因素

包括电击前室颤（VF）的持续时间、心功能状态、酸碱失衡与水电解质紊乱、缺氧程度，以及应用抗心律失常药物等情况。

2. 操作因素

包括时间、除颤能量、电极位置、除颤方法、除颤波形和胸壁阻抗、电击前先实施 CPR 等。

在上述因素中，影响除颤成功的最重要因素归纳为以下几方面：

（1）时间：大量研究证实，在心搏骤停发生 1 分钟内进行电除颤，除颤成功率可达 90%，以后每延迟 1 分钟，其成功率下降 7%~10%。除颤的时机是治疗室颤的最重要的因素，从室颤开始到除颤时间愈长，其除颤成功可能性则愈小，超过 12 分钟则只有 2%~5%

的成功可能性。早期电击是在“生存链”中，最可能增加存活率的环节。许多研究证实，最为快捷的急救系统（EMS）也需 4~8 分钟或以上才能到达现场，结果早期救治生还概率可能缩小。2000 年指南提出的“公众使用电除颤计划（public access to defibrillation，PAD）”，开展使用自动体表除颤器（AED）培训，人群聚集地点安装 AED，受过训练的急救和非急救人员使用，这是提高院外心搏骤停复苏成功率的关键措施。

（2）电击能量：电击能量过小则无法终止室颤，相反能量过大则会导致心肌损伤，成年人体重并非影响除颤电量的主要因素。除颤器使用的不同波形对能量的需求有所不同。使用单相波除颤器时，推荐一开始即应以高能量除颤为其原则。即其首次电击能量就用 360J 已经得到一致认可，若第 1 次电击后 VF 仍持续存在，则第 2 次或随后的电击均应予 360J。使用双相波除颤器时，首次给电击能量为 150~200J。如果急救者不知该设备的有效能量范围，建议初次使用默认能量 200J，第 2 次电击和随后的电击应选择相同或更高的电击能量。

（3）经胸阻抗（transthoracic impedance，TTI）：是影响除颤成功的重要因素之一。物体对电流常有阻力称为阻抗，以欧姆（Ω）计量。据“电流 = 电压 / 阻抗”公式，阻抗增大，则电流变小。除颤成功需要有足够的电流通过胸部，才能达到除颤效果。成年人经胸阻抗为 15~150Ω，平均为 70~80Ω。

经胸阻抗（TTI）受许多变数的影响：①电极大小：电极大者则可降低电流阻力，相反电极小时其阻力增加。一般成年人电极直径为 8~12cm，婴儿电极直径为 4.5cm；②加在电极上面的压力大小：用力压迫电极板尽量靠近电极和皮肤的接触，并减少肺内空气。若使用手控除颤电极时，建议每电极处用力 12kg 的压力。用力加压电极板可减少经胸阻抗达 25%；③导电介质：皮肤为电流的不良导体，电极板与皮肤之间必须加一导电物质以减少阻抗。导电介质（如导电糊或自身黏合电极片等）充分涂满电极后紧压电极可减少其阻抗；④上次电击后的残余效应：经胸阻抗和 2 次除颤之间的间隔时间有关，其间隔愈短，其阻抗愈小；⑤电击时呼吸相：空气为电流的不良导体，因此，电除颤时，充分呼气相时，肺内空气含量减少，此时进行电击则可提高除颤成功率。

第八节　小儿现场心肺复苏术

在心肺复苏指南中，婴儿指的是＜ 1 周岁的婴儿，儿童指的是约 1 周岁到青少年阶段（青春期指的是女孩乳房发育，男孩有腋毛出现）。小儿基础生命支持（PBLS）在原则上与成人的 CABD 原则相同，即初期复苏（基础生命支持）包括以下 4 方面内容（简称 CABD 原则）：① C（circulation support）：循环支持；② A（airway opening）：畅通呼吸道；③ B（breathing support）：呼吸支持；④ D（defibrilation）：电除颤。2015 年指南表示以 CBA 代替 ABC 开始 CPR，可能是合理的。目前仍存在知识差距，需要具体研究来检验儿童心肺复苏的最佳程序。

小儿心肺复苏法开始同成人一样，先判定其意识是否丧失，应在 5~10 秒完成。评估意识的方法：①轻拍患儿；②高声喊叫“这怎么啦？”；③现场有亲人或旁人提供患儿意识丧失等信息。如无反应并且不动，应立即大声呼叫周围人帮助并开始进行心肺复苏（CPR）。若只有一个人，先连续进行 5 个周期（约 2 分钟）的 CPR，然后去拨急救电话；若现场有第二个急救者时，一个人持续进行 CPR，另一个人则应立即去拨急救电话。

一、循环支持（小儿胸外心脏按压术）

1. 对 1~8 周岁的小儿进行胸外心脏按压时，术者应将双手或一只手放在胸骨的下半部，两乳头中心位置，其按压下陷深度至少为 1/3 的前后胸径（至少 5cm），其次按压频率为 100~120 次 / 分。若一名抢救者每按压心脏 30 次，可做人工呼吸 2 次。每次按压心脏的时间和放松时间为 1∶1，每次按压后要让胸部完全弹回（Ⅱa 级），因为胸部完全弹回性扩张可提高回心血量。要求尽可能减少打扰胸外心脏按压，保持胸外按压的持续性。若两名术者施救青春期以前的儿童则推荐每按压心脏 15 次，可做人工呼吸 2 次，如有可能尽快尽早使用 AED。这是因为这一年龄段窒息性心搏骤停的概率较高有关。2015 年指南表示对发生心脏骤停的婴儿和儿童，应进行传统心肺复苏（人工呼吸和胸部按压）。大多数儿童心脏骤停源于窒息，因此有效的心肺复苏需要进行通气。但是，单纯胸外按压式心肺复苏能对原发性心脏骤停患者有效，如果施救者不愿意或没能力进行人工呼吸，我们建议施救者为心脏骤停的婴儿和儿童实施单纯胸外按压式心肺复苏。

2. 小儿进行胸外心脏按压时需要注意的是：①每次胸部按压后都要使胸廓恢复，按压和放松时间基本相同，以便使静脉血充分回流到心脏，保证足够的心脏充血量，但注意不要让按压手指离开胸部；②尽量不中断胸部按压，使其中断次数最小化为原则；③两个以上救护者应该每 2 分钟换人进行胸外心脏按压，以防止按压者疲劳，导致胸部按压速度和质量下降。两个人交换应在少于 5 秒内进行。

二、开放气道（airway opening）

应先将患者平躺仰卧一个平坦硬质表面，尽量减少头颈的翻动和扭转。采用仰头举颌法开放气道（Ⅱa 级）。切忌将患儿头部过度后仰如图 3-10。

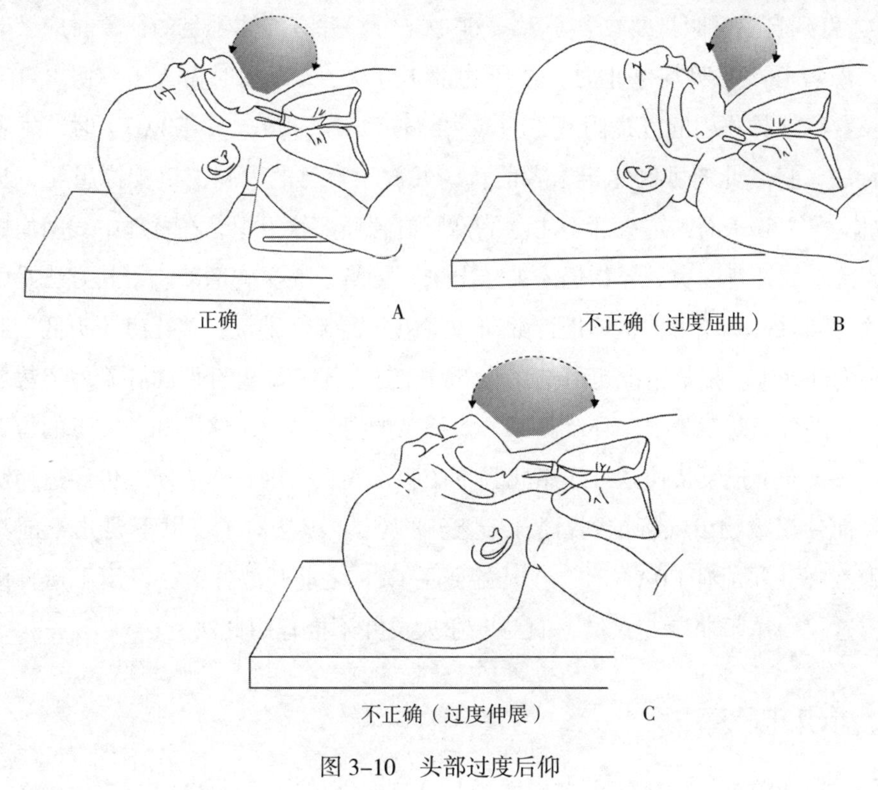

图 3-10　头部过度后仰

三、人工呼吸（breathing support）

救护者保持气道开放并 2 次吹气，每次吹气应持续 1 秒，并应看到儿童胸部隆起。对婴儿可用口对口鼻呼吸（LOE 7；Ⅱb 级），即用口覆盖婴儿的口和鼻，施行口对口鼻呼吸；对儿童可用口对口呼吸（可用成人口对口呼吸的方法）。专业人员使用呼吸囊 - 面罩通气，据研究证实，呼吸囊 - 面罩通气是同气管插管同样有效并安全的短期通气方式。特别是在院外复苏婴幼儿时，若运送时间较短，呼吸囊 - 面罩优于气管内插管，可提供更好的通气和供氧（Ⅱa 级；LOE 1）。人工呼吸时需要注意的是：①应避免过度通气，每次仅用足以抬起胸廓的呼吸力（Ⅱa 级）和潮气量即可，每次吹气的历经时间为 1 秒（Ⅱa 级）。救护人员应当尽量避免做比建议值更多或气量过大、太过用力的人工呼吸。过度通气的缺点包括增加胸内压而妨碍静脉回流，减少心排血量、降低冠状动脉血流和脑血流；增加反流和误吸的危险；对小气道阻塞患者可引起气道壁气体陷阱（air trapping）和气压伤（barotrauma）等；②为了防止吸入气体灌入胃内，可用缓慢吹气降低胃膨胀的危险性至最低程度；③连续两次呼吸的间歇要有停顿，以便患者肺内的气体充分排出，同时还要避免吸入气体的压力过高；④如果有心搏节律≥ 60 次 / 分，但患儿无呼吸时，应进行复苏呼吸，可不必实施胸外按压。此时其人工呼吸的呼吸频率为 12~20 次 / 分（每 3~5 秒 1

次呼吸），直到自主呼吸恢复；若心率＜ 60 次 / 分，并有灌注不足的征象时应及时实施胸外按压。患者心跳呼吸均停止时，按压胸部 100 次 / 分，同时做人工呼吸 8~10 次 / 分；⑤若误吸食物或异物引起气道阻塞（foreign body airway obstruct，FBAO）时，术者给患儿实施拍背法，将婴儿俯卧倒立于术者前臂，并放于自己的大腿上以支撑患儿，头低于躯干，紧紧支撑下颌从而固定头部，注意不要压迫到喉部软组织，在背部中线两肩胛连线部位拍背 5 次，如拍背 5 次后异物仍未被吐出来，再给予 5 次胸部冲击，其方法是术者保护儿童头颈的同时将其作为一整体进行翻动，将患儿置于仰卧位，并让患儿头低于躯干，并给予 5 次胸部冲击。根据情况也可选用腹部冲击法，术者取劈开两腿膝着地姿势屈膝于患儿身后，双手置于儿童腋下，环绕腹部，将拳头的拇指端放于脐上和剑突下的位置对准腹部，握紧拳头向上连续快速猛推压患儿膈下的腹部 5 次，因其压力向上传导迫使肺内空气窜入气管而使误吸物由气管推到口腔以通畅呼吸道。该法对 1 岁以下婴儿不推荐。如果儿童意识丧失，并疑有 FBAD 时，在开始徒手 CPR 之前开放气道，可用手指直接去除异物法，但这仅使用于非专业人员，而对专业人员并不推荐用此法。

四、小儿电除颤

2010 CPR 指南指出对婴儿应首选使用手动除颤器而不是 AED 进行除颤。如果没有手动除颤器，则优先使用儿科型剂量衰减 AED。如果两者都没有，可以使用普通 AED。

尽管心室纤颤在儿童中很不常见，但目击突然意识丧失的儿童，若现场有体外自动除颤仪（AED）时，应尽快使用。很多 AED 可以准确地发现各年龄儿童的室颤，AED 可以安全有效地应用于 1~8 岁患儿的心室纤颤，因为在院外心搏骤停的患儿中有 5%~15% 是室颤引起的，并且在住院儿童的室颤发生率也＞ 20%，随着年龄的增长其发生率也有所增加。电除颤在室颤治疗上的应用是确定的（Ⅰ级），其整体生存率为 17%~20%。如果早期开始实施 CPR，其存活率的降低将变得逐渐缓慢。

第九节　新生儿心肺复苏术

通常新生儿会强有力地将空气吸入肺部。注意，胎肺就将肺液挤出肺泡进入周围的肺部组织，同时携氧进入肺小动脉，使其扩张。如果这个过程被阻断，肺小动脉可能会保持收缩，肺泡仍然充满液体而不是空气，全身动脉血则无法获得氧。

据统计约 10% 的新生儿在出生时需要一些辅助措施才能开始呼吸，约 1% 的新生儿需要更多的复苏措施。新生儿窒息是最常见新生儿死亡原因之一，是出生后的一种紧急情况。新生儿窒息的本质是急性缺氧。凡影响母体和胎儿血液循环和气体交换的原因都会造成胎儿和新生儿的急性缺氧。对其治疗应该是分秒必争，正确和及时抢救关系到新生儿的生命和终身健康。

一、紧急评估

新生儿的心肺复苏大部分在产房进行，有经验的医生或经过训练人员实施。新生儿的心搏骤停病因几乎都是窒息，所以其心肺复苏步骤有其特殊性。对所有新生儿，在出生时、复苏过程中反复进行快速敏捷的评估，对决定是否需要复苏，评估复苏效果和时间及避免过度复苏等方面具有重要意义。

窒息儿可能出现以下一种或几种临床表现：①脑、肌肉和其他器官供氧不足导致肌张力低下；②脑供养不足导致呼吸抑制；③心肌或脑干供氧不足导致心动过缓（慢心率）；④心肌缺血、失血或出生前和过程中胎盘回流血量不足导致的低血压；⑤肺内液体吸收障碍导致呼吸的增快（快速的呼吸）；⑥低氧血症导致的发绀。

主要用状况（activity）、心率（pulse）、灵活性（grimace）、皮肤黏膜颜色（appearance）和呼吸（respirations）等 5 个特征进行评估。这 5 项标准可用助记词 APGAR 来记忆。为了有效地评估复苏效果，使用 Apgar 评分，两项得分都≥ 8 分为正常。Apgar 评分 4~7 分为轻度（青紫）窒息，若未及时治疗，可转变为重度窒息；Apgar 评分 0~3 分为重度（苍白）窒息，若不及时抢救可致死亡。这 5 项指标中，最重要的是呼吸、心率和皮肤黏膜颜色 3 项。当新生儿建立有规律呼吸、保持心率＞ 100 次 / 分和肤色改善为有效复苏的重要指标。因此，在新生儿复苏中，建议通过呼吸、心率和颜色进行每 30 秒间隔的周期评估。如果发生喘息和呼吸暂停时，需要辅助通气。若心率＜ 60 次 / 分时，吸 100% 氧气辅助通气，同时需要胸外按压。中央性发绀可通过检查脸、躯干和皮肤黏膜来判断；而外周性发绀（只有四肢发绀）可以认为是出生时的正常表现，不能作为缺氧的可靠指征。若皮肤黏膜苍白或色斑可提示心排血量减少、严重贫血、血容量不足、低体温或酸中毒的表现。

二、新生儿心肺复苏术

至于新生儿的心肺复苏术仍按 2000 年的新生儿 CPR 的 ECC 准则，即有效的通气是新生儿复苏中最关键的措施。在 2005 年未见大的改动。2000 年的新生儿 CPR 的 ECC 准则要点归纳为以下四点：①胸外心脏按压 90 次和人工呼吸 30 次。心脏按压和人工呼吸总共 120 次 / 分，两者的比例为 3∶1，即 3 次心脏按压，1 次人工呼吸；②应避免心脏按压和人工呼吸同时重叠进行；③胸外心脏按压的深度为至少 1/3 的前后胸（大约 4cm）；④对有心搏的新生儿给予的营救呼吸频率为 40~60 次 / 分。

1. 保持体温

新生儿的复苏与其他各年龄小儿的心肺模式基本相同，但是只有一点特别例外，就是保温措施，以防止热量损失。这一点对新生儿特别重要，因为寒冷可增加氧耗，直接影响复苏效果。保温和防止热量损失有两种方法。

（1）立刻把新生儿放置于辐射保暖台上，可方便复苏小组接近，并且辐射保暖台可以减少热量散失，新生儿不用盖毯子或毛巾，让其身体暴露，以方便观察和使用热源直接辐射。

（2）用吸水毛巾擦干身体和头部，并弃去接触新生儿的湿敷料。需要注意的是：①保暖时应避免高温，因其可能与围生儿呼吸抑制有关（Ⅲ级推荐）；②切忌只注意保暖，忽视或延迟刺激呼吸。

新生儿心肺复苏步骤仍按 ABC 原则进行。

2. 新生儿开放气道有何不同

（1）正确的位置：将新生儿仰卧或侧卧在温暖的抢救台上，颈部轻度仰伸到“鼻吸气”的位置，使咽后壁、喉和气管成直线，可以让空气自由进入。这也是做气囊面罩给氧和 / 或气管插管的最佳体位。

应注意勿使颈部伸展或不足，这两种情况都会阻碍气体进入。

（2）清理呼吸道：①有胎粪：新生儿生后羊水胎粪污染，呼吸窘迫。肌张力差和心率＜ 100 次 / 分，分娩后呼吸出现前就可以插入喉镜，将气管导管插入气管，将气管导管与吸引器相连，慢慢退出导管时进行吸引，必要时重复操作，直至再无胎粪吸出或新生儿的心率提示必须尽快进行复试；②无胎粪：可以用毛巾擦或是用吸引球或吸管吸出来，若新生儿口内有黏稠的分泌物流出，可将头部转向一侧，这可使分泌物积聚口腔便于吸出。吸引时应先吸口腔再吸鼻腔。

3. 人工呼吸和吸氧

（1）触觉刺激引发自主呼吸。气道通畅并擦干新生儿和吸痰刺激仍未引起呼吸时可采用以下两种方法引发呼吸：①弹足底方法刺激自主呼吸；②揉擦背部。如果呼吸开始应给予 100% 氧气，氧气可以通过面罩、充气球囊、氧气面罩等吸氧，心率一旦恢复，应立即降低氧浓度。

（2）若仍无呼吸时，可采用口对口鼻的人工呼吸，一手托起新生儿颈部，另一手轻压上腹部，以防气体吸入胃内，对准新生儿口鼻部轻轻吹气，每次吹气时见到胸部轻微隆起时将口移位，此时放在腹部的手轻压腹部，协助排气，这样一吹一压，每分钟 30 次，直至呼吸恢复为止。也可用呼吸囊 - 面罩通气。必要时可使用人工呼吸器，对新生儿以持续正压呼吸或间歇正压呼吸为宜。

4. 胸外按压

有效通气是新生儿最首要的复苏措施，在肺复张和有效通气建立之前不应进行胸外心脏按压。

（1）胸外按压的指征：用 100% 氧气进行有效的充分通气（可用氧袋和面罩辅助通气）30 秒后，心率仍＜ 60 次 / 分，心率一旦恢复，应立即降低氧浓度。

（2）按压部位：将 2 根手指放在婴儿胸部中央，乳腺正下方。

（3）按压深度：至少胸廓前后径的 1/3 大约 4cm。

胸外按压有两种方法，①拇指按压法：将双拇指置于胸骨下的 1/3 处，其余手指环绕胸廓和支持背部（双拇指—环抱术）；②双指法：用一只手的两个手指垂直放在胸骨下的 1/3 处按压，另一只手支撑背部。双手拇指按压法比一只手双指法可产生更高的收缩期峰值和冠状动脉灌注压，故推荐双拇指环绕胸外按压技术（Ⅱb 级推荐）。

两种方法各有优缺点，从数据统计看来拇指法较可取。拇指法的优点是它比双指法能产生更高的收缩压和冠状动脉灌注压。拇指法通常不易疲劳，且能更好地控制深度。脐血管给药时，双指法更不影响脐部操作。

5. 胸外按压与通气协调

在 2015 年和 2010 年指南对新生儿的胸外心脏按压与通气协调方面未见大的改动。仍按 2015 年的新生儿 CPR 的 ECC 准则，其要点归纳为：①经适当的辅助氧气通气 30 秒后心率仍＜ 60 次 / 分，应实施胸外心脏按压。胸外心脏按压 90 次和人工呼吸 30 次。心脏按压和人工呼吸总共 120 次 / 分，两者的比例为 3∶1，即 3 次心脏按压，1 次人工呼吸，以使通气可达的速率最佳化，因而，约 1/2 秒的时间完成每次动作，而且其呼气出现在每次通气后的第 1 次胸外按压时；②应避免心脏按压和人工呼吸同时重叠进行。按压时间稍短于放松时间，这样的按压比率在理论上可以提供更多的血流，同样，胸外按压与通气应该协调一致，避免两者同时做功和对抗；③对有心搏的新生儿给予的营救呼吸频率为 40~60 次 / 分；④应每隔 30 秒再次评估呼吸、心率、肤色等，其中心率加快是有效通气的最佳指征。若胸外按压与通气很协调时，其自主心率应持续维持在每分钟≥ 60 次。

（赵志辉　杨　程）

参考文献

［1］ 叶鸿瑁，虞人杰，主译.新生儿窒息复苏教材，第 5 版.上海：第二军医大学出版社，2006，201-213.

[2] 何庆.基本生命支持.现代心肺复苏学.北京：人民卫生出版社，2004，63-82、356-366.
[3] 周玉杰，李小鹰，马长生，等.现代心肺复苏.北京：人民卫生出版社，2006，20-46、169-176.
[4] 樊寻梅，何庆忠.心搏骤停与心肺复苏.实用急救与危重症抢救技术图解.北京：人民卫生出版社，2000，9-19.
[5] 王一镗，茅志成.现场心肺复苏术.心肺脑复苏，第2版.上海：上海科学技术出版社，2007，47-61.
[6] 何忠杰，任过军，等.人心肺复苏中脑灌注压的测定.世界急危重病医学杂志，2004，1（4）：257-260.
[7] 杨萍芬，张仆宏.257例心搏骤停患者院外现场救治.中华急诊医学杂志，2006，15（3）：256-266.
[8] 朴镇恩.心肺复苏及其血气改变与酸碱失衡和水电解质紊乱.最新血液气体与酸碱平衡.哈尔滨：黑龙江教育出版社，2008，418-440.
[9] 王一山.心、肺、脑复苏.实用重症监护治疗学.上海：上海科学技术文献出版社，2000，567-589.
[10] 2005 American Heart Association Guidelines for Cardiopulmonary Resuscitation and Emergency Cardiovascular Care. Part 11: Pediatric Basic Life Support.Circulation, 2005, 112: 156-166.
[11] Lopez Herce J, et al.Long-term outcome of paediatric cardiorespiratory arrest in Spain. Resuscitation, 2005, 64: 79-85.
[12] Michele L, et al. Two-thumb vs two-finger chest compression in an infant model of prolonged cardiopulmonary resuscitation. Academic Emerg Med, 2000, 7(10): 1077-1082.
[13] White RD. Cardiopulmonary resuscitation: Basic and advanced cardiac life support.In: Anesthesia.5th ed. Volume 2. Edited by Miller RD.Philadelphia: Churchill Livingston, 2000, 2533-2559.
[14] Clements F, et al. Finger position for chest compressions in cardiac arrest in infants. Rsuscitation, 2000, 44: 43-46.
[15] Kern KB, et al.Importance of continuous chest compressions during cardiopulmonary resuscitation: improved outcome during a simulated single lay-rescuer scenario. Circulation, 2002, 105: 645-649.
[16] Atkinson E, et al.Specificity and sensitivity of automated external defibrillator rhythm analysis in in-fares and children.Ann Emerg Med, 2003, 42: 185-196.
[17] 2005 American Heart Association Guidelines for Cardiopulmonary Resuscitation and Emergency Cardiovascular Care.Part 13: Neonatal Resuscitation Guidelines. Circulation, 2005, 112: 188-195.
[18] Berg MD, et al. Part 13: Pediatric basic lige support: 2010 AHA guidelines for CPR and ECC. Circulation, 2010, 122: S862-S875.
[19] Kattwinkel J, et al. Partl5: Neonatal resuscitation: 2010 AHA guidelines for CPR and ECC. Circulation, 2010, 122, S909-S919.
[20] AHA.Part 3: Adult basic life support.Circulation, 2000, 102: 1-22.
[21] Marenco JP, et al. Improving survival from sudden cardiac arrest. JAMA, 2001, 285: 1193-1200.
[22] Berg RA, et al. Adverse hemodynamic effects of interrupting chest compressins for rescure breathing during cardiopulmonary resuscitation for ventricular linbrllation cardiac arrest. Circulatlon, 2001, 104: 2465.
[23] Aufderhcidc TP, et al. Hyperventilation-induced hypotension during cardiopulmonary resuscitation. Circulation, 2004, 109: 1960-1965.
[24] Yannopoulus D, et al. Intrathoracic pressure regulator during continuous-chest-compression advanced cardiac resuscitation improves vital organ perfusion pressures in a porcine model of cardiac arrest. Circu-

lation, 2005, 112: 803-811.

[25] GordOn A, et al. Cardioerebral resuscitation: The new cardiopulmonary resuscitation. Circulation, 2005, 111: 134-2142.

[26] Abella BS, et al. Chest compression rates during cardiopulmonary resuscitation are suboptimal. Circulation, 2005, 111: 428-434.

[27] Yu T, et al. Adverse outcomes of interrupted precordial compression during automated defibrillation. Circulation, 2002, 106: 368-372.

[28] Eftestol T, et al. Effects of interrupting pregordial compressions on the calculated probability of defibrillation success during out-of hospital cardiac arrest.Circulation, 2002, 105: 2270-2273.

[29] Aufderheide T, et al. Incomplete chest wall decompression: a clinical evaluation of CPR performance by EMS personnel and assessment of alternative manual chest compression-decompression techniques. Resuscitation, 2005, 64(3): 353-362.

[30] Yannopoulos D, et al. Clinical and hemodynamic comparison of 15∶2 and 30∶2 compression-to-ventilation ratio for cardiopulmonary resuscitation. Crit Care Med, 2006, 34(5): 1444-1449.

[31] Hallstrom A， et al. Cardiopulmonary resuscitation by chest compression alone or with mouth to-mouth ventilation. New J Med, 2000, 342: 1546-1553.

[32] Weisfeldt ML, et al. Resuscitation after cardiac arrest: A 3-phase time-sensitive model.JAMA, 2002, 288: 3035-3038.

[33] Wik L, et al. Delaying defibrillation to give basic cardiopulmonary resuscitation to patients with out-of-hospital vertricular fibrillation. JAMA, 2003, 289(11): 1389-1395.

[34] Terence D, et al. Priming the pump-can delaying defibrillation improve survival after sudden cardiac death. JAMA, 2003, 289: 1434-1436.

[35] Hazinski MF, et al. Major changes in the 2005 AHA guidelines for CPR and ECC. Circulation, 2005, 112: 206-211.

[36] 2005 AHA guidelines for Cardiopulmonary Resuscitation and Emergency Cardiovascular Care. Prat 6. CPR techniques and devices. Circulation, 2005, 112: 47-50.

[37] Berg RA, et al. Part 5. Adult basic life support: 2010 AHA guidelines for CRR and ECC. Circulation, 2010, 122: S685-S705.

[38] Link MS, et al. Part 6：Electrical therapies: AED, DF, Cardioversion, and pacing. 2010 AHA guidelines for CPR and ECG. Circulation, 2010, 122: S706-S719.

第四章 高级心血管生命支持

高级心血管生命支持（advanced cardiac life support，ACLS）（简称高级生命支持）是指通过运用辅助设备和特殊技术以维持更有效的血液循环和通气，尽最大努力恢复患者的自主心跳与呼吸。主要内容是供氧，建立人工气道，建立给药通道，应用复苏药物，人工电除颤，电复律，起搏等。ACLS是在基本生命支持（BLS）的基础上进行的，心肺复苏中每延误1分钟，生存的可能性就下降约10%，越早心肺复苏（CPR）存活率越高。高级生命支持（ACLS）是生存链中一个重要的环节。急救人员必须熟练掌握起初（基本）CABD（primary CABD）起初CABD各代表C（Circulation）：胸外心脏按压（徒手CPR）、A（Airway）开放气道、B（Breathing）：进行通气、D（Defibrillation）：电除颤和接续（次级）ABCD（secondary ABCD）。高级生命支持ABCD各代表A（AIRWAY）：高级气道、B（BREATHING）：维持呼吸、C（CIRCULATION）：维持循环、D（DIFFERENTIAL DIAGNOSIS）：鉴别诊断。

第一节 高级气道呼吸支持

一、使用高级气道的好处与风险

救护人员必须了解心肺复苏时使用高级气道（气管插管、喉罩气道和食管气管联合导管等）的好处和风险，其好处有：保证通气，准确控制潮气量；保证吸入高浓度氧气；便于吸除气道内的分泌物；防止误吸；提供一种给药途径。但其风险有：插入高级气道时，可能需要较长时间中断胸部按压；需要专业的解剖、生理学知识和专门的培训，在CPR中，其气管插管的失败率高达50%；反复插管或插管失败可影响心肺复苏的成功率和预后；咽喉、气管黏膜或声带损伤、食管穿孔或撕裂伤、喉痉挛、插管进入主支气管、严重缺氧或心律失常等插管并发症。

二、氧气疗法对提高氧供（DO_2）的重要性

心肺复苏（CPR）时需立即进行人工呼吸，急救者吹入患者肺部的气体的氧浓度为16%~17%（低于室内空气的氧含量），而且还包括4%的CO_2。即使在理想情况下，人工呼吸时，患者肺泡内氧分压也仅能达80mmHg（10.7kPa），可导致心肺复苏期间氧供不足。心搏骤停或心肺复苏时，由于严重低心排血量、肺顺应性明显降低、通气与肺血流不匹配、肺内异常分流、肺通气与换气功能的严重障碍、外周组织氧交换障碍、动静脉血氧浓度差明显增加和无氧代谢与代谢性酸中毒加重等均导致组织进一步缺氧。基于上述原因，基本生命支持和高级生命支持时推荐吸入纯氧，高的氧分压可以增加动脉血中氧的溶解度，进而加大身体氧的输送（心排血量 × 血氧浓度），短时间内吸入纯氧治疗有益无害，而只有长时间吸入高浓度氧才会引起氧中毒。在急性心肌梗死患者中，氧支持疗法可改善心电图ST段改变的幅度和范围。推荐疑有急性冠状动脉综合征的患者在最初2~3小时，经鼻导管吸氧4L/min。对于持续或反复心肌缺血或伴充血性心力衰竭、心律失常的复杂心肌梗死者，给予吸氧3~6小时直到患者低氧血症纠正，临床上病情稳定。

三、面罩通气

院前急救中遭遇呼吸心搏骤停的患者较多，现场紧急救援时应尽快打开气道，实施人工辅助呼吸，尽可能挽救生命。人工辅助呼吸方式中多数人不愿意选择口对口呼吸，所以急救人员应熟悉面罩通气的使用，对突发性心搏骤停患者进行人工通气。

1. 面罩的类型

有两种类型，一种是具有单向活瓣含嘴（连接管）的普通复苏面罩（见图4-1）；另一种是其基本结构与普通面罩相似，但可以接氧气管，以便提供持续氧供，其氧气流量根据需要可随时随病情加以调整。这些面罩多具有单向活瓣装置，可避免患者呼出气体传染疾病。

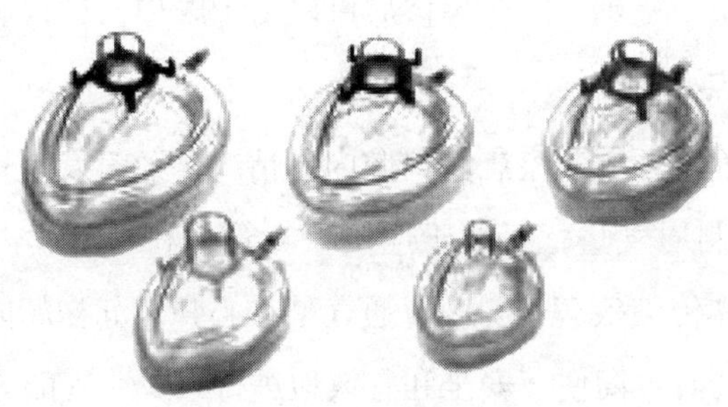

图4-1　普通复苏面罩

2. 使用方法

首先选好适合患者面部的面罩型号。①充分开放气道，提下颌使头部向后倾斜以保持呼吸道开放；②面罩紧贴覆于患者口鼻面部；③急救者用拇指和食指以“C”形环绕面罩，并向下用力压住面罩，使面罩紧贴覆于面部，其余手指则扣住下颌。也称“E-C 钳夹法”，即用中、环、小指呈“E”形抬起下颌，拇指和食指呈“C”形固定面罩（见图 4-2）；④急救者口含连接管并向患者口腔吹气或者另一手挤压球囊给予人工通气，每次通气量应以明显胸廓抬举为度。

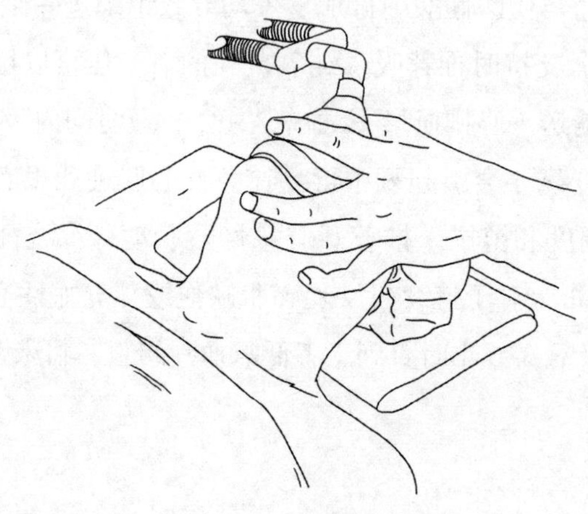

图 4-2　面罩固定法

3. 注意要点

①选用透明、柔软硅胶面罩，半充气状态的密封面膜可有效防止漏气；②使用前清除口、鼻腔内异物，压额抬颏使头后仰，充分打开气道；③用拇指与其他四指对冲挤压气囊，送气时间不宜少于 1.52 秒，使送气压力＜ 25cmH_2O，避免胃胀气；④选用附带氧气贮存袋的气囊，可极大地提高供氧浓度（FiO）；⑤通气过程中仔细观察胸廓起伏、肺部呼吸音，确保有效通气；⑥如果 1 小时后患者自主呼吸不能恢复，应改气管插管；⑦在院前急救中，因为出诊的医护人员少，双手操作人员不够，我们采用随车护工协作挤压，平时对护工的简单急救技能给予培训，随车出诊后可以给予医护人员很多协助。

4. 面罩通气的优缺点

（1）优点：①透明面罩便于观察患者口腔内的情况，及时发现胃反流，防止反流物造成气道堵塞；②易于控制通气量；③便于连接氧气管，利于持续供氧；④具有单向阀装置，可避免患者呼出气体传染疾病；⑤面罩通气是在心肺复苏初始阶段，或不能及时放置高级气道，或放置不成功时可简便、安全和有效地进行人工通气的方法之一。

（2）缺点：长期面罩通气可致胃胀气、胃内容物反流等从而限制有效通气。

四、球囊－面罩通气

球囊－面罩通气（见图 4–3）是在心肺复苏的初始阶段最常用的通气方式，因为它无创、简便易行，能保证提供足够的潮气量和氧气供应，可用室内空气或氧气提供，而且还可以接其他的通气装置，适用于院前和院内的紧急心搏骤停的抢救，它相当于高级气道的正压通气。在高级生命支持无法建立或尚未建立之时它仍然发挥着无法替代的重要作用，但它可产生胃膨胀和相应并发症（如胃反流、横膈抬高、限制肺活动和肺顺应性降低等）。

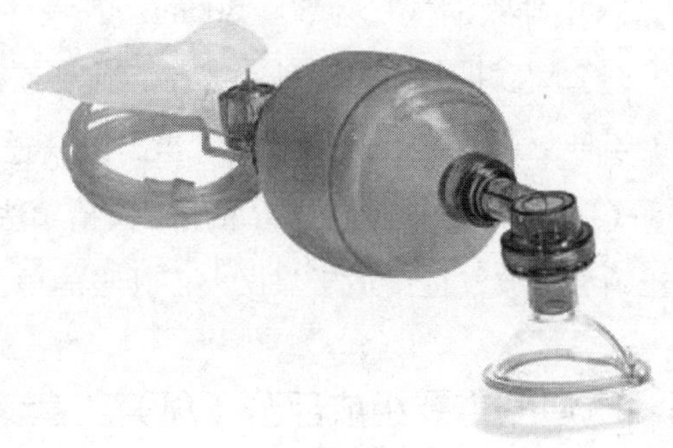

图 4–3　球囊－面罩通气

1. 球囊－面罩装置的结构特点

（1）有一个非活塞性入口阀（单向入口阀门），可允许最大氧气流量 30L/min。

（2）具有非再呼吸出口阀门。

（3）有氧气贮存器，能保证提供高浓度氧气。

（4）面罩透明材料，便于观察胃反流及气道情况。

（5）有国际标准的接口装置，一般为 15mm/22mm。

（6）极端的环境温度下仍然能够正常工作。

（7）有各种型号适于各种年龄的人群使用。

（8）自动充气皮囊便于清洗和消毒。

2. 使用方法

（1）单人操作：抢救者位于患者的头顶侧（见图 4–4），使患者头后仰或肩下垫毛巾或枕头，打开气道，一手中指、无名指、小指置于患者下颌部。食指和拇指置于面罩上，两组手指相向用力，将面罩紧密置于患者面部，即 E–C 技术；另一手挤压球囊。

（2）双人操作：使用球囊－面罩通气是最有效的通气方式，一人双手 E–C 手法持面罩，保持气道开放，一人用双手挤压球囊，两人都应注意胸廓抬高情况。

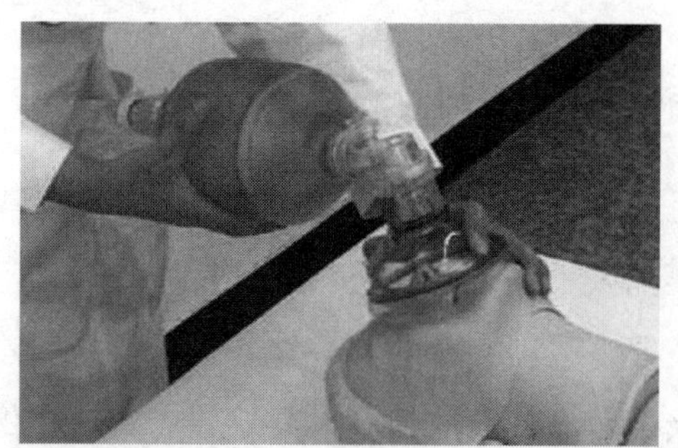

图 4-4　球囊 - 面罩通气单人操作法

3. 球囊面罩操作注意事项

①如果没有氧气提供，人工呼吸潮气量为 500~800ml，有氧气供应时可选用较低潮气量 300~600ml 直到胸部起伏；②胸廓扩张超过 1 秒；③在心肺复苏初期，在每 30 次胸外按压之后利用短暂的间歇（3~4 秒）进行 2 次球囊通气。当高级气道（气管内插管或喉罩气道）建立后，每分钟给予 8~10 次通气；④侧面技术采用压额抬颏法开放气道，最适宜单人心肺复苏；头侧技术采用托颏法开放气道，适于只做人工呼吸的单人急救或双人心肺复苏。

五、气管插管是高级气道的重要组成部分（见第二章第五节）

六、喉罩的应用（见第二章第六节）

七、食管 - 气管双腔导管的应用

食管气管联合 - 导气管（esophageal-tracheal combitube，简称 ETC，又称联合导气管）（见图 4-5）具有食道 - 阻塞式通气管和常规气管内插管的联合功能的一种新型双腔、双囊导管。在院前急救、心肺复苏和困难气管插管时，ETC 比食道阻塞通气管（EOA）、喉罩（LMA）能更加迅速、有效地开放气道，并且减少胃内容物误吸等致命性的并发症发生。使用 ETC 的通气成功率为 79%~98%。推荐受过良好训练并有丰富经验的医务人员选这些装置进行救助（Ⅱb 级）。

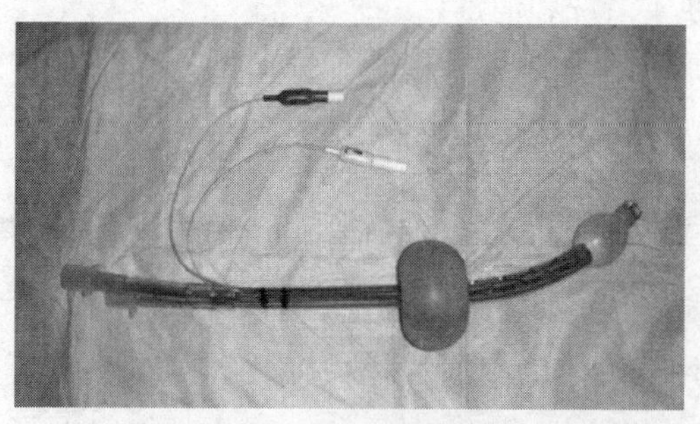

图 4-5　食管 - 气管联合导管的结构特点

1. 食管－气管联合导管的结构特点

食管－气管联合导管（ETC）是一塑料双腔导管，既可插入气管也可插入食管。一个腔类似于传统的气管导管，其远端开放，称作气管腔；另一个类似于EOA，其远端封闭，在近端于咽喉水平有侧孔，称作食管腔。每个腔通过短管与各自的衔接器相连，气管腔衔接器短，食管腔衔接器长。ETC远端外径为13mm，远端套囊为白色，可充气10~15ml，用来保持食管或气管与导管壁的气密性；近端套囊为蓝色，可充气100ml，充气后可以压迫舌根和软腭，从下咽部封闭口、鼻气道并且有助于固定导管。导管近端套囊上缘约8cm处有一标记线，该线正对上下门齿时表示插管深度合适。

2. 使用方法

（1）使用前准备：①仔细检查食管－气管联合导管，以确保无损坏；②ETC套囊充气，如果发现褪色、漏气、损坏或部分凸起，应更换并重新检查。检查无漏气后抽尽囊内气体；③选择合适的型号；④用水溶胶润滑。

（2）插入步骤：①患者仰卧位，肩下垫软枕，使头向后仰，以确保口、咽、喉呈轴线，如有怀疑颈椎损伤禁用；②右手像握铅笔样握住导管，抬高下颌，用左手拇指和食指抓住下颌上提。Combitube导管弯曲朝上插入。当上牙或牙龈位于黑圈之间时停止；③套囊充气；④用固定件将食管－气管联合导管固定；⑤将呼吸机或球囊与较长蓝管相连，若闻两肺呼吸音良好，则提示导管已插入食管（见图4–6），可继续用该管腔通气；若未闻及两肺呼吸音，也无胸廓抬起，则提示导管已插入气管，可换白色短管进行通气。

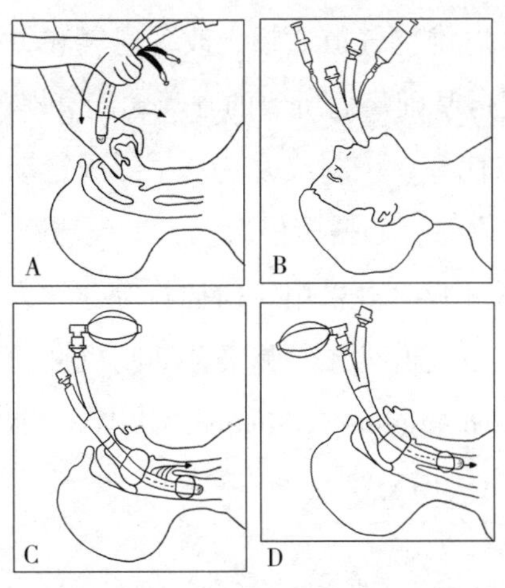

图4–6　食管－气管联合导管插管

3. 食管－气管联合导管的优点

（1）其显著优点为无论插入气管或食管内均能建立有效的人工通气，成功率达79%~98%。

（2）操作简单、迅速，利于争取抢救时间。

（3）插管体位要求低，可盲插或在自然体位插管，不用喉镜等附加设备也可插入，尤其适用于院前急救。

（4）能够限制胃扩张和反流，适用于非禁食患者。

4. 注意事项

食管－气管联合导管位于食管内时，不能进行气管内吸引，故一般不能长时间人工通气，当病情稳定或条件许可时，应尽早更换为气管插管。

八、气管切开术（见第二章第八节）

九、机械辅助通气装置

1. 转运通气装置（automatic transport ventilators，ATVs）

是为院前心肺复苏的通气治疗而设计，在选择通气方法时，AVTs 技术拥有以下优势：对气管插管患者，可使急救人员能同时完成其他工作；对非气管插管患者，急救人员可用双手固定面罩和维护气道开放；用一只手即可保持面罩所需密封压力；可以提供特定的潮气量、呼吸频率以及通气量。但这种装置需要氧气源和电源，并且一般不适用于 5 岁以下儿童。

2. 机械通气

是在呼吸机的帮助下，以维持气道通畅、改善通气和氧合、防止机体缺氧和二氧化碳蓄积，为使机体有可能度过基础疾病所致的呼吸功能衰竭，为治疗基础疾病创造条件。机械通气是利用机械装置来代替、控制或改变自主呼吸运动的一种通气方式。它是高级心肺复苏中必不可少的措施之一，心搏骤停后，为了预防严重缺氧所致的不可逆性损害，条件允许时应使用人工机械呼吸。多采用经口插管等建立人工气道。估计病情持续 1 周以上者，可选择气管切开建立气道。在心肺复苏期间机械通气最多的呼吸机模式是间歇正压通气（intermittent positive-pressureventilation，IPPV）。此外还有间歇正、负压通气（CINEEP）和呼气末负压通气（CINPV）。

第二节　危及生命心律失常的治疗措施

心律失常是由于窦房结激动异常或激动产生于窦房结以外，激动的传导缓慢、阻滞或经异常通道传导，即心脏活动的起源和／或传导障碍导致心脏搏动的频率和／或节律异常，心律失常是心脏电活动异常，常导致心搏骤停。心律失常既是心搏骤停的原因，也是心搏骤停抢救过程中的重要病理生理过程。急救人员在进行高级生命支持时，常面临各种危及生命的心律失常，此时必须在短时间内迅速而准确地识别其心律失常，并熟知各种药物的作用机制、适应证、禁忌证、剂量和注意事项，选择合适的药物和治疗手段，采取紧急救护措施和治疗策略。

一、快速性心律失常

1. 概述

快速性心律失常临床上也称为心动过速，是指心率（主要是心室率）超过了相应年龄的正常心率范围，对正常成人来说是指心率＞ 100 次 / 分。快速性心律失常只有心率达到一定频率时才有临床意义，大多数在 100 次 / 分以上。大多数专家认为，心率＜ 150 次 / 分时引起临床病情恶化的可能性很小，除非患者并存心功能不全。心率增快或者是因为心脏本身的异常（如预激综合征或冠心病），或者继发于心脏之外的原因（如甲亢），有些是对生理性应激（如发热和脱水）的适应，还有一些是精神紧张所致。患者出现快速性心律失常时，应尽量判断心动过速是引起患者临床表现的原因，还是继发于其他疾病所致。

2. 快速性心律失常的发生机制

快速性心律失常可发生于心脏的任何部位，其主要的发生机制有三种：折返激动、自律性增强和触发活动。折返是快速性心律失常最主要的发生机制，主要是存在两条在电生理特性上不同的通道组成折返环路，两条通道分别具有正向和逆向传导功能，在一定条件下就形成反复激动，从而形成快速性心律失常。折返环有大有小，大折返环如预激综合征形成的房室折返性快速性心律失常；小折返环如房室结折返性快速性心律失常。自律性增加是指某些心肌细胞的自发性触及速度的加快。心房、房室结、希氏束和浦肯野纤维等部位的心肌细胞快速除极时，超过正常窦房结的起搏点形成快速性心律失常，其主要机制就是自律性增强。触发活动引起的心律失常与心肌细胞的复极期的后除极有关，后除极包括早后除极和迟后除极。

3. 快速性心律失常的分类

急诊快速性心律失常鉴别诊断的关键是分析心律失常的节律是否规整和 QRS 波群的宽窄，根据这两点可以对急诊常见快速性心律失常进行分类（见表 4–1）。大多数的节律规整的快速性心律失常提示源自单一激动点的心动过速。节律不规整的快速性心律失常的形成原因包括期前收缩、各种传导阻滞、多个起搏点或无序的电活动（如房颤）等。如果期前收缩规律性发生或传导阻滞的频率恒定，形成心律不齐但节律规整；而由多个起搏点或不规则的电活动所形成的节律一般是绝对不规整（如房颤）。当心室的除极沿着正常传导系统推进时，心室激动顺序正常，形成窄 QRS 波群（＜ 0.12 秒），而当心室的激动传导全部或部分位于正常传导系统之外，则会导致心室除极的延缓，形成异常宽大的 QRS 波群（＞ 0.12 秒）。

表 4–1　快速性心动过速的分型（根据 QRS 波形宽窄分型）

<table>
<tr><td rowspan="3">宽 QRS 波形心动过速</td><td>（1）心室纤颤</td></tr>
<tr><td>（2）室性心动过速</td></tr>
<tr><td>（3）QRS 波异常畸形的室上性心动过速（如合并束支传导阻滞或室内传导延迟）</td></tr>
<tr><td rowspan="8">窄 QRS 波形心动过速</td><td>（1）窦性心动过速</td></tr>
<tr><td>（2）心房纤颤</td></tr>
<tr><td>（3）心房扑动</td></tr>
<tr><td>（4）房性心动过速</td></tr>
<tr><td>（5）多源性房性心动过速（MAT）</td></tr>
<tr><td>（6）房室结折返性心动过速</td></tr>
<tr><td>（7）交界性心动过速</td></tr>
<tr><td>（8）旁道介导的心动过速</td></tr>
<tr><td rowspan="3">过早激动的心动过速</td><td>（1）与旁路传导有关的房性心动过速</td></tr>
<tr><td>（2）与旁路传导有关的房扑或房颤</td></tr>
<tr><td>（3）房室折返性心动过速</td></tr>
</table>

4. 快速性心律失常的处理步骤和流程

对快速性心律失常的患者，首要评估是患者临床的不稳定是否为快速性心律失常所致。如果患者出现心率增快引起的相关表现，如急性神志改变、缺血性胸痛、急性心力衰竭、低血压或与快速性心律失常相关的休克体征时，则立即进行同步电复律。对于心室率＜ 150 次 / 分的快速性心律失常，在心功能正常时出现临床不稳定，则很有可能是继发于其他原因，而并非快速性心律失常本身所致。

快速性心律失常评估的第二步就是 QRS 波群的宽窄。临床稳定的窄 QRS 波群的心动过速，如室上性心动过速（简称室上速）、心房纤颤、心房扑动，应使用 12 导联心电图评估心律，看是否 QRS 波群≥ 0.12 秒，再选择适当的治疗方案。对于临床不稳定窄 QRS 波群的心动过速，推荐同步电复律。宽 QRS 波群心动过速是指 QRS 波群波≥ 0.12 秒。最常见的几种类型有：室速或室颤、室上性心动过速伴差异性传导、预激综合征引起的心动过速（逆向型）和起搏介导的心动过速。所有临床不稳定的宽 QRS 波群快速性心律失常应看作室性心动过速，需要立即电复律。若不能马上使用除颤器除颤，对于正在监护的患者，可行心前区拳击复律。若患者的临床稳定，则完成 12 导联心电图分析心律，以决定合适的处理措施并备好除颤器。一旦患者临床状况再次出现不稳定，立即同步电复律或者非同步除颤（多形性室速），以免心律恶化成室颤。心房纤颤时，推荐双相波电复律起始能量 120~200J。若不成功，逐步增加能量。心房扑动和其他室上速，电复律能量稍小，起始能量一般 50~100J。若 50J 未能转复，应逐步增加剂量。单相波除颤器电复律从 200J 开始，若不成功，则逐步增加能量。有脉搏的单形性室速（波形和速率规整），起始能量 100J 的同步的单相或双相波电复律，一般反应良好。若第一次不成功，可逐步增加能量。节律不规整的多形性室速，如 TdP，一般禁止使用同步电复律，应予以高能量的非同步电击（即除颤）。若患者临床不稳定，在不能确定是单形性还是多形性室速，则不要在心律诊断上延误时间，立即予以非同步化电复律（即除颤）。

第三步就是分析快速性心律失常的节律是否规整。节律规整的宽 QRS 波群心动过速很可能是室速或者室上速伴差异性传导。节律不规整的宽 QRS 波群心动过速可能是心房纤颤伴差异性传导、预激综合征伴心房纤颤（旁路前传）、多形性室速或尖端扭转性室速（TdP）。

（一）宽 QRS 波形心动过速

1. 室性心动过速

（1）心电图特点：①连续出现 3 次或 3 次以上的室性期前收缩，宽大畸形的 QRS 波群（时间≥ 0.12 秒），频率在 140~200 次 / 分，节律均齐或稍不均齐；② T 波与 QRS 主波方向相反；③如能发现窦性 P 波，则窦性 P 波频率较慢，P 波与 QRS 波无关；④可见心室夺获或 / 和室性融合波；⑤具有起止突然的特点，每次以期前收缩的形式开始，以代偿间歇的形式结束。根据室速的 QRS 波形态可分为单形性室速（其波形始终呈一致形态）（见图 4–7a）和多形性室速，后者的波形不尽相同并可不断变化（见图 4–7b），电压也可时而增高时而降低。此型又可分为多源性室速、双向性室速和扭转型室速等。

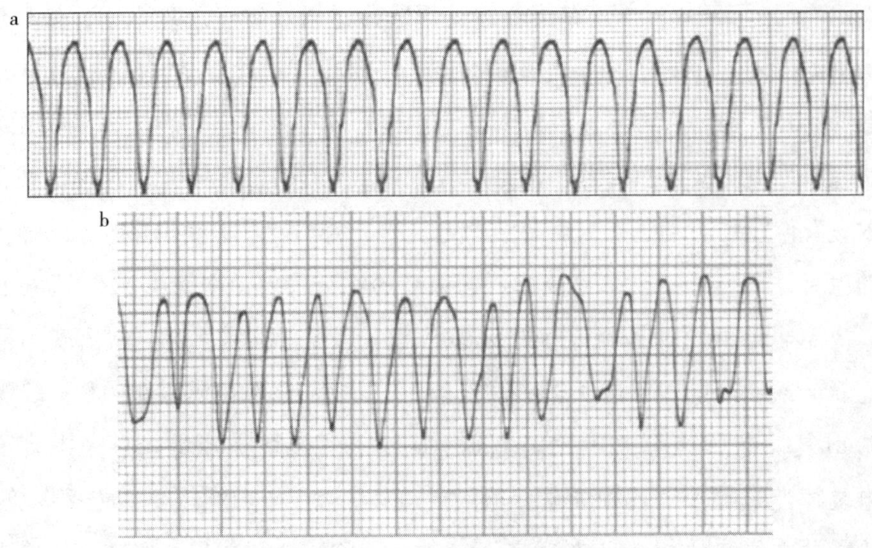

图 4-7　室性心动过速

（2）阵发性室性心动过速与阵发性室上性心动过速伴束支阻滞的鉴别诊断

1）QRS 宽大畸形的心动过速，合并下列情况之一者可能提示为阵发性室上性心动过速：①无器质性心脏病，心动过速反复发作，发作时对心脏功能影响不严重；②发作以提前的 P 波开始，P 波与 QRS 波群有关，说明激动起源于心房或房室交界区；③阵发性心动过速时节律绝对规整；④心动过速发作前后，窦性激动的 QRS 波群亦宽大畸形，并与发作时形态相同；⑤按压颈动脉窦时，可能为立即恢复窦律或无反应。

2）合并下列情况之一可能为阵发性室性心动过速：①原有严重的器质性心脏病；②心动过速发作后迅速出现心衰或休克；③发作以提早的宽大畸形的 QRS 波群开始，之前无相关 P 波；④ R-R 间隔不太规则；⑤房室脱节，房率大于室率；⑥发作间歇时可见同源性室性期前收缩；⑦出现心室夺获和室性融合波（该特征出现，基本确诊为阵发性室性心动过速）；⑧出现多源、双向及扭转型室性心动过速；⑨按压颈动脉窦对心率无影响。

（3）发病机制

1）心室折返：①心室晚电位（VLP）：心室肌内存在缓慢的不同步传导，致心肌某局部电活动延迟，位于 QRS 主波后的舒张期（如心肌梗死），用时间叠加原理通过信号平均技术再经高通滤波处理，可记录到 QRS 终末部 ST 段中的高频低振幅的电活动。阳性标准：滤波后 QRS 终末 40ms 的平均电压幅值＜ 25μv；终末 40μv 的间期＞ 40ms；处理后并排除心室内阻滞间期＞ 120ms。VLP 阳性与持续性室速有关与室颤无关，阴性的预告价值高于阳性的预告价值；②复极延缓（QT 延长）与 QT 离散度（QTd）：复极延缓致 QTd 增大而引起多环路折返可致多形室速；离散度为常规 12 导联心电图中最长 QT 与最短 QT 之差，QT 延长伴 QTd 增加的心律失常危险性增加，反之并不增加，如胺碘酮，可明显降低 QTd。

2）心室自律性增高：并行心律及加速性心室自主节律。

3）触发活动：该冲动由一正常动作电位触发，而不是自觉发生，是膜电位的震荡。总是在一次正常的动作电位后发生，故称为后除极或后电位。①早期后除极：发生在动作电位平台期或3相早期；②晚期后除极：发生在复极完成或接近完成即3相位后。

2. 宽QRS心动过速鉴别诊断

宽QRS心动过速是临床上经常遇到的疑难问题，需要仔细的研究患者的临床资料和心电图特征诊断。对于极少数患者最后可能只有通过心脏电生理检查才能确诊。由于室上性心动过速和室性心动过速产生的病理生理基础不同，因而各自的临床表现也有不同。如室上性心动过速主要是房室结双径路和房室旁路所致，一般无其他器质性心脏病，即使房速、房扑或房颤，其病理改变基本上也多与各种原因所致的心房病理改变有关。因而室上速时，血流动力学较稳定，可以耐受较高频率的心动过速，用刺激迷走神经的方法或静脉注射ATP可明显阻滞房室结传导而终止心动过速；相反室性心动过速多数可能有器质性心脏病（如心肌梗死、心肌病等），心动过速时血流动力学不稳定，出现血压下降、心力衰竭，甚至晕厥或心搏骤停，一般心率较慢，多在200bpm以下，刺激迷走神经方法或静注ATP无效。由于室上性心动过速和室性心动过速产生的机制和部位不同，在心电图上也有许多不同的特征。最根本的区别是室速起源于心室，它产生的心电向量，与室上速产生的心电向量有所不同，另外室上速的房室传导应为1∶1传导，而室速的房室传导可能是分离的，这是区别两者的心电图基础。但应当注意的是，经旁路前传的逆传型房室折返性心动过速由于心室最早激动点就是旁路插入心室处，因而其心室激动顺序和产生的心电向量与产生于瓣环附近室速非常相似，诊断时更要特别小心。

（1）支持室速的心电图特征：包括：房室分离、心室夺获、室性融合波、心动过速时QRS波形态与窦性心律时室性期前收缩一致等；特别是一些支持VT的QRS形态亦十分重要。

1）无人区电轴（QRS电轴位于−90~−180°）：正常人心室激动时，其心室除极产生的心电轴方向应为右上指向左下，多在60° 左右。室速时如起源点来自左心室的心尖部或游离壁，其心室激动产生的心电轴则自左下指向右上，即指向“无人区“(−90°~±180°)。

2）胸导联QRS波群同向性（V_1~V_6都出现正向或负向QRS波）：当室速的起源点来自心室前壁或心尖部时，V_1~V_6都呈现负向QRS波，相反，当室速的起源点来自后壁时，V_1~V_6都呈现正向QRS波。

3）RBBB图形伴以下之一：①QRS波宽＞0.14秒；②V_1导联呈单向或双峰波，伴R＞R’或电轴左偏及V_6 R/S＜1。这是因为右心室激动时间在整个心动周期中较短，因而右束支阻滞时，QRS 间期一般＜ 0.14 秒，如果＞ 0.14 秒则支持是室速。右束支阻滞时，因最晚激动部位在右心室，故在右胸导联（V_1）上的 QRS 波应呈右兔耳型，即 rsR’型，也就是 R_1，另外电轴多为右偏，如不符合上述典型右束支阻滞图形，则支持是室速。

4）LBBB 图形伴以下之一：① QRS 波宽＞ 0.16 秒；② V_1 导联 R 波＞ 30 毫秒；③ V_6 导联出现任何 Q 波；④ QRS 波起点至 S 波底部＞ 60 毫秒；⑤ V_1 或 V_2 导联 S 波下降支出现切迹；⑥电轴右偏。这是因为左心室激动时间在整个心动周期中占时较长，故 QRS 波时限在 LBBB 时要比 RBBB 时要宽，但一般＜ 0.16 秒，LBBB 时，心室激动的心电向量应从右室指向左室，因而除了在心室间隔激动时可在 V_1 导联上产生一个小 r 波外，不应有过高过宽的 R 波；同理，V_6 导联上也不应出现大 Q 波。因 R 波起点至 S 波底部时间（RS 时间）主要反应右室激动时间，故 LBBB 时 RS 时间应＜ 60 毫秒；LBBB 时，V_1 或 V_2 导联上的 S 波的下降支不应有切迹，但室速时，因激动不经传导系统传导而直接从右心室经室间隔向左心室传导，故 S 波的下降支可能出现切迹；同样，LBBB 时电轴多应左偏。如心动过速的 QRS 波的形态不符合典型的 LBBB 图形时，则支持是室速。

（2）支持室上速的 ECG 特征：包括宽 QRS 波前后有相关 P 波、窦律时存在室上性期前收缩伴差传、束支阻滞或预激、伴随典型的束支阻滞图形和对刺激迷走神经刺激的反应等。同样，支持室上速的 QRS 形态可分为呈 RBBB 或 LBBB 时的 ECG 特征。

（1）RBBB 图形伴以下表现：① V_1 呈 rsR’型；②起始向量与窦律时一致；③ QRS 波宽≤ 0.12 秒。

（2）LBBB 图形伴 QRS ≤ 0.14 秒。

（3）常用的鉴别诊断方法：在宽 QRS 心动过速的诊断和鉴别诊断研究中，人们一直希望探索一种简便、准确可靠的方法或流程，已经取得了一定的成效，如 Wenllens 法、Kindwall 法、Griffith、Brugada 法和 Vereckei 法等。但目前各种诊断方法或流程仍不是尽善尽美，少数宽 QRS 心动过速患者即使采用上述所有方法也可能很难做出准确的诊断，需要结合临床从多方面、多视角综合分析判断，必要时需行心内电生理检查才能最终明确诊断。

3. 宽 QRS 波形心动过速的防治策略原则

治疗原则：宽 QRS 心动过速，如果患者已经出现血流动力学紊乱，那么治疗上应该首选同步直流电复律，复律后再进一步分析患者的诊断。对大多数血流动力学稳定的患者，可以明确诊断后根据诊断结果选择有针对性的药物；如果诊断不十分明确，应该根据预后严重者优先的原则，先按室性心动过速处理。事实上，在宽 QRS 心动过速中室性心动过速占了 80%~85% 以上，因此可选用利多卡因、普鲁卡因酰胺、心律平、胺碘酮等药物。利多卡因对室性心动过速的有效率高达 80%，同时对室上性心动过速和旁道传导无明显的不利影响；普鲁卡因酰胺对室性心动过速的终止效果较好，同时可抑制房室结传导、阻断旁路传导，对室上性心动过速也有效，因此被推荐为“中性治疗”的首选用药，也可以用心律平或胺碘酮（可达龙）。对顽固性的病例，可用直流电复律。如果怀疑室上性心动过速可能性大，可以用腺苷快速静脉推注，该药强力抑制房室结传导，能终止几乎所有有房室结参与的折返性室上性心动过速，并且其作用是超短效的，副作用会很快消失，不至于对室性心动过速或是旁道前传的心动过速造成影响。但严禁使用异搏定或洋地黄进行实验性治疗，因为可能会造成心室颤动等严重后果。总之，对于宽 QRS 心动过速，治疗原则是尽可能明确诊断后选用针对性药物治疗；对不能肯定者，首先应按室性心动过速处理或选用“中性治疗”药物；对有血流动力学紊乱者或血流动力学稳定但诊断不明并且呈顽固性发作者，应选同步直流电复律。

4. 无脉性室性心动过速和心室颤动（图 4–8）

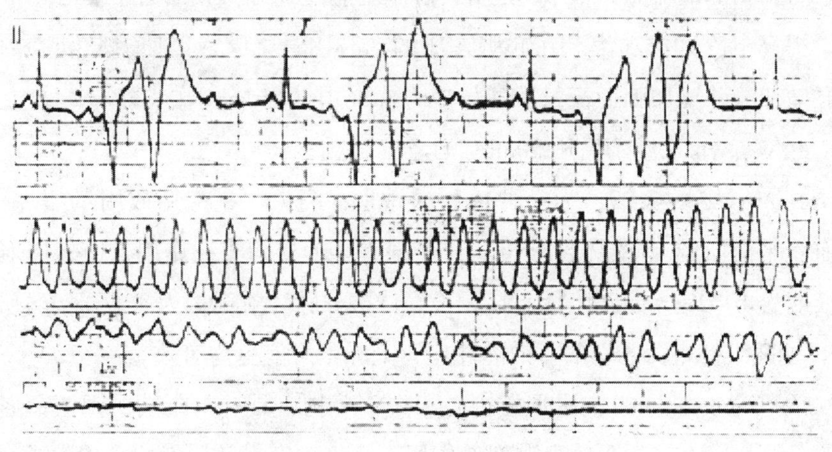

图 4–8 心室扑动、心室颤动

患者，男性，68 岁，冠心病，心电图第 1 条示高度房室传导阻滞（4∶1）伴频发成对室性期前收缩呈三联律及短阵室性心动过速（非持续性）；第 2 条示室性心动过速、心室扑动；第 3 条示心室颤动（粗颤）；第 4 条示心室颤动（细颤）后呈一条直线为心脏停搏

心室扑动与心室颤动

1）概念：心室扑动与心室颤动是严重的异位心律，心室丧失有效的整体收缩能力，而是被各部心肌快而不协调的颤动所代替。两者的血流动力学的影响均相当于心室停搏。心室扑动常为心室颤动的前奏，也常是临终前的一种致命性心律失常。

2）治疗原则：①直流电复律和除颤为治疗室扑和室颤的首选措施，应争取在短时间内（1~2 分钟）给予非同步直流电除颤，一般用 300~400Ws 电击，若无效可静脉或气管注入、心内注射肾上腺素或托西溴苄铵（溴苄胺）或利多卡因，再行电击，可提高成功率。若在发病后 4 分钟内除颤，成功率 50% 以上，4 分钟以后仅有 4%。若身边无除颤器应首先作心前区捶击 2~3 下，捶击心脏不复跳，立即进行胸外心脏按压，70~80 次 / 分；②药物除颤，利多卡因静脉注射或普鲁卡因胺。若是洋地黄中毒引起室颤，应用苯妥英钠静脉注射；③经上述治疗恢复自主心律者，可持续静脉滴注利多卡因或普鲁卡因胺维持。此外，托西溴苄铵（溴苄胺）、索他洛尔、胺碘酮静脉滴注，也有预防室颤良好疗效。洋地黄中毒者可给苯妥英钠；④在坚持上述治疗的同时要注意保持气道通畅，坚持人工呼吸，提供充分氧气；⑤在抢救治疗的同时，还应注意纠正酸碱平衡失调和电解质紊乱。因为室扑、室颤持续时间稍长，体内即出现酸中毒，不利于除颤。此时可给 11.2% 乳酸钠或 4%~5% 碳酸氢钠静脉滴注；⑥若条件允许亦可插入临时起搏导管进行右室起搏。

3）无脉性室速或室颤在 CPR 过程中使用的主要药物

A. 肾上腺素（epinephrine）：具有 α 与 β 肾上腺能受体兴奋的作用，有助于自主心律的恢复；其 α- 受体兴奋作用可使外周血管阻力增加，而不增加冠脉和脑血管的阻力，因而可增加心肌和脑的灌流量；其 β- 受体兴奋作用能增强心肌收缩力，使心室纤颤由细颤转为粗颤，提高电除颤成功率。在心脏按压的同时用肾上腺素能使冠脉和心内、外膜的血流量明显增加，并增加脑血流量。建议成人标准用量为 1mg/ 次（静脉 / 骨内），必要时 3~5 分钟重复给药，每次给药后用 20ml 生理盐水冲击。

B. 加压素（vasopressin）：为一种抗利尿激素，当大剂量应用或用量超过正常量时，可作用于血管平滑肌的 V_1 受体，产生非肾上腺素样的血管收缩作用，使外周血管阻力增加。其半衰期为 10~20 分钟，比肾上腺素长。首次静脉注射剂量为 40U。实验研究表明加压素在 CPR 期间维持生命器官的血液灌注比肾上腺素可能更为有效。

C. 胺碘酮（amiodarone）：属Ⅲ类抗心律失常药物，具有阻断钠、钾、钙通道和轻度非竞争性的 α 及 β 肾上腺素受体阻滞剂的作用。且具轻度Ⅰ及Ⅳ类抗心律失常药性质。主要电生理效应是延长各部心肌组织的动作电位及有效不应期，有利于消除折返激动。抑制心房及心肌传导纤维的快钠离子内流，减慢传导速度。减低窦房结自律性。对静息膜电位及动作电位高度无影响。对房室旁路前向传导的抑制大于逆向。由于复极过度延长，心电图有 Q–T 间期延长及 T 波改变。静注有轻度负性肌力作用，但通常不抑制左室功能。对冠状动脉及周围血管有直接扩张作用。可影响甲状腺素代谢。可用于室颤和无脉性室速 CPR 中连续 3 次有效放电除颤并在加用肾上腺素后再次除颤未能成功复律者：①即刻用胺碘酮 300mg 静脉注射，以 5% 葡萄糖稀释，于 10 分钟注射完毕（切忌快速推注），然后再次除颤；②如仍无效，可于 10~15 分钟后重复追加胺碘酮 150mg，用法同前；③室颤转复后，胺碘酮可静脉滴注维持量。在初始 6 小时内以 1mg/min 速度给药，随后 18 小时内以 0.5mg/min 速度给药，第 1 个 24 小时内用药总量（包括静脉首次注射、追加用量及维持用药）一般控制在 2000mg 以内；④第 2 个 24 小时及以后的维持量一般推荐 720mg/24h，即

0.5mg/min。维持量的用法要根据病情行个体化调整。

D. 利多卡因（lidocaine）：近年来利多卡因对于顽固性室颤和无脉性室速的治疗只作为胺碘酮的替代药物。预防性应用利多卡因来降低心室颤动目前已基本被摒弃。

E. 溴苄胺（bretylium）：溴苄胺治疗心室纤颤（VF）或无脉性室速（VT）已被有效又有更为安全的药物如胺碘酮等来代替，近年来临床很少应用。

（二）窄 QRS 波形心动过速

窄 QRS 波形心动过速包括阵发性室上性心动过速（房性、交界区）和窦性心动过速及快速心室率的房颤或房扑等。其中窦性心动过速是一种对各种刺激或拟交感类药物的反应，通常不需要特殊治疗，主要针对潜在病因进行识别并进行相应治疗。

1. 心电图特点

（1）室上性心动过速：连续出现 3 次或 3 次以上的室性期前收缩，宽大畸形的 QRS 波群（时间≥ 0.12 秒），频率在 140~200 次 / 分，节律均齐或稍不均齐；T 波与 QRS 主波方向相反；如能发现窦性 P 波，则窦性 P 波频率较慢，P 波与 QRS 波无关；可见心室夺获或 / 和室性融合波；具有起止突然的特点，每次以期前收缩的形式开始，以代偿间歇的形式结束。

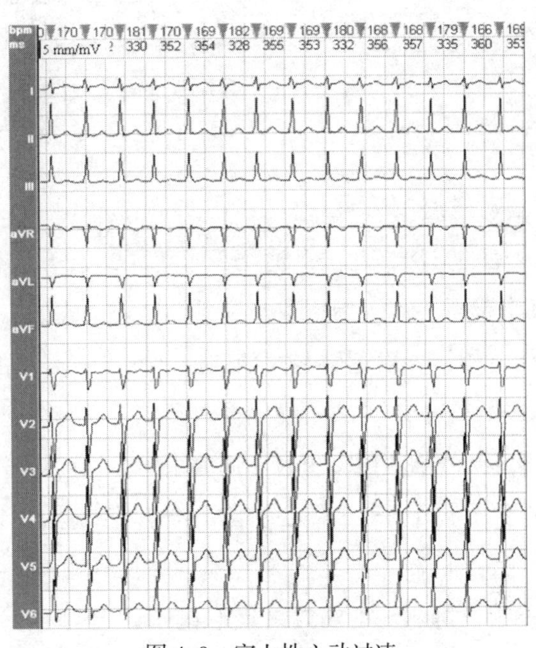

图 4-9 室上性心动过速

（2）快心室律的房颤或房扑：心房扑动与颤动的病因基本相同，最常见者为风湿性心脏病、二尖瓣狭窄，其次是冠心病、甲亢性心脏病、心肌病（包括克山病）、心肌炎、高血压性心脏病。其他还有缩窄性心包炎、病态窦房结综合征等。少数阵发性房颤找不到明显病因，称特发性房颤。近年来有人认为可能与病毒感染或传导组织退行性变或植物神经功能不稳定等因素有关。心房扑动：① P 波消失、代以形态、间距及振幅绝对规则，呈锯齿样的心房扑动波（F 波）。频率每分钟 250~350 次；②最常见的房室传导比例为 2∶1，产生每分钟 150 次左右快而规则的心室律，其次是 4∶1 的房室传导比例，形成每分钟 70~80 次的心室率。有时房室传导比例不恒定，引起不规则的心室律；③ QRS 波群形态多与窦性心律相同，也可有心室内差异性传导。心房颤动：① P 波消失，代以形态，间距及振幅均绝对不规则的心房颤动波（f 波），频率每分钟 350~600 次；② QRS 波群间距绝对不规则，其形态和振幅可常有不等。一般情况下房颤属于良性心律失常，很少会对患者造成生命威胁，但是房颤或房扑若合并较快的心室率、并预激综合征具有下列情况者其危险性增加需紧急处置。

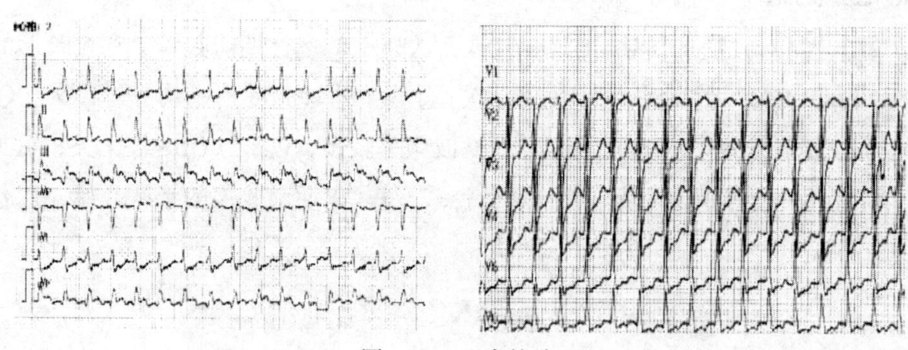

图 4–10　心房扑动

2. 治疗原则

（1）阵发性室上性心动过速

1）刺激迷走神经末梢的方法，此法多适用于青年人，老年人不用。①请患者屏气后用力呼气；②刺激咽部引起恶心；③指压或按摩颈动脉窦，先试右侧 10 秒，如无效再试左侧 10 秒，切勿两侧同时加压，以免引起大脑缺血。此方法必须由医生操作；④指压眼球，也是先右后左，每次不超过 10 秒，不能用力过猛，否则有引起视网膜剥离的危险。

2）维拉帕米（异搏定）静脉注射，患者 2 周内未用 β– 受体阻滞药者可作首选。

3）毛花苷 C（西地兰）对于 PSVT 伴心功能不全者应首选，但预激综合征有 QRS 波宽者禁用。

4）胺碘酮加葡萄糖液，静脉注射。效果较毛花苷 C（西地兰）快，比维拉帕米（异搏定）慢，但副作用极少，原因是相当多的室上性心动过速系经房室结折返性，而静注胺碘酮主要作用在房室结上，故可阻断 PSVT。

5）三磷酸腺苷（ATP）该药对窦房结和房室结均有明显抑制作用，对经房室交界区折返的 PSVT 有效。该药半衰期很短，仅有 30 秒，故若无效，3~5 分钟后可重复静脉注射。为防止严重窦性静止、房室传导阻滞，可与阿托品联合静脉推注。老年人及病窦综合征者禁用。

6）超速或配对起搏各种药物治疗无效者，可经食管或心房内超速或配对起搏以中止心动过速发作。

7）紧急情况时，如急性心衰、休克等，有条件可用同步直流电复律。

8）经导管射频消融术安全有效，并发症少，可有效治疗大多数患者。

（2）快心室律的房颤

1）药物治疗：目前药物治疗依然是治疗房颤的重要方法，药物能恢复和维持窦性心律，控制心室率以及预防血栓栓塞并发症。

转复窦性心律（正常节律）药物：对于新发房颤因其在48小时内的自行复窦的比例很高（24小时内约60%），可先观察，也可采用普罗帕酮或氟卡胺顿服的方法。房颤已经持续大于48小时而小于7天者，能用静脉药物转律的有氟卡胺、多非利特、普罗帕酮、伊布利特和胺碘酮等，成功率可达50%。房颤发作持续时间超过一周（持续性房颤）药物转律的效果大大降低，常用和证实有效的药物有胺碘酮、伊布利特、多非利特等。

控制心室率（频率控制）的药物：控制心室率可以保证心脏基本功能，尽可能降低房颤引起的心脏功能紊乱。常用药物包括：①β-受体阻滞剂：最有效、最常用和常常单独应用的药物；②钙通道拮抗剂：如维拉帕米和地尔硫䓬也可有效用于房颤时的心室率控制，尤其对于运动状态下的心室率的控制优于地高辛，和地高辛合用的效果也优于单独使用。尤其多用于无器质性心脏病或左室收缩功能正常以及伴有慢性阻塞性肺疾病的患者；③洋地黄：在紧急情况下控制房颤心室率的一线用药，目前临床上多用于伴有左心衰时的心室率控制；④胺碘酮：可降低房颤时的心室率，不建议用于慢性房颤时的长期心室率控制，只是在其他药物控制无效或禁忌时、在房颤合并心力衰竭需紧急控制心室率时可首选胺碘酮与洋地黄合用。

2）非药物治疗：房颤的非药物治疗包括电转复（转复窦性心律）、射频消融治疗和外科迷宫手术治疗（彻底根治房颤）。

A. 电复律：是指用两个电极片放置在患者胸部的适当部位，通过除颤仪发放电流，重新恢复窦性心律的方法。电复律适用于：紧急情况的房颤（如心肌梗死、心率极快、低血压、心绞痛、心衰等），房颤症状严重，患者难以耐受，上次电复律成功，未用药物维持而又复发的房颤。电复律不是根治房颤的方法，患者的房颤往往会复发，而且部分患者还需要继续服用抗心律失常药物维持窦性心律。

B. 导管消融治疗：适用于绝大多数房颤患者，创伤小，患者易于接受。

C. 外科迷宫手术：目前主要用于因其他心脏疾病需要行心脏手术治疗的房颤患者，手术效果好，但是创伤大。

D. 抗凝治疗：是预防房颤患者血栓形成和栓塞的必要手段，使用华法林抗凝治疗可以使脑卒中发生的危险性降低 68%；但是抗凝治疗并不能消除房颤，不能改善患者的临床症状如心悸、乏力、心衰等。房颤患者如果有下列情况，应当进行抗凝治疗：年龄≥ 65 岁；以前有过脑卒中病史或者短暂脑缺血发作；充血性心力衰竭；高血压；糖尿病；冠心病；左心房扩大；超声心动图发现左心房血栓。抗凝治疗一定要有专科医生指导，抗凝过度可能导致出血，抗凝强度不够则没有预防作用，长期应用华法林需检测国家标准比值（INR），特别是用药初期，需要反复抽血化验，许多患者不能长期坚持。华法林的作用很容易受到其他药物或饮食的影响，剂量的调整不好掌握。对于一些不能耐受华法林的患者可以用阿司匹林或 / 和氯吡格雷治疗。一些无需监测 INR 的新型抗凝药物如达比加群酯、利伐沙班等陆续在临床应用。

二、缓慢性心律失常

（一）无脉性电活动（PEA）和心脏停搏

1. 无脉性电活动

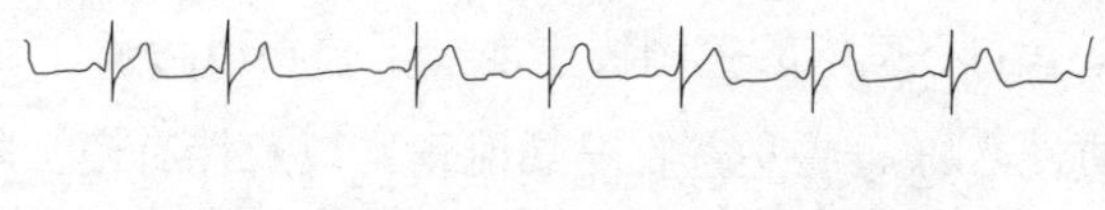

图 4-11　电机械分离（上：心电图；下：心肌收缩力）

（1）无脉性电活动的概念：无脉性电活动（pulseless electrical activity，PEA）指的是有组织心电活动存在，但无有效的机械活动。通常有三种情况：正常张力型 PEA，即心肌只有基线水平收缩；2 假性 PEA，指心肌收缩太弱，但超声可发现主动脉搏动；3 真正 PEA，即所谓电机械分离。此时有电活动而完全没有机械活动。

电机械分离（electro mechanical dissociation，EMD）：电机械分离（EMD）指心电图波形尚可但无有效心排出量所致的各种病理生理过程。分为原发性 EMD 和继发性 EMD。原发性 EMD 是心肌对正常电兴奋不能产生有效收缩。患者常表现为意识突然丧失，此前并无心脏或呼吸道症状。心音和脉搏均消失，动脉内收缩压通常＜ 40mmHg。初始心律失常为窦性心律或交界处心律但很快恶化为室性自主心律、停搏或心室颤动。继发性 EMD 是心脏负荷状态极度改变的结果而非心肌本身收缩力减退。极度降低前负荷、后负荷或者严重阻塞流入道、流出道的疾患均可产生 EMD 的临床症状。原发性电机械分离预后优于继发电机械分离，积极抢救有复苏可能，心电图呈等电位线预后最差，存活出院率仅 2%~5%。

（二）症状性心动过缓

1. 概念

症状性心动过缓（symptomatic bradycardia）是指由于心率过慢（< 60 次 / 分）引起心排血量不足导致心、脑、肾等重要器官及组织灌注不足而引起的一系列症状，其中特别以脑供血不足的相关症状最为突出，如晕厥、近似晕厥、抽搐、头晕、黑蒙，急性改变的精神状态等和以心肌缺血和心肌收缩功能相关症状较为明显，如进行性胸痛、低血压、休克、肺充血、呼吸困难、充血性心力衰竭等，此外，也包括心动过缓引起的疲乏、体力活动耐量下降等全身症状等。

2. 治疗

心动过缓的症状轻微或无症状者通常不需要处理，但是，必要时应该对这些患者进行监测以识别病情是否恶化或出现急性症状性心动过缓时应进行及时治疗。

（1）阿托品：无可逆性原因时，阿托品仍是急性症状性心动过缓的一线药物（Ⅱa 级）。如果患者对阿托品无反应，虽然二线药物如多巴胺、肾上腺素可能成功，仍提示可使用经皮起搏。对有症状性的高度（二度和三度）房室传导阻滞，应立即给予经皮起搏。当有症状的高度房室传导阻滞患者等待临时起搏时可作为临时治疗措施。阿托品对治疗有症状的窦性心动过缓及发生在房室结水平的任何一型房室传导阻滞都有效。对低灌注的患者不应因给予阿托品而延误实施体外起搏。在急性冠脉缺血或心肌梗死时小心使用阿托品，心率增加会使心肌缺血恶化，增加梗死范围。对心脏移植患者，在监测下小心使用阿托品。因为移植心脏缺乏迷走神经分布，阿托品可能无效。二度Ⅱ型和三度房室传导阻滞患者或三度 AV 传导阻滞伴有新出现的宽 QRS 波患者，避免依赖阿托品，这些患者需要立即起搏。

（2）心脏起搏：对有症状性心动过缓经皮起搏是Ⅰ级适应证。当患者病情不稳定时应立即开始实施，特别对那些高度阻滞的患者（莫氏Ⅱ型和三度）。如果对阿托品无反应或患者症状严重，立即开始经皮起搏。尽量找出心动过缓性心律失常的原因。如果经皮起搏无效（如间断夺获），准备经静脉起搏。临时起搏一般不超过 7 天。

（3）可考虑应用的替代药物

1）肾上腺素：对有心动过缓和低血压症状的患者，当阿托品无效或起搏失败后，可静滴肾上腺素（Ⅱb 级）。滴速 2~10μg/min，根据患者的反应调整滴速。

2）多巴胺：具有α和β肾上腺素能作用，可单独给予或在使用肾上腺素同时静滴多巴胺［速率2~10μg/（kg·min）］。根据患者反应滴定剂量。

3）胰高血糖素：一项病例系列研究显示，药物如β受体阻滞剂或钙拮抗剂（过量）引起的院内有症状性心动过缓患者，当其对阿托品无反应时，静滴胰高血糖素（最初3mg，如果需要，3mg/h的速度静滴）可提高患者的心率，改善心动过缓引起的症状和体征。对症状性心动过缓患者不推荐使用异丙肾上腺素和氨茶碱等药物，因为这些药物可致心律失常且增加心肌耗氧等副作用。

第三节　心脏复苏药物应用的进展

合理应用心脏复苏药物是心肺复苏能否成功的一个重要因素，也是心肺复苏研究领域的热点。近年来关于心脏复苏药物应用的试验和临床研究进展做如下归纳。

一、肾上腺素

1. 临床药理作用

肾上腺素（adrenaline，epinephrine，AD）尽管在2010年复苏指南中弱化了高级生命支持（ACLS）中复苏药物的重要性。但是迄今为止，肾上腺素仍然是现代心肺复苏过程中首选药物，主要是基于它对α、β-受体几乎相同的兴奋作用，α-受体兴奋产生外周动脉血管收缩，增加主动脉收缩压和舒张压，增加心肺复苏时冠状动脉和大脑灌注压，从而增加心肌和脑的血液供应，而β-受体兴奋可以提高心率，加强心肌收缩力，其中对α-受体的兴奋作用是心脏复跳的关键机制。当心搏骤停后，有时仅靠胸外心脏按压很难使冠状动脉灌注压达到15mmHg（2.0kPa），所以必须加用肾上腺素能药物。

2. 应用方法

AHA心肺复苏指南推荐首次给药的标准剂量为1mg（静脉注射/骨内注射），每3~5分钟重复给药1次；如果未能及时建立静脉通道可以气管内给药，每次2~2.5mg。心内注射只能应用于开胸心脏按压或无其他给药途径时施行，且注射时需中断体外胸部按压和通气操作。

3. 在ACLS中应用指征

至于肾上腺素在心搏骤停时的应用指征则仍继续沿用过去指南推荐的四种情况：心室纤颤（ventricularfibrillation，VF）、无脉搏室性心动过速（pulseless VT）、心搏停止（asystole）、无脉搏电活动（pulseless electrical activity，PEA）。

4. 临床应用评价

肾上腺素适用于任何原因导致的心脏骤停的抢救，主要治疗作用机制是其 α_2- 肾上腺素受体兴奋作用，通过血流再分布效应优先保证心肌和大脑的供血，从而提高心肺复苏成功率。但是肾上腺素的 β_2- 受体激动将会进一步增加心肌做功、加快心率，增加心肌氧耗不仅易促发心功能不全，而且可导致氧供和氧需失去平衡，并在复苏后期可能导致高肾上腺素状态，因此在心肺复苏成功的同时也将导致心肌损伤加重。此外大剂量肾上腺素易致心室内压过高，使心肌血流外向性分布，减少心内膜下心肌供血。

近年来，对肾上腺素有效性的评价更多聚焦于复苏后的远期预后，而且目前研究的观点认为，肾上腺素可能增加心肌功能障碍，干扰大脑微循环，对心搏骤停患者的远期存活率和存活质量不利。在动物试验的基础上，Jasmin 等在 2012 年发表了一项回顾性研究，研究中发现肾上腺素的累积剂量的增加将增加病死率。同期，Olasveengen 等进行的临床试验表明，肾上腺素可以改善短期存活率，但是降低了出院率和带来了不良的脑功能影响。在心肺复苏时多少剂量的肾上腺素最适当，目前看法不一。据欧洲 Gueugniaud 等对院外心搏骤停 3327 例随机分为大剂量肾上腺素（5mg，每 3 分钟重复给药，可达 15 次）的 1677 例和标准剂量肾上腺素（1mg，每 3 分钟重复给药）的 1650 例，进行比较分析表明，两组 24 小时存活率无显著差异。据大多数学者研究认为大剂量肾上腺素并不增加其存活率，因此目前不推荐常规使用大剂量肾上腺素。

Resuscitation 发表的一篇关于肾上腺素给药间隔的回顾性综合分析发现，与 2010 年复苏指南建议的每隔 4~5 分钟给药间隔相比较，肾上腺素给药时间间隔越长，复苏患者出院存活率越高，而且这个结论适用于各种心律失常（可除颤与不可除颤）发生心搏骤停患者，肾上腺素给药时间间隔将成为又一个新的研究切入点。

二、血管加压素

1. 临床药理作用

血管加压素（vasopressin）实际上是一种抗利尿激素，为 9 肽激素，是神经垂体激素。其在心肺复苏时的作用，主要是通过兴奋 V_1 受体和 / 或加强内源性儿茶酚胺的血管收缩作用而增加外周血管张力，使皮肤、骨骼肌、胃肠道、脂肪组织的血管收缩，血流量减少，而使脑和冠状动脉血流量增加。动物试验显示，血管加压素能显著增加冠状动脉灌注压（CPP）、心肌血流量和脑血流量，而不降低肾血流量。此外它还可增加室颤波幅度和频率，提高电除颤成功率。而且该药无 β 肾上腺素能样作用，故不会引起心肌耗氧量增加。血管加压素的半衰期为 10~20 分钟，这较心肺复苏时肾上腺素的半衰期为长。

2. 应用方法

首次剂量血管加压素为 40U 或 0.8U/kg 静脉注射，如未恢复自主循环，5 分钟后可重复一次，心搏骤停时，血管加压素亦可气管内滴入，剂量为静脉用量的 2 倍。

3. 在 ACLS 中应用指征

加压素在心搏骤停时的应用指征则与肾上腺素的相同，即：心室纤颤（VF）、无脉搏室性心动过速（pulseless VT）、心搏停止（asystole）、无脉搏电活动（pulseless electrical activity，PEA）。对于使用肾上腺素以后仍心搏停止者加压素可能有效。

4. 临床应用评价

血管加压素目前被认为是在 CPR 期间可替代肾上腺素的一种药物，被建议在 CPR 中应用，但其临床效应仍未完全确定。复苏成功患者的内源性加压素水平明显高于未能建立自主循环患者，这提示外源性加压素可对心搏骤停患者有益，而且加压素在自主循环恢复后也不引起心动过缓。据研究，重复投给加压素对维持冠状动脉灌注压高于临界水平的效果比肾上腺素好，而这一压力水平的维持与自主循环恢复（ROSC）密切相关。

最近的一项大规模多中心的随机临床研究表明，对于院外成人心搏骤停的患者予以 40U 血管加压素或 1mg 肾上腺素，如果需要时再使用肾上腺素。在 1186 个患者中，589 例接受血管加压素，597 例接受肾上腺素，结果发现两组室颤及无脉电活动的患者住院生存率方面无差异；然而在心脏停搏的患者中，血管加压素组的住院生存率和出院生存率均明显增加，但两组脑功能恢复无差异。研究认为在室颤和无脉电活动的 CPR 中，血管加压素和肾上腺素的效果无差异，而在心脏停搏中，血管加压素要优于肾上腺素；对难治性 CPR，在血管加压素后使用肾上腺素可能会较单独使用肾上腺素效果要更好。

据研究表明，加压素和肾上腺素两者对心脏停搏短时间内治疗效果相似，若心脏停搏时间较长，则加压素疗效似乎较好。这是因为酸血症时肾上腺素样缩血管药物作用迟钝，而加压素作用不受影响。

单独应用血管加压素或肾上腺素无法改善院内心搏骤停患者的生存，在心肺复苏中联合用药可以取得更佳的治疗效果。Mulligan 等通过对心搏骤停患者的研究发现，联合应用肾上腺素和血管加压素具有协同增效的作用，与单独使用这两种药物比较而言，联合用药更有利于增加 CPP。如果在联合应用血管加压素、肾上腺素的基础上再加用小剂量的硝酸甘油，能够明显增加心脏和大脑等重要器官的血供。

总之，血管加压素是一种有效的血管收缩药，可作为除肾上腺素外的另一种备选的药物，故在 2005 新指南将两者都列入治疗方案中，即推荐可以使用一剂加压素（40U）来代替等效的第一剂（1mg）或第二剂（1mg）肾上腺素。

三、胺碘酮

1. 临床药理作用

胺碘酮（amiodarone）在心肺复苏过程中抗心律失常方面起到举足轻重的作用。胺碘酮是广谱抗心律失常药，属Ⅲ类抗心律失常药，但也具有其他三类（Ⅰ、Ⅱ、Ⅳ类）抗心律失常药的电生理特性。

（1）阻断钠离子通道：胺碘酮阻断失活状态的 Na^+ 通道，减慢心脏动作电位最大超射速度（Vmax），减慢心室及心房肌的传导速度。其阻断效应呈频率依赖性。在膜电位降低时，失活状态的钠通道比例增加，因此在严重心肌受损时静注胺碘酮需谨慎。

（2）阻断钾离子通道：胺碘酮阻断延迟整流钾通道（I_K），I_K 可表现为快延迟整流（I_{Kr}）和慢延迟整流（I_{Ks}），以 I_{Ks} 为主，明显延长心房、房室结及心室的动作电位时程（APD）及有效不应期（ERP），延长旁路前向及逆向 ERP，同时增加 ERP/APD 的比值。当发生心动过速时，胺碘酮通过延长 APD 及 ERP，使心动过速被终止；在正常心率或缓慢心率时，胺碘酮增加 ERP/APD 的比值，防止因 APD 延长、早期后除极（EAD）、晚期后除极（DAD）而导致的触发性心律失常的发生。胺碘酮对 QRS 的影响呈频率依赖性，即在心率加快时 APD 和 ERP 延长明显，心率减慢时对 APD 和 ERP 影响较小。研究证实，胺碘酮除延长 APD 外，尚能明显减小负极离散性。因此胺碘酮使心肌复极均匀，消除由于复极离散性增加所致的单向传导阻滞，从而抑制折返性心律失常的产生。

（3）阻断钙离子通道：胺碘酮还可抑制开放的 L2 型 Ca^{2+} 通道，减少慢反应组织的 Vmax，减慢房室结前向、逆向传导及希氏束传导，此效应成频率依赖性。目前已证实，早期后除极（EAD）和延迟后除极（DAD）由 L2 型 Ca^{2+} 通道介导，其所致的触发活动与尖端扭转型室性心动过速（Tdp）密切相关。胺碘酮能通过抑制 L2 型 Ca^{2+} 通道而抑制后除极引起的触发活动，因此在临床实践中，胺碘酮虽可显著延长复极化时程，但罕见 Tdp 的发生，而且可用于治疗 QT 间期延长所致的 Tdp。

（4）α、β- 受体阻断作用：胺碘酮可非特异性地阻断 β- 受体，被证实是目前唯一能降低心肌梗死病死率的抗心律失常药，β- 受体阻滞作用可能是其降低心肌梗死后病死率的机制之一。胺碘酮还可非竞争性阻断 α- 受体，因此可扩张冠状动脉而增加心脏供血，扩张外周动脉降低外周阻力，降低血压，减少心肌氧耗，而对心排血量无明显影响。

（5）抗颤作用：胺碘酮作为抗颤动药，同时具有提高心室电稳定性及抗异位搏动的作用，能提高正常心肌及缺血心肌的心室颤动阈值，防止缺血性及缺血再灌注性室颤的发生，对缺血性心肌病的作用尤为明显。

综上所述，胺碘酮不仅对室性心律失常（包括室速和室颤）有效，而且对室上性心律失常也有效，并且对血流动力学无明显影响。

2. 在 ACLS 中应用指征

（1）可用于经电击 CPR 后虽用肾上腺素或加压素等药物无反应的室颤（VF）或无脉性室性心动过速（VT）；临床研究证实胺碘酮可提高存活率，提高室颤和血流动力学不稳定室速（VT）患者的电除颤反应。

（2）反复再发性室速或室颤（在 24 小时内 2 次或更多发作）。

（3）血流动力学稳定的室速（VT）时，胺碘酮可作为药物复律的选择之一。此外对多形性室速，不明原因的复杂性心动过速等也可试用。

（4）急性心肌梗死伴有持续性单形性室性心动过速并排除由胸痛、肺充血和低血压等原因引起者。更适于伴心功能不全的心律失常患者，如伴射血分数小于 40% 的心律失常时，胺碘酮应作为首选的抗心律失常药物。

（5）也可作为顽固性阵发性室上性心动过速电击复律的辅助治疗、心房纤颤的转复药物。

3. 应用方法

（1）胺碘酮对心搏骤停患者，若 CPR、电击及升压药无反应的室颤和无脉性室速患者的首次剂量为 300mg 溶于生理盐水或 5% 葡萄糖液 20~30ml 后经 1~2 分钟快速推注，3~5 分钟可再追加 150mg，维持量为 1mg/min 持续静滴 6 小时。在 24 小时累积最大剂量为 2.2g。

（2）胺碘酮对非心搏骤停患者的使用方法为，首次剂量 150mg 在 10 分钟内（15mg/min）先静脉推注，后按 1~1.5mg/min 的速度持续滴注 6 小时，以后根据病情逐渐减量至 0.5mg/min 速度持续滴注 18 小时。对反复或顽固性室颤或室性心动过速，必要时可在每 10 分钟重复快速滴注 150mg，建议每日最大剂量不超过 2.2g。使用胺碘酮时不应该耽误第 4 或第 5 次电击或后来肾上腺素的使用。

4. 临床应用评估

动物试验显示，胺碘酮与肾上腺素联合使用时可不降低冠状动脉灌注压和主动脉压等血流动力学参数，提示胺碘酮可导致血管扩张和降低血压，但预先应用血管收缩药就可能预防。Dorian 等对院外 3 次电击的难治性室颤患者 347 例进行随机分为胺碘酮组（180 例）、利多卡因组（167 例），并对照两组的住院存活率，结果发现胺碘酮组的住院存活率明显大于利多卡因组；比较两组的自主循环恢复（ROSC）率，分别是 46%（胺碘酮组）和 25%（利多卡因组），提示胺碘酮对院外电击的难治性室颤患者的住院存活率和 ROSC 率明显大于利多卡因，还发现胺碘酮组与利多卡因组比较，前者对于起始于室颤（VF）的心搏骤停患者的存活率明显高于后者，而且胺碘酮效果对 VF 引起者优于非 VF 引起者（表 4–2）。

表 4-2 胺碘酮与利多卡因对于起始于室颤的心搏骤停存活率的比较

VF 状态	胺碘酮组	利多卡因组	P 值
起始于室颤	25.2%	13.5%	0.02
非起始于室颤	13.5%	0	0.06

（引自：Dorian P，et al.2002）

5. 常见不良反应与使用时注意事项

（1）器官毒性作用：胺碘酮对甲状腺功能、肺功能、肝功能等均有损害作用。在应用胺碘酮负荷剂量时，可能会出现中枢神经系统的症状，如震颤、共济失调、疲倦、失眠、噩梦等。长期治疗后，1% 的患者会出现外周神经病变，有可能为感知和运动障碍。

（2）可引起心动过缓和低血压，这些副作用的发生与药物应用的剂量相关。因此，减少药物剂量可降低副作用发生概率与严重程度。如发生副作用，可通过静脉补充液体、使用增快心率药物以及血管收缩药等给予控制。

（3）也可引起负性肌力作用（negative inotropic effects）：可通过正性肌力药来治疗其副作用。

（4）可造成 QT 间期延长，故不能与可导致 QT 间期延长的药物和普鲁卡因胺一起使用。

四、利多卡因

1. 临床药理作用

利多卡因（lidocaine）属 ⅠB 类抗心律失常药物，其主要作用机制是抑制蒲肯野纤维和心室细胞的钠内流，促进钾外流，对其他部位的心肌作用较弱，具体如下：

（1）降低自律性：治疗剂量的利多卡因能够降低蒲肯野纤维和心室肌的自律性，对心房肌和房室结细胞的作用不明显，并提高阈电位及致颤阈值。

（2）影响传导：利多卡因对希氏束 – 蒲肯野系统的传导速度无明显影响，当发生缺血时，细胞外 K^+ 浓度升高，pH 下降，可明显减慢传导，有利于防止急性心肌梗死后室颤的发生。

2. 在 ACLS 中应用指征

（1）电除颤及注射肾上腺素后，仍持续有室颤或无脉性室速。

（2）血流动力学稳定的单形或多形室速有效，但非首选药物。

（3）控制已引起血流动力学改变的室性期前收缩（PVC）。

（4）当心功能受损，应用胺碘酮无效时可用利多卡因辅助除颤。

3. 应用方法

若室颤和无脉性室速持续存在，首次剂量以 1~1.5mg/kg 的大剂量一次性静注以快速维持有效浓度。对顽固性室性心动过速或室颤必要时在 5~10 分钟后追加推注 0.5~0.75mg/kg，每日总剂量不超过 3mg/kg 或在 1 小时内不超过 200~300mg。CPR 期间应只选用快速性一次推注治疗，复苏成功后可给予 2~4mg/min 静脉滴注。在心排出量下降（如急性心肌梗死、充血性心力衰竭、任何原因所致休克）、70 岁以上老人、有肝肾功能障碍者，首次应给予常用的推注剂量，随后用正常维持输注量的半量。需严密观察药物的效应与毒性。

4. 临床应用评估

利多卡因曾被认为是室性心律失常的一线药物，而近年来的多项研究发现，在急性心肌梗死中预防性应用利多卡因，室速和室颤的发生率降低了，但其死亡率反而增加，这可能与利多卡因导致心动过缓有关。另一临床随机分为利多卡因组和胺碘酮组的比较研究显示，利多卡因组自主循环恢复（ROSC）率降低，心室停搏发生率增高。总之，尽管利多卡因是一种副作用少，且为我们所熟悉的抗心律失常药物，但在心搏骤停患者研究中均未发现它的长期和短期的优于其他药物的作用，因此仅考虑为胺碘酮的替代药物。

5. 不良反应

主要有神经系统症状：包括头昏、嗜睡、兴奋、激动、语言和吞咽障碍，严重者可有短暂视力模糊、肌肉抖动、抽搐、呼吸抑制；心血管症状包括心率减慢、窦性停搏、房室传导阻滞、血压下降，多见于剂量过大者。

五、阿托品

1. 临床药理作用

阿托品（atropine）具有阻断胆碱能神经毒蕈碱受体的作用，可以减轻甚至消除副交感神经对心肌，特别是结缔组织的影响，使窦房结兴奋而增加窦房结的自律性，加快心房和房室交界区传导，使心率加快。

2. 在 ACLS 中应用指征

（1）有症状的心动过缓，包括高度房室传导阻滞患者，在等待起搏器的时候，可静脉用阿托品；目前认为，阿托品是治疗有症状心动过缓的核心药物。

（2）还可用于伴低血压的严重窦性心动过缓或频发室性期前收缩，此时用阿托品来提高心率每分钟 60 次以上时，就可能改善心排血量，有可能降低室早或室颤的发生机会。

3. 应用方法

2010 指南推荐在有脉搏的心动过缓时，成人使用阿托品剂量为静脉注射 0.01mg/kg，可每 3~5 分钟重复应用，最多可用 3mg 或 0.04mg/kg。大多数患者阿托品总剂量 3mg，则可充分阻滞迷走神经作用。对有症状的心搏徐缓症等待起搏器时，阿托品剂量为 0.5mg 静脉注射，可以多次注射，直到总量达到 3mg。阿托品经气管给药也可很好吸收。

4. 临床应用评估

阿托品剂量小于 0.5mg 时，有兴奋迷走神经的作用，可进一步减慢心率，甚至引发室颤。在急性心肌缺血或心肌梗死时，要慎重使用阿托品，因其过度加快心跳可使缺血恶化或梗死灶扩大。

Brady 等用阿托品对 131 例伴血流动力学不稳定的心动过缓（86 例）和房室传导阻滞（45 例）患者的临床研究显示，应用阿托品显示，部分效应者 26 例（19.8%），完全效应者 36 例（27.5%），无效者 65 例（49.6%），不利效应者 4 例（2.3%）。没有证据表明心动过缓或心室停搏型心搏骤停期间阿托品有不利的作用。有证据表明，PEA 或心室停搏期间常规使用阿托品不太可能有治疗益处。因此，2010 年复苏指南中已从心搏骤停流程图删除了阿托品。

5. 慎用或禁忌

阿托品对以下几种情况时应慎用或忌用：

（1）急性心肌缺血或心肌梗死时应慎用阿托品。因致心率过速会加重心肌缺血或扩大梗死范围。

（2）在希氏束 – 浦肯野纤维水平的房室传导阻滞（Ⅱ型房室传导阻滞和伴宽 QRS 波的三度房室传导阻滞）导致的心动过缓，阿托品不具有适应证。

（3）伴心功能不全、前列腺肥大等患者。

六、多巴胺

1. 临床药理作用

多巴胺（dopamine）属于内源性儿茶酚胺类药物，在体内合成去甲肾上腺素的化学前体，同时具有 α 肾上腺素能受体、β 肾上腺素能受体以及多巴胺能受体激动作用。在生理状态下通过 α– 受体和 β– 受体作用于心血管系统，通过释放储存在神经末梢内的去甲肾上腺素作用于外周血管，但这一缩血管作用多被多巴胺受体 2 的活性抵抗，所以在生理状态下多巴胺既是强有力的肾上腺素能样受体激动药，也是强有力的周围多巴胺受体激动药，而这些效应都有剂量依赖性。

多巴胺的受体激活作用呈剂量依赖性：①小剂量多巴胺［2~5μg/（kg · min）］主要兴奋肾、脑、冠状动脉和肠系膜血管壁上的多巴胺受体，增加肾灌注、脑血流、冠脉灌注和内脏血流；同时兴奋心脏 β_1– 受体，有轻度正性肌力作用；②中等剂量

［5~10μg/（kg · min）］时主要激动 β_1- 受体和 β_2- 受体，使心肌收缩力和心搏量增加，心排血量增加，对心肌产生正性肌力作用，但对外周血管阻力未见明显影响，其血压和心率无显著改变；③大剂量［（10~20μg/（kg · min）］时可激动 α- 受体而引起周围血管阻力增加，血压增高；肾血管和内脏血管床收缩；④更大剂量［＞20μg/（kg · min）］则和其他肾上腺素能药物一样，可明显减少内脏器官的血流灌注和肾血管灌注，同时使心率加快，甚至诱发心律失常。

2. 在 ACLS 中应用指征

（1）自主循环恢复（ROSC）后的低血压状态。

（2）伴有症状的心动过缓导致的低血压。

3. 应用方法

多巴胺的起始剂量为每分钟 1~5μg/kg，根据病情调节滴速，至血压、尿量和重要脏器的血流灌注得到改善。推荐的最终剂量范围为每分钟 5~20μg/kg。如果需要 20μg/（kg · min）以上才能够维持血压，则应加入间羟胺或去甲肾上腺素联合应用。

4. 注意事项

多巴胺在碱性溶液中会缓慢失活，用药时防止与碱性药物如碳酸氢钠在同一通道内混合输注，以免其作用受到抑制。

输注剂量过大或滴速过快时可出现心动过速、心律失常或诱发心绞痛或肾功能损伤等。停药时，应逐渐停药或减慢滴注速度，以免产生急性低血压反应。本品只能用静脉滴注，避免药液外溢而致组织坏死。

七、多巴酚丁胺

1. 临床药理作用

多巴酚丁胺（doblltamine）是一种合成的儿茶酚胺类药物，其作用不同于多巴胺间接通过内源性去甲肾上腺素的释放发挥作用，而是直接作用于心脏，其正性肌力作用比多巴胺强。主要通过兴奋 β_1- 受体以增强心肌正性肌力作用，而对 β_2- 受体和 α- 受体作用相对较弱。多巴酚丁胺能直接激动 β_1- 受体以增强心肌收缩力和增加心搏出量，使心排血量增加。大剂量时会使心率加快，并可导致反射性外周血管扩张，可降低外周血管阻力，从而降低心脏后负荷，但收缩压与脉压一般保持不变，或仅因心排血量的增加而有所增加。

与多巴胺不同，多巴酚丁胺不刺激内源性去甲肾上腺素的释放，而较少引起心动过速，故对心肌耗氧量的影响很小，较去甲肾上腺素和多巴胺更有利于心肌氧的供需平衡。只要调整其滴注剂量使其心率不显著增快，通常不会增大心肌梗死范围和诱发心律失常。

2. 在 ACLS 中应用指征

（1）低血压伴肺淤血和左心功能不全又不能耐受血管扩张药物的患者。

（2）伴心力衰竭。

（3）低心排综合征等。

3. 应用方法

多巴酚丁胺的常用剂量为 2~20μg/（kg·min），只能静脉滴注。心率增快超过 10% 时，可引起或加剧心肌缺血，多见于剂量超过 20μg/（kg·min）。故需根据血流动力学监测确定最低有效剂量。临床对心肌梗死后或心脏外科手术时心排血量低的休克患者有较好疗效，优于异丙肾上腺素，且更安全。用于心排血量低和心率慢的心力衰竭患者，其改善左心室功能的作用优于多巴胺。

4. 注意事项

不得与碳酸氢钠等碱性药物混合使用。

八、去甲肾上腺素

1. 临床药理作用

去甲肾上腺素（norepinephrine）是一种强有力的肾上腺素能兴奋剂，主要激动 α- 受体、而对 β_1- 受体作用较弱，对 β_2- 受体几乎无作用。

通过 α- 受体的激动作用，可引起小动脉和小静脉血管收缩，血管收缩的程度与血管上的 α- 受体有关，皮肤黏膜血管收缩最明显，其次是肾血管。对冠状动脉略有舒张作用，主要是由于外周和内脏血管收缩，有利于血流重新分布于心脑等重要器官所致，还由于心脏兴奋，心肌代谢产物腺苷等增加和因血压升高而使冠脉血管灌注压增高也有关。通过激动 β_1- 受体，使心肌收缩加强，心率上升，但作用强度远比肾上腺素弱，故其对心肌耗氧的增加明显低于肾上腺素。因其对外周血管强烈的收缩作用以及使心肌收缩力增强引起供血量增加，使收缩压及舒张压都升高，脉压略加大。

2. 在 ACLS 中应用指征

（1）严重低血压（收缩压＜ 70mmHg）和外周血管阻力低的患者，可使用去甲肾上腺素。

（2）低血容量为相对适应证。

3. 应用方法

去甲肾上腺素的常用剂量：2mg 重酒石酸去甲肾上腺素效价相当于 1mg 去甲肾上腺素。成人去甲肾上腺素的初始剂量为 0.5~1μg/min，逐渐调节至有效剂量，其有效剂量通常为8~12μg/min。维持剂量为2~4μg/min。小儿的初始剂量为0.05~0.1μg/min，以后按需要调节滴数。在高级心血管生命支持（ACLS）剂量范围为0.5~30μg/min。顽固性休克患者可需要8~30μg/min。

4. 临床评估

研究发现，在心肺复苏的早期阶段如加大去甲肾上腺素的用量，会引起血压轻度上升，缺血心肌的耗氧量明显增加，但去甲肾上腺素的优势在于其变时变力效应不及肾上腺素，且心肌耗氧的增加也明显低于肾上腺素。不过另一项临床试验证实，去甲肾上腺素和肾上腺素在复苏成功率和住院期生存率方面没有显著差异。

5. 注意事项

①可造成心肌耗氧量增加，故对缺血性心脏病患者应谨慎应用；②给药时不能在同一输液管内给予碱性药物，以免其失活；③尽量避免其渗漏，以免组织坏死；④逾量或持久使用，可使毛细血管收缩，体液外漏而致血容量减少。

九、磷酸二酯酶抑制药

1. 临床药理与药动学

磷酸二酯酶（PDE）抑制剂是近些年发展起来的新型纠正心功能不全药物，有加强心肌收缩力和扩张外周血管的作用。主要有氨力农（amrinone）和米力农（milrinone），同属PDE抑制剂，作用于PDE Ⅲ型。

氨力农的作用机制是通过抑制心肌细胞和血管平滑肌上的PDE，使心肌细胞内环磷腺苷（cAMP）降解受阻从而增加cAMP的含量，高浓度的cAMP可激活多种蛋白酶，可使心肌细胞膜上的钙通道开放，Ca^{2+}内流导致细胞内钙浓度增高；还可使收缩蛋白磷酸化，特别是肌钙蛋白Ⅰ和肌球蛋白的磷酸化，使肌纤维收缩加强，从而增强心肌收缩力；使肌浆网有关蛋白质磷酸化激活Ca^{2+}-ATP酶，使肌浆网摄取和释放Ca^{2+}增加，达到正性肌力作用。血管平滑肌中cAMP含量的增加促进了肌浆网对Ca^{2+}的重吸收，使细胞内Ca^{2+}浓度下降，降低血管平滑肌张力，导致血管扩张而降低全身血管阻力、肺血管阻力，并可降低心脏前后负荷。

米力农是氨力农的衍生物，作用机理与氨力农相同，相同剂量下前者作用较后者强20~30倍，起效迅速且半衰期较短，只有1.5~2小时，故而现在更常用。米力农的心血管效应与剂量有关，小剂量时主要表现为正性肌力作用，当剂量加大，逐渐达到稳态的最大正性肌力效应时，其扩张血管作用也可随剂量的增加而逐渐加强。米力农较氨力农不易发生血小板减少和肝功能损伤。在心肌收缩力和舒张功能方面，米力农比氨力农也更明显。

2. 在 ACLS 中应用指征

（1）各种原因引起的急、慢性顽固性充血性心力衰竭。

（2）心源性休克。

（3）对儿茶酚胺反应差的患者。

（4）复苏后低心排综合征，尤其是在左室舒张末期压（LVEDP）增加，肺动脉高压和右心衰竭时。

3. 应用方法

（1）氨力农的常用剂量：初始负荷剂量为 0.5~0.75mg/kg，经 10~15 分钟缓慢静脉推注，30 分钟后可重复一次。维持剂量以 5~10μg/（kg·min）静脉滴注，调节至临床效应。每日最大剂量不超过 10mg/kg。血药浓度维持在 2μg/ml 时，心排量可增加 30% 以上。与多巴酚丁胺合用效果可能更好。

（2）米力农的常用剂量：成人初始负荷剂量为 50μg/kg，缓慢静注超过 10 分钟，然后以 0.375~0.75μg/（kg·min）[通常为 0.5μg/（kg·min）] 静脉滴注，维持 2~3 天，每日最大剂量不超过 1.13mg/kg。与多巴酚丁胺合用效果比两药单独应用好，血流动力学的变化更为明显。小儿初始负荷剂量为 50~75μg/min（缓慢静脉注射），静滴维持量为 0.5~1μg/（kg·min）。

4. 临床评估

研究表明米力农并不能减少急性失代偿性心力衰竭患者的住院死亡率和 60 天病死率，反而会增加住院期间新发生心房纤颤或心房扑动，室速（VT）或室颤（VF）和有症状性低血压的发生率。

这些不良反应的发生机制可能与心肌内 cAMP 和 Ca^{2+} 明显增高有关，增高的 cAMP 不仅对心肌细胞有直接毒性作用，还可能单独或与增高的 Ca^{2+} 共同导致触发性房性或室性心律失常。

因此米力农和氨力农等磷酸二酯酶抑制药（PDE）仅适合于治疗急性心力衰竭或慢性心力衰竭患者心功能急性恶化时的短期辅助治疗。米力农长期疗效远不如短期疗效，目前建议，磷酸二酯酶抑制药（PDE）和儿茶酚胺联合使用，或对单独儿茶酚胺等无效或疗效欠佳患者的替代治疗。

5. 注意事项

（1）注射速度过快或过量时，可发生低血压、心动过速、室上性和室性心律失常等，对房扑、房颤患者，因可增加房室传导作用导致心室率增快，宜先用洋地黄制剂控制心室率。

（2）不宜用于严重瓣膜狭窄病变及肥厚型梗阻性心肌病患者。

（3）急性缺血性心脏病患者慎用。

（4）米力农以原型经肾脏排出，对肾功能不全患者应减量。

（5）血小板减少和肝功能损伤或胃肠症状在氨力农多见，而在米力农却少见。

（6）磷酸二酯酶抑制药（PDE）与其他正性肌力药物（如多巴酚丁胺）有协同作用。

十、硝酸甘油

1. 临床药理与药动学

硝酸甘油（nitroglycerin）及其他含硝基药物（如硝普钠）在体内都可产生活性一氧化氮（NO）自由基。NO 有强大的舒张血管及抗血小板聚集、黏附作用。NO 通过激活鸟苷酸环化酶使血管平滑肌细胞内的环鸟苷酸（cGMP）产生增加，增加肌浆网对游离钙的摄取，使肌浆钙浓度降低，而达到松弛血管平滑肌的作用。

其扩张血管的作用与 NO 的生成量相关。低浓度的硝酸甘油对静脉的扩张作用超过动脉，使血液潴留在外周，回心血量减少，降低前负荷，可使心室容积变小，使心室舒张末压降低，而对血管阻力影响很小，动脉压可能稍降，心率不变或稍有反射性加快，肺血管阻力和心排出量稍降。较高剂量使静脉回流进一步减少，并降低小动脉阻力而降低后负荷，使血压及心排出量降低。硝酸甘油通过扩张静脉和动脉降低心脏的前后负荷，从而降低心肌耗氧量，有益于缩小心肌梗死的面积和降低死亡率。硝酸甘油还可使心内膜下血流恢复正常。此作用可能是由于硝酸甘油扩张大的心外膜血管及侧支血管，不影响小血管的自身调节。缺血区由于代谢产物的影响，血管处于扩张状态，因而血流量的增加主要分布到缺血区，而非缺血区血流不增加或稍降低。

硝酸甘油口服因肝脏首过效应，生物利用度仅为 8%，故常用的给药方式为舌下含服，生物利用度 80%，可迅速自黏膜吸收，2~3 分钟起效，4~5 分钟达峰浓度，作用持续 15~30 分钟，半衰期约 4 分钟。硝酸甘油可经皮吸收，其贴片可使药物稳定而持续释放，产生恒定的血药浓度，可持续 24 小时以上，故仅需每日换片一次，可贴于不同部位的皮肤，药物的吸收率并无差别。硝酸甘油的血浆蛋白结合率约 60%，主要在肝脏代谢，中间产物为二硝酸盐和单硝酸盐，终产物为丙三醇。两种主要活性代谢产物 1，2- 和 1，3- 二硝酸甘油与母体药物相比，作用较弱，半衰期更长。代谢后经肾脏排出。

2. 在 ACLS 中应用指征

（1）急性心肌梗死：早期使用可使急性心梗患者死亡率降低 30%，并可缩小心肌梗死范围。

（2）急性心功能不全：可迅速降低肺楔压或左心房压，对肺淤血、肺水肿的心衰患者，缓解症状效果显著。

（3）可疑缺血性心绞痛或不适时首选硝酸甘油作为初始治疗。

（4）肺动脉高压：硝酸甘油不仅可以降低肺楔压，还可调节肺血管的舒缩，可选择性舒张因机体缺氧引起的肺血管收缩。

3. 应用方法

（1）静脉输注：开始剂量 5μg/min 持续静脉滴注，每 3~5 分钟可增加 5μg/min，直到理想的血流动力学和临床效果。如在 20μg/min 时无效可以 10μg/min 递增，以后可 20μg/min。小剂量硝酸甘油（30~40μg/min）主要是静脉扩张，大剂量（150~500μg/min）引起动脉扩张。用药时间持续超过 24 小时可产生耐药性。

（2）舌下含服：一次 0.25~0.5mg，如未缓解时，每 5 分钟可重复应用，每日不超过 2mg。

（3）敷贴剂：将膜敷贴于皮肤上，药物以恒速进入皮肤。作用时间长，几乎可达 24 小时。

（4）气雾剂：喷雾 0.5~1 秒（相当于 0.4mg/ 次），每 5 分钟重复。

4. 不良反应

（1）头痛：可于用药后立即发生，可为剧痛且呈持续性。

（2）偶可发生眩晕、虚弱、心悸和其他体位性低血压的表现，尤其在直立、制动的患者。

（3）治疗剂量可发生明显的低血压反应，表现为恶心、呕吐、虚弱、出汗、苍白和虚脱。

（4）晕厥、面红、药疹和剥脱性皮炎均有报道。

5. 注意事项

（1）反应性心动过速或反应性心动过缓，应避免用于心动过缓和严重的心动过速患者。

（2）可引起低血压，避免收缩压低于 90mmHg，推荐使用硝酸甘油时患者应取坐或卧位。因为低血压可减少冠脉血流而加重心肌缺血的可能性。

（3）加重肥厚型梗阻性心肌病引起的心绞痛。

（4）对下壁心肌梗死应慎用；依赖前负荷的右心室梗死为禁忌。

（5）应慎用于低血容量患者，低血容量可增加诱发低血压的危险性。

（6）硝酸甘油可导致高铁血红蛋白血症或通气 / 血流比值失调等，可引起低氧血症。

（7）硝酸甘油容易产生耐药性而降低其治疗效果，为了避免其耐药应使用能有效缓解急性心绞痛的最小剂量，可间歇给药，必要时每日需有 6~12 小时无硝酸甘油间隔。

（8）静脉滴注时，不要与其他药物混合，而且应使用密封避光输液装置为宜。

十一、硝普钠

1. 临床药理与药动学

硝普钠（nitroprusside）是一种硝基氢氰酸盐，亚硝基配体为其中的活性部分。硝普钠一般通过静脉滴注形式给药，在进入血液以后，它便释放出信使分子一氧化氮（NO），NO可激活血管平滑肌细胞的鸟苷酸环化酶，增加环鸟苷酸（cGMP）的合成，cGMP激活cGMP依赖的蛋白激酶，改变平滑肌中不同蛋白的磷酸化，导致肌球蛋白轻链去磷酸化，后者与维持平滑肌的收缩状态有关，引起血管扩张。

它是一种速效、强效和短效的血管扩张药，可等量扩张动脉和静脉，同时降低心脏的前、后负荷。通过扩张小动脉降低外周血管阻力，减低左室充盈压，增加心排血量，射血分数增加并且左室容量及室壁张力下降，使心肌耗氧减少，同时舒张冠状动脉，增加冠脉血流量，以改善心肌氧供和耗氧之比。但在冠状动脉疾病患者，硝普钠主要作用于冠状动脉循环中阻力血管，故可降低病变局部冠状动脉血流量（冠状动脉盗血）。扩张静脉可提高静脉顺应性，降低左、右心室的前负荷和充盈压，减轻肺淤血从而减少左心室的容量和压力。对于急性心功能不全患者，硝普钠可明显降低左心室充盈压、主动脉收缩压和左心室舒张末压及平均肺动脉压，而心率无明显改变。其对血管运动中枢和交感神经末梢无任何直接作用，也不影响心肌收缩力。

硝普钠静脉注射数秒钟内起效，作用持续仅1~2分钟，血浆半衰期3~4分钟，停止注射后血压在1~10分钟迅速回到治疗前水平。由红细胞代谢为氰化物（后者可参与维生素B_{12}的代谢过程），氰化物在肝脏内代谢为无扩血管活性的硫氰酸盐。后者通过肾排出体外。但是，若肝肾功能不全患者或过速静脉输注或过长时间滴注硝普钠时，可能积蓄氰化物和硫氰酸盐，甚至发生中毒。

2. 在ACLS中应用指征

（1）急性左心衰竭、肺水肿。

（2）治疗严重心力衰竭，特别是急性或难治性心力衰竭时，硝普钠与多巴胺合用，较两药单用更有效。

（3）二尖瓣或主动脉瓣关闭不全导致的急性顽固性心衰。

（4）高血压危象。

（5）复苏后低心排综合征。

3. 应用方法

通常将硝普钠50mg加入于5%葡萄糖溶液500ml中，配制成0.01%溶液静脉滴注。硝普钠的常用剂量：起始剂量为0.1μg/（kg·min），每3~5分钟缓慢向上调节滴速，直至获得预期效果。硝普钠总用量以 1mg/kg 为宜，24 小时极量不能超过 3~3.5mg/kg，否则血液氰化物浓度可达到中毒水平。若 24 小时总用量超过 4~12mg/kg，则可引起死亡。

4. 临床评估

有临床研究表明，对多巴胺反应不好的低排高阻患者，应用硝普钠治疗有效，但不减少死亡率。对于由主动脉瓣关闭不全和二尖瓣反流导致的顽固性心力衰竭，硝普钠治疗有效。硝普钠可以减少高血压和急性缺血性心脏病患者的室壁张力和心肌做功。但是否可应用其治疗急性心肌梗死，目前还有争议。有研究表明，在心肌梗死后早期治疗中，硝普钠与其他药物相比有明显的副作用。如硝酸甘油与硝普钠相比，前者降低冠脉灌注压的程度较小，增加缺血心肌血液供应的作用较大。在开展溶栓治疗之前，硝酸甘油降低急性心肌梗死死亡率（45%）幅度较硝普钠（23%）大。所以硝酸甘油更适合于急性心肌梗死的扩张静脉治疗，特别是合并充血性心力衰竭时。当硝酸甘油不能将急性心肌梗死和急性充血性心力衰竭患者的血压降至正常时，方可考虑加入硝普钠治疗。硝普钠对肺动脉系统有扩张作用，可以改变肺病患者（如肺炎、急性呼吸窘迫综合征）缺氧性肺血管收缩，但这可以加重肺内分流而导致低氧血症。

5. 不良反应

硝普钠常见的副作用是低血压、头痛、腹痛、精神不安、恶心、呕吐、肌肉痉挛、出汗、皮疹、眩晕、发热等。还可导致氰化物中毒和硫氰酸盐中毒、高铁血红蛋白血症、代谢性酸中毒、甲状腺功能衰退和静脉炎。使用时注意防止血压急剧下降，需严密监测血流动力学，并从小剂量开始给药，硝普钠诱发明显低血压可导致心肌缺血，心肌梗死或脑卒中。

6. 注意事项

（1）静脉滴注不可与其他药物配伍，滴注宜避光，配制后 4 小时内使用，若溶液变为橙色、暗棕色或蓝色应立即停用。

（2）用于心力衰竭、心源性休克时开始宜缓慢，以后再酌情增加。用药不宜超过 72 小时，否则可发生硫氰酸盐中毒或氰化物中毒。

（3）小儿、冠状动脉或脑血管供血不足、肝肾或甲状腺功能不全者慎用。

（4）心衰患者停药应逐渐减量，并加用口服血管扩张剂，以免出现病情“反跳”。

（5）用药期间须严密监测血压、血液中硫氰酸盐和氰化物浓度。硫氰化物血清浓度大于 12mg/dl 时，可以诊断为硫氰化物中毒，其临床表现为神志不清、反射亢进和惊厥。一旦出现中毒，要立即停止输注硝普钠。如果氰化物血中浓度很高，或出现中毒的症状和体征，应静滴亚硝酸钠和硫代硫酸钠治疗。

（6）甲状腺功能过低时，硝普钠的代谢产物硫氰酸盐可抑制碘的摄取和结合，因而可能加重病情。

十二、硫酸镁

1. 临床药理与药动学

镁是机体中一种非常重要的二价阳离子，催化或激活 300 多种酶系，是体内所有能量代谢中的关键元素，对维持细胞的正常功能具有重要作用。所有涉及 ATP 的酶学反应都要求镁的存在，镁与 ATP 以非共价键结合形成各种激酶的真正底物，镁与 ATP 结合导致 ATP 的高能磷酸键不稳定而有利于其转运、磷酸化其他分子。机体镁大部分存在于细胞内，而且功能也在细胞内实现，在胞浆内、肌浆网、线粒体，以及细胞膜上实现其调节功能。镁对心血管系统的作用归纳有以下几方面：

（1）镁对心肌电活动的影响：镁参与心肌细胞 Na^+、Ca^{2+}、K^+、Cl^- 通道的磷酸化及去磷酸化时所需酶的激活，而镁与通道口相互作用，能够阻断许多离子通道。由于镁的跨膜转运是很缓慢的，而镁的排泄则很迅速，镁作为调节因子其功能主要在胞内实现，因而镁的临床药物作用机制变得很复杂，在多细胞水平，外部镁的增高的效应是很难预测的。

（2）镁对心肌收缩力的影响：镁是天然钙通道阻断剂，镁对心肌收缩的影响可通过对胞内钙的调节而实现：①通过肌浆网调控钙的释放；②抑制细胞膜上的钙通道；③调节第二信号信使 cAMP、cCMP 的合成；④同钙竞争肌纤维上的钙结合位点。

（3）镁对血管张力的影响：镁在血管平滑肌上有多处作用位点。镁是腺苷酸环化酶的激动剂，镁的缺乏导致 cAMP 的减少而增加血管张力。镁能够竞争性结合在平滑肌内的钙结合位点上，从而能调控平滑肌的收缩。镁可以抵消缩血管物质如血管紧张素、去甲肾上腺素、乙酰胆碱、5- 羟色胺、K^+ 等的缩血管作用。外部镁的降低导致胞内钙的增高而增强平滑肌的收缩。

（4）硫酸镁治疗心律失常的机制：快速性心动过速、心室舒张期充盈不足造成心排量下降，同时心律增快，氧耗量增加，导致心肌缺血缺氧。在心肌缺氧引起心肌损伤时，镁可能是首先发生变化的离子成分，心肌损伤 3~60 分钟就会发生细胞内 Mg^{2+} 的丢失；缺氧时局部组织无氧酵解增加，促使细胞膜通透性增加，并使细胞膜上 Na^+-K^+-ATP 酶和 Ca^{2+}-ATP 酶的活性受到抑制，导致细胞内外离子分布异常，细胞内 Mg^{2+}、K^+ 含量减少，使细胞内 Na^+、Ca^{2+} 升高，细胞内高 Na^+ 低 K^+，增加了心肌细胞的自律性和兴奋性，同时激动传导异常，产生了心律失常的基础；细胞内 Ca^{2+} 的增高，产生震荡后电位，更易发生心律失常。故缺镁可能是产生快速性心律失常的危险因子之一，纠正低镁血症和低钾血症在治疗快速性心律失常中起着重要的作用。

硫酸镁肌内注射后 20 分钟起效，静脉注射几乎立即起作用，作用持续 30 分钟。肌注和静脉注射，药物均由肾脏排出，排出的速度与血镁浓度和肾小球滤过率相关。

2. 在 ACLS 中应用指征

（1）治疗尖端扭转型室性心动过速和伴有低镁血症的室颤 / 室性心动过速及其他心律失常患者。

（2）洋地黄中毒引起的致命性室性心律失常。

（3）伴有缺镁或考虑有缺镁的急性心肌梗死患者。

3. 用法与剂量

（1）尖端扭转型室性心动过速或低镁血症引起心搏骤停时，硫酸镁 1~2g 以 10% 葡萄糖液 15ml 中经 1~2 分钟缓慢静脉注射。

（2）伴有脉搏的尖端扭转型室性心动过速（未处于心搏骤停）及有硫酸镁治疗指征（缺镁或考虑有缺镁者）的急性心肌梗死，先给负荷剂量硫酸镁 1~2g，与葡萄糖溶液 50~100ml 混合后静脉给药，持续时间 5~60 分钟，随后以 0.5~1g/h 持续静滴，具体输注速度与时间由患者临床状况决定。

4. 不良反应及注意事项

（1）静脉注射硫酸镁常引起潮红、出汗、口干等症状，快速静脉注射时可引起恶心、呕吐、心慌、头晕，个别出现眼球震颤，减慢注射速度症状可消失。

（2）应用硫酸镁注射液前需查肾功能，如肾功能不全应慎用，用药量应减少。

（3）硫酸镁过量或急性镁中毒时，会出现膝腱反射明显减弱或消失，呼吸抑制或心脏停搏等。为防止其中毒，应将硫酸镁稀释后缓慢静脉注入，切忌过速过量用药，当呼吸次数每分钟少于 14~16 次，每小时尿量少于 25~30ml 或 24 小时少于 600ml，应及时停药。

（4）如出现急性镁中毒现象，可用钙剂静注解救，常用的为 10% 葡萄糖酸钙注射液 10ml 缓慢注射。

十三、腺苷

1. 临床药理与药动学

腺苷（adenosine）是一种遍布人体细胞的内源性嘌呤核苷，可直接进入心肌经磷酸化生成三磷腺苷（ATP），参与心肌能量代谢，同时还具有对心脏的负性变时、变力、变传导作用及显著快速的冠脉血管扩张作用。外源性腺苷可恢复缺血心肌细胞的 ATP 水平，还通过增加对葡萄糖的摄取维持细胞的能量。腺苷还可通过抑制中性粒细胞的功能，达到缺血再灌注后的心肌保护作用。

腺苷可抑制房室结和窦房结，有效终止包括房室结或窦房结在内的折返所致的阵发性室上性心动过速（PSVT），是美国 FDA 批准的转复 PSVT 的一线药物，是美国心脏学会指定的治疗 PSVT 首选药物。腺苷不能终止非房室结或窦房结折返性心律失常（如房扑、房颤、房速、室速），但可产生暂时性房室或室房阻滞，有助于心律失常的鉴别诊断。

腺苷作用时间短暂，其半衰期＜ 5 秒。细胞外的腺苷会被细胞膜上特异的跨膜核苷转运系统摄取，而很快地清除。而细胞内的腺苷在腺苷磷酸激酶的作用下形成单磷酸腺苷，或者在腺苷脱氨酶的作用下脱氨基形成肌苷，这些细胞内的代谢产物是没有活性的。

2. 在 ACLS 中应用指征

对于窄 QRS 心动过速，腺苷能终止大多需要以房室结做部分折返环；宽 QRS 心动过速，腺苷可以终止伴差异传导的 PSVT；不能终止房扑、房颤和各种房速以及室性心动过速。

3. 用法与剂量

建议初始剂量 6mg，必须在 1~3 秒快速静脉注射，随后立即再静注 5~10ml 生理盐水。若用药后无反应，可在 5 分钟内再以同样方式重复静脉快速推注 12mg，其后以 12mg 为重复剂量，一日最大剂量为 30mg。

4. 不良反应和注意事项

（1）一过性颜面潮红、心悸、呼吸困难、胸痛、胸闷、头痛、恶心、呕吐、出汗、感觉异常等。

（2）严重的有短暂窦性心动过缓或心搏停止、房室传导阻滞等，故对房室传导阻滞或病窦综合征患者应为禁忌。

（3）由于腺苷的半衰期短，PSVT 可能再次发作，可再次给予腺苷或钙通道阻滞剂。

（4）双嘧达莫（潘生丁）会阻断腺苷的摄取，从而使其作用增强。对正在服用这些药物的患者，应选用其他药物治疗心律失常。

（5）茶碱类或甲基黄嘌呤类（包括咖啡因或可可碱）药物会阻断腺苷的电生理和血流动力学效应所作用的受体，减低腺苷的药效，故已用茶碱类等药物者应加大腺苷剂量。

十四、碳酸氢钠

1. 临床药理与药动学

碳酸氢钠（sodium bicarbonate）是纠正酸中毒首当其冲的药物，在体内直接解离成 HCO_3^- 和 Na^+，前者与体液中的 H^+ 结合成 H_2CO_3，从而使细胞外液中的 H^+ 浓度降低，以纠正酸中毒。H_2CO_3 极易分解为 CO_2 和水，CO_2 经肺呼出。

心搏骤停发生后，酸中毒的出现和其性质的变化是根据患者心脏停搏时间的长短而呈动态改变的，变化的速度和程度受心搏骤停的持续时间、CPR 时的器官血流水平和 CPR

期间动脉血氧含量影响。用适当的有氧通气恢复氧含量、用高质量的胸外按压维持组织灌注和心排出量，然后尽快恢复自主循环，是恢复心搏骤停期间酸碱平衡的主要方法。

静脉注射起效时间为2~10分钟，作用持续时间为30~60分钟，在体内代谢后部分以HCO_3^-形式由肾排出，部分以CO_2形式由肺排出体外。

2. 在ACLS中应用指征

2010 AHA CPR指南：在一些特殊复苏情况下，如原本有代谢性酸中毒、高钾血症、三环类抗抑郁药过量，碳酸氢盐可能有益，但对心搏骤停患者不推荐常规使用碳酸氢钠。特殊情况下使用碳酸氢钠时，常规起始剂量为1mEq/kg。只要有可能，碳酸氢钠应当有碳酸氢根浓度或血气分析和实验室检查提供的碱缺失来指导治疗。为尽可能降低医源性碱中毒的风险，抢救人员不应完全纠正计算的碱缺失。

3. 在心肺复苏中应用评价

没有证据表明碳酸氢钠增加VF性心搏骤停动物的除颤成功率和存活率。在心搏骤停期间，有很多副作用与使用碳酸氢钠有关。碳酸氢钠通过降低全身血管阻力使脑灌注压下降，从而降低脑血流；可引起细胞外碱中毒，使血红蛋白氧离曲线左移，抑制氧释放，加重组织缺氧；可产生高钠血症，并由此引起高渗血症；产生过多的CO_2，弥散入心肌和脑组织引起细胞内反常性酸中毒；碱血症又可引起低钾血症，同时抑制儿茶酚胺的活性。因此，碳酸氢钠不是在心肺复苏时的常规一线药物。

4. 用法与剂量

剂量宜小、可反复使用，首次剂量为1mmol/kg静脉注射，根据需要可继续予以0.25~0.5mmol/kg的剂量，每10~15分钟一次，或根据血气分析和试验检查结果调节碳酸氢盐的用量。

5. 不良反应和注意事项

（1）大量静注时可出现心律失常、肌肉痉挛、疼痛、异常疲倦虚弱等，主要由于代谢性碱中毒引起低钾血症所致。

（2）剂量偏大或存在肾功能不全时，可出现水肿、精神症状、肌肉疼痛或抽搐、呼吸减慢、口内异味、异常疲倦虚弱等，主要由代谢性碱中毒所致。

（3）心搏骤停和CPR中无气管插管或有效通气的高碳酸性酸中毒患者不推荐使用。

十五、钙剂

1. 临床药理与药动学

钙是组成是生物体不可或缺的一种元素，也参与动物机体各项生理活动，是组成骨骼的重要成分，参与肌肉收缩、血液凝固、许多酶的活化、神经递质的合成与释放。正常机体约有 50% 总血浆钙与蛋白质和阴离子结合，其余为游离钙。影响血清游离钙的主要因素是血液 pH、钙螯合剂及肝素等。

钙对心血管的主要药理作用是：

（1）钙是心肌兴奋－耦联的最重要参与者，心肌兴奋过程中，心肌膜上电压敏感钙通道开放，少量 Ca^{2+} 内流触发肌浆网释放大量的 Ca^{2+}，同时 Ca^{2+} 依赖性钙通道激活开放，钙库内 Ca^{2+} 顺浓度进入肌浆，使肌浆 Ca^{2+} 浓度明显升高，结果心肌细胞收缩。当细胞外液 Ca^{2+} 的浓度较低时，心肌收缩就变无力，说明心肌的收缩性对细胞外的 Ca^{2+} 浓度有明显依赖性。

（2）钙离子参与心肌电生理的动作电位：在心肌动作电位 2 期（平台期），Ca^{2+} 缓慢内流，心肌收缩力增强，而在 4 期细胞膜上的离子泵将细胞内多余的 Na^+ 及 Ca^{2+} 泵出膜外，将 K^+ 泵入膜内。

生理情况下，体内钙稳态主要由甲状旁腺激素（PTH）、降钙素和 1，25– 双羟维生素 D 三种激素共同调节，参与调节的器官包括骨骼、肾和小肠三个靶器官。钙主要由肠道排出（约 80%），另一部分由肾排出（约 20%）。

2. 在 ACLS 中应用指征

心搏骤停期间钙的研究发现钙对 ROSC 有不同的结果，没有研究发现对院内、外存活率有益处。在院内、外心搏骤停时，不推荐常规使用钙剂（Class Ⅲ）。

钙在 ACLS 中应用指征为：

（1）已知或怀疑有高钾血症（如肾衰竭）。

（2）低钙血症（如多次输血后引起低钙血症）。

（3）钙通道阻滞药过量引起中毒。

3. 用法与剂量

对高钾血症和钙通道阻滞药过量时，一般以 8~16mg/kg 剂量给予 10% 氯化钙溶液，必要时可重复。

4. 不良反应和注意事项

（1）少数情况可发生严重心动过缓或心脏阻滞。

（2）静脉注射时应缓慢，若静注太快时，恶心、呕吐，甚至发生心律失常。

（3）钙能强化洋地黄的作用，对洋地黄化治疗的患者可能促进洋地黄中毒，其中毒可表现为室性心律失常，房室传导阻滞或心跳停止。

（4）如细胞外钙浓度增加的同时心肌正在进行再灌注或有进行性缺血，则会使细胞损伤加重甚至死亡。

第四节　心脏临时起搏治疗

心脏临时起搏（temporary cardiac pacing）的所有方法均基于一个外部的脉冲通过电极提供心率支持。如果需要临时起搏的患者情况是短暂的或有一个可纠正的病因，它能在短期起搏后很容易地撤除。还有一些患者，在撤除临时起搏器前需安装永久性起搏器。需要安装心脏临时起搏的患者多是由于严重心动过缓和某些心动过速而引起血流动力学不稳定或可能变为不稳定。

电起搏对心搏骤停通常无效，没有研究观察到起搏对心搏骤停存活的益处。现有的证据表明，不管起搏的时机（确定的心室停搏早期或晚期）、心搏骤停发生的位置（院内或院外）或治疗的原发心律（心室停搏、PEA）如何，心搏骤停时经皮、经静脉或经心肌方式的起搏不改善自主循环恢复的可能或存活预后。心搏骤停时不推荐常规使用电起搏（Class Ⅲ）。

一、CPR 安装临时心脏起搏的适应证

1. 急性心肌梗死伴三度房室传导阻滞或二度Ⅱ型房室传导阻滞，以及窦性停搏或窦房阻滞。

2. 有症状的心动过缓（窦性心动过缓伴低血压，二度Ⅰ型房室传导阻滞伴低血压，对阿托品无反应）。

3. 双束支传导阻滞（BBB 或 RBBB 伴 LAHB/LPHB）。

4. 二度Ⅱ型房室传导阻滞和伴宽 QRS 波的三度房室传导阻滞患者。

5. 新出现或年龄不确定的双束支传导阻滞伴一度房室传导阻滞。

6. 二度房室传导阻滞或三度房室传导阻滞伴血流动力学改变或休息时晕厥。

7. 继发于心动过缓的室性心动过速。

二、临时心脏起搏的方法与选择

心脏临时起搏的途径主要包括：①经表皮电极起搏；②经静脉心内膜起搏；③经食管起搏；④开胸心外膜或心肌起搏；⑤经气管起搏；⑥经皮穿刺心内膜、心肌起搏。

按照起搏方式，心脏临时起搏包括：①心室起搏：心脏临时起搏临床最常用的方法是心室起搏。这种起搏方法简单可靠，效果明显。在置入电极过程中，可能会出现心律失常，电极置入后，有一定的脱位率；②心房起搏：心房起搏选择性地用于窦房结功能不全

但房室结功能正常的患者。临时心房起搏必须在X线下放置，心房电极呈“J”形，电极放置于右心耳内。由于心脏临时起搏主要目的是维持心室率，因此临床工作中极少应用临时心房起搏；③双腔起搏：由于临时起搏多用于抢救患者，需要紧急置入，而双腔心脏临时起搏置入过程复杂，所需时间较长，为此应用极少。双腔起搏可以维持最佳血流动力学，降低起搏器综合征及起搏相关的心功能不全的可能性。双腔起搏可以选择性地用于心功能较差或曾经有起搏器综合征的患者。

（一）经皮起搏（transcutaneous pacing，TCP）

通过安置在胸壁的电极片的特定电流激动心肌和起搏心脏作用的无创性临时心脏起搏方法。

1952年Zoll首先在两例心室停搏患者中通过两个电极连接在埋在胸壁皮下的穿刺针用脉冲电流成功地进行了临时心脏起搏，尽管这个技术对患者来说不舒适，而且它在一个患者身上只维持了25分钟，在另一个患者身上也仅仅维持了5天，但这个报道提示了对临床上明显心动过缓的患者提供临时心室率支持的可能性。此后，该技术进一步发展，成功研制了心内膜、经心包、经食道临时起搏。

已有临床研究报道Zoll型无创起搏器可有效维持心脏起搏达14小时，其成功率为78%~94%，尽管许多意识清醒患者需要镇静。在患者不能搬动或暂时没有有经验的经静脉起搏的医护人员在场的情况下，这种起搏方法给经静脉起搏提供了一个桥梁作用。放置经皮起搏电极通常置于前胸和后背，但如果不成功，可能需要体外除颤，如果电极处在心脏停搏状态，应考虑前、侧位。

1. 安置方法

术前备皮并确保皮肤干燥，根据起搏器包装说明书要求安置电极片即可，连接电极片和起搏器并打开开关。起搏电极有两种放置方法：前侧位和前后位。前侧位放置时，起搏电极的负极一般在心前区近心尖部，正极在右锁骨下方锁骨中线位置。前后位放置时，负极一般以心电图胸前V_3导联处为中心，正极在背部肩胛骨下方脊柱左侧或右侧。

左侧卧位时，心脏与心前区距离缩小，可能能够降低体外起搏的阈值。起搏阈值与起搏电极的面积成反比，目前常用的体外起搏电极为双极粘贴式起搏电极，面积为70~120cm^2。起搏脉冲的宽度不仅与起搏阈值相关，而且还影响患者的痛觉阈值。选择适当的脉宽起搏，可以在保证可靠心脏起搏的前提下，尽可能地减少电流对神经末梢的刺激。目前常用的脉宽范围是20~40毫秒。中等能量的起搏输出（40~100mA）只夺获心室，高能量的输出（100~150mA）可同时激动心房和心室，但患者常常不能耐受。

如果心动过缓时，起搏频率应高于患者的自主心率，通常为80次/分，最初输出量为50mA，脉宽设置在20~40毫秒，然后逐渐增加输出能量直至产生心肌组织夺获为止，但输出能量不要超过 200mA。一旦心肌组织夺获，即将其输出能量降低，直至失夺获的那一输出能量即为刺激阈值，然后将其输出能量设置在高于刺激阈值的 2mA 为其安全界限即可。如果心搏停止时，一开始就给最大输出能量（即 200mA），若发生夺获时，逐渐缓慢降低直至失夺获（相当于刺激阈值）之后，再加 2mA 为其安全界限。

2. 经皮起搏的优缺点

该方法的优点是具有无创伤性，操作简单易掌握，适合于床边急救和社区急救。此外经皮心脏起搏还可以避免创伤性心内膜起搏的并发症，所以也可用于有出血倾向、急性心内膜炎、三尖瓣修补术后等不宜进行经静脉起搏的患者。缺点是起搏阈值较高，患者皮肤肌肉疼痛不适感，甚至不能耐受。约 90% 患者能耐受 15 分钟或以上；只是短时间急救性临时起搏，不能长时间应用。

3. 禁忌证与注意事项

（1）严重低温或长时间拖延的心动过缓性心搏停止为禁忌证。

（2）神志清醒患者可能需要镇静镇痛药以减轻其不适感。

（3）避免使用颈动脉搏动来判断机械性夺获，这是因为电刺激可引起颈部肌肉反射性抽动，后者易与颈动脉搏动相混淆。

（4）若需要长时间临时起搏，当病情相对稳定后，即刻改用经静脉临时起搏治疗。

（二）经静脉起搏（transvenous pacing，TVP）

起搏器发出的特定形式的脉冲电流通过周围静脉或中心静脉插入的起搏导管电极置入到心脏（右心室、右心房或两者心内膜或冠状静脉窦）达到起搏功效。

1. 安置方法

采用经股静脉、锁骨下静脉、颈外静脉、颈内静脉或贵要静脉等入路进行穿刺，不同入路各有优缺点（表 4-3）。在 X 线透视下，将起搏导管置入合适的位置。起搏电极位置稳定时，心室夺获阈值应低于 2mA，理想情况下应小于 1mA，此时输出电流应调整在起搏阈值的 2~3 倍即可；若无法确定其电极位置，则将电流调整到最高的 20mA，待电极位置确定后，再逐渐缓慢降低电流直至连续的心室夺获，即其为心室夺获的阈值。

表 4-3　经静脉起搏不同静脉选择的优缺点

静脉	优点	缺点
锁骨下静脉	（1）静脉穿刺速度快 （2）电极易至右心室 （3）电击稳定性好 （4）患者活动不受限	（1）一定技术难度 （2）可误穿锁骨下动脉 （3）偶可并发气胸

续 表

静脉	优点	缺点
颈内静脉	（1）右颈内静脉穿刺不影响 CPR （2）电极易至右心室 （3）导管稳定性好	（1）一定技术难度 （2）可误穿颈内动脉 （3）头运动可使电极脱位 （4）偶可并发气胸
颈外静脉	（1）静脉易暴露 （2）静脉穿刺速度快 （3）并发症少	（1）静脉径路多变 （2）常需在 X 线下进行
股静脉	（1）静脉穿刺速度快、准确 （2）X 线下易入右心室 （3）导管稳定性好	（1）患者活动受限 （2）屈腿活动可使电极脱位 （3）易形成血栓
贵要静脉	（1）静脉穿刺容易 （2）并发症少	（1）静脉易痉挛，有时一定难度 （2）导管稳定性差

起搏部位可置于右心房、右心室和冠状静脉窦等处。其中右心室是最常见、最有效、最易固定起搏电极的位置。当导管电极进入右心室时，可见 QRS 波群变为巨大，当导管顶端触及右心室内膜时，可见 ST 段呈弓背状抬高，此时即可实施心内膜起搏。若伴房室传导阻滞时，禁止选用右心房起搏。若曾进行过人工三尖瓣置换术的患者禁忌选用右心室起搏，此时可选用冠状静脉窦进行左心室起搏。

2. 并发症及处理

（1）心房或心室肌穿孔，或室间隔穿孔与心脏压塞。一旦发生穿孔，可在 X 线和心电监测下渐退导管，重新调整导管位置。同时做好心包穿刺的准备，必要时进行手术修补。

（2）导管移位。若发生导管移位，应在 X 线透视下重新调整导管位置。

（3）下肢静脉血栓形成。可进行患肢被动运动，必要时给予低分子肝素抗凝治疗。一旦发生患侧下肢静脉血栓，患侧肢体应制动，行静脉溶栓及抗凝治疗。切忌拔除临时起搏导线，此举可引起血栓脱落引起肺栓塞。

（4）阈值增高。由于电极周围心肌组织炎症、充血、水肿或缺血，或者电极导线微移位，使起搏阈值增加。可提高输出电压，如仍无效，则需调整导线位置或从其他血管途径重新置入新的临时起搏导线。

（5）气胸与气栓。

（6）感染。

（三）经食道起搏（transesophagealn pacing，TEP）

1969 年 Buraek 等首创用经食管法起搏成功，所需起搏电流远较胸壁刺激法低，又属无创伤性，因而引起重视。经食道起搏或经胃 – 食道起搏已提倡用于急诊心室起搏，因为它在意识清醒患者有更好的耐受性，用一个可弯曲的电极置于胃底部通过膈肌刺激心室起搏。经食道心房起搏，将电极置于食道的中、低部获得心房捕获，但这种方法很少在急诊室使用，因为电极稳定性难以达到，并对房室传导阻滞没有保护作用。

第五节　开胸心肺复苏术

开胸心脏按压（open chest cardiac massage，OCCM），也称胸内心脏按压术或直接心脏按压（direct cardiac compression），直接心脏按压是一种特殊的复苏方法，可为脑和心脏提供接近正常的血流灌注。

一、OCCM 的适应证

1. 严重脊柱胸廓畸形而不能进行有效的胸外按压的患者。
2. 胸部外伤性心搏骤停患者，包括多处肋骨骨折、气胸、血气胸等致心搏骤停是开胸心脏按压的唯一绝对适应证。
3. 严重低体温、肺动脉栓塞、心脏压塞引起的心搏骤停患者。
4. 胸主动脉破裂需要立即进行体外循环患者。
5. 经胸外心脏按压无效且复苏时间已超过 10 分钟。
6. 心搏骤停发生于已行开胸手术者。
7. 造成病情恶化与心脏停搏的穿透性腹部创伤。

但不能将 OCCM 作为复苏晚期的补救措施。

二、OCCM 的禁忌证

1. 凡已明确其心、肺、脑等重要器官功能衰竭无法逆转者，如晚期癌症、慢性消耗性疾病致死者。
2. 若切开皮肤，伤口有渗血，表示循环未停，应中止开胸。
3. 未建立有效的人工呼吸时，不能开胸心脏按压。

三、OCCM 的操作方法

患者仰卧位，头部放低 5°~10°，左臂外展，手术者站在伤员左侧。用手术刀沿左胸乳头下一肋间（第 4 或第 5 肋间）切开胸腔，口从胸骨左缘开始，止于左腋中线。分层切开肋间肌和胸膜，经肋间隙进入胸腔，不切除肋骨。牵开肋骨，将右手伸入胸腔，摸到凸尖，迅速证实是停止跳动还是处于心室纤颤状态。在左膈神经之前与神经平行切开心包，将手伸入心包，立即行心脏按压术。

常用心脏按压方法有三种：

1. 单手压向胸骨法

右手伸到心脏后侧，用手指向胸骨的背侧挤压心脏。

2. 单手按压法

右手握住心脏，拇指和大鱼际在前，另四指在后，间断挤压心脏。挤压时压力必须均匀，不要仅用指尖抓捏，以免造成心肌撕裂或心室壁穿孔。

3. 双手按压法

将右手放在心脏后面，左手的四指放在心脏前面，双手同时用力，间断地挤压心脏。

三种方法中单手压向胸骨法是常用术式，而且循环效应最佳，因为此法左右心室着力面积较大，受力均匀，两心室等量排空血液，几乎不发生心脏转位，静脉血回流通畅，可减少医源性心肌损伤。

按压频率视心脏的充盈程度而定，一般为 60~80 次 / 分，挤压时间与放松时间的比例为 1∶1。为促进心脏复跳，增强心肌张力，提高按压效果，可向左心室内注射 0.1% 肾上腺素 0.3mg，必要时可重复注射。

在心脏按压过程中，如果发现心室纤颤，应继续按压，争取时间和条件进行除颤。经按压心脏恢复跳动后，如收缩有力，即可停止按压，若收缩无力，可在心脏收缩期予以辅助性按压。心脏复跳后，不要立即关胸，但需注意止血。至少应观察半小时，以便当发生心脏再次停跳时能及时进行心脏按压。待心跳恢复并能维持满意的循环功能后，应行完善的止血，用生理盐水冲洗胸腔，并于左腋中线第 8 肋间隙处放置闭式引流管，然后方可关闭胸腔。开胸心脏按压时，心肌血流量可达正常血流量的 50% 以上，脑血流量可达 60% 以上。

四、开胸心脏按压与胸外心脏按压的比较

1. 动物试验研究

Arai 等动物试验（犬）显示，开胸心脏按压（OCCM）的平均动脉压为 95mmHg，常规 CPR 则为 52mmHg；平均颈动脉每搏血流量分别为对照值的 131% 和 36%；颅内压分别为 36mmHg 和 30mmHg；脑血管灌注压分别为 60mmHg 和 22mmHg（$P < 0.05$）。Kern 等动物试验（犬）结果显示，开胸心脏按压组（n=14）立即复苏成功频度为 14/14，而胸外心脏按压组（n=14）则为 4/14，两组 $P < 0.005$；24 小时存活率分别为 12/14 和 4/14，

$P < 0.005$，7 天存活率分别为 11/14 和 4/14，$P < 0.02$。两组的血流动力学改变显示，在第 17 分钟时的开胸心脏按压组的平均主动脉收缩压（AOS）为 112 ± 6mmHg，主动脉舒张压（AOD）为 70 ± 4mmHg，右房收缩压（RaS）为 48 ± 4mmHg，冠脉灌注压（CPP）为 65 ± 5mmHg，而胸外心脏按压组则分别为 48 ± 4mmHg（AOS）（$P < 0.001$），25 ± 3mmHg（AOD）（$P < 0.001$），36 ± 4mmHg（RaS），19 ± 3mmHg（CPP）（$P < 0.001$）。该研究提示，实施胸外心脏按压 15 分钟无效时，实施开胸心脏按压可明显改善长期存活率。

2. 临床试验研究与评估

开胸心脏按压较胸外心脏按压更有利于心脑复苏，OCCM 具有明显的血流动力学优势，表现在心脏指数增大、动脉血流量增加、心脏充盈好、心室排空较完全、平均动脉压增高和循环时间缩短等。

有人在狗的心搏骤停试验中发现，开胸 CPR（OCCPR）和闭胸 CPR（CCCPR）分别产生 58mmHg 和 20mmHg 的冠状动脉灌注压，有 100% 和 25% 的复苏成功率，79% 和 29% 的 7 天生存率，提示开胸 CPR（OCCPR）比闭胸 CPR（CCCPR）更有效地恢复自主循环，从而提高生存率。另外，据 Takino 等研究报道，95 例院外非创伤性心搏骤停患者，并比较开胸心脏按压（26 例）与胸外心脏按压（69 例）的恢复自主循环率（ROSC）、24 小时存活率和活着出院率，前者为 58%、23% 和 12%，高于后者（30%、14% 和 1%）。Takino 等观察，26 例从求助救护车到开胸心脏按压的不同时间对恢复自主循环率的影响，结果表明在 5 分钟内开胸心脏按压的 ROSC 最高，随着开胸时间的拖延其恢复自主循环率也随之下降。

综上所述，开胸 CPR 的优点在于改善冠脉灌注压和增加 ROSC。2010 年指南指出如果心搏骤停是在胸部或腹部已经打开的手术期间或胸心外科手术术后早期发生，开胸 CPR 是有用的（Class Ⅱa）。在成人和儿童因贯通伤致院外心搏骤停，能在短时间内转运到创伤中心的苛刻状况下，可考虑做胸廓切开术施行有复苏作用的开胸 CPR（Class Ⅱb）。但是如果时间延迟（心搏骤停 25 分钟以后），再使用本方法并不会改善抢救效果。

第六节　其他方式心肺复苏技术及辅助装置

正确有效地徒手心肺复苏术（CPR）可使心排血量达到正常的 25%~30%，脑血流量为正常时的 20%~30%，而冠状动脉灌注压仅能达到正常的 10%~30%，心脏指数接近于正常低限的 40%。由于复苏过程中足够的外周器官血流灌注对于成功复苏起着决定性作用，要提高仍然较低的复苏成功率必须增加器官的血流灌注，因此必须在初级生命支持（BLS）的基础上进行高级生命支持（ACLS）。有许多改良的循环支持方法，包括插入性腹部加压

CPR、高频 CPR、主动加压－减压 CPR、充气背心 CPR、机械（活塞）CPR、同步通气 CPR，交替胸腹加压－减压 CPR 和一些有创 CPR 等，这些方法的使用一般限于医院内。不能把循环支持方法作为延期复苏或 ACLS 失败后的补救措施，这样做无任何益处。目前还没有一种改良方法可代替标准 CPR。

一、插入性腹部加压复苏术

插入性腹部加压心肺复苏术（interposed abdominal compression CPR，IAC–CPR），即腹反搏复苏术。由美国 Ralson 在 1982 年提出的，该方法需要两人操作，一人进行标准的胸外按压，另一人按压患者腹部，腹部按压部位在剑突与脐连线的中点，在胸部放松期间按压腹部，胸腹按压比 1:1，腹部按压频率通常在 80~100 次 / 分。腹部按压压力限制在 100~150mmHg（图 4–12）。

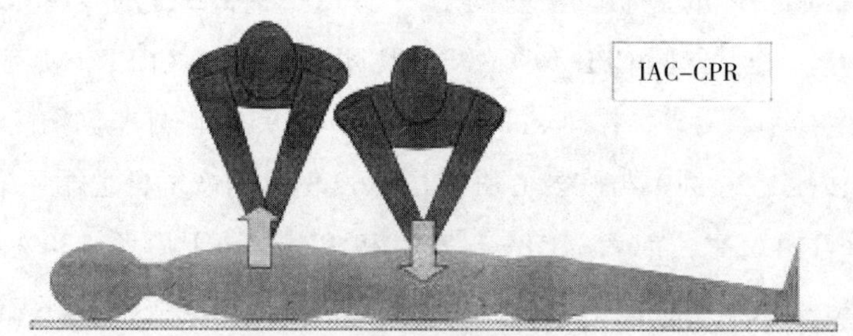

图 4–12　插入性腹部加压复苏术（引自：Babbs CF.）

1. IAC–CPR 的机制

IAC–CPR 过程中腹部人工按压至少产生两种立刻的效果：接触压和静水压。

接触压发生于外部力量作用在腹壁上并通过中间组织直接传递到下边的结构如主动脉和大静脉。腹主动脉的接触压可提高主动脉的舒张压，还可能在胸部放松期间产生流向心脏和大脑的逆血流。IAC–CPR 这种舒张期增加冠脉和大脑灌注的作用类似于主动脉球囊反搏。插入性腹部按压作用实际上等于胸部按压的延伸或延长，可直接增加肾血流和周围组织或脑组织供血。

IAC 带来的腹腔内静脉的静水压，提高胸外静脉的回流，驱使静脉和肝脏血池中血液进入循环，类似于正常心跳时心房的作用。结果心脏在胸部按压前就会有更多的充盈，随着心室充盈程度的增加，射血时主动脉两侧的压力梯度增加，从而产生比徒手 CPR 更快的射血速度、更多的每搏量和体循环血流量及更高的全身灌注压（SPP）。

与此同时，连续按压胸部所产生的“胸泵”（“thoracic pump”）作用，还能保障机体不间断的血液循环，从而改善血流动力学功能。

2. IAC-CPR 的临床研究与评估

据研究报道，IAC-CPR 与标准 CPR 比较，IAC-CPR 的平均动脉压（MAP）比标准 CPR 增加 50%，冠状动脉灌注压（CPP）则增加 37%。Barranco 等报道 18 例心搏骤停患者对比研究了 IAC-CPR 和标准 CPR，结果表明主动脉收缩压分别为 63.6 ± 21mmHg 和 39.02 ± 21mmHg（$P < 0.001$）。1992 年 Sack 等对住院患者进行了大规模前瞻性随机研究发现，将 IAC 附加到标准 CPR 使用，可以改善复苏成功率和长期生存率。该研究共纳入患者 103 例，复苏 135 例次。发现 IAC-CPR（48 例患者，71 例次复苏）可以使即刻复苏成功率从标准 CPR（55 例患者，64 例次复苏）时的 27% 提高到 51%；24 小时生存率从 13% 提高到 33%；出院率从 7% 提高到 25%。同年，Sack 等对院内缘于心电静止或无脉性电活动的患者进行了前瞻性研究，共纳入 143 例患者。IAC-CPR 组及标准 CPR 组的复苏成功率分别为 48%、28%；24 小时生存率分别为 33%、13%，提高了 2.5%。2000 年 Babbs 利用人体数字化模型进行研究发现，标准 CPR、IAC-CPR、主动加压 - 减压心肺复苏术（ACD-CPR）所产生的全身灌注压分别为 25mmHg、45mmHg、30mmHg，CO 分别为 1.3L/min、2.4L/min、1.6L/min。这提示 IAC-CPR 比标准 CPR 可改善血流动力学指标。

3. IAC-CPR 的优缺点

（1）优点：①操作简便，不需特殊设备；②在院内复苏中，IAC-CPR 的血流动力学效果、ROSC 及 24 小时存活率明显优于标准 CPR；③并发症与标准 CPR 基本相同。

（2）缺点：①在无气管插管情况下，若进行 IAC-CPR 可能发生误吸入胃内容物等严重并发症；②慎用于腹主动脉瘤、孕妇和近期腹部手术的患者。

二、特殊体位心肺复苏术

1. 头上位 -CPR（OVER-THE HEAD-CPR）及 Straddle CPR

在心肺复苏实施过程中，往往会遇到很多实际的问题，比如在飞机的过道上、在走廊中、或小胡同内，由于空间狭小，是无法进行标准心肺复苏术的。2002 年，Wolke 等人提出了一种新的复苏方法——OVER-THE-HEAD CPR（OTH-CPR）。该方法是急救人员位于复苏对象的头端，双腿分开跪于患者的头正前方，进行胸部按压和气囊通气（图 4-13）。Straddle CPR 是复苏者骑跨在患者的大腿的两侧进行心肺复苏（图 4-14），如果是两人，另一人在头部进行人工通气。

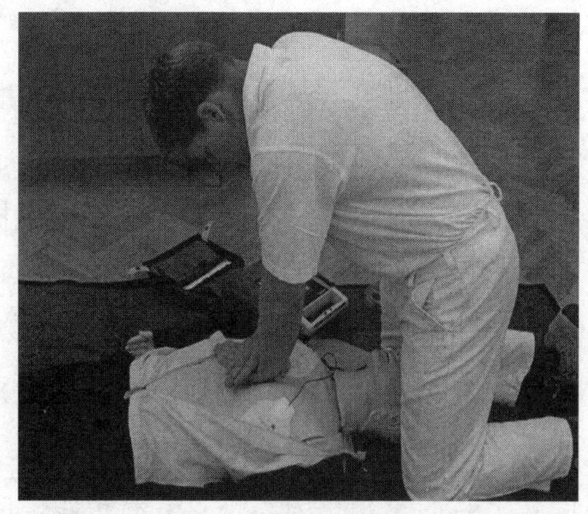
图 4-13　OVER-THE-HEAD CPR（OTH-CPR）

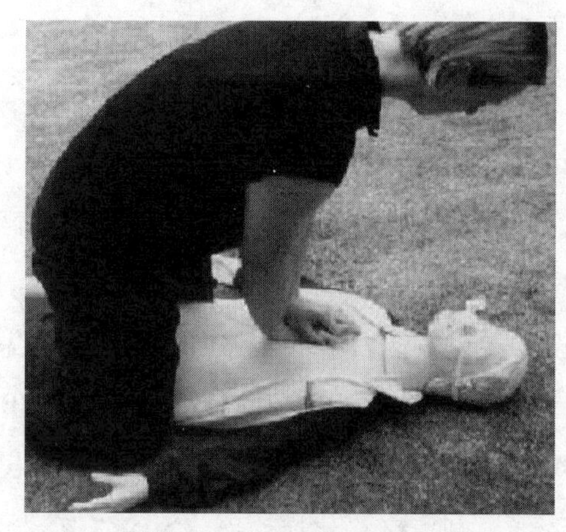
图 4-14　Straddle CPR

头上位 -CPR 的临床研究与评估：

2004 年 Perkins 等对 20 个复苏人员进行试验，OTH-CPR 的手动按压部位的正确性比标准心肺复苏术的要高，所以 OTH-CPR 与标准心肺复苏术相比，至少是同等有效的。Hupfl 等研究报道关于 67 名急救医学技术员学生进行测试的观察，随机分为头上位 CPR 组（OTH-CPR）和标准 CPR 组，分析复苏 2 分钟的试验结果显示，OTH-CPR 在通气方面明显好于单个人的标准心肺复苏（330/760 vs 279/779，$P < 0.002$），两组的按压质量没有不同，其矫正的胸压质量分别为（4293/6304 vs 4313/6395，$P=0.44$），研究结果提示，头上位 CPR（OTH-CPR）在单个急救人员进行胸外心脏复苏时，比标准 CPR 更能改善其基础生命支持（BLS）的效果。

2004 年，Handley 等人对 19 个复苏人员进行试验，他们重温学过的复苏技术和学习 OTH-CPR 仅 15 分钟。每个人进行四种方法的复苏，单人的标准复苏（St-1）、两个人的标准复苏（St-2）、单个人的 OTH-CPR 和横跨于患者大腿两侧的复苏的 STR-CPR。结果显示 STR 与 St-2 复苏效果基本没有差别。OTH-CPR 与 St-1 比较，按压深度 OTH-CPR 显著低于后者，按压周期高于后者，按压部位不正确性高于后者（30.4% vs 7.7%）。两个人的 St-2 复苏方法与单个人的进行比较，在给定的 1 分钟内平均按压次数高于单个人的，放松时间低于后者。此试验中 OTH-CPR 按压位置不正确性比例较大，需要通过试验进一步研究是否可通过训练可以改善，本试验还提示两人协同进行的心肺复苏效果明显好于单人进行的心肺复苏，因为减少了按压中断时间。Perkins 等对 20 名志愿者随机选用 OTH-CPR 和标准 CPR，并进行比较，结果显示，在按压频率、深度、周期和通气量等方面未见显著差异，但是标准 CPR 的手压部位的不正确性较 OTH-CPR 要高（其不正确按压频度分别为 300 vs 76，$P < 0.001$），这是因为标准 CPR 时更大比例的低定位按压有关。该项研究提示，OTH-CPR 与标准 CPR 比较，至少是同等有效，而且在手安置的正确性方面具有

一些边际优势。

总之，在空间狭小，复苏人手少，而且患者又不易被转运时，OTH-CPR 是唯一的可执行的复苏方法，如果实施人员能注意掌握正确的按压部位和按压深度，该方法还是一种在特定环境下可替代标准心肺复苏术的复苏方法。

2. 俯卧位 CPR（背部按压 CPR）

1989 年，Edward McNeil 医师在复苏专业杂志 Resuscitation 上发表一篇文章，他描述了训练和执行标准心肺复苏术所存在的困难，提出并建议实施更简单的背部按压复苏术（prone CPR）。此方法具体实施的步骤是将患者俯卧放在硬板面上，拉患者的一只手臂垫在其前额下，让鼻梁靠在肘部，鼻尖向下，复苏人员骑跨坐在患者的臀部，双手分别放在胸部对应的背部两侧（相当于胸椎 7~10 位置）进行按压，每分钟按压 60~100 次。这种方法与 19 世纪 90 年代 Schafer 的按压背部法相似，

俯卧位 CPR 的临床研究与评估：

当患者无法被放置为仰卧位时，救助者应该考虑进行俯卧位 CPR，尤其已经有人工气道的住院患者。一项关于 6 名患者的交叉研究和 3 个病例报道发现气管插管住院患者在俯卧位进行 CPR 的血压高于接受仰卧位 CPR。Mazer 等认为俯卧位 CPR 可能通过以下两种途径来改善收缩压和平均动脉压：①借助于胸廓肋骨椎骨关节强度可能有更大的压力，而胸骨和肋骨肋软骨关节比较容易受到损坏；②在常规 CPR 时腹部结构会前向移位而使其压力降低，但是俯卧位 CPR 能避免这种现象并使其机械力更为有效。从 1992~1996 年，一共报道有 6 例院内患者实施了俯卧位 CPR，其中 5 例是围手术期患者，所有的收缩压可维持在 80~120mmHg，所有的病例资料从血流动力学角度说明俯卧位 CPR 是一种有效的复苏方法。

在呼吸方面，McNeil 认为俯卧位 CPR 时，患者头居中，并且头垫在肘上，当按压背部时，头后仰而下巴下移，这明显满足气道通畅的要求，而且有资料显示这种气道通畅的效果比仰卧位头后仰产生的气道通畅的效果要好。

魏峥等对 11 例在 ICU 施行标准 CPR 无效后实施俯卧位 CPR 的患者研究发现，标准 CPR 的血压由 55 ± 20/13 ± 7mmHg 增高到俯卧位 CPR 的 79 ± 20/17 ± 10mmHg，P=0.028；有试验报道，在 2000~2002 年，有 5 例 ICU 患者在施行标准心肺复苏术无效后实施俯卧位 CPR，平均收缩压为 95 ± 19mmHg，平均舒张压为 25 ± 10mmHg。另有 10 个健康的志愿者进行俯卧背部按压，评估其通气效应，平均潮气量为 398.5 ± 109.9ml。这些试验结果显示俯卧位 CPR 是一种有效的而且简单易操作的复苏方法。

俯卧位 CPR 简便易学并能提供较好的呼吸和循环效应，能够很好地持续实施，可以保持气道很好的通畅，能减少胃内容物误吸，能减少各种损伤的可能性，对于外行的旁观

者来说，是一种较好的可行的复苏方法。

三、“咳嗽”CPR

“咳嗽”CPR（cough-CPR，c-CPR）是患者意识清醒并且最好在心电图等监测条件下，发生无脉性室速（VT）、室颤（VF）、极度心动过缓及心脏停搏时，进行每1~3秒咳嗽一次，直到90秒的复苏方法。

1.“咳嗽”CPR的机制

“咳嗽”CPR的原理为：①咳嗽时用力吸气产生很大的胸内负压，促进静脉血回流至右心；②咳嗽时用力呼气可产生胸内正压增高，导致血液沿胸腔内外压力差流向外周循环；③咳嗽时深呼吸和咳嗽运动不仅增加氧气进入肺内，而且咳嗽产生的胸腹腔压力对心脏起到了挤压作用，促进全身血液循环，将血液输送到大脑，达到给大脑补充氧气的目的，通过咳嗽阻止患者的意识丧失；④剧烈咳嗽约可以产生75J的能量，随即被转化为生物电流，能给濒死的心脏一次像除颤那样的复苏机会，其效果类似于胸外心脏捶击复苏术，为自己争取一线生机。

有节奏的周期性的主动咳嗽是一种行之有效的自救方法，通过其可增加有效循环血量，升高动脉血压，改善冠脉灌注压，有助于提高心肺复苏的成功率。这种“咳嗽”CPR是患者突然发病，在没有其他方法救治的情况下唯一的自救选择。患者应在症状缓解时立刻拨打急救电话，并到医院进一步诊治，以免贻误病情。此外，用力咳嗽也便于引起路人的注意，有利于获得救助。“咳嗽”CPR对于无意识的患者没有意义。

2.“咳嗽”CPR的临床研究和评估

1976年Criley报道了，通过使用“咳嗽”CPR成功抢救了8例在导管室进行冠状动脉造影过程中发生心室纤颤的患者，其中3例引起室颤后每1~3秒重复咳嗽可保持清醒状态达24~39秒，并使平均主动脉收缩压达到139.7 ± 3.8mmHg，明显高于标准胸外按压（CPR）时的60.7 ± 5.1mmHg。Brian Miller等报道了5例室速导致严重低血压患者，通过“咳嗽”CPR使平均动脉压达到正常时的47%~66%。Petelenz等通过观察院内外115例曾有过心搏骤停病史患者发现，患者发现晕倒症状共365次，发生晕倒症状后使用“咳嗽”CPR，结果292次症状消失，只有73次症状需要另外医疗救助治疗（起搏器、心脏手术和药物治疗等）。该项研究显示，咳嗽能有效地防止晕厥和维护意识清醒，为应用常规CPR的实施争取时间。

“咳嗽”CPR目前只能在清醒、监测下的患者中应用（主要在心导管室），当致心搏骤停的心律失常可被预测，患者仍然清醒并可在事件发生前被指示和事件发生过程中接受辅导，并可完全恢复心脏活动。然而，并不是所有患者都能够产生在血流动力学上有效的咳嗽。但也有不同意见，认为咳嗽 CPR 只能用于患者意识清醒，而且在现阶段不应在公众大力推荐咳嗽 CPR 训练，以防错失求救良机。

四、主动按压 - 放松复苏术

主动按压 - 放松 CPR（active compression-decompression cardiopulmonary resuscitation，ACD-CPR）是 1990 年由 Cohen、Tucker 和 Lurie 在患者家属用疏通下水道的皮揣为突发心搏骤停的老人按压胸部并成功将其救活的启发下提出，并研制出了手持吸盘。后丹麦 Ambu 公司改造设计成为现在的 ACD-CPR 装置（Ambu 心脏泵）（图 4-15）。

1. ACD-CPR 装置及其操作方法

这种负压吸引装置是由一个柔软的、富有弹性的硅橡胶吸盘连接于弧形手柄而组成，其吸盘直径为 12~13cm，吸盘中有一块橡胶垫，吸盘与胸壁中间因负压可紧密连接。操作方法是：施救者跪在患者胸部旁边，将硅橡胶真空杯置于患者胸骨中下 1/3 交界处（图 4-16），并紧贴于胸骨上面，垂直按压其胸廓，两臂伸直以确保用上身力量进行按压。按压频率为 100 次 / 分，按压深度为 3.8~5.1cm，按压时间占整个按压周期的 50%，按压的力量为 30~50kg，但在放松时，施救者需要给予 10~15kg 的额外提举力量，使其前胸壁上抬，以达到主动减压的目的。若同时进行辅助呼吸时，按压和通气的比例为 30∶2。

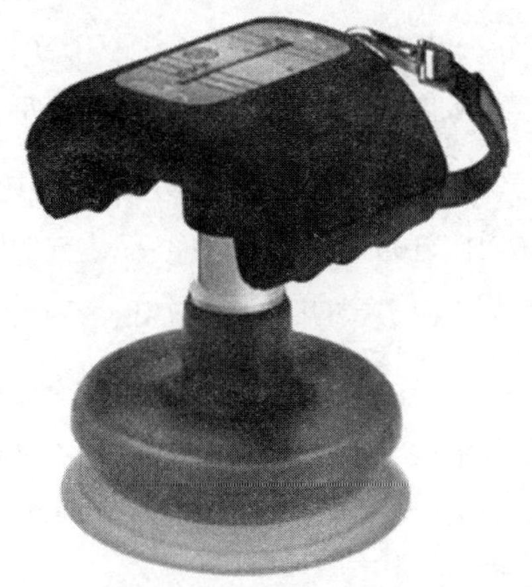

图 4-15　ACD-CPR 装置

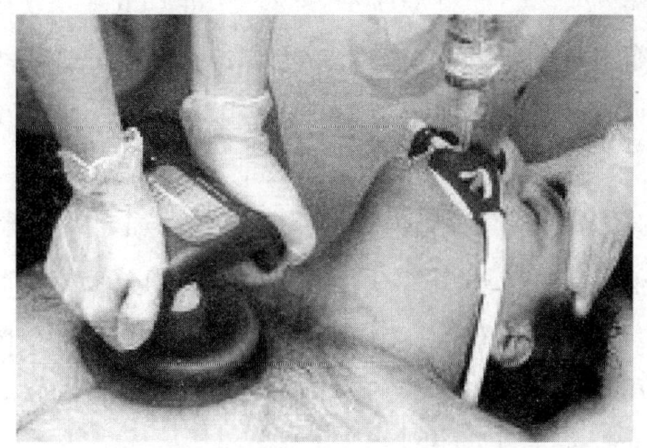

图 4-16　ACD-CPR 装置的放置位置

2. ACD-CPR 的原理

ACD-CPR 主要通过这种主动按压减压过程，以胸泵机制发挥心肺复苏作用。当主动按压胸廓，使胸内压增加，产生前向血流，主动放松时手持圆形柄主动上提，吸盘拉起胸壁，胸廓扩张，使胸内负压增加，降低右房压，冠脉有效灌注压（CPP）改善，又增加静脉回流，心脏前负荷增加，每搏量增加，收缩压升高，从而提高复苏成功率。

2001 年由瑞典的 Jolife AB 公司研制的机械 ACD 装置来替代手持式的按压装置，该装置称作 LUCAS，它主要由类似于心脏泵中的吸盘和固定在两侧支架上的气缸组成，而支架连接到坚硬的背板上。它是由高压气流驱动双作用气缸的往复运动，从而产生主动按压和放松（图 4-17）。

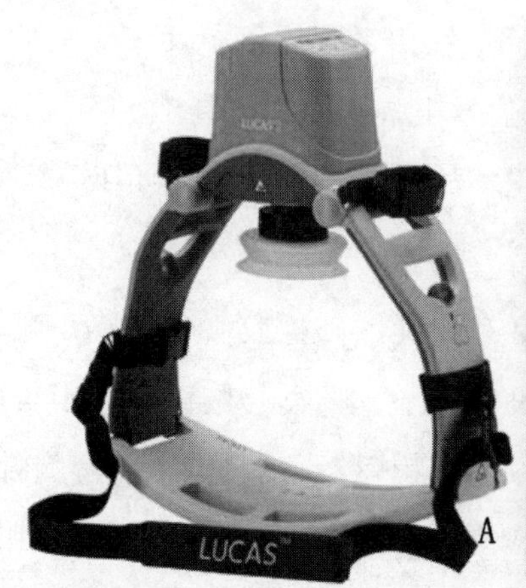

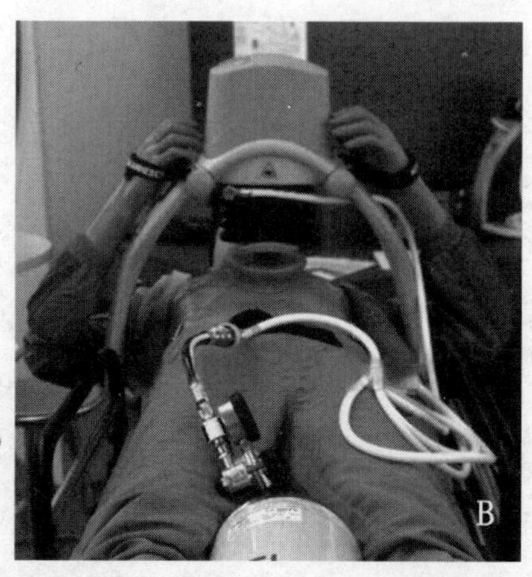

图 4-17　LUCAS

3. ACD-CPR 的临床研究与评估

1993 年 Cohen 等对 62 例院内心搏骤停患者随机实施 ACD-CPR 或标准 CPR，结果自主循环恢复率（ROSC）、24 小时存活率及神经学结果（Glasgow 评分），ACD-CPR 组分别为 62%、45% 和 8.0% ± 1.3%，标准 CPR 组分别为 30%、9% 和 3.5% ± 0.3%，ACD-CPR 组显著提高，而且未发现肋骨骨折等胸部损伤。Mauer 等对 7 个临床医院 2866 例院外心搏骤停患者进行 ACD-CPR（1410 例）和标准 CPR（S-CPR）（1456 例）的前瞻性随机对照研究，结果显示 ACD-CPR 的 1 小时存活率高于 S-CPR。1997 年 Plaisance 等对 512 例院外心搏骤停患者进行随机实施 ACD-CPR 和标准 CPR 对比研究表明，ACD-CPR 组（254 例）较 STD-CPR 组明显改善 ROSC（44.9% vs 29.8%，P=0.04）、1 小时存活率（36.6% vs 24.8%，P=0.003）、24 小时存活率（26% vs 13.6%，P=0.002）和出院率（5.5% vs 1.9%，P=0.03），而存活 30 天神经学结果 Glasgow 评分虽无显著差异但有改善趋势（1.6 ± 0.8 vs 2.3 ± 1.1，P=0.09）。

而 1997 年由 Skogovoll 等人对 431 例院外患者进行的为期 4 年的最大的单中心临床试验发现，复苏成功率标准 CPR 组为 12%，ACD-CPR 组为 13%，神经学结果评分标准 CPR 组为 2.51，ACD-CPR 组为 2.53，无明显差异。Kern 等回顾 ACD-CPR 的出院率与标准 CPR 比较，多数为没有观察到显著改善，故 ACD-CPR 的远期疗效有待于进一步研究证实。

2005 年，Rubertsson 等人在猪模型上比较了手动按压和 LUCAS 按压的脑血流和 $ETCO_2$ 等指标，试验结果显示，LUCAS 按压能明显改善脑血流和心输出量，这一结果有力支持在临床上进一步评价这一装置的有效性和可行性。2005 年，Steen 等使用 LUCAS 进行了一项院外临床试验，结果发现有被目击的心搏骤停患者在 15 分钟之内进行 LUCAS 操作，初试节律是室颤者有 25% 存活 30 天，初试节律是心电静止者有 5% 存活 30 天，如果开始接受 LUCAS 的时间超过 15 分钟，不能存活 30 天。

4. ACD-CPR 的并发症

ACD-CPR 的并发症的发生与实施技术操作熟练程度、按压强度、频率和患者体质等有关。1997 年 Plaisance 等报道的大样本临床试验发现 ACD-CPR 的并发症有：①胸骨接触点血肿；②肋骨骨折；③肺出血；④胸骨脱位；⑤胃裂伤。与标准 CPR 并发症比较，ACD-CPR 的胸骨接触点血肿、肺出血和胸骨脱位的发生率比标准 CPR 显著增多。

此外，较少见的并发症还有由于肋骨骨折刺破胸膜、肺脏和肝脏引起的气胸、胸腔积液或肝破裂等。

5. ACD-CPR 的优缺点

（1）优点是使用方便、便于携带、运输、安装等。手柄上的监测器能保证操作时动作的准确性到位，并且当由徒手 CPR 转为 ACD-CPR 时，不需要长时间中断徒手 CPR。

（2）缺点是与徒手 CPR 相比其并发症多。ACD-CPR 在放松期需用吸盘吸住胸前壁用力拉起，产生胸内负压，对于抢救人员的劳动强度增加一倍，且 Ambu 心脏泵有一定高度，也给抢救人员带来不便。Ambu 心脏泵对部分女性患者及严重桶状胸的患者效果欠佳。

同时，ACD-CPR 操作技术比徒手 CPR 复杂，必须对操作人员进行正规的 ACD-CPR 培训（Ⅱb 级推荐）。

五、胸腹主动按压放松复苏术

胸腹主动按压放松 CPR（phased thoracic-abdominal compression-decompression，PTACD-CPR）在 1997 年由 Wang Chun Tang 和 Max Harry Weil 提出，为了便于一个救护人员能独立实施，设计一种名为 Life-stick 的装置。它由一个主支架连接两个按压吸盘组成，一个用于按压胸部，一个用于按压腹部。单人双手持手柄即可进行操作，操作者手持两边的手柄交替主动按压和放松胸腹部（图 4-18）。

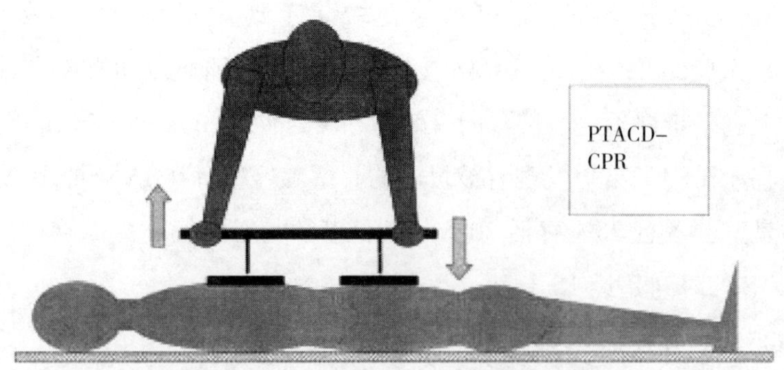

图 4-18　PTACD-CPR 装置（引自：Babbs CF.）

1. PTACD-CPR 的工作原理

这一方法结合了插入性腹部加压 CPR（IAC-CPR）与主动加压 - 减压 CPR（ACD-CPR）的原理，都是以胸泵原理为基础，但是其胸部按压效果却有些不同，主要表现在 IAC-CPR 的胸泵机制是当胸部按压放松时，实施腹部按压致腹部正压使回心血量增加而发挥作用；但 ACD-CPR 的胸泵机制是借助于增高胸部舒张期负压，使血液从胸腔外的静脉回流心脏而起效果。这种装置不仅通过胸部负压和腹部正压共同参与胸泵机制而使下腔静脉正压能促进心脏充盈作用，而且通过胸部正压和腹部负压共同参与腹泵机制，使下腔静脉负压以减少血液回到胸腔而增加全身灌注压力的功效。

2. PTACD-CPR 的动物试验和临床研究与评估

Wan Chun Tang 等采用室颤猪模型上进行动物试验，将 PTACD － CPR 与 STD-CPR 相比 PTACD-CPR 明显改善冠脉灌注压、胸内负压和呼气末二氧化碳分压，且明显改善 48 小时生存率和神经学结果。2002 年 Kern 等进行 Lifestick 与通气结合的动物试验，显示胸部按压频率 60 次 / 分，5∶1 同步通气频率在优化血流动力学效果和通气方面是最好的，这些试验数据对指导 Lifestick 临床研究是非常重要的。

2001 年 Arntz 等人进行一个院外临床试验，PTACD-CPR 与标准心肺复苏术相比较，患者存活率没有改善。最近几年没有这方面的动物试验和临床试验报道。2006 年，Babbs 对 PTACD-CPR 的胸腹按压波形进行计算机模拟，试验证实，按压频率为 80 次 / 分，工作周期为 50%，可产生几乎最大的全身灌注压为 60mmHg 和前向血流为 3.8L/min，这是标准心肺复苏术的 1.5~3 倍。Arntz 等对 50 例院外心搏骤停患者进行随机选用 PTACD-CPR（24 例）和标准 CPR（26 例）的对比研究，PTACD-CPR 组的 ROSC 为 38%，标准 CPR 组为 50%（P=0.55；OR=1.7；95% CI，0.5~5.2），其存活率两组间也无显著差异；另外，PTACD-CPR 组只有 9 例心室纤颤（38%），而标准 CPR 组有 19 例心室纤颤（73%）（$P < 0.02$）。2001 年 Arntz 等人在院外进行了一个前瞻性的随机的临床试验，对发生心搏骤停的患者使用该方法进行复苏，患者存活率与标准 CPR 相比结果

没有改善。

总之，目前国际上对该方法的研究和使用都处于起步阶段，还缺乏大规模临床试验来研究该方法的安全性和有效性，还没有足够的证据支持其在临床上使用。

六、阻阈设备

1995 年，Lurie 为了提高 ACD-CPR 的血流动力学效果，提出了吸气阻力阀［inspiratory impedance threshold valve（device），ITV（ITD）］（图 4-19）。ITV（ITD）被加在气管插管和通气皮囊之间（图 4-20），是一单向阻力阀，在呼气时或正压通气时，该阀不起作用，但在吸气时，由于阻力阀使得吸气阻力增大，提高胸内负压，增加静脉回流。ITD 结合气管插管或面罩可被应用于传统 CPR 过程，还可配合 ACD-CPR 进一步提高胸内负压，促进静脉血回流，加强 ACD-CPR 的复苏效果。ITD 在 2005 年被国际急救与复苏联合会推荐为 CPR 可选用的Ⅱa 级辅助设备，但在 2010 年国际急救与复苏联合会将 ITD 修改为 CPR 可选用的Ⅱb 级辅助设备。

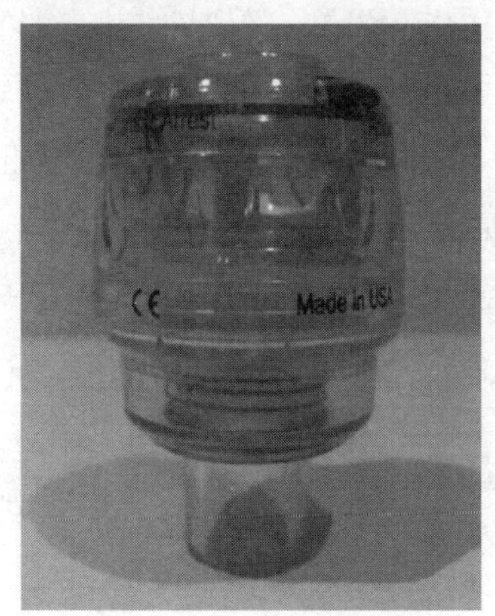

图 4-19　吸气阻力阀

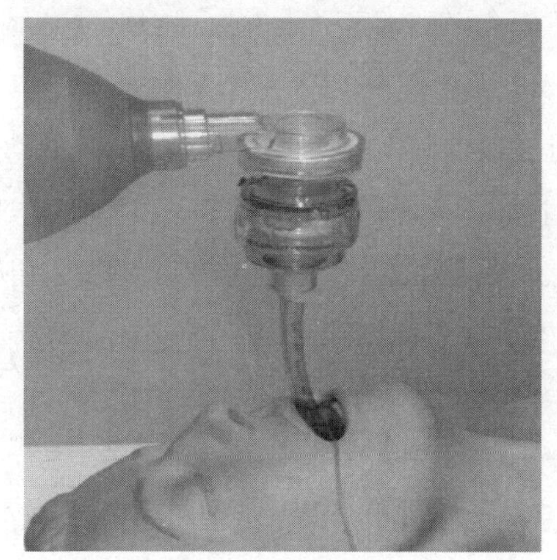

图 4-20　吸气阻力阀与气管插管和通气皮囊连接

1. ITD 的动物试验和临床研究与评估

（1）ACD-CPR 结合吸气阻力阀：1995 年 Lurie 等在猪模型上对 ACD 加吸气阻力阀与单独 ACD-CPR 比较，结果改良的方法可显著增加冠脉灌注压。2000 年，Plaisance 等人进行院外临床试验，将 ACD-CPR 加吸气阻力阀与单独 ACD-CPR 比较，前者能明显提高患者的 ETCO，升高了舒张压和冠脉灌注压，降低了胸内压，提高了 CPR 效能。2003 年 Woldke 等人在德国对 210 例院外心搏骤停患者进行试验，ACD-CPR + ITV 与单一标准 CPR 相比能明显提高患者自主循环恢复率、1 小时存活率、24 小时存活率、住院率和活着出院率。2005 年 Plaisance 等人的一个 ACD-CPR + ITV 与面罩或气管插管结合的临床试验显示，ITV 与两者结合时，都是非常有效的，因此在基本生命支持阶段，ITV 用于呼吸面罩是可行的。可见，通过长期的大量的研究观察，吸气阻力阀与 ACD-CPR 联合，能够促进血液循环，加强 ACD-CPR 的复苏效果提高复苏成功率。

（2）STD-CPR 结合吸气阻力阀：1998 年，Lurie 等人在研究 STD-CPR 结合吸气阻力阀对重要器官血流的影响时发现，吸气阻力阀能有效改善心脑等重要器官的局部血流，改善复苏效果。2005 年 Pirrallo 等人在院外试验研究中发现，STD-CPR + ITV 组显著提高了患者的收缩压和舒张压，尤其是收缩压，几乎是 STD-CPR 组的两倍。2005 年 Aufderheide 等人报道 230 例院外心搏骤停患者随机选用 STD-CRP + ITV 组（n=114）和标准 CPR 组（用伪造装置）（n=116），其 24 小时存活率分别为 27% 和 11%，两组的 P=0.037，证明在复苏效果欠佳的 STD-CPR 复苏术，与吸气阻力阀结合，也能改善复苏效果，吸气阻力阀的的循环增强作用得到进一步证明。

2. ACD-CPR 的不足

Herff 等在 2007 年进行了一项动物试验，在 ACD-CPR 组，ACD-CPR + ITV 组，STD-CPR 组和 STD-CPR + ITV 组等四组中，各组分别进行胸部按压 5 分钟，观察各组的动脉血氧饱和度。结果发现有 ITV 组的动脉血氧饱和度下降很明显，同时对肺组织进行 CT 扫描，发现有 ITV 组的肺密度值比无 ITV 组的肺密度值要高。30 分钟恢复期后，各组动脉氧分压和肺密度值无差别，所以使用吸气阻力阀可导致肺功能的损坏。因此，针对 ITD 的使用，还需要更大量、更充分的试验证明其有效性。ITD 能否在临床上广泛应用还需进一步研究。

七、充气背心 CPR 及自动 CPR 装置

1. 充气背心 CPR（inflational vest CPR，VEST-CPR）

是在 1979 年根据胸泵学说提出的，是通过一环绕胸部的类似于大血压机袖袋的背心，使用气压驱动或电驱动的压缩带进行周期性的充气放气而增加胸内压来造成前向血流，以达到心脏复苏效果。按压频率为 60 次 / 分，按压放松比为 1∶1。美国霍普金斯大学对其作了系统研究，该方法产生的动脉收缩压是目前最高的，冠脉灌注压是 STD-CPR 的两倍多。

VEST-CPR 是根据血流的胸泵动力学原理制成的。其使用方法不复杂，经短时间训练就可操作（图 4-21）。其按压频率、按压时限及充气压力均可事先设定，还可通过背心下的电极板进行电除颤，十分方便。

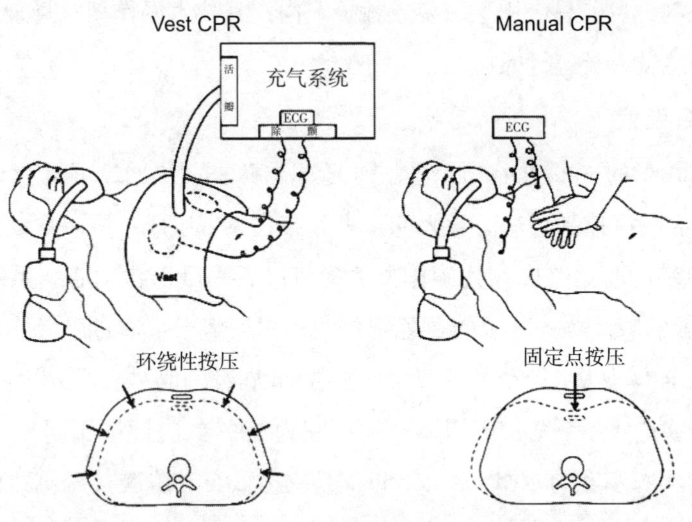

图 4-21 充气背心 -CPR（引自：Halperin HR，et al.）

（1）VEST-CPR 的动物试验和临床研究与评估：Halperin 将 20 条室颤模型犬分为两组检验 VEST 系统的效能和安全性，第一组（n=10）VEST 最大囊内压为 380mmHg，产生心肌血流可达到犬的正常水平，而脑血流比正常水平还高，但病理检查发现有 3 只犬有严重的肝肺损伤。第二组（n=10）VEST 压力限制在 280mmHg 内，未发现严重损伤。VEST 压力在 200~250mmHg 时，心肌血流虽减少，但仍可达正常值的 40%~60%。Halperin 比较 VEST-CPR（VEST 压力在 250mmHg）和 STD-CPR，主动脉压均值分别为 106 ± 15mmHg 和 48 ± 9mmHg，冠脉灌注压（CPP）分别为 43 ± 14mmHg 和 17 ± 8mmHg。而 Shaffner 对猪模型研究也发现 VEST-CPR 可改善心肌和脑血流。

Halperin 等曾对 VEST-CPR 的血流动力学指标与徒手 CPR 进行两阶段临床试验比较，研究显示，在第一期研究中，15 例进行 42 分钟的徒手 CPR 后未成功患者进行 VEST-CPR，患者的主动脉峰压由 78 ± 26mmHg 升高至 138 ± 28mmHg（$P < 0.001$），CPP 由 15 ± 8mmHg 升高至 23 ± 11mmHg（$P < 0.003$）。在第二期研究中，另外 34 例患者在徒手 CPR 未成功后被随机分为 VEST-CPR 组（n=17）和继续徒手 CPR 组（n=17），其 6 小时存活率（分别为 6/17 和 1/17）和 24 小时存活率（分别为 3/7 和 1/17），但两组均无存活出院。该项研究提示，VEST-CPR 可明显改善主动脉压和冠脉灌注压，可提高 6 小时的存活率，但 24 小时存活率的改善不明显，其长、短期存活率仍需进一步研究证实。VEST-CPR 可在特定环境下由经过适当训练的医护人员为心搏骤停患者使用，并可作为标准 CPR 的辅助措施（Ⅱ b 级）。然而，没有足够的证据来支持常规使用 LDB 治疗心搏骤停。

（2）VEST-CPR 的优缺点：VEST-CPR 的优点是在改善血流动力学状态的同时不会干扰电除颤，不会明显延长复苏开始的时间，无明显的并发症。缺点是仪器体积和重量较大，应用受到限制，目前只应用于医院或救护车内；其技术操作相对复杂，所以必须具有足够受过训练的急救人员进行操作。

2. 自动 CPR 装置

ZOLL 公司生产的 Auto Pulse 自动心肺复苏器（图 4–22），可以自动地实施 ACD-CPR。主要由带有程序控制马达的背板和压力分布式束带组成，可以自动感知施救对象胸廓体积、调整束带的起始长度。其操作方法为将患者平卧于自动心肺系统板的中央（图 4–23），并且患者的腋窝对齐其板的黄色定位线，然后将束带通过患者胸前部围好，开启自动心肺复苏系统，马达将带动束带按设计参数间断收缩和放松，形成对胸部的挤压，按压频率可达 100 次 / 分，一个按压周期平均分配为 50% 的胸廓按压期和 50% 的胸廓舒张期，按压深度为胸廓厚度的 20%。Auto Pulse 是立体式自动胸腔按压模式而不是单点局部按压，以挤压胸廓而增加胸腔内压，利用血液的胸泵原理进行复苏，按压后能使胸腔完全复原，这有利于增加静脉回流。

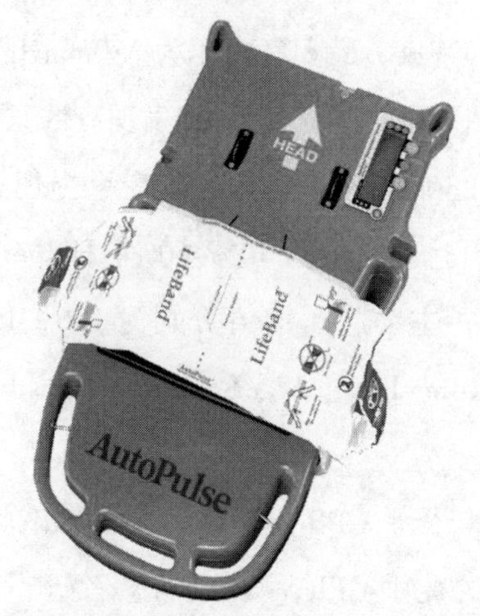

图 4–22　自动 CPR 装置

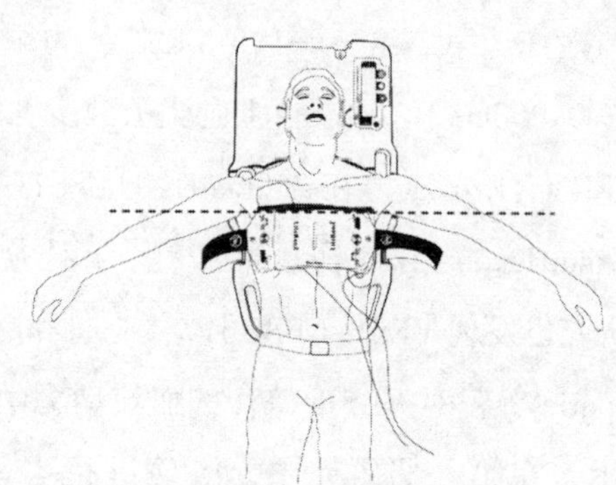
图 4–23　Auto Pulse 的实施过程

（1）Auto Pulse CPR 的动物试验和临床研究与评估：2004 年 Halperin 等人在猪模型上将 Auto Pulse CPR 与标准 CPR 自身对照（n=10），结果 Auto Pulse CPR 血流动力学效果更加明显，脑血流量也有了明显的提高。2006 年，Fumiaki 等人的动物试验显示，A–CPR 组的 ROSC 明显高于 STD–CPR，A–CPR 组的神经功能都得到了很好的恢复，STD–CPR 中 50% 的动物神经功能受到严重的损伤。

2004 年，Timerman 等人对 31 例院内心搏骤停患者的临床试验报道，Auto Pulse CPR 与 STD–CPR 相比，动脉收缩压，冠脉灌注压明显升高，心肌血流和脑血流也明显增加。

2007 年，Krep 等在院外评估 A–CPR 的有效性、安全性和实用性。具体方法是 46 个患者被研究，25 个患者自主循环恢复（54.3%），其中 18 个患者送入 ICU（39.1%），最后

10 个患者出院。安装准备好装备的平均时间为 4.7 ± 5.9 分钟。使用该设备的患者没有发现损伤。Swanson 等对 523 例院外心搏骤停急救到达急诊室患者进行选用 Auto Pulse CPR（A-CPR）（n=118）和徒手 CPR（Manual CPR，M-CPR）（n=405）的对比研究，A-CPR 组的 ROSC 为 29%，M-CPR 组为 19%，两组间有显著差异。

（2）Auto Pulse CPR 的优缺点和注意事项：Auto Pulse CPR 的优点与徒手 CPR 相比按压动作准确稳定，即便在搬运过程中也可无须中断。同时避免了因人工体力下降而影响其 CPR 的质量，使用 Auto Pulse 时还可同时给予气管插管呼吸机支持呼吸及静脉途经给药等。注意事项：长时间使用 Auto Pulse CPR 时可引起胸部皮肤轻度擦伤及 Auto Pulse CPR 不适用于儿童急救。

Auto Pulse CPR 可在特定环境下由经过适当训练的医护人员为心搏骤停患者使用（Class Ⅱ b）。然而，没有足够的证据来支持常规使用 Auto Pulse CPR 治疗心搏骤停。

八、胸骨按压配合胸廓束带同步加压复苏术

胸骨按压配合胸廓束带同步加压复苏术（simultaneous sternothoracic cardiopulmonary resuscitation，SST-CPR）是 2001 年由韩国 Sung Oh Hwang 等人提出一种复苏方法，改方法需要的装置包括一个胸骨按压活塞和环绕胸廓的束带（图 4-24）。当活塞加压于胸骨时，束带被拉紧加压给胸廓，一方面通过胸廓对心脏按压，另一方面束带对胸廓加压，将 STD-CPR 的胸骨按压与 VEST-CPR 的胸廓加压融为一体，有胸骨按压和充气背心两种效果。该方法将“心泵”和“胸泵”机制结合起来。

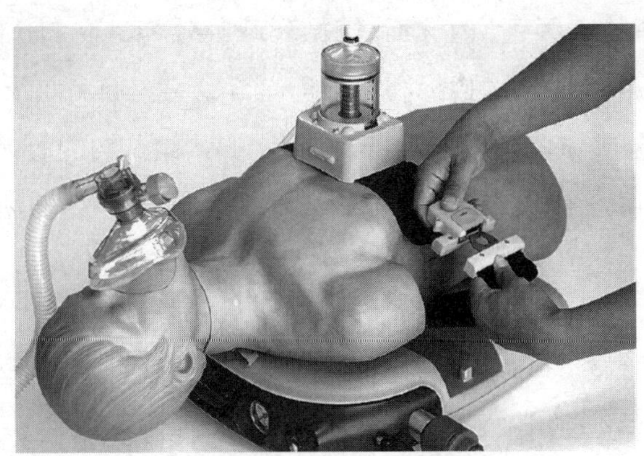

图 4-24　SST-CPR 装置

该装置在有可能妨碍徒手技术效果的情况下，为心搏骤停的患者提供持续不断的心肺复苏。适用于医疗急救系统（如急救火车、ICU 急救车、救护飞机等）和医院（急诊室、重症或冠心病监护病房和心导管室等）。

SST-CPR 的动物试验和临床研究与评估：2001 年 Sung Oh Hwang 等人进行动物试验，

与 STD-CPR 相比，SST-CPR 使动脉收缩压从 42.4 ± 12.4mmHg 升高到 99.7 ± 18.9mmHg，舒张压从 28.1 ± 2.4mmHg 升高到 51.3 ± 10.4mmHg、冠脉有效灌注压从 17.3 ± 8.9mmHg 升高到 47.0 ± 11.4mmHg、$PETCO_2$ 从 9.43 ± 2.8mmHg 升高到 11.6 ± 2.1mmHg。还发现 SST-CPR 的舒张早期，右房压低于 0mmHg。2002 年 Sung Oh Hwang 等人又对其短期生存率进行动物试验，SST-CPR 较 STD-CPR 提高了短期生存率。

九、水平振荡 CPR

水平振荡 CPR（periodic Gz acceleration CPR，pGz-CPR）最初由 Adams 等设计的一种新型的无创通气装置，它是基于保育员安慰婴儿时轻拍婴儿背部和臀部可在自主呼吸的基础上产生一个额外的小的潮气量现象中得到启发而设计制造的。此装置主要有一平台和驱动部分组成。平台运动由正弦波发生器控制的电机驱动，平台运动频率为 1~15Hz，位移 1~3cm，它是通过正弦波发生器控制的电机驱动的，可改变往返运动的频率和加速度在人体沿脊柱轴线产生周期性正弦效应以进行人工通气。pGz 运动时可以产生胸廓和腹部的反常运动，向脚方向的减速和向头方向的加速运动产生吸气，从而造成吸气时腹压增加，胸腔压力降低，并产生一定的胸内负压。pGz 的血流动力学机制是对血管壁产生的剪切力，促使舒血管物质的释放产生舒张血管效应，增加毛细血管的血流量。在心脏 pGz 可产生小的压力差，这种压力差虽小，但在 pGz 造成外周血管扩张，外周压力降低的情况下，足以驱动血液由中心流向外周，从而提高了器官的局部血流量。

pGz-CPR 的动物试验和临床研究与评估：2001 年，Adams 把它作为一种新的复苏方法提出来，并在猪的室颤模型上检验其循环呼吸效能，在 2Hz 的运动频率下，心排量达到室颤前的 20%，动脉血气指标和室颤前一样，心内膜和脑干的血流量有了显著提高。将 12 头室颤猪分成 pGz 组与未进行 pGz 组，pGz 组的自主循环恢复率为 100%，而未进行 pGz 组的全部没有恢复心跳。2003 年，Adams 等人进行的动物试验中，pGz-CPR（*n*=7）与 STD-CPR（*n*=5）相比较，pGz 组中自主循环全部恢复，24 小时和 48 小时的神经功能也是正常的，而 STD-CPR 组没有一只恢复。2005 年，Admas 等人进行一个动物试验，将 pGz-CPR（*n*=8）与 STD-CPR（*n*=8）相比，通过心脏超声的监测，pGz（*n*=8）改善了 ROSC 后 6 小时的 EF（ejection fration）（16.8% vs 10%）、FS（frational shortening）（40% vs 26.8%）和 WSMI（the wall motion index）（2.3 vs 1.7），改善了左室功能。Wu 等研究报道，关于水平振荡 CPR（pGz-CPR）对心脏复苏后缺血再灌注损伤的动物（猪）试验研究显示，全部动物诱发心室纤颤持续 3 分钟后随机选用 pGz-CPR（*n*=8）或萨勃 CPR（Thumper CPR，TH-CPR）（*n*=8），CPR 持续进行 15 分钟，在致颤第 18 分钟时进行电除颤结果，两组均有 6/8 的 ROSC。在自主循环恢复（ROSC）30 分钟后，pGz-

CPR 组的脑血流、心肌血流和肾血流比 TH–CPR 组明显增高。pGz–CPR 组的髓过氧化酶（myeloperoxidase，MPO）活性、血浆肌酸磷酸激酶（CPK）、心肌钙蛋白 1、肿瘤坏死因子 –α（TNF–α）和白细胞介素 –6（IL–6）等比 TH–CPR 组明显降低，这一研究再次证明水平振荡 CPR 是一种有效方法，并且它还有比萨勃 –CPR 减少心肺复苏后再灌注损伤的功效。

Babbs 等通过计算机仿真人体循环系统模型研究水平振荡 CPR 的血流动力学机制，发现随着在振荡频率和加速度的增大，可推进的血流量及全身灌注压均相应增加。类似的结果也可在高频率的腹部压缩 CPR 中观察到。通过该项研究认为水平震荡 CPR 技术的基本机制和实用功能有别于传统的心肺复苏术，并有潜力创造优越的全身灌注效应。

第七节　紧急体外循环

体外循环（cardiopulmonary bypass，CPB）原本是一种用于心脏直视手术以代替心肺功能的辅助技术，随着 CPB 灌注理论和技术的发展，使得急诊急救心跳呼吸骤停的患者时迅速在床旁紧急 CPB，成为 CPR 抢救的常规方法之一。紧急体外循环术（emergency cardiopulmonary bypass，ECPB）是指在未开胸的情况下，给心搏骤停患者提供最快的心肺功能支持，主要利用体外膜氧合达到维持血液循环和氧合目的。经皮穿刺体外循环技术的进展，使紧急体外循环的建立更迅速和简化，故特称为经皮心肺支持（percutaneous cardiopulmonary support，PCPS）。

一、ECPB 的方法

ECPB 的第一步是建立转流路径，包括升主动脉灌注 – 腔静脉或右房引流；股动脉灌注 – 股静脉或髂静脉引流；股动脉灌注 – 锁骨下静脉引流；主动脉或股动脉灌注 – 左方引流；颈动脉及无名动脉灌注 – 上腔静脉引流。在心肺脑复苏过程中通常采用股动脉灌注 – 股静脉引流。

ECPB 的装置主要包括体外膜氧合器（extracorporeal membrane oxygenation，ECMO）、血泵（人工心脏）和辅助设备。ECMO 又叫人工肺，有防止血浆渗漏的无孔型硅胶膜肺、或采用肝素涂抹技术以减少抗凝，或者两者都采用。血泵有仅作为左心室辅助装置（LVAD）和右心室辅助装置（RVAD）及两者兼有装置（BiVAD）等三种。血泵是体外循环的主要组成部分，它代替心脏进行泵血功能。辅助设备：变温器、冷热控制装置、过滤器、氧气流量、压力监测、温度监测和血气监测等，以及各种专用导管和套管等。

转流方式一般常用浅低温体外循环术，以股静脉为主要引流部位，股动脉为灌注部位的股 – 股转流。

二、ECPB的适应证

1. 心搏骤停时有目击者。

2. 年龄在60岁以下。

3. 心搏骤停的原因为内因性疾病，但确诊为脑病者除外。

4. 心脏停搏而无复苏时间小于6分钟。

5. 具有可逆性原因的心搏骤停（如低温或药物中毒等）。

6. 心血管手术后疑有解剖障碍的心搏骤停患者。

三、ECPB的禁忌证

1. 心、肺、脑、肝、肾等重要脏器不可逆性病变末期。

2. 多器官功能衰竭末期。

3. 恶性肿瘤。

4. 不能控制的持续性出血。

四、ECPB的动物试验研究

Levine等将室颤狗模型，在胸外CPR 30分钟后随机选用体外循环（CPB）组（$n=10$），或标准CPR组（$n=10$），并比较其恢复自主循环（ROSC），结果显示，CPB组的72小时ROSC明显高于标准CPR组（分别为7/10和3/10，$P < 0.05$），在CPB组中存活的7只均为正常的神经学改变，但标准CPR组存活的3只中1只有严重的神经学改变，另2只为正常改变，两组的正常神经学改变之比分别为7/10和2/10，$P=0.025$。

五、ECPB的临床研究与评估

Schwarz等曾对46例接受紧急经皮静动脉穿刺体外循环治疗的患者进行研究分析，其中25例是因严重心源性休克经药物治疗未见效果的患者，另21例是因心搏骤停经标准高级生命支持（ACLS）无效的患着，结果显示，46例中28例恢复自主循环而成功的撤离了体外循环（伴心源性休克患者为19/25，心搏骤停患者为9/21，$P=0.03$），其中长期存活者为13例（28%）（伴心源性休克患者为10/25，心搏骤停患者为3/21，$P=0.1$），该项研究提示，紧急经皮体外循环对心搏骤停和心源性休克患者的长期存活率是令人鼓舞的。Chen等研究了57例曾经标准CPR > 10分钟未见恢复自动循环的心搏骤停患者，进行经皮静动脉穿刺体外膜肺氧合技术（ECMO），结果显示存活率为31.6%，在存活者中长期随访存活率为 88.9%，只有 5.6% 患者有严重的神经学损伤。这种 ECMO 对于心脏手术或心肌指示剂等所致的心搏骤停，特别是还没有发生多脏器功能衰竭的患者更为有效。

2010 年指南指出没有充分的证据推荐心搏骤停患者应该常规使用 ECPR。然而，在 ECPR 容易获得的场所，如果无血流的时间短暂，并且导致心搏骤停的条件可逆（如药物中毒的意外性低温）或愿意心脏移植（如心肌炎）或血管形成术（如急性心肌梗死），可考虑使用 ECPR（Class Ⅱb）。ECPB 可给心搏骤停患者提供较有效而迅速的心肺功能支持，但尚须进一步提高开展紧急体外循环的专业技术人员的能力和水平及专用设备；进一步努力探求能获得最佳复苏效果的心肺脑复苏（CPCR）模式等，无疑 ECPB 将成为更有效的心肺复苏手段。

第八节　高级心血管生命支持的抢救流程

2010 年 CPR 指南推出环形简化的成人高级心血管生命支持（ACLS）抢救流程如图 4–25。

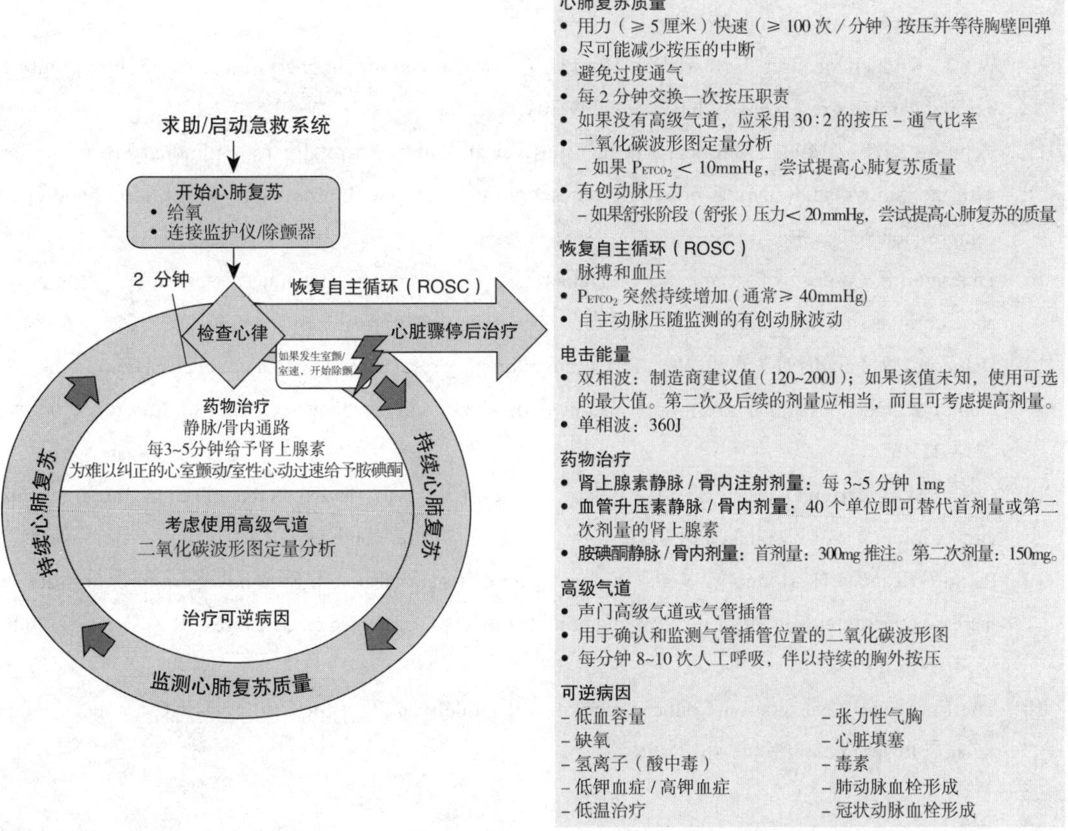

图 4–25　2010 年 CPR 指南推出环形简化的成人高级心血管生命支持（ACLS）抢救流程

参考文献

[1] 程龙献，刘承云．心血管疾病循证治疗学．湖北：武汉大学出版社，2011，175-221.

[2] 周玉杰，李小鹰，马长生，等．现代心肺复苏．北京：人民卫生出版社，2006，47-118.

[3] 何庆．现代肺复苏学．北京：人民卫生出版社，2004，121-168、312-337.

[4] 王一镗．心肺复苏的药物．心肺脑复苏．第2版．上海：上海科学技术出版社，2007，231-256.

[5] 黄子通．现代复苏医学．北京：人民卫生出版社，2009，131-211.

[6] 钟敬泉．心肺脑复苏新进展．北京：人民卫生出版社，2009，93-114、137-163.

[7] 朴镇恩．实用心肺脑复苏术．北京：人民军医出版社，2012，5：220-261.

[8] 杨宝峰．药理学．第6版．北京：人民卫生出版社，2004.

[9] 张安旗．插入式腹部按压心肺复苏术救治心搏骤停．浙江创伤外科，2008，13（1）：91-94.

[10] 张庆东．心肺脑复苏研究进展．中国现代医生，2013，27：15-17.

[11] 张秀泉．心搏骤停后的病理生理变化及心肺复苏药物应用进展．临床医学，2008，4（2）：35-37.

[12] 朱华栋，周玉淑．心搏骤停后的病理生理变化及心脏复苏药物应用进展．北京医学，1999，4：226-228.

[13] Abella BS, Alvarado JP, Myklebust H, et al. Quality of cardiopulmonary resuscitation during in-hospital cardiac arrest. JAMA, 2005, 293: 305-310.

[14] Wik L, Kramer-Johansen J, Myklebust H, et al. Quality of cardiopulmonary resuscitation during out-of-hospital cardiac arrest. JAMA, 2005, 293: 299-304.

[15] Henning Krep，Mathias Mamier，Martin Breil，et al. Out-of-hospital cardiopulmonary resuscitation with the AutoPulse system: A prospective observational study with a new load-distributing band chest compression device. Resuscitation, 2007, 73: 86—95.

[16] Timerman S, Cardoso LF, Ramires JA，Halperin H. Improved hemodynamic performance with a novel chest compression device during treatment of in-hospital cardiac arrest.Resuscitation, 2004, 61: 273-280.

[17] Halperin HR, Paradis N, Ornato JP, et al. Cardiopulmonary resuscitation with a novel chest compression in a porcine model of cardiac arrest: improved hemodynamics and mechanisms.J Am Coll Cardiol, 2004, 44: 2214-2220.

[18] Casner M, Andersen D, Isaacs SM. The impact of a new CPR assist device on rate of return of spontaneous circulation in out-of-hospital cardiac arrest. Prehosp Emerg Care, 2005, 9: 61-67.

[19] Ikeno F, Kaneda H, Hongo Y, et al. Augmentation of tissue perfusion by a novel compression device increases neurologically intact survival in a porcine model of prolonged cardiac arrest. Resuscitation, 2006, 68: 109-118.

[20] The European Resuscitation Council.International guidelines 2000 for CPR and ECC-a consensus on science. Resuscitation, 2000, 46: 1-448.

第五章　心肺脑复苏其他相关技术

第一节　肺动脉导管插入术

判断危重病人心血管功能状况的信息来源，主要是通过应用气囊漂浮导管（Swan-Ganz）（见图 5-1）行血液动力学的监测而实现的。1970 年 Swan 和 Ganz 首先成功的使用气囊漂浮导管行右心插管测量肺动脉嵌入压，从而对左心功能状况的判断有了突破性发展。

Swan-Ganz 气囊漂浮导管全长 110cm，每 10cm 有一刻度，气囊距导管顶端约 lmm，可用 0.8~1ml 的空气或二氧化碳气充胀，充胀后的气囊直径约 13mm，导管尾部经一开关连接一 lml 的注射器，用以充胀或放瘪气囊。导管顶端有一腔开口，可做肺动脉压力监测，此为双腔心导管。三腔管是在距导管顶部约 30cm 处，有另一腔开口，可做右心房压力监测。如在距顶部 4cm 处加一热敏电阻探头，就可做心输出量的测定，此为完整的四腔气囊漂浮导管。

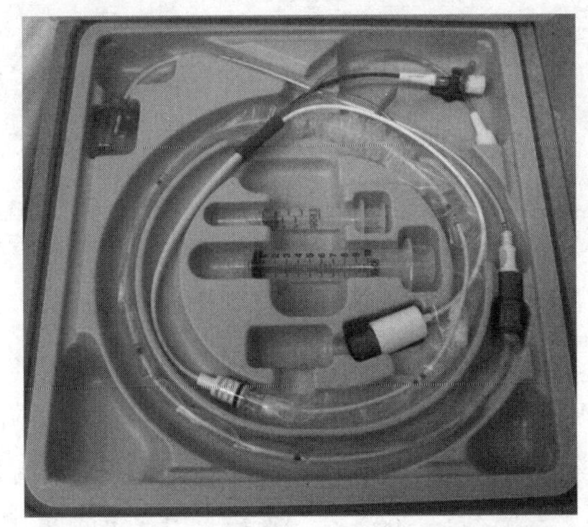

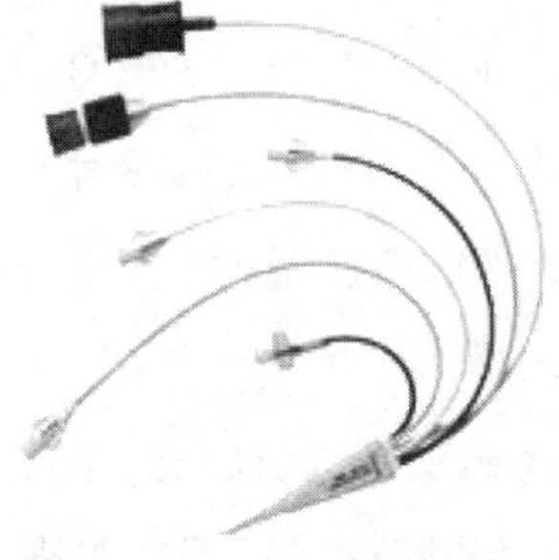

图 5-1

一、适应证

Swan-Ganz 导管插入术是为了对急性心肌梗死或其他危重病人的中心静脉压、肺小动脉嵌入压、每搏出量、心排血量等血流动力学指标进行监测，以观察、判定病情和指导治疗和观察疗效的一种独特的医学技术。

导管价格昂贵、来源困难，当病人有不稳定的血流动力学改变或肺功能严重障碍，需应用复杂呼吸形式支持其功能时，为最佳置管时机。因 Swan-Ganz 导管不能长期留置，故临床医生应注重其临床改变以掌握置管的适当时机，使其能充分发挥作用。病情复杂且病程较长者有时需反复置管。

二、置管术

（一）插管前准备

1. 向病人或家属充分解释相关问题。

2. 病人应适当镇痛镇静。

3. 准备急救设备及药品，如除颤器、利多卡因、多巴胺、肾上腺素等。

4. 检查插管所需的器械是否齐全、配套。

5. 预先用 5mg/dl 的肝素生理盐水冲洗导管并排除导管内空气，检查气囊有无漏气，并分别封闭导管的各个接口。

6. 如果插管将在压力波形引导下进行，则应当将压力传感器与导管的远端接口相连接，并检查压力监测仪上的压力曲线是否显示良好。

（二）插管途径的选择

经肘静脉、股静脉、颈内静脉、锁骨下静脉都可穿刺置管，导管经上或下腔静脉进入右心房、右心室到肺动脉。

经肘静脉或股静脉置管距心脏距离较远，特别是应用重复使用的导管，可因其在体内血流中浸泡时间相对延长、导管变软，易打弯而至操作困难，使插管失败；如置管是作为某些大手术前病人的术中监测之用，可由于导管在此处的解剖位置使术者和监护者在操作时互相影响；如股静脉置管本身及术后导管的维护的污染机会均相对增加。鉴于这些不利因素的存在使临床医生尽少选用远端静脉插管，而多推崇于颈内静脉或锁骨下静脉置管。经此静脉插入导管进入血路比较通顺，置入长度几乎是远端静脉置管的一半，污染机会少，易于临床监测及护理。但要求操作者技术全面，解剖位置明确，以尽可能地避免一些并发症的发生。初次插管者当然以个人最有把握，插管可能 1 次成功而选择的静脉血路为最佳。

从肘静脉或股静脉置管到肺动脉的平均距离为 55~65 cm，颈内及锁骨下静脉置管为 35~45cm。

（三）导管的插入步骤（见图 2）

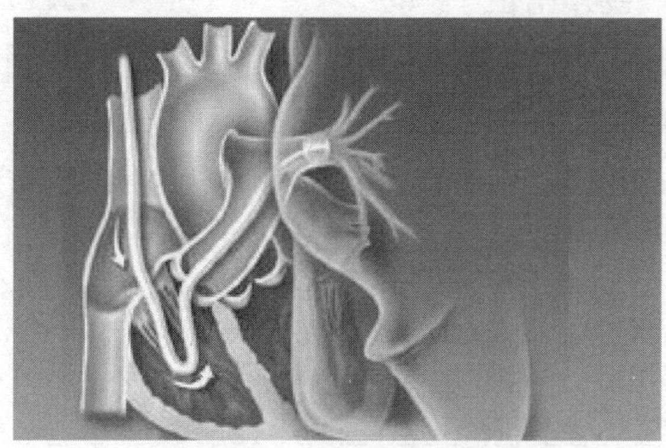

图 5-2　漂浮导管插入术图解

1. 需要接受血流动力学监测的病人往往都是危重病人，不宜被搬动。插入 Swan-Ganz 导管的操作多是在床旁进行。所以，根据压力波形插入 Swan-Ganz 导管是最常用的方法。

（1）应用 Seldinger 方法将外套管插入静脉内，然后把 Swan-Ganz 导管经外套管小心送至中心静脉内。

（2）确认监测仪上显示导管远端开口处的压力变化波形，根据压力波形的变化判断导管顶端的位置（见图 5-3）。

（3）逐渐送入导管，当导管顶端进入右心房后，压力显示则出现典型的心房压力波形，表现为 a、c、v 波，压力波动的幅度为 0~8mmHg。

（4）将气囊充气 1ml，继续向前送入导管。在一部分病人，由于三尖瓣的病理性或生理性因素，可能会导致充气的气囊通过困难。这种情况下，可在导管顶端通过三尖瓣后再立即将气囊充气。

（5）如压力波形突然出现明显改变：收缩压明显升高，可达 25mmHg 左右，舒张压不变或略有下降，可达 0~5mmHg，脉压明显增大，压力曲线的上升支带有顿挫。这种波形提示导管的顶端已经进入右心室。

（6）这时应在确保气囊充气的条件下，迅速而轻柔地送入导管，让导管在气囊的引导下随血流返折向上经过右心室流出道，到达肺动脉。

（7）进入肺动脉后，压力波形的收缩压基本保持不变，舒张压明显升高，平均压升高，压力曲线的下降支出现顿挫。压力波动范围大约在 12~25mmHg。

（8）继续向前缓慢送入导管，则可以发现压力波形再次发生改变，出现收缩压下降，舒张压下降，脉压朋显减小。压力波动范围为 6~8mmHg，平均压力低于肺动脉平均压；如果无干扰波形，可分辨出 a、c、v 波形。这种波形为典型的肺动脉嵌顿压力波形。

（9）停止继续移动导管，立即放开气囊。放开气囊后压力波形会马上变为肺动脉压力波形。再次将气囊充气 lml 之后排空气囊，压力波形重复出现由肺动脉嵌顿压力波形到肺动脉压力波形的转换，提示导管位置良好。

（10）如果放开气囊后肺动脉嵌顿压力波形不能立即转变为肺动脉压力波形，或气囊充气不到 0.6m1 即出现肺动脉嵌顿压力波形，则提示导管位置过深。如气囊充气 1.2ml 以上才出现肺动脉嵌顿压力波形，则提示导管位置过浅。可据此对导管的位置做适当调整。

（11）固定导管，进行胸部线检查。

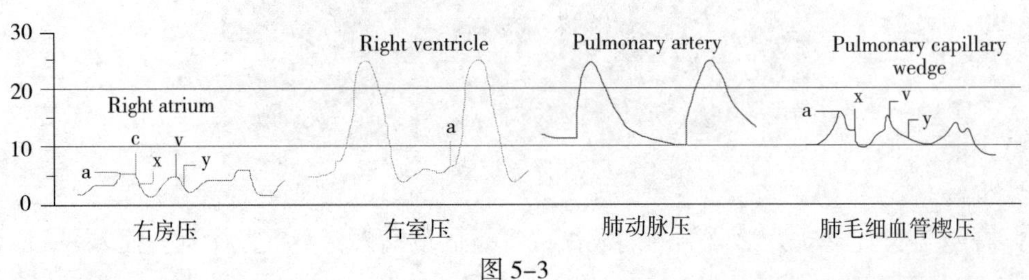

图 5-3

注：正常值为右房压 0~8mmHg；右室压 20~25/0~8mmHg；肺动脉压 20~25/8~14mmHg；肺毛细血管嵌压 6~12mmHg

2. 在为一些插管困难的病人置管或条件允许的情况下，也可以选择在 X 线透视引导下置入 Swan–Ganz 导管。

（1）病人仰卧在 X 线诊台上，应用 Seldinger 方法将外套管置入深静脉。

（2）用肝素生理盐水封闭 Swan–Ganz 导管的接口后，将 Swan–Ganz 导管由外套管送入中心静脉。

（3）根据 X 线监视屏幕指导将导管顶端送至右心房的入口处。

（4）将气囊充气 1m1，继续将导管送入右心房并通过三尖瓣。

（5）借助血流对气囊的漂浮作用，将导管顶端送入右心室流出道，并继续向前移动导管，跨过肺动脉瓣，进入肺动脉。在此过程中应尽可能减少导管对心室壁的撞击。

（6）继续送入导管，可见导管的顶端被突然推向肺动脉的远端，并固定不动，提示导管已经被嵌顿。

（四）插入漂浮导管的并发症

1. 心律失常

为发生在插管术中的常见并发症，由于导管尖端接触心肌壁或心瓣膜所致，可出现室性早搏、室上性心动过速等心电图改变，将导管退出后，室性早搏很快消失。但如出现严重心律紊乱，如室性心动过速、室性颤动时应立即拔除心导管，给予药物治疗及急救处理。

注意点：操作中必须有心电图持续监护，插入的导管如遇到阻力时不可强行进入。原有心肌供血不足或心脏疾患的病人，可予术前日含硝酸甘油 5mg，并给氧吸入治疗。原有心律失常者先予注射利多卡因 50mg 预防其再发生。病人床边必备急救药物。

2. 导管气囊破裂

常见于反复使用的导管，气囊弹性丧失所致。气囊破裂后致使肺动脉嵌入压指标丧失，且可能由于再次的气囊充气造成气栓形成。

注意点：气囊充气最大量不能超过 1.5ml，临床中，有用空气、二氧化碳或盐水充胀气囊的。但由于后两者操作不便及放气困难等而尽少采用。发现气囊破裂而暂不需拔除心导管者应在导管尾端做好标记并应交班，以避免其他人再做气囊充胀试验（特别是当导管位置似有改变时）。

3. 感染及血栓性静脉炎

由于置管术中无菌操作不严格，反复使用的导管消毒不彻底及导管维护中的污染而致直接的血行污染，临床中可见病人出现高热、寒战，甚至败血症。血栓性静脉炎多发生于经外周静脉置管的病人。与置管时间有密切关系，时间越长，其发生率越高。

注意点：术中及术后操作的无菌要求必须强调，用过导管的处理也应十分严格，对消毒后物品定期做细菌培养。皮肤插管处伤口每日换药 1 次，并保持局部清洁干燥。心导管留置时间以最多不超过 72h 为佳，以防止感染及血栓性静脉炎的发生。

4. 肺栓塞

由于导管头端充胀的气囊长时间嵌入肺动脉或插管时导管在肺动脉中多次移动所致。

注意点：除置管术中掌握一定的操作熟练技巧且必须注意导管气囊充胀的时间问题，一般不主张持续气囊充气，而以肺动脉平均压作为临床持续监测指标，它间接反映了肺动脉嵌入压的改变。

5. 导管堵塞或肺动脉血栓形成

多见于有栓塞史及血液高凝状态的病人。应予预防性抗凝治疗，心导管各腔以每小时 1 次的肝素盐水冲洗，并注意心内压力图形改变，保持心导管通畅。

6. 肺动脉破裂

见于肺动脉高压、血管壁变性的病人，由于导管在肺动脉内反复移动、气囊过度充气所致。应注意气囊内保持适当的充气量并严密监测肺动脉压力改变。

7. 导管在心腔内扭曲、打结

因导管质软、易弯曲、插入血管长度过长时发生。应注意导管置入长度，从右心房进入肺动脉一般不应超过 15cm，发现扭曲应退出。如已打结，可用针丝插入导管内解除打结退出，如不奏效，只好将结拉紧，缓缓拔出。

三、漂浮导管的维护

在心腔内插入的漂浮导管对于估价循环动力学状态有着极其重要的价值。但由于导管较长，各管腔十分狭小，故而很容易发生管内栓塞，为能保证导管最大的有效使用性，设置的肝素液冲洗装置是十分必要的。

肝素液：肝素 6250IU 稀释到 0.9% 的生理盐水 500ml 中，使每毫升液体中含肝素 12.5IU。

导管冲洗指征：

1. 心脏压力图像异常：监测压力波变为平坦，压力数值较前有明显差异。波形异常的另一现象是由于导管位置改变所致。如导管退出肺动脉，监测仪上则显示右心室压力图像，这并非由于管腔阻塞所致，冲洗是无效的。应在无菌操作下重新调整导管位置或通过 X 光胸片给予证实。

2. 每次测量全套血液动力学指标前，为保证数值的准确性，应冲洗各管腔 1 次。

3. 常规维护导管肝素液冲洗为每小时 1 次。

方法：同动脉管冲洗法。

注意点：漂浮导管的外部冲洗装置是最易污染的，尤其是用以多次冲洗管腔的注射器，因针栓频繁暴露在空气中，又经医护人员的手直接操作，故污染机会最多。为防止由此而致的血行感染的发生，注射器应每天更换，而严格地讲，应每次用毕即更换。

间接冲洗装置是不合理的，而鉴于我国的经济状况还不可广泛使用一次性注射器，因而要想办法尽量减少注射器污染的发生，以延长其使用时间。

方法介绍：将针栓拉开。从其尾部向前用一无菌塑料袋套入，在针筒上用胶布缠绕固定，以不影响抽吸肝素液为适度。每 8~ 12h 更换 1 次注射器。

在冲洗操作中，由于手用力过猛或角度偏差使玻璃注射器乳头端折断在三通内是很常见的，给护理工作造成麻烦且损坏了三通及注射器。这使其空计的选用尽量多偏于塑料制品，这种注射器完全避免了上述损害。

导管外冲洗及测压装置应联结十分严密，否则易致管腔内回血，而致阻塞。

临床中，如患者出现高热、寒战等表现，高度怀疑心导管污染所致者，应立即拔除导管，并做导管中残留血液的细菌培养及给予抗生素治疗。

一般漂浮导管留置时间为 3~5 天，也可保留至 9 天或更长，但一般对导管留置 5 天以上的压力数值可信度表示怀疑。如出现血栓性静脉炎或有栓塞时应拔除导管。导管留置的最佳时间为 48~72h。

四、血流动力学压力值测定法

从 Swan-Ganz 气囊漂浮导管所获得的直接指标为右心房压力（RAP）、肺动脉压力（PAP）、肺动脉嵌入压力（PCWP）、心输出量（CO）。通过公式计算所获得的间接指标为肺循环阻力（PVR）、体循环阻力（SVR）、每搏功（SW）、左室每搏功（LVSW）、右室每搏功（RVSW）、心脏指数（CI）。必要时还可通过导管采取混合静脉血标本，测定静脉氧分压（PvO_2），间接了解换气功能。

方法：测压装置同导管冲洗装置：

1. 调节零点：使换能器与病人心脏在同一水平，扭转三通，使换能器与大气相通。待监护仪压力数值显示为零时，表示零点调整完毕。

2. 冲洗各管腔，使换能器与一管腔相通。

3. 准备心输出量计算机，调至预备工作状态，输入病人血温、体外对照冰水温度。用10ml 注射器反复抽吸无菌冰盐水 10ml，使其接于通右心房腔导管尾端。

4. 在 4S 钟之内迅速将冰盐水推入，同时按心输出量计算机，机器即显示心输出量数值。

5. 同步记录 PAP、PCWP、BP、HR、RAP。

PAP：将换能器与通向肺动脉管腔相通测得。

PCWP：在以上基础上，使导管气囊充气，导管漂入肺毛细血管测得。

RAP：将换能器与通向右心房管腔相通测得。

BP、HR：常规方法测得。

第二节　低温疗法

低温疗法属于基础生命支持后综合管理中脑复苏的一部分。脑损伤和心血管功能不稳定是影响心脏骤停后存活的主要因素。治疗性低温是经过证实能改善神经系统恢复的唯一措施，因此对心脏骤停后不能对医生指令做出反应的所有患者应考虑使用治疗性低温。

为保护大脑和其他器官，对基本生命支持后仍然昏迷的患者低温是有益的，因此对院外室颤型心脏骤停自主心律恢复后对口头指令缺乏反应的成人患者，目前推荐将体温降至 32℃~34℃并持续 12–24 小时（Class Ⅰ，LOE B）。对院内外初始心律为无脉性电活动或者心室停搏的心脏骤停自主心律恢复后昏迷的成年患者也可考虑人工低温（Class Ⅱb，LOE B）。而对于心脏骤停复苏后自发性轻度低温（>32℃）的昏迷患者在自主心律恢复后的第一个 48 小时内应避免主动复温（Class Ⅲ，LOE C）。

一、低温的脑保护机制

（1）降低脑细胞氧耗量，降低脑能量代谢，延缓 ATP 耗竭；

（2）减少乳酸形成，减轻酸血症；

（3）抑制兴奋性神经递质的释放；

（4）降低白三烯水平和抑制氧自由基产生；

（5）增加泛素合成，减少脑细胞结构蛋白破坏，促进其结构和功能恢复；

（6）降低血管渗透性，减轻脑水肿。

二、诱导低温的方法

（一）体表降温

1. 冰袋

通常置于患者身体体表的位置如腹股沟、腋窝下和头周围，需要间断改变冰袋位置以防止局部组织损伤。

2. 冰毯机

主机制冷将水箱内的蒸馏水冷却，主机内的液体与冰毯内的水循环交换，皮肤接触冰毯毯面而散热。

3. kcl 床

将病人置于有拉链的袋子，向里吹入冷空气来降低患者体温。

体表降温比如冰袋和冰毯易实施，但难以迅速使核心体温达到目标温度，且温度难以控制，体位波动较大。

（二）血管内降温技术

1. 快速输注冰冻液体，此方法易实施，可降低核心体温，但对患者心肺功能构成挑战，而且不能精确控制体温。

2. 通过反馈 - 控制的血管内导管降温，导管的前端有密闭的球囊，冷却的液体通过导管内腔进入密闭的球囊，静脉血液接触球囊中的冷却液体逐渐降温。这种降温方法可以与中心静脉导管结合，不需要额外置入导管，而且反馈控制系统使体温调节更精确。

三、并发症

诱导低温的潜在并发症有凝血病、心律失常、高血糖、感染、电解质紊乱和寒战等。

在诱导低温过程中应监测中心体温，如食道体温计、无尿患者的膀胱温度、直肠温度，或者通过因其他指征而放置的肺动脉导管监测体温。

诱导低温的方法有多种，目前没有显示哪一种最合适。体表降温不能迅速使核心体温达到目标体温，但是实施简单，在血管内降温技术尚未实施前，可以先进行体表降温，直到使用血管内降温技术精确诱导低温。总之，诱导低温应该早期、快速和有效，且缓慢复温，防止反弹性高温加重脑损害。

第三节　张力性气胸的紧急处理和心包腔穿刺术

一、张力性气胸

张力性气胸是指较大的肺气泡破裂或较大较深的肺裂伤或支气管破裂，裂口与胸膜腔相通，且形成单向活瓣，又称高压性气胸。吸气时空气从裂口进入胸膜腔内，而呼气时活瓣关闭，腔内空气不能排出，致胸膜腔内压力不断升高，压迫肺使之逐渐萎陷，并将纵隔推向健侧，挤压健侧肺，产生呼吸和循环功能的严重障碍。胸膜腔内的高压空气若被挤入纵隔，扩散至皮下组织，形成颈部、面部、胸部等处皮下气肿。

1. 病因

张力性气胸指胸膜腔的漏气通道呈单向活瓣状，吸气时胸膜腔内压降低，活瓣开放，气体进入；呼气时胸膜腔内压升高，活瓣关闭，气体不能排出。创伤性气胸的肺、支气管，胸壁损伤创口可呈单通道活瓣膜作用，自发性气胸的胸膜破口也可形成这样的活瓣。

2. 临床表现

患者表现为极度呼吸困难，端坐呼吸。缺氧严重者出现发绀、烦躁不安、昏迷，甚至窒息。体格检查，可见伤侧胸部饱胀，肋间隙增宽，呼吸幅度减低，可有皮下气肿。叩诊呈鼓音。听诊呼吸音消失。胸部 X 线检查示胸膜腔大量积气，肺可完全萎陷，气管和心影偏移至健侧。胸膜腔穿刺有高压气体向外冲出。排气后，症状好转，不久又可加重。如此表现也有助于诊断。严重胸部损伤，如张力性气胸征象出现迅猛，须疑有支气管断裂，应迅速抢救，乃至剖胸探查。

3. 检查

① X 线表现

胸片可显示肺萎陷的程度、肺部情况、有无胸膜粘连、胸腔积液及纵隔移位等。胸片上显示无肺纹理的均匀透亮区的胸膜腔积气带，其内侧为与胸壁平行的弧形线状肺边缘。

少量气体局限于胸腔上部，常被骨骼掩盖，嘱患者深呼气，使萎陷的肺更为缩小，密度增高，与外带积气透光区形成明显对比，从而显示气胸带。大量气胸时，患侧肺被压缩，聚集在肺门区呈球形阴影。患者X线示肺尖部肺大疱；在血气胸存在时，可见液气平面；当胸内存在粘连带时，萎陷的肺失去均匀向肺门压缩的状态，显示出不规则状压缩或肺压缩边缘呈分叶状；患侧膈肌下移，气管、心脏向健侧移位；合并纵隔气肿时，可见纵隔和皮下积气影。

②胸部CT扫描

清晰显示胸腔积气的范围、积气量、肺被压缩的程度，或可见到肺尖部肺大疱的存在，同时胸部CT还能显示胸腔积液的多少。尤其是对含气量少的气胸和主要位于前中胸膜腔的局限性气胸，在X线胸像上容易漏诊，而CT则无影像重叠的弱点，能明确诊断。

4. 诊断

根据病史、临床表现、结合X线检查，较易诊断，也可根据胸腔穿刺，见高压气体将针筒芯向外推，进一步明确诊断。

5. 治疗

张力性气胸的急救治疗原则为立即排气，降低胸膜腔内压力。在紧急状况下，可用粗针头在伤侧第2肋间锁骨中线处刺入胸膜腔，有喷射状气体排出，即能收到排气减压效果。病人在转送过程中，在插针的接头处，缚扎一橡胶手指套，将指套硬端剪lcm开口，起活瓣作用，即在吸气时能张开裂口排气，呼气时闭合，防止空气进入；或用长橡胶管或塑料管一端连接插入的针接头，另一端放在无菌水封瓶水面下，以保持持续撑气。

张力性气胸的正规处理是在积气最高部位，放置胸膜腔引流管（通常是第2肋间锁骨中线），连接水封瓶。有时需用负压吸引装置，以利气体排出，促使肺膨胀。应用抗生素，预防感染。经闭式引流后，肺小裂口多可在3~7日内闭合。停止漏气24小时后，经X线检查证实肺已膨胀，方可拔除插管。长时期漏气者应进行剖胸修补术。若胸膜腔插管后，漏气仍严重，病人呼吸困难未见好转，提示肺、支气管的裂伤较大或断裂，应及早剖胸探查，修补裂口，或作肺段、肺叶切除术。

需要指出的是多数张力性气胸经胸腔闭式引流术后，可暂时控制病情，但其潜在复发的可能性仍然存在。肺复张后，应做胸部CT检查，若有肺大疱，应在胸腔镜下或开胸手术，切除肺大疱。

二、心包腔穿刺术

心包腔穿刺术（pericardocentesis）常用于判定积液的性质与病原；有心包填塞时，穿刺抽液以减轻症状；化脓性心包炎时，穿刺排脓、注药。

1. 术前准备

①仪表端庄，衣帽整齐。

②操作前应了解患者的基本情况，向病人或家属解释心包腔穿刺术的目的和必要性，取得充分理解与合作，征得患者及其家属的同意，并在手术同意书上签字。

③嘱患者在穿刺过程中切勿咳嗽或深呼吸，精神紧张者可于术前半小时服地西泮（安定）10mg 或可待因 0.03g。

④行肢导联心电监护。

⑤用物准备 无菌心包腔穿刺包、无菌橡皮手套、无菌纱布和胶布、消毒棉签、2% 利多卡因注射液或 1% 普鲁卡因（需做皮试）、2% 碘酒或碘伏、75% 乙醇、治疗盘、龙胆紫、无菌收集瓶等。

2. 方法

①患者取坐位或半卧位，以手术巾盖住面部，仔细叩出心浊音界，选好穿刺点。常用心尖部穿刺点，据膈位置高低而定，一般在左侧第 5 肋间或第 6 肋间心浊音界内 2.0 cm 左右；也可在剑突与左肋弓缘夹角处进针。

②常规消毒局部皮肤，术者及助手均戴无菌手套、铺洞巾。自皮肤至心包壁层以 2% 利多卡因作局部麻醉。

③术者持针穿刺，助手以血管钳夹持与其连接之导液橡皮管。在心尖部进针时，应使针自下而上，向脊柱方向缓慢刺入；剑突下进针时，应使针体与腹壁成 30~40 度角，向上、向后并稍向左刺入心包腔后下部。待针锋抵抗感突然消失时，示针已穿过心包壁层，同时感到心脏搏动，此时应稍退针，以免划伤心脏。助手立即用血管钳夹住针体固定深度，术者将注射器接于橡皮管上，尔后放松橡皮管上止血钳，缓慢抽吸，记取液量，留标本送检。

3. 注意事项

①严格掌握适应证。因此术有一定危险性，应由有经验医师操作或指导，并应在心电图监护下进行穿刺，较为安全。

②术前须进行心脏超声检查，确定液平段大小与穿刺部位，选液平段最大、距体表最近点作为穿刺部位，或在超声显像指导下进行穿刺抽液更为准确、安全。

③术前应向患者作好解释，消除顾虑，并嘱其在穿刺过程中切勿咳嗽或深呼吸。术前半小时可服安定 10 mg 与可待因 0.03g。

④麻醉要完善，以免因疼痛引起神经源性休克。

⑤抽液量第一次不宜超过 100~200ml，以后再抽渐增到 300~500ml。抽液速度要慢，过快、过多，使大量血回心可导致肺水肿。

⑥如抽出鲜血，立即停止抽吸，并严密观察有无心包填塞出现。

⑦取下空针前夹闭橡皮管，以防空气进入。

⑧术中、术后均需密切观察呼吸、血压、脉搏等的变化。

参考文献

[1] 鲍德国.现代心肺脑复苏.浙江：浙江大学出版社，2011:101-129.

[2] 钟敬泉.心肺脑复苏新进展.北京：人民卫生出版社，2009：59-134.

[3] 庄心良.现代麻醉学.北京：人民卫生出版社，2004.

[4] John M. Field, Co-Chair, et al. 2010 American Heart Association Guidelines for Cardiopulmonary Resuscitation and Emergency Cardiovascular Care Science. Circulation, 2010, 122: 640-939.

[5] Iwami T, Nichol G, Hiraide A, et al. Continuous improvements in "chain of survival" increased survival after out-of-hospital cardiac arrests: a large-scale population-based study. Circulation, 2009, 119(5): 728-734.

[6] Sayre MR, Berg RA, Cave DM, et al. Hands-only (compression-only) cardiopulmonary resuscitation: a call to action for bystander response to adults who experience out-of-hospital sudden cardiac arrest: a science advisory for the public from the American Heart Association Emergency Cardiovascular Care Committee. Circulation, 2008, 117(16): 2162-2167.

[7] Simpson PM, Goodger MS, Bendall JC.Delayed versus immediate defibrillation for out-of-hospital cardiac arrest due to ventricular fibrillation: A systematic review and meta-analysis of randomized controlle dtrials. Resuscitation, 2010, 81(8): 925-931.

[8] Sasson C, Rogers MA, Dahl J, et al.Predictors of survival from out-of-hospital cardiac arrest: a systematic review and meta-analysis. Circ Cardiovasc Qual Outcomes, 2010, 3(1): 63-81.

第六章　心肺复苏监测

第一节　心电监测

心电监测是心肺复苏监测系列中最基本监测之一，可分为携带监测仪、床边监测仪、遥测监测仪和中央信息处理中心等。中央台和床边监测仪之间通过电缆连接，中央台与遥测仪之间采用数字通讯方式连接。12 导联心电图准确性高，操作简单，携带方便，还可在现场使用，因而目前推荐 12 导联心电图机用于心肺复苏监测。心电监测不仅监测其心率、节律等信息，而且能监测各种心律失常、心肌缺血、心肌梗死及心搏骤停的电生理基础等。心电监测能较准确地帮助判断心搏骤停的常见原因。根据心电监护结果及时进行相应的治疗和抢救，这对降低死亡率和尽量缩短患者开始治疗时间等方面均有重要意义。不仅如此，提早发现引起心搏骤停的重要电生理基础，即心室纤颤之所以能出现，主要是由于心肌缺血所致的心肌电不稳定性，后者的临床反应是室性期前收缩，或其他室性心律失常，通过心电监测早期发现这些潜在性危险征象，并及时处理，还可具有预防心搏骤停的意义。

心电监测时心率或心律改变常见原因：①交感神经兴奋：如低血容量、疼痛、焦虑；②药物副作用：如镇静药、抗心律失常药的作用；③电解质紊乱；④发热或低体温。

第二节　血压监测

一、无创血压监测

无创血压监测有手动测压法和自动测压法两种。手动测压法是经典的袖套测压法。方法简单、便于携带。自动测压法是定时自动测定，连续显示，既显示收缩压，又可显示平均动脉压，其测定值比较准确。

二、有创血压监测

有创血压监测：尽管无创血压监测的操作简便，但在低心排血量、心源性休克等所致严重低血压和接受升压药物治疗的情况下，周围血管测得的血压可能不准确，这时应进行侵入性动脉血压监测（图 6-1）。有创动脉血压监测通过动脉留置针借充满液体的管道与压力换能器相连，并将其转换成电信号，再经滤波器滤波后传至显示器。

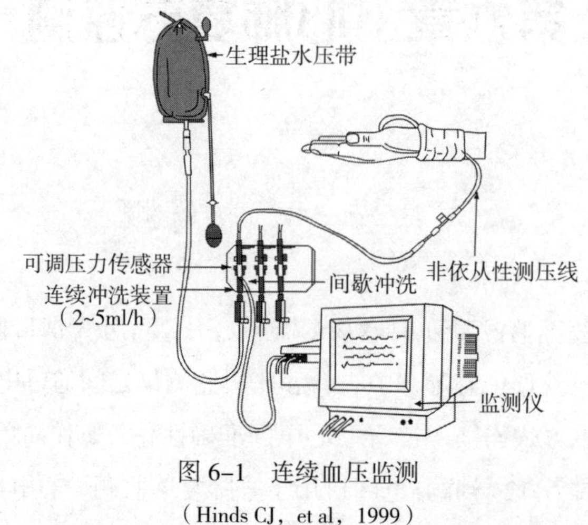

图 6-1　连续血压监测

（Hinds CJ，et al，1999）

1. 临床意义

（1）准确、连续和及时提供动脉血压（收缩压和舒张压）数据。

1）收缩压（SBP）：主要代表心肌收缩力和心排血量。SBP ＜ 90mmHg 为低血压；SBP ＜ 70mmHg 为脏器血流减少；SBP ＜ 50mmHg 易引起心搏骤停。

2）舒张压（DBP）：主要与冠状动脉血流有关，冠脉灌注压（CPP）= 主动脉舒张压（DBP）- 右房舒张压（DAP）。

3）脉压：脉压 =SBP-DBP，其正常值为 30~40mmHg，脉压代表每搏量和血容量。

4）平均动脉压（MAP）：是心动周期的平均血压，其计算公式为：MAP=DBP+K（SBP-DBP）。

K 是计算系数，K=0.2~0.4，根据测压部位不同，其 K 值也不同，主动脉 K=0.41，肱动脉 K=0.33，股动脉 K=0.30，足背动脉 K=0.24。

MAP 与心排血量（CO）和体循环血管阻力（SVR）有关，此外，MAP 与脑血流灌注有关。

（2）根据提供的动脉压波形，有助于判断某些心血管功能的异常。较常见的异常动脉压波形及其临床意义，①圆钝波形：波幅中等度降低，常见于心肌收缩功能不良或血容量不足；②高尖波：波幅高尖，常见于高血压、主动脉瓣关闭不全；③低平波：上升和下降均缓慢，波幅低平，可见于严重低血压、休克和低心排血量综合征；④不规则波：波幅大小不等，见于心律失常。

（3）随时通过动脉插管取血进行动脉血气分析。

2. 适应证

（1）需要严格控制血压的患者。

（2）血流动力学严重不稳定者。

（3）有特殊需要的患者：如监测脑灌注压时需要平均动脉压。

第三节 呼气末 CO_2 分压监测

呼气末 CO_2 分压（$PETCO_2$）监测具有无创、简便、反应快和能长时间连续应用等特点。

呼吸气 CO_2 测定（capnometry）的数据及其 CO_2 图形描记（capnography）结合对评估心肺复苏有效性、判断气管插管的正确位置、监测机械通气期间的呼吸及气道梗阻等方面具有重要临床意义。呼吸气 CO_2 测定仪可根据不同物理学原理测定呼气末 CO_2，包括红外线分析仪、质谱仪、声光分光镜等许多种，其中常用的红外线 CO_2 监测仪简介如下（图 6–2）。

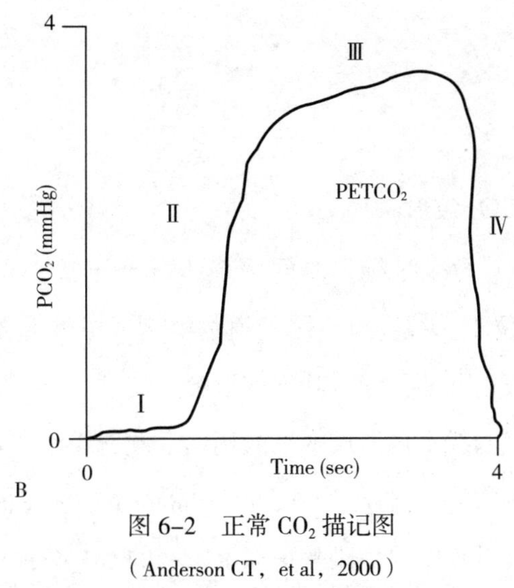

图 6–2 正常 CO_2 描记图

（Anderson CT，et al，2000）

一、测定原理

通常是红外线吸收分光光度法与二氧化碳描记法一起使用。红外线分光光度法的原理是根据红外线吸收光谱的原理设计而成的。CO_2 可以吸收红外线，若发出一个已知光谱的红外光线穿过一个呼气末的气体样本，则被吸收的红外线的量与气体样本中 CO_2 的量成正比。即由红外线检测器测定红外线的光束量衰减程度与 CO_2 浓度成正比。再经微电脑处理和计算，并显示 $PETCO_2$ 或呼气末 CO_2 浓度（$CETCO_2$），以数字显示（mmHg、或 kPa、或 %）和图形描记打印。呼气末呼出气体的采样可以使用主流型 CO_2 描记器或者是分流型 CO_2 描记器等两种：其中主流型 CO_2 描记器是将传导器放置在患者呼吸循环的直接通路上进行采样分析，传导器包括 1 个光源和 1 个光感受器，以分析反应时间很短为特点。另一种为分流型 CO_2 描记器，这一种是用一个细长的采样管，从患者的呼吸循环的通路上分流出一些气体进入描记器进行分析，描记器内含有光源和光感受器，以分析反应时间较迟延为特点。比色测定仪是以探测器的色泽变化来确定 $CETCO_2$ 的定性法，其准确性稍差，但以使用简便快速为特点。比色测定仪是通过颜色改变来确认，若呼出气 CO_2 可使其变色视窗由紫色变为黄色，CO_2 浓度越高则其黄色越深，若其变色视窗仍为紫色，则提示阴性，若其为褐色则提示可疑。

$PACO_2$ 的主要决定性因素是机体 CO_2 产量、肺泡通气量和肺血流灌注量等三个因素。正常生理状态下，每个肺泡的 PCO_2 并不一样，血流少，通气多时，PCO_2 较低；反之则高，因此正常时 $PACO_2$ 反应的是一个均值。由于 CO_2 的弥散速度是氧气的 20 倍，$PACO_2$ 与动脉血 CO_2（$PaCO_2$）分压梯度差很小，因此 $PETCO_2 \approx PACO_2 \approx PaCO_2$。$PETCO_2$ 的正常值为 35~40mmHg。

二、CO_2 描记图

1. 正常呼吸周期的 CO_2 波形

其波形呈矩形，PCO_2 为纵坐标，时间为横坐标，正常 CO_2 波形可分为 4 个相（图 6–3）：Ⅰ相：呼气开始位于基线零点，因气道的解剖或机械无效腔内没有 CO_2，故 PCO_2 为零，相当于无效腔气段；Ⅱ相：随着呼气波形突然陡直上升，相当于肺泡气与无效腔气的混合气段；Ⅲ相：呼气曲线平稳形成水平或稍向上倾斜线，主要是由于从所有的肺泡呼气的气体形成平台，故称“肺泡平台”（“alveolar plateau”）。在健康成年人的 CO_2 描记图上的肺泡平台表现为呼气过程中的一段几乎稳定不变的 CO_2 分压曲线。肺泡平台这一段之所以是平直的，主要是由于从所有的肺泡呼出的气体都具有相同的通气 / 血流之比。当明显的肺泡平台出现时才能进行肺泡气的采样分析。其肺泡平台的终点（其末尾最高点）的 PCO_2 就是呼气末 PCO_2（$PETCO_2$）；Ⅳ相：吸气开始时其曲线突然倾斜下降至基线零点，相当于吸气段。此外，Ⅱ相与Ⅲ相之间的夹角称为 α 角，正常值为 100°~110°；Ⅲ相与吸气降支之间的夹角称为 β 角。

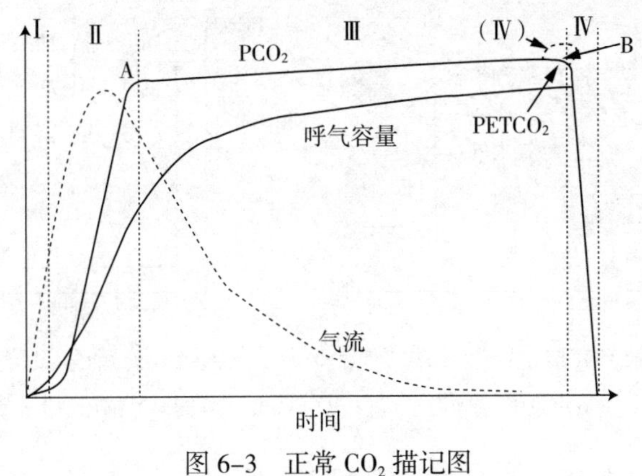

图 6-3　正常 CO_2 描记图

（引自：Moon RE，et al.）

2. CO_2 波形图的分析方法

（1）基线（Ⅰ相）：基线应位于 0 位，代表呼气开始时气道内 PCO_2。基线抬高（约 2mmHg）时，提示 CO_2 重复吸入。重复吸入 CO_2 的原因是：①呼吸机机械故障；②呼气或吸气双向活瓣功能异常；③回路新鲜气流不足；④钠石灰饱和失效；⑤机械通气无效腔过大；⑥潮气量过小等。不过有些 CO_2 监测仪用高频率呼吸时，其基线可能不能回到 0 位。

（2）Ⅱ相呼气波形不陡直，斜率增加，α 角增大（＞110°）时，提示气道阻塞性改变或胸肺顺应降低，多见于阻塞性肺疾病、支气管哮喘、支气管痉挛或痰液阻塞、导管扭曲或打折等。

（3）Ⅲ相平台（肺泡平台）改变：①在 CO_2 描记图上“肺泡平台”消失（图 6-4）或 CO_2 曲线上升缓慢和平台变陡，则可提示许多呼吸系统疾病影响通气 / 血流的匹配和呼吸气流有关。如哮喘和阻塞性肺部疾病患者的 CO_2 曲线上升缓慢或平台变陡或“肺泡平台”消失；②Ⅲ相平台曲线呈稍斜坡缓慢上升并时限延长（图 6-5A2），这主要是由于肺内混合气体不稳定所致；③肺泡平台沟裂加深加宽（图 6-5B1），常见于自主呼吸恢复伴增加的气道无效腔；④若排除气道无效腔后吸入气内 PCO_2 则降低到零，并且由于肺泡内气体混合过程降低而呼气上升速率和吸气下降速率更变陡（图 6-5B2）；⑤平台前端“叉”形图形（图 6-5C2），可见于肺气肿单侧肺移植的患者，平台前端的尖峰为正常肺（移植的肺）的图形，平台后段的终末峰为余留肺（患有肺气肿的肺），后者多呈陡斜性缓慢上升平台；⑥呼气平台高度降低：常见于通气过度，但在严重低心排血量、低血压、低肺血流时，即使通气正常也可出现低平台图形；⑦驼峰样平台：多见于侧卧位，与侧卧时肺通气 / 血流比值改变有关；⑧冰山样图形：多见于肌肉松弛剂作用消失；⑨箭毒样切迹：多见于使用箭毒等肌松剂剂量不足或作用几乎消失等；⑩不规则波形：可见于静脉输注碳酸氢钠过多或过快时，此时常使呼气末 PCO_2（$PETCO_2$）明显高于正常。

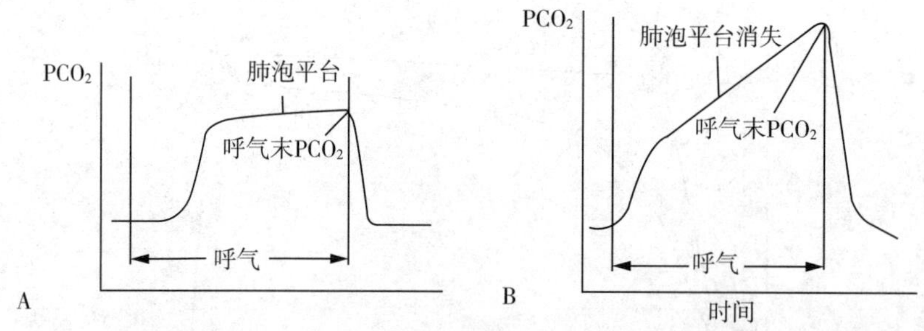

图 6-4　比较 CO_2 描记图上正常“肺泡平台”与 COPD 患者的“肺泡平台消失”

注：A. 正常 CO_2 描记图上的“肺泡平台”；B. COPD 患者的 CO_2 描记图上“肺泡平台消失”

注意的是有时由于气管导管扭曲或部分阻塞也可使呼气延迟，从而 CO_2 曲线上升也延迟，而出现肺泡平台消失现象。有时因气管套囊漏气时可出现 CO_2 曲线提前下降，通常漏气越严重，其 CO_2 曲线下降越早。这种现象也可见于使用不适的面罩通气时。

（4）Ⅳ相吸气下降支的改变：①吸气下降支呈锯齿样波形是由于心脏搏动而使肺产生“微小呼吸”（“mini-breaths”）导致低频小潮气量所致呼出气 PCO_2 快速振动波，也称心源性振动（cardiogenic oscillations）（图 6-5C1）；②吸气下降支斜率增加，平台与吸气下降支之间夹角（β 角）变大，多提示吸入气流速减慢，多见于限制性通气障碍等。

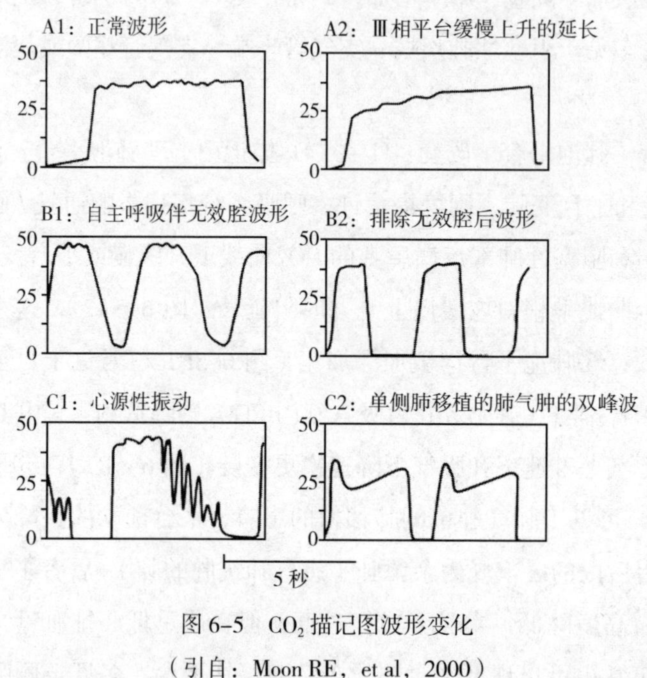

图 6-5　CO_2 描记图波形变化

（引自：Moon RE，et al，2000）

三、呼气末 PCO_2（$PETCO_2$）的临床意义

1. 有利于了解通气 / 血流比值失调情况：$PaCO_2$ 和呼气末 CO_2 分压（$PETCO_2$）之间压

差增大的主要原因是 $PETCO_2$ 的降低所致。因为这两者之间的差异可用以下公式表示：$P(a-et)CO_2=PaCO_2-PETCO_2$。

其中 $P(a-et)CO_2$ 为动脉血 PCO_2 和呼气末 CO_2 压之差，在成人健康状态时，其数值为小于 6mmHg。$PETCO_2$ 降低的主要病理生理学原因是通气 / 血流比值增高（$V/Q>0.8$）所致。至于引起这种高通气 / 低血流之比的原因是肺血管床的阻塞或闭塞而导致的肺血液灌流减少。当肺血流灌注减少时，由于运输到肺泡 – 毛细血管网的 CO_2 减少，使 $PETCO_2$ 降低，从而导致 $P(a-et)CO_2$ 增加。需要注意的是有时由于技术操作的失误，如气管内插管的周边漏气和意外的插管脱落也可引起 $PETCO_2$ 降低，从而发生其压力差增大。

2. $PETCO_2$ 增高还有助于判断心肺复苏的效果：随着心肺复苏术的抢救成功，能够促进血液的正向流动，其肺的灌流也就得到恢复，也就是通过肺泡 – 毛细血管膜运输 CO_2 的能力也逐渐恢复，因此在 CO_2 描记图上可显示出 $PETCO_2$ 的突然升高到正常值（35~40mmHg），可以认为是自主循环恢复（ROSC）的标志（Ⅱ a 类）。对于心肺复苏术患者同时进行 CO_2 描记并观察 $PETCO_2$ 水平，则不仅有助于判断心肺复苏的效果，而且可大大提高抢救的成功率。如果 $PETCO_2<10mmHg$，可以考虑通过优化胸外按压的参数以提高 CPR 的质量。在 CO_2 曲线上连续出现一排（5 个以上）CO_2 呼出波时，可以确定心脏泵血，吸入气可以到达肺泡并被呼出，CO_2 监测仪工作正常。

3. 有助于判断通气功能状态：心肺功能正常患者在多数情况下，$PETCO_2$ 可准确地反映 $PaCO_2$。特别是在麻醉手术或呼吸机治疗过程中，监测 $PETCO_2$ 水平的变化，可了解患者的通气功能状态，及时调节其呼吸频率、潮气量，以保证通气功能的正常维护。但是呼吸道无效腔量（VD/VT）过大（VD/VT=0.1）或肺内分流明显增加（$Q_S/Q_t=0.3$）时，$PETCO_2$ 不能正确反映 $PaCO_2$ 特别是患有肺不张、广泛肺实变、肺水肿或 ARDS 等基础疾病；机械通气时气道压力过高、通气频率过快等情况时均影响 $PETCO_2$ 水平。

4. 有助于了解循环功能：当心排血量降低时，肺血流减少而通气 / 血流比值失调，引起 $PETCO_2$ 水平降低。$PETCO_2$ 降低可见于低血压、低心排综合征、严重心功能不全、低血容量和休克，以及心搏骤停等。

5. 有助于诊断肺栓塞：如空气、血栓、羊水、脂肪等栓塞时，$PETCO_2$ 突然降低。

6. 确定气管导管的位置及通畅情况：气管插管后呼吸 1 次即可出现 CO_2 监测波形，若显示 CO_2 浓度或分压为零，此时可能发生以下几种情况：①气管插管实际不在气管内；②没有潮气量，如严重支气管哮喘或管道脱离；③ CO_2 监测仪或采样管故障；④可能没有肺血流，如心跳停止或大面积肺栓塞。如果气管或气管导管部分阻塞时，$PETCO_2$ 水平升高、压力波形高尖和平台降低。

7. 有助于发现麻醉机或呼吸机故障：如呼气活瓣失灵，或钠石灰失效时，$PETCO_2$ 升高；误吸到气管内异物时 $PETCO_2$ 急剧升高。

8. 恶性高热时机体代谢率明显增加，CO_2 产量增加而 $PETCO_2$ 突然升高。

9. 静脉滴注碳酸氢钠过快过多时，血中 CO_2 突然升高而 $PETCO_2$ 上升，若其呼吸道不通畅时，对 $PETCO_2$ 的影响更明显。

评价 CO_2 监测仪功能状态的方法是要脱开采样管并向内吹气，如果没有 CO_2 显示，则提示仪器故障。如果气管导管未通过声门时，应考虑直接用喉镜确诊或拔除气管导管而用面罩通气。

四、影响呼气末 PCO_2 的因素

影响呼气末 CO_2 的因素包括呼吸因素、循环因素和 CO_2 产量及年龄等多种因素，其中最重要的是呼吸和循环因素。

1. 呼吸因素

凡是影响动脉血 CO_2 和呼气末 CO_2 分压梯度［P（a–et）CO_2］大小的因素均能引起 $PETCO_2$ 的改变。P（a–et）CO_2 大小主要由肺无效腔量（VD/VT）与肺内分流（Qs/Qt）来决定，其中 VD/VT=0.1 时，对 P（a–et）CO_2 的影响为 17%~21%，Qs/Qt=0.3 时，可增加至 50%-58%。

$$VDalv/VTalv=(PaCO_2-PETCO_2)/PaCO_2$$

若 $PaCO_2$=40mmHg，$PETCO_2$=20mmHg 时，VDalv/VTalv=（40–20）/40=50%。可见当肺无效腔量（VD/VT）等于 0.5 时，$PaCO_2$ 与 $PETCO_2$ 的梯度明显增大，也就是 $PETCO_2$ 为 $PaCO_2$ 的 1/2。

2. 循环因素

循环因素中最重要的因素是肺血流量的改变，肺血流量降低、肺血流分布不均或肺血管阻塞时，发生通气与血流比值失调，$PETCO_2$ 降低，P（a–et）CO_2 增大。

3. 年龄因素

随着年龄的增长，肺泡无效腔量增多，$PETCO_2$ 降低，P（a–et）CO_2 减少。

第四节　脉搏血氧饱和度监测

临床上常用的脉搏血氧饱和度仪（脉氧仪，pulse oxymeter）是一种无创监测动脉血氧饱和度的仪器，能迅速、可靠而连续监测脉搏血氧饱和度，已在临床上广泛应用。

一、脉搏血氧饱和度仪的测定原理

目前血氧饱和度的测量主要是红外线光谱光电法，SpO_2是根据血红蛋白具有光的吸收特性设计而成的，由于血流是搏动的，排除了测量对象是静脉血的可能性。脉搏血氧饱和度仪使用660nm（红光）和940nm（红外光）这两种波长的光线。氧合血红蛋白（HbO_2）和还原血红蛋白（HbR）对这两种光的吸收性完全不同。HbO_2可透过660nm的红光，而吸收更多的940nm的红外光；但HbR吸收更多的660nm红光，让940nm红外光透过。在脉搏血氧饱和度仪探头的一侧安装有发射上述两种波长光线的装置，另一侧为感光装置。被吸收的光线总量包括波动性动脉血吸收部分（搏动部分，AC）与非搏动性动脉血、静脉血、毛细血管及组织吸收部分（恒定部分，DC）。公式如下：

$$S=(AC660/DC660)/(AC940/DC940)$$

S与SpO_2具有关联性，机器可自动得出准确的SpO_2值。

成年人血中通常含有4种类型的血红蛋白：HbO_2、Hb、正铁血红蛋和碳氧血红蛋白，出现病理情况后两者很低，通常忽略不计，所以当患者在CO、亚硝酸盐中毒时SpO_2监测不能反映其真实的血氧情况。

二、正常值

成年人SpO_2值应为95%以上，SpO_2在90%~94%为失饱和状态，小于90%为低氧血症（FiO_2=0.21）：新生儿第一天SpO_2最低91%，第2~7天为92%~94%。新生儿因生后短期尚存在动脉导管未闭，右向左分流可使右手的SpO_2高于左手和下肢。

三、脉搏血氧饱和度仪准确性的影响因素

1. 血红蛋白异常：变性血红蛋白可以引起脉氧仪SpO_2读数假性升高。吸烟者和甲基血红蛋白异常患者，会引起读数假性偏高。严重贫血或有继发性血液稀释状态时，由于其血红蛋白浓度不足也限制了脉氧仪定量法的使用。

2. 静脉内染料：静脉内输入一些有色药剂，如注射亚甲蓝后可干扰脉氧仪的准确性，使之认为还原血红蛋白增加而SpO_2读数降低，但这种情况只持续几分钟后可恢复正常。值得注意的是高胆红素血症也可以影响脉氧仪读数偏低或者偏高。

3. 指甲油也可影响脉氧仪的准确性。因此，为了防止指甲油的干扰，此时将手指探头夹住患者手指的两侧即可。

4. 外周低灌注和指端搏动不良：寒战或低温等情况下血管收缩，在容积脉搏搏动很小

和抖动均影响脉氧仪的准确测定。此时可将患者保温，使体温上升或将探头放于灌注较好的耳垂部位。对于动脉硬化或其他指端动脉搏动障碍的患者无法测量 SpO_2。

5. 较亮的背景光：如手术灯、荧光灯、阳光直射，以及纤维光源和光路的分流对视觉的影响。当光路分流时，从发光电极（light-emitting diode，LED）发出的部分光线可不通过搏动的血管床而直接到达光感受器。引起这种光路分流的一个最常见的原因是传感器使用不当，或是传感器由于磨损而变得松动所致。

6. 高氧血症：只有当氧张力水平降到足以引起血红蛋白的氧饱和度改变时才能检测其变化，这也是脉氧仪使用的局限性。

7. 患者肢体运动、躯体颤抖、振荡、癫痫发作、震颤或手指抖动等均可影响脉氧仪的准确测定。

第五节　氧供需平衡监测

循环与呼吸系统的根本功能是向全身器官组织细胞输送足够的氧以满足细胞代谢需要。机体细胞活动有赖于持续不断的氧输送（氧供）(oxygen delivery，DO_2)，氧是细胞生命活动的基础。在正常情况下，机体细胞代谢所需的氧是通过正常的呼吸和血液循环输送到细胞线粒体，使氧分压呈“阶梯式降低”来实现的。适宜的氧供取决于心、肺、血液系统功能的密切配合，而良好的组织氧合则依靠氧供（DO_2）和氧耗（VO_2）之间的动态平衡。因此，考察氧代谢动力学监测以评估氧供（DO_2）与氧耗（VO_2）是否平衡，无疑是了解循环状态的更为深入的监测。有关氧输送和氧利用方面监测指标及其临床意义简述如下：

一、氧供（氧输送量，oxygen delivery，DO_2）

1. 概念

DO_2 是指单位时间内由心脏循环向外周组织输送的氧量。主要由心排血量和动脉血氧含量所决定。

2. 临床意义

单纯的 PaO_2 或 CaO_2 大小只能反映动脉血中氧张力或氧含量，不能反映多少氧到达机体组织，因此氧供（氧输送量）是反映机体向组织提供氧能力的敏感指标。氧供（DO_2）是通过心脏做功和血液携带氧输送到机体组织，反映机体向组织提供氧的能力。因此，大体上反映了循环系统的运输功能，并与总组织灌流量与心排血量相关。故氧供（DO_2）大小对心排血量的变化最敏感。另外，DO_2 也定量地反映外周组织氧供的速度。DO_2 与肺气体交换功能、PaO_2 和心排血量及血红蛋白浓度均有关，其中任何一个改变都会影响 DO_2。但是决定氧供（DO_2）的最重要因素是心排血量。

二、氧消耗量（氧耗，oxygen consumption，VO_2）

1. 概念

VO_2 是指单位时间内全身所消耗的氧总量。

2. 临床意义

在正常情况下，VO_2 可反映机体对氧的需求量，即反映机体外周组织摄取氧的能力。氧耗（VO_2）通常决定于组织代谢状态，当组织能量代谢增加，细胞摄取氧量增加时，VO_2 相应增加，因此 VO_2 是检测机体代谢率的可靠指标。若 VO_2 保持稳定不变的条件下，心排血量（CO）下降，必导致动静脉血氧含量差增加。

"耗氧量"与"氧需求"这两个词在正常情况下，是等同意义，因为前者（VO_2）是指机体组织在每分钟摄取和利用的氧量；后者是指机体组织为了维持正常的氧代谢所需要的氧总量。但是在疾病状态下，组织摄取氧的能力受损时，组织摄氧能力最多达到 30%~40%，此时组织的氧需求量已超过耗氧量，说明两者是不相同的。

三、氧摄取率（oxygen extraction ratio, OER）

1. 概念

OER 是指全身组织的氧利用率。

2. 临床意义

OER 是反映组织摄取氧的能力。它和氧耗（VO_2）一样是反映机体组织的氧利用情况，并可反映组织微循环灌注时的氧利用情况和细胞线粒体的呼吸功能。

四、混合静脉血氧分压（PvO_2）和混合静脉血氧饱和度（SvO_2）

1. 概念

在正常情况下，混合静脉血氧分压（PvO_2）为 40 ± 3mmHg，此时的混合静脉血的氧饱和度（SvO_2）为 68%~75%。混合静脉血氧含量（CvO_2）为 12%~14%/ml。在正常情况下，动 - 静脉血氧分压之差为：

$$PaO_2-PvO_2=100-40mmHg=60mmHg$$

动 - 静脉血氧含量差即动脉与静脉血氧含量的差值，正常为 5%~7%/ml，此值反映组织从血液中摄取的氧量。混合静脉血氧分压（PvO_2）和混合静脉血氧饱和度（SvO_2）是全身各静脉混合后的静脉血，可反映周身氧供和氧利用关系，可作为组织氧供和氧利用能力的单个最佳指标。若 $PvO_2 < 35mmHg$ 即表示组织缺氧，若 $SvO_2 < 50\%$ 表示组织利用氧能力降低。通常用 Swan–Ganz 导管或连续混合静脉血氧饱和度监测系统（Oximetrix 系统）持续监测 SvO_2 或经 SWan–Ganz 导管在肺动脉取血测得 SvO_2。后者与心排血量、血红蛋白和 SaO_2 等直接相关，并与机体代谢率、耗氧量成反比。

2. 临床意义

在无病理性动－静脉分流的情况下，混合静脉血氧分压（PvO_2）是衡量组织缺氧程度的指标。PvO_2 常取决于局部血液循环状态、组织利用氧的能力，以及组织细胞耗氧量的多少等。如果动脉与静脉血氧分压之差变小，表明组织在血中摄氧增加；如果 PaO_2–PvO_2 的数值变大，表明组织从血中摄取氧受阻。当循环性缺氧时，尽管动脉血氧分压、氧含量、氧容量及血氧饱和度都可以正常，但是由于血液循环障碍而血流缓慢，血液流经毛细血管的时间延长，组织细胞从血液中摄取的氧增多，故混合静脉血氧分压（PvO_2）、混合静脉血氧含量（CvO_2）、混合静脉血氧饱和度（SvO_2）均下降，此时动－静脉血氧含量差增大。影响混合静脉血氧饱和度（SvO_2）的因素有动脉血氧饱和度（SaO_2）、血红蛋白水平（Hb）、心排血量（CO）、氧耗量（VO_2）等。因此，SvO_2 可以反映组织摄氧情况，特别是在心搏骤停心肺复苏情况下，SvO_2 更能反映周围血的缺氧情况，也可以通过计算动－静脉血氧差来粗略估计心排血量。

五、血乳酸浓度监测

1. 概念

乳酸可作为反映组织缺氧的可靠指标之一。血乳酸浓度监测的最大优点是方法简单，血乳酸自动分析仪可在床边进行血乳酸测定，特别是乳酸测量电极的使用，可迅速、简便测量，大大推动了乳酸监测在临床的应用。血浆乳酸的正常值为 1.0 ± 0.5mmol/L。

2. 临床意义

（1）血乳酸浓度是反映组织缺氧的有价值指标，当超过 1.5~2mmol/L 时，常提示组织氧合不足。血乳酸浓度评估氧供（DO_2）与氧耗（VO_2）的平衡具有重要价值，当组织氧供（DO_2）减少到其临界值以下时，可导致血乳酸浓度增加，临床研究也表明在病理性氧供需失衡情况下血乳酸浓度增加。

（2）血乳酸浓度还能反映组织血流灌注或衰竭的严重程度，所以还可作为组织缺氧的定量性（粗略）指标。据报道，机体内每增多 1mmol/L 乳酸，等于氧债 11.2ml。

（3）血乳酸水平与患者的预后密切相关，血乳酸浓度高达 30~50mmol/L 时，预后不良，很少能继续存活。但是不能作为评估预后的可靠指标。

（4）诊断乳酸酸中毒的可靠指标，若血乳酸浓度超过 4mmol/L，则常提示乳酸代谢紊乱。

3. 局限性

虽然组织缺氧和低灌注是血乳酸增加的重要原因，但不是唯一原因。血乳酸浓度增高不仅见于循环呼吸血液性组织缺氧，而且还见于其他非循环因素的影响。在以下情况时也可使血乳酸浓度增高：

（1）某些癫痫发作、细胞毒药物、先天性代谢性疾病等。

（2）儿茶酚胺分泌增加和碱中毒。

（3）乳酸主要在肝脏中清除，因此，在肝功能严重障碍时，可引起血乳酸浓度增加。

（4）由于乳酸半衰期较长（1~18 小时），故有时不能及时反映其真实的改变情况。

六、胃黏膜 pH（pHi）监测

1. 重要性与原理

胃黏膜 pH（pHi）测定是评估局部组织氧合情况的常用方法。尽管使用氧供（DO_2）与氧耗（VO_2）关系的氧动力学监测、混合静脉血氧饱和度（SvO_2）监测和动脉血乳酸含量监测等总体监测来评估全身氧合状态，但不能敏感地反映局部组织的氧合情况。胃肠道系统是机体最容易受到缺血缺氧的器官，因为胃肠黏膜血流呈对向性流动，而且其血管呈直角分出，所以红细胞较难于流入，此外具有较丰富的 α- 受体，故容易引起缺血缺氧，再有胃肠黏膜是属于代谢率快，氧消耗量很大的器官，因此胃肠黏膜的氧供与氧耗平衡易导致破坏。缺氧缺血易导致 ATP 生成障碍，无氧酵解增强而局部组织细胞内的乳酸蓄积和氢离子增加，为了维持细胞内 pH，其氢离子溢出至细胞外。细胞外的氢离子被碳酸氢盐缓冲系统缓冲而 CO_2 生成增加。故测定胃黏膜组织的酸碱度便可反映其局部氧供和血液灌注情况。现已证实胃黏膜 pH（pHi）可预测危重患者的预后，以及治疗措施是否得当的判断指标。特别值得注意的是早期发现胃黏膜 pH 异常对防治严重败血症、多脏器功能不全（MOF）等方面具有重要意义。检测胃 pHi 的方法是使用胃张力计（gastric tonometry）来测定局部组织的 CO_2，然后推算出胃黏膜 pH。它是基于 CO_2 气体可自由弥散通过细胞膜和组织的特点，从组织间液到胃黏膜表面、空腔器官内液体，甚至于这些器官中的半透膜囊中的生理盐水均为相同的 PCO_2，并且设定组织间液中 HCO_3^- 浓度与动脉血 HCO_3^- 相等。测定胃黏膜组织的酸碱度便可间接反映其局部氧供和血液灌注状态。它具有无创、安全的优点。这是基于氧动力学的五个阶段及其确认检查项目有关，监测胃黏膜 pH 是属于其中第四阶段（表 6-1）。

表 6–1　评估氧动力学的五个阶段及其确认检查项目

阶段	确认检查项目
第一阶段（维持生命的基本系统）	氧合—通气—（Hb）—循环—体温
第二阶段（氧耗引起的脏器功能）	电活动、器官功能、尿量、药物代谢
第三阶段（全身、脏器水平的氧供平衡）	氧供、氧耗、SVO_2、SjO_2、$ShVO_2$、动脉血乳酸、pH、PCO_2
第四阶段（组织氧代谢）	rSO_2（近红外光谱法）、pHi（胃黏膜 pH）
第五阶段（细胞内氧的内环境稳定）	NFκB、HIF、mitDNA、cAMP

注：Hb：血红蛋白；SvO_2：混合静脉血氧饱和度；SjO_2：颈内静脉血氧饱和度；$ShVO_2$：肝静脉血氧饱和度；PCO_2：二氧化碳分压；NFκB：核因素 κB（nuclear factor κB）；HIF：低氧诱导因子；mitDNA：线粒体 DNA；cAMP：环腺苷酸

根据 Henderson–Hasselbalch 方程，可推算出胃黏膜 pH（pHi）：

$$即\ pH=6.1+\log（HCO_3^-/PCO_2\times 0.03）$$

胃黏膜 pH（pHi）的正常值为＞7.35，而＜7.30 为异常。

2. 常用测定方法

（1）TRIP 管法：这是传统的测定方法，使用带有可通透 CO_2 的硅胶半透气囊鼻胃管插入胃腔内，向囊内注入 4ml 生理盐水，至少在胃内平衡 30~90 分钟，然后抽出 HCO_3^- 盐水，前 1.5ml 为舍弃（无效腔内液体），其余 2.5ml 做血气分析测定胃黏膜 CO_2 张力（$PgCO_2$）。同时抽取动脉血测定血气，将生理盐水中 PCO_2 值与动脉血中 HCO_3^- 值代入上述 Henderson—Hasselbalch 公式进行计算 pH。其缺点是平衡时间长；测定步骤繁琐；易发生误差。

（2）CRGT 监测仪（capnometric recirculating gas tonometry）：是循环气体张力计，其 CO_2 监测仪与循环泵和红外感受器相连接，其优点是反应时间短（5 分钟），而且很敏感。

（3）TONOCAP 监测仪：半连续自动空气测量法，有一个经空气密闭环路自动充气和放气泵，每 5~60 分钟（标准为 10 分钟）有 6~8ml 空气进入张力计气囊，仪器直接测定出其空气中 PCO_2。

（4）光导纤维 $PgCO_2$ 监测仪：用光导纤维 $PgCO_2$ 探头直接测量胃腔内 $PgCO_2$，其准确性高，而且不刺激胃。

第六节　动脉血液气体监测

血气分析是指对各种气体、液体中各种气体和酸碱性物质进行分析的技术。随着医学领域内高新技术的不断发展，科学仪器中三电极系统（pH、PO_2 和 PCO_2 电极）的广泛应用，可迅速完成血液气体和酸碱平衡分析。血气分析标本包括动脉血、静脉血和动静脉混合血，其中动脉血气分析最为常用。通常实行的通气功能监测不能分析肺换气功能及组织的氧供和氧耗。对呼吸功能整体评价血气分析有着重要的作用。

一、呼吸生理和血气分析

1. 外呼吸

肺泡通气量（V_A）是实际发生气体交换的有效通气量

$$V_A=VCO_2/PCO_2 \times K$$

由于二氧化碳弥散力比氧气大 20 倍，所以在一般情况下，肺泡中的二氧化碳分压与动脉的二氧化碳分压是基本相等的，即肺部的二氧化碳分压反映着肺的通气功能。

2. 内呼吸

指氧通过肺泡毛细血管壁进入血液，大部分与血红蛋白集合后运输。血液中的氧含量主要取决于血红蛋白含量和血液饱和度，PaO_2 在氧运输中只占用极少的比例，但是，在组织利用氧的方面，PaO_2 占很重要的作用，因为氧从毛细血管内向组织中弥散的动力取决于 PaO_2 与组织氧分压的差值。

二、血气分析常用指标及其临床意义

（一）动脉血氧分压（PaO_2）

1. 概念

指以物理状态溶解在动脉血中氧分子达到平衡的气体分压。血氧分压也称血氧张力。在海平面大气压呼吸含 21% 的氧（静息）状态的正常成人动脉血中氧分压为 80~100mmHg。随着年龄的增长，其 PaO_2 有进行性的降低趋势，其 PaO_2 与年龄关系的常用公式为：

$$PaO_2=102-（年龄，以年为单位）/3$$

2. 临床意义

动脉血氧分压代表着能直接被组织细胞利用的，以物理状态溶解在动脉血液中的氧所产生的压力。PaO_2 是决定血氧饱和度的重要因素。PaO_2 是反映肺呼吸状况的主要指标。它也反映肺毛细血管血的摄氧情况。一般认为动脉血氧分压低于 60mmHg（8.0kPa）时引起组织缺氧。

PaO_2 主要取决于以下几个因素：①吸氧浓度；②肺通气功能；③肺弥散功能；④静脉血分流入动脉的程度；⑤肺的循环状态；⑥通气 / 血流比值。

（二）动脉血氧饱和度（SaO_2）

1. 概念

动脉血氧饱和度（SaO_2）是指实际与血红蛋白结合的氧含量与血红蛋白能够最大结合的氧量之比，也就是血红蛋白结合氧占全部血红蛋白的百分数。其公式为：

$$SaO_2（\%）= 血氧含量 / 血氧容量 \times 100$$

在正常情况下，血氧含量 =（Hb × 1.34 × SaO_2）+（PaO_2 × 0.0031）

=19.5+0.29=19.79ml/dl

血氧容量 =Hb × 1.34=15 × 1.34=20.1ml/dl

SaO_2= 血氧含量 / 血氧容量 =（19.79/20.1）× 100=97%

成年人正常动脉血氧饱和度为 95%~98%，混合静脉血的血氧饱和度约为 75%。

出生时与生后 4 天内的动脉血氧饱和度正常值为 85%~90%；＞ 4 天的新生儿为 94%~98%。

2. 临床意义

血氧饱和度的高低主要与氧分压和血红蛋白的氧解离曲线有直接关系，其中氧分压是主要因素。血氧分压（PaO_2）与血氧饱和度（SaO_2）两者的关系并非线性关系，而是呈“S”形曲线关系。这个曲线称为 O_2 解离曲线。血红蛋白氧饱和度随着 PaO_2 的改变而改变，即 SaO_2 为血液 PaO_2 的函数。

（1）曲线平坦部（PaO_2 100~60mmHg）：只要 PaO_2 大于 60mmHg，SaO_2 即可达到 90% 以上，这样有利于肺内血红蛋白与氧结合。处于此平坦段范围内即使 PaO_2 下降，但 SaO_2 随 PaO_2 的变化较小。

（2）在曲线的陡部（PaO_2 60~40mmHg）：即使 PaO_2 稍有下降，SaO_2 即可较大幅度下降，这样有利于氧在组织中释出，以供组织细胞对氧的需要。

（3）在曲线的最陡部（PaO_2 40~15mmHg）：即使 PaO_2 很小下降，但 SaO_2 很显著降低。机体剧烈活动时，对需氧明显增加而促进较多的氧从 HbO_2 中解离以供活动组织的需要，该段代表氧的储备。

影响血氧饱和度的另一因素是血红蛋白的质和量。当血红蛋白变性，如碳氧血红蛋白症、高铁血红蛋白血症时，由于 Hb 已丧失了与氧结合的能力，而引起血氧饱和度降低。至于单纯血红蛋白量减少时，由于血氧含量及氧容量均减少，血氧饱和度可能属于正常。

（三）动脉血氧含量（CaO_2）与混合静脉血氧含量（CVO_2）

1. 概念

动脉血氧含量（CaO_2）是指 100ml 动脉血液中实际含有的氧量，包括血液中物理溶解的和与血红蛋白结合的氧量两者的和。其计算公式为：

动脉血氧含量 =1.34 × Hb（g/dl）× 血氧饱和度（%）+0.003 × PaO_2（mmHg）

正常动脉血氧含量为 19~20ml/dl。动脉血氧含量（CaO_2）受血红蛋白和血氧饱和度及动脉血氧分压所决定。1.34 为血红蛋白（Hb）1g 在 100% 氧饱和时所能结合的氧量。通过直接测定的数值是 1.34ml/g（Hb）。若用精确的分光光度计来测定血红蛋白的浓度，所得到的结果是 1.39ml/g。血红蛋白的分子量是 64458，由于 1g 分子的血红蛋白与 4g 分子的氧结合，故理论上计算值应是 1.39ml/g。

即 1g 血红蛋白结合的氧量 =22.4 × 4 × 64458=0.00139L/g=1.39ml/g

用高精密度的分光光度计测得的血红蛋白量，还包括不能结合氧的高铁血红蛋白和碳氧血红蛋白，所测得的血红蛋白值就显得偏高，所以在临床计算中，仍多用 1.34ml/g 这个实用值。

混合静脉血氧含量（CvO_2）的计算公式为：

混合静脉血氧含量（CvO_2）=1.34 × Hb × SvO_2+0.003 × PvO_2

其中，SvO_2 为混合静脉血氧饱和度；PvO_2 为混合静脉血氧分压。

正常混合静脉血氧含量为 12~14ml/dl。动 – 静脉血氧含量差（CaO_2–CvO_2）的正常值为 4~6ml/dl。

2. 临床意义

（1）血红蛋白是影响动脉血氧含量的主要因素之一。当血红蛋白量减少或质的改变时，均引起血氧含量降低，但动脉血氧分压正常。血红蛋白的量减少，可见于各种贫血；血红蛋白质的改变形成变性血红蛋白，可见于 CO 中毒时的碳氧血红蛋白血症；又可见于亚硝酸盐等中毒时的高铁血红蛋白血症（methemoglobinemia）。血红蛋白量减少的各种贫血时，虽然血氧含量减少，但是血氧饱和度可正常。变性血红蛋白时不仅血氧含量减少，而且血氧饱和度亦降低。

（2）动脉血氧含量（CaO_2）与静脉血氧含量（CvO_2）之差为组织的摄氧量来估计周围组织的循环情况及组织代谢情况。动 – 静脉血氧含量差反映组织的摄氧量。当局部血液循环障碍时，由于局部血流减慢，血液流经毛细血管的时间延长，组织细胞从血液中摄取氧增多，故静脉血氧分压、氧含量及血氧饱和度均正常，故动、静脉血氧含量差增大。

（3）利用氧含量的 Fick 氧公式可计算心排血量（QT）：

$$QT=VO_2/(CaO_2-CvO_2)$$

VO_2 为肺的摄氧量（ml/min），CaO_2、CvO_2 分别为动脉血、混合静脉血的氧含量（ml/dl）。

$$VO_2=QT(CaO_2-CvO_2)$$

（4）通过测定动脉血氧含量（CaO_2）与静脉血氧含量（CvO_2）亦可计算肺内分流率（QS/QT）。

（四）动脉血二氧化碳分压（$PaCO_2$）

1. 概念

动脉血二氧化碳分压（$PaCO_2$）是指物理溶解在动脉血浆中的二氧化碳分子所产生的压力，也就是能与血液中二氧化碳气体分子构成平衡状态的气体分压而言。它与血中二氧化碳溶解量有以下关系：

$$血二氧化碳溶解量 = PCO_2 \times CO_2 的溶解系数（\alpha）$$

CO_2 的溶解系数（α）为 0.03（MEQ/L）或 0.067（容积 %），成人动脉血的二氧化碳分压（$PaCO_2$）的正常值为 36~44mmHg（4.7~5.8kPa），平均为 40mmHg（5.32kPa）。

2. 临床意义

（1）$PaCO_2$ 是衡量肺泡通气量好坏的指标。CO_2 排出量（VCO_2）等于肺泡通气量乘肺泡二氧化碳浓度（$FACO_2$）。在正常情况下，CO_2 排出量等于 CO_2 产生量。

因此在 CO_2 产生量不变时，大气压不改变的情况下，$PaCO_2$ 的高低与肺泡通气量大小成反比。$PaCO_2$ 高于正常则提示通气功能不足，表现为动脉血内 CO_2 潴留。$PaCO_2$ 低于正常则提示通气过度，表现为 CO_2 排出增多。

（2）$PaCO_2$ 反映呼吸性酸碱平衡失调的重要指标。低于正常（$< 35mmHg$）说明通气过度，CO_2 排出过多，多见于呼吸性碱中毒；高于正常（$> 45mmHg$）说明通气不足，有 CO_2 潴留，多见于呼吸性酸中毒，但不能单凭 $PaCO_2$ 的改变做出呼吸性酸、碱失调的诊断，因为它也可能受代谢性因素的影响，必须结合临床与其他实验资料，始能正确的判断。

（五）pH

1. 概念

溶液的酸碱度是以其中所含的氢离子克数来表示，这种数字非常小，如每升净水中所含的氢离子浓度为 0.0000001g，为了简化，采用 pH 这一概念，以表达极微量的氢离子浓度。pH 的含义是指溶液供给一个当量的氢离子（1.008g）所需体积（以升为单位）的对数，即每升溶液中氢离子浓度的克分子数的负对数（$pH=-\log[H^+]$）。

$$净水的 pH\ H_2O=\log（1/0.0000001）=\log（1/10^{-7}）=7$$

血液的氢离子浓度为 0.00000004mol/L，即等于 0.4×10^{-7}ml/L=40nmol/L，所以血液 $pH=-\log（0.4 \times 10^{-7}）=7.40$。

成人动脉血 pH 的正常值为 7.35~7.45。动脉血 H^+ 正常值为 35~45nmol/L。正常人动脉血 pH 比静脉血 pH 高 0.02~0.10。人仅能在血液 pH 为 6.8~7.8 生存，相当于 H^+ 为 160~16nmol/L。血浆的 pH 主要取决于血浆中 HCO_3^- 与 H_2CO_3 比值。

2. 临床意义

动脉血液 pH 低于 7.35（或 $H^+ > 45$nmol/L）时，提示有酸中毒，pH 高于 7.45（或 $H^+ < 35$nmol/L）时，则提示有碱中毒，但单凭 pH 的变化不能区分是呼吸性还是代谢性酸中毒。

H^+ 与 pH 的关系是随着 pH 升高而 H^+ 的值降低。两者的关系呈负相关。Kassirer Bleich 公式为：

$$H^+=24\times(PCO_2/HCO_3^-)$$

pH 每升高 0.1，H^+ 乘以 0.8，pH 每降低 0.1，H^+ 乘以 1.25。有人主张，用血中 H^+ 来反映体内酸碱平衡状态，更为确切。

H_2CO_3 或 HCO_3^- 原发性改变对判定呼吸性和代谢性酸碱失调具有重要意义。当血浆 HCO_3^- 原发性降低，导致 pH 下降，则提示失代偿性代谢性酸中毒；若血浆 H_2CO_3 原发性升高而致 pH 下降，则提示失代偿性呼吸性酸中毒。

pH 正常也不能排除酸碱平衡紊乱，在酸、碱中毒时，HCO_3^- 和 H_2CO_3 的数值虽已发生改变，但通过机体的酸碱调节机制，HCO_3^- 和 H_2CO_3 的比值仍可维持或接近于 20∶1，故 pH 仍在正常范围，这种情况称为代偿性酸中毒或碱中毒。在某些类型的混合型酸碱平衡失调时，pH 也可以正常，所以判定酸碱紊乱时，不能只凭 pH 的高低，必须结合临床资料与其他实验参数等综合判断，始能确诊。

（六）标准碳酸氢盐（SB）和实际碳酸氢盐（AB）

1. 概念

（1）标准碳酸氢盐（standard bicarbonate，SB）：是指隔绝空气的全血标本，在 37℃和 $PaCO_2$ 为 40mmHg，血红蛋白 100% 氧合的标准条件下，所测得的血浆碳酸氢盐（HCO_3^-）的含量。其正常值为 22~27mmol/L，平均 24mmol/L。标准碳酸氢盐（SB）不受呼吸因素的影响，所以它是判断代谢性因素的主要指标之一，常代表代谢性因素的趋向和程度。

（2）实际碳酸氢盐（Actual Bicarbonate，AB）：是指在隔离空气的全血标本，在实际 PCO_2 和血氧饱和度条件下测得的血浆碳酸氢盐浓度。成人正常值为 22~27mmol/L，平均 24mmol/L。实际碳酸氢盐受代谢及呼吸两方面因素的影响。

2. 临床意义

在代谢性酸中毒时，标准碳酸氢盐（SB）降低；而在代谢性碱中毒时，SB 升高；在呼吸性酸、碱中毒时，由于肾的代偿作用，SB 也分别增高或降低。实际碳酸氢盐（AB）

与标准碳酸氢盐（SB）的差值反映了呼吸因素对酸碱平衡的影响。在正常健康人，AB与SB两个数值相等。

（1）如果AB＞SB提示呼吸性酸中毒，CO_2在体内潴留。

（2）如果AB＜SB提示呼吸性碱中毒，CO_2呼出过多。

（3）但AB=SB＞正常，则提示代谢性碱中毒。

（4）但AB=SB＜正常，则提示代谢性酸中毒。

但AB=SB=正常，提示酸碱平衡正常。

（七）缓冲碱（BB）

1. 概念

缓冲碱（buffer base，BB）是指血液中有缓冲作用的碱性物质的总和，亦即血液中全部缓冲负离子的总和，这些负离子包括HCO_3^-、Hb^-、血浆蛋白和磷酸盐等。缓冲碱可分为全血缓冲碱（buffer base of blood，BBb）和血浆缓冲碱（buffer base of plasma，BBp）。一般把全血缓冲碱（BBb）称为缓冲碱（BB）。

（1）全血缓冲碱（BBb）=［HCO_3^-］+［Pr^-］+［Hb^-］+［HPO_4^-］

=24mmol/L+17mmol/L+（0.45×15g Hb）+2mmol/L

=49.3mmol/L

全血缓冲碱（BBb）的正常值为45~55mmol/L，平均为50mmol/L。

（2）血浆缓冲碱（BBp）=［HCO_3^-］+［Pr^-］+［HPO_4^-］

=24mmol/L+17mmol/L+2mmol/L

=43mmol/L

血浆缓冲碱（BBp）的正常值为41~42mmol/L

（3）细胞外液缓冲碱（Bbecf）=［HCO_3^-］+［Pr^-］+（5×0.42）=44mmol/L

BB一般不受呼吸因素与血红蛋白氧饱和度的影响，但能随血红蛋白及血浆蛋白浓度而改变。

2. 临床意义

缓冲碱（BB）是反映代谢性酸碱平衡的一个参考指标。低于正常为代谢性酸中毒；高于正常为代谢性碱中毒。

（八）碱过剩（BE）和碱缺失（BD）

1. 概念

碱过剩或剩余碱（base excess，BE）是指在标准状态下，即38℃、$PaCO_2$ 40mmHg、Hb为15g/dl、100%氧饱和的情况下，用酸或碱滴定1L全血或血浆至pH等于7.40时所用的酸或碱的毫摩尔数。如果用酸滴定则表示血液的缓冲碱过多，即碱过剩（BE），用正值表示（即 +BE）；若用碱滴定，则表示血液的缓冲碱不足，用负值表示（即 -BE）或称碱缺失（base deficit，BD）。

若被测血液 pH 为 7.40，则不需要滴定，BE=0。BE 的正常值为 0 ± 3mmol/L。

碱过剩（BE）亦可理解为实际缓冲碱（BB）与正常缓冲碱（NBB）的差，即：

$$BE=BB-NBB$$

2. 临床意义

碱过剩（BE）或碱缺失（BD）是代谢性酸碱平衡紊乱的较为方便的客观指标，而且也比较真实地反映了缓冲碱的绝对量过剩或不足。在治疗时，常用这种指标来计算用碱或酸的具体补碱或补酸剂量。许多补碱公式使用 BE，因为 BE 比 HCO_3^- 似更为实际。在代谢性酸中毒时，BE 负值增大（BE ＜ -3mmol/L），在代谢性碱中毒时，BE 正值增大（BE ＞ +3mmol/L）。但在慢性呼吸性酸中毒时，由于肾的代偿，BE 的正值亦可增高，相反，在慢性呼吸性碱中毒时，则 BE 也可降低。

细胞外液的 BE（BE ecf）是反映代谢因素的较好指标，因为测定时已用 $PaCO_2$ 为 40mmHg 的气体平衡，而排除了血液 PCO_2 升降的影响，另外为了排除 BE 受血红蛋白浓度影响的干扰，而用细胞外液的血红蛋白 5g/100ml 浓度进行了校正。

全血 BE 受血红蛋白浓度的影响，因为血红蛋白亦是重要缓冲物质，故常需要对血红蛋白的浓度进行校正。

使用 Siggaard-Andersen 酸碱列线图表，只要在 pH、PCO_2 及 HCO_3^- 三个指标中已知两个，就能很方便地求得细胞外液 BE 值。

三、血气分析在心肺复苏时的临床评估

尽管在心搏骤停心肺复苏中动脉血液气体并不反映组织 pH、PO_2 和 SaO_2，甚至混合静脉血有严重缺氧和高碳酸血症，但动脉血气可能正常。据一些研究报道指出，心搏骤停期间动脉血气监测不能可靠的反应组织缺氧、高碳酸血症及组织酸中毒的严重程度。总之，动脉血气分析和酸碱测定仍在评估呼吸循环和全身酸碱紊乱状态，特别是动脉血气分析与混合静脉血气分析联合监测，对指导与抢救治疗策略等方面起着非常重要意义。

第七节 心排血量监测

心排血量监测是临床上了解心脏泵功能最重要的指标之一，有助于低血压的分析，

可以评估心脏功能及血流动力学状态，以指导心肺复苏及难治性休克的处理。心排血量（CO）的监测可反映整个循环系统的状况。包括心脏机械做功和血流动力学，了解心脏前、后负荷等。其监测方法包括有创和无创性两大类。

一、有创性心排血量监测

有创性心排血量监测方法很多，包括肺动脉导管法、经胸热稀释法（PiCCO）、Fick法、FloTrac法等，其中以FloTrac法最常用。其正常值为4~8L/min。

心排血量被体表面积（BAS）所除得的商为心脏指数（CI），即CI=CO/BAS，CI的正常值为2.3~4.3L/（min·m^2）。

需要注意的是呼吸对心排血量有一定影响，在呼吸周期，心排血量依通气方式、静脉回流和心脏实际功能的水平不同而发生变化。同时，三尖瓣反流和心内分流也易造成测量错误。

1. 肺动脉导管法

测量时，将4℃~10℃的生理盐水10ml作为指示剂，经导管注入右心房开口部，随血流进入肺动脉，由温度探头和导管端部的热敏电阻分别测出指示剂在右心房和肺动脉的温差及传导时间，然后经电子计算机处理后，数秒内在心排血量监测仪上以数字显示出心排血量（CO）。一般要连续做3次，取其平均值。

2. 经胸热稀释法

该法用PiCCO监护仪，将冷的液体（温度指示剂）推入中心静脉，然后通过尖端有热敏电阻的特殊动脉导管进行监测，通过分析热稀释曲线，可计算CO。

经胸热稀释法与肺动脉导管相比，创伤相对较小，且可同时测定CO、GEDV、全心射血分数等指标。对于机械通气患者，动脉血压变异分析还能评估容量状态和输液反应性。它的局限性是不能测定PA压力和PAOP，因此不能鉴别心功能不全是来自左心还是右心。

3. FloTrac法

本方法是通过分析外周动脉压力波形信息连续计算CO、心排指数（CI）、每搏输出量（SV）、每搏输出量变异度（SVV）等血流动力学指标。

通常情况下，SV越大，供给动脉系统的血容量就越多，在收缩期和舒张期压力的上升和下降就越大，因此主动脉脉搏压和SV是成正比例的，并且和主动脉顺应性成负相关。基于这一原理，通过捕捉动脉压力波形，利用线性回归等统计学方法进行数据处理，精确计算出CO。

FloTrac法操作简便，只需进行有创桡动脉穿刺，创伤性小，并发症少，使用安全，已得到临床广泛应用。但其也具有局限性，只能用于机械通气的患者。而且，对于严重心律失常和使用主动脉球囊反搏的患者，FloTrac 数据不具有可信度。

二、无创性心排血量监测

无创性心排血量监测方法包括心阻抗血流法、超声多普勒法（经食管超声多普勒和经气管超声多普勒等）、放射性核素法等。

第八节 脑电图监测

脑电图是利用脑电图仪经过多级放大记录下来的脑生物电信号，是研究脑功能的重要手段。在临床上不仅用于脑部疾病的诊断，且为急诊抢救患者脑功能、进行监护的重要方法之一。

脑电图（EEG）需连续监测，对脑功能状态、病变部位、治疗及预后判断都有一定价值。脑电图严重异常常提示中枢功能严重受损，预后不良。

一、检测方法

1. 动态脑电图监测（AEEG）

患者随身携带记录器，连续记录脑电信号，24 小时后进行综合分析。可以长时间观察连续脑电变化，但导联太少，不利于观察发作时的表现。

2. 监测 EEG 录像（TEEG-VR）

比 AEEG 记录详细，但患者活动受限。

3. 多导联睡眠监测

同步监测心电、脑电、呼吸、肌电及脑电。

4. 多导联无线监测

可以长期监测脑电变化，但是信号易受干扰。

二、正常脑电图的标志

脑电图的频率用 Hz（赫兹，周 / 秒）表示。按照频率可分为 δ（0.5~3Hz）、θ（4~7Hz）、α（8~13Hz）和 β（14Hz 以上）四种频率（带）。比 α 频带慢的 δ、θ 波称慢波，比 α 频带快的 β 频带的波称快波，α 频带称为基本波。波幅（电压）的单位用 μV（微伏）表示。按其波幅值大小分为低波幅（25μV 以下）、中等波幅（25~75μV）、高波幅（75~150μV）

和极高波幅（150μV 以上）四种。正常成人觉醒、安静、闭目状态下以 α 节律为基本波，平均波幅约 50μV，以枕、顶部最显著。波幅从低至高又由高至低的这种有规律的变化，称调幅现象。α 频率的稳定性称调节。正常时同一时间不同部位的频率相差＜ 20%，前后不同时间频率变化＜ 10%，此外前头部可有少量 β 波及低幅、散在的 θ、δ 波。正常成人睡眠时根据眼球运动的有无及脑波变化情况可区分为非眼快动睡眠（nREMs）和眼快动睡眠（REMs）。在 nREM 睡眠中可有驼峰波、睡眠纺锤波和 K- 综合波。儿童脑电图与成人不同，随年龄增加及脑的发育而变化。以频率为例，2 岁以内以 β 波为基本节律，2~6 岁以 θ 波为基本节律，6~9 岁以 θ、α 节律为主，9 岁以上以 α 节律为主。其规律性及稳定性亦随年龄增长而不断趋于成熟。

三、异常脑电图的主要表现

1. 正常节律（α 波、β 波）在全脑区或局部脑区的减弱或消失。

2. 脑波频率变慢，在全脑或局部区 δ、θ 波活动增多。

3. 出现异常电活动：如棘波、棘慢综合波、阵发性 δ 波等。

4. 局限性异常：病变局限在一侧半球或一个脑区者，按其病变轻重程度不同和脑波的不同可以分为：① δ 波病灶；② θ 波病灶；③懒波病灶；④纺锤波减弱。棘波、棘慢波病灶多见于脑外伤后癫痫患者。

四、急性脑功能衰竭的脑电图

急性脑功能衰竭时的脑电图分级：脑功能障碍时的脑电图所见，是脑衰竭程度和预后判断的重要参考指标。通常使用 Hochady 倡导用的分级方法进行分类，具体内容如下：

Ⅰ级（正常范围）：表现为 α 节律或 α 波占优势，伴有少量 θ 波。

Ⅱ级（轻度异常）：表现为 α 波占优势伴有少量 δ 波。

Ⅲ级（中度异常）：表现为 δ 波为主，伴有 θ 波及少量 α 波，或仅为 δ 波，不伴有其他节律的脑波。

Ⅳ级（重度异常）：表现为弥漫性 δ 波为主，间有短段的电静息（等电位），或某些导联有散在 δ 波，其他导联为脑电活动消失。

Ⅴ级（极度异常）：表现为几乎平坦波或全部脑电活动消失。

五、急性脑功能衰竭时脑电图检查的临床意义

意识障碍患者进行脑电图检查，尤其是对脑电图的动态观察、连续监测，对意识障碍

的诊断、病变程度估计及预后的判断均具有重要的意义。

1. 有利于疾病部位的诊断

大脑皮质及皮质下损害，可出现广泛性不规则或规则慢波、发作波和平坦波等；脑干损害，上部脑干可出现阵发性两侧同步的高幅慢波；脑桥损害可出现 α 昏迷；低位脑干损害可出现去同步化或快波形脑电图；第Ⅲ脑室后部损害可出现 FIRDA 等。

2. 有利于病损程度的判定

一般说来脑部病变越重，慢波周期越长，波幅越高，后期则波幅降低。平坦波则提示病情更加严重。

3. 有利于疾病性质的确定

如出现癫痫波、SSPE 综合波、Creutzfeldt-Jacob 病波、三相波及药物性快波等典型波时，可助疾病性质的判断，如考虑有无癫痫、亚急性硬化性全脑炎、皮质 - 纹状体 - 脊髓变性、肝性脑病及药物中毒等疾病。

4. 有利于预后的判断

脑电图检查，尤其是动态观察对预后判断十分有益。慢波频率越快、波幅较高意味着预后较好，反之预后较差；电静息状态预示预后极其不良。若在动态观察或连续监测中发现脑电图有改善，则病情可能向好的方向转化；反之病情可能加重。

六、脑电图的临床应用

1. 癫痫的诊断和分类：由于癫痫是大脑皮质异常放电的结果，临床上有发作性病变，脑电图上有癫痫波出现就可以明确癫痫的诊断，同时根据癫痫波的类型，对癫痫进行正确的分类，从而指导医生做正确的治疗。

2. 颅内占位病变（肿瘤、脓肿、血肿）的定位诊断。

3. 脑血管疾病脑功能的评价。

4. 脑炎的早期诊断。

5. 脑外伤脑损伤的评定。

6. 大脑弥漫性病变（脱髓鞘病）脑功能评价。

7. 肝性脑病的早期诊断。

8. 代谢性脑病的脑功能评价。

9. 手术及麻醉监测。

10. 药物监测。

11. 昏迷及脑死亡评定。

七、影响脑电图的因素

1. 个体差异

脑电图的个体差异较大，尤其是处于发育阶段的小儿，个体差异则更大。即使在同一条件下进行脑电记录，不同个体的脑电图的图形，也不尽相同。

2. 氧供情况

缺氧早期通过外周化学感受器激活上行网状激活系统，而产生脑电图的兴奋波形。如持续缺氧，则由于脑细胞缺氧加重，出现波幅降低，频率变慢，最后呈等电位。当高浓度吸氧时，脑电图在一般情况下改变不大。但如高压（如 4 个大气压）吸氧，吸入 10~15 分钟，则可出现弥散性的大慢波。

3. CO_2 的影响

如行过度通气使 CO_2 下降，发生呼吸性碱中毒，致使脑电波活动变慢，波幅增高，与服用大量碱性药物的变化相似。轻度 CO_2 升高，可使脑电活动增强，频率增快，波幅下降。任何原因引起 CO_2 潴留，甚至出现 CO_2 麻醉时，脑电活动即减弱。

4. 脑血流变化的影响

随着脑组织的血流改变脑电图可出现如下情况：①轻度充血时，波幅降低，频率加快；②轻度缺血时，波幅增高，频率稍减慢；③中度缺血时，波幅增高，频率明显减慢；④血流中断时，则脑电波消失；⑤各种原因引起的脑血流减少，脑缺氧，尤其当血氧饱和度低于 65% 时，则出现慢波；⑥血压急剧下降，脑血流供应不足，而发生意识障碍时，则迅速出现大慢波。

5. 血糖变化

当血糖浓度降至 2.8~3.92 mmol/L 时，脑电图以慢波节律为主。若降至 2.8 mmol/L 以下时，频率明显变慢，波幅升高。血糖降至 1.96 mmol/L 以下时，临床可出现昏迷，脑电波活动明显受抑制，如发生低血糖性痉挛，脑电图上可出现低波幅活动及间发癫痫波型。但如血糖值高于 14 mmol/L 可引起脑电波的快波化和周期缩短。

6. 基础代谢

基础代谢升高时 α 波频率增快，波幅升高。反之，α 波频率减慢，波幅降低。降温麻醉时，基础代谢降低，体温降至 32℃左右，脑电变化尚不明显，降低至 28.5℃以下，脑电波逐渐变慢。

7. 麻醉

浅麻醉时，频率增加，波幅变化不大；麻醉加深，频率变慢，波幅增高；较深麻醉时，脑电出现突发抑制，最后呈等电位。

参考文献

[1] 周玉杰，李小鹰，马长生，等．现代心肺复苏．北京：人民卫生出版社，2006，75-85.

[2] 许树耘，万智．心肺复苏相关的监护与治疗技术．现代心肺复苏学．北京：人民卫生出版社，2004，169-186.

[3] 王一山．实用重症监护治疗学．上海：上海科技文献出版社，2000，151-280.

[4] 魏绪庚，田素杰．麻醉治疗学（修订版）．北京：科技文献出版社，2000，816-850.

[5] 朴镇恩．血气与酸碱平衡常用指标及酸碱平衡调节机理．最新血液气体与酸碱平衡．哈尔滨：黑龙江教育出版社，2008，51-96.

[6] 朴镇恩．心肺复苏及其血气改变与酸碱失衡和水电解质紊乱．最新血液气体与酸碱平衡．哈尔滨：黑龙江教育出版社，2008，418-440.

[7] 朴镇恩．血液气体分析监测．最新血液气体与酸碱平衡．哈尔滨：黑龙江教育出版社，2008，661-669.

[8] 朴镇恩．血液气体和酸碱与水电解质有关的略语和术语学及其主要公式．最新血液气体与酸碱平衡．哈尔滨：黑龙江教育出版社，2008，692-720.

[9] Moon RE, et al. Respiratory Monitoring. Anesthesia.5th ed.Volume l. Edited by Miller RD. Philadelphia: Churchill Livingstone, 2000, 1255-1295.

[10] Leach RM, Treacher DF. The pulmonary physician in critical care. Oxygen delivery and consumption in the critically ill.Thorax, 2002, 57: 170-177.

[11] Anderson CT, et al. Carbon dioxide kinetics and capnography during critical care.Critical Care, 2000, 4: 207-215.

[12] Caille V, et al. Oxygen uptake-to-delivery relationship: a way to assess adequate flow. Critical Care, 2006, 10(suppl 3): S4.

[13] Evy MM. Phathophysiology of oxygen delivery in respiratory failure.Chest, 2005, 128: 547S-553S.

[14] Luce JM. Respiratory monitoring in critical care.In: Cecil Textbook of Medicine.22th ed. Edited by Goldman L, et al.Philadelphia: Saunders, 2004, 587-602.

[15] Fujii TK, et al. Quick review: Oxygen transport.Internet J Gastroenterology, 2003.

[16] Morganroth ML. An analytic approach to diagnosing acid-base disorders. J Crit Ⅲ, 1990, 5(2): 138-150.

[17] Kellum JA, et al. Determinants of blood pH in health and disease. Crit Care, 2000, 4: 6-14.

[18] Neumar Rw, et al. Prat 8: Adult advanced cardiovascular life support: 2010 AHS guidelines for CPR and ECC. Circulation, 2010, 122: 729-767.

[19] 黄子通，蒋健，周荣斌．现代复苏医学．北京：人民卫生出版社，2009，366-369.

[20] 胡建，鲍红光．FloTrac/Vigileo 系统围手术期血流动力学监测的应用进展．山西医药杂志，2013，42：404-407.

第七章　心肺复苏中的常用药物

心肺复苏的主要目的是恢复自主循环并改善心肺复苏后的心肌功能障碍，包括心肌收缩功能障碍和致命的室性心律失常。药物治疗通过改善每搏量、降低心室充盈压和处理心律失常来改善心肌收缩功能。

在心肺复苏过程中和随后的药物治疗受灌注损伤情况的影响（如药物及其代谢产物对靶器官的损伤），酸中毒、高碳酸血症、低氧血症、受体负向调节和器官功能变化也会引起药效的变化。心肺复苏过程前后也可以改变药物的代谢。在临床中，患者的既往史和用药史往往不清楚，也进一步阻碍了精确的药物治疗。

因此，熟练地掌握心肺复苏中的药物应用，对于每一个实施心肺复苏的急救人员来说都是一个挑战。通常情况下，医务人员必须在数秒内对选择何种药物进行治疗作出判断，但是这些药物之间可能存在复杂的相互作用和交互重叠作用，所有这一切都要求急救人员具有丰富的临床经验及进行不断的继续教育，为满足急救人员的使用需求，根据常用的复苏药物的作用机制，将之分为改善心排量和血流动力学的药物、抗心律失常药物。

第一节　用药方法和途径

一、用药方法

大部分药物经静脉注射，以确保完全分布、起效迅速。其他用药途径（如气管内给药）在药物的吸收、分布和反应方面很难预期，仅在静脉通道尚未建立时使用。

二、静脉内给药

外周静脉途径具有操作简单、损伤小、置入迅速的优点，而经中心静脉注射或输入的药物，其血药峰浓度和药效预期效果更好。

心脏停搏前如无静脉通道，高级心肺复苏应立即建立给药通道。首选建立外周静脉通道（肘前或颈外静脉），但是外周静脉给药较中心静脉给药的药物峰值浓度低，且循环时间较长。外周静脉穿刺易操作，并发症少，且不需要中断心肺复苏，中心静脉是非常安全的通道，使用药物（如血管加压素、高张碳酸氢钠、钙剂等）时可以减少对周围组织的损伤，而且复苏药物经中心静脉给药比外周静脉早 1~2 分钟循环至心脏。因此，如果心搏骤停刚发生就已经存在中心静脉导管，复苏时就应该保持使用这条通道。

建立中心静脉通道（颈内或锁骨下静脉）往往会中断胸外按压。同时放置中心静脉导管可能出现并发症，局部并发症包括血肿、蜂窝织炎、血栓形成和静脉炎；全身并发症包括脓毒血症和肺栓塞，在心肺复苏中意义不大，不建议使用（尤其在进行胸外按压和气道控制时）。颈内静脉和锁骨下静脉置管维持患者 10% 头低位可避免空气栓塞的发生。

三、气管内给药

在气管插管时，药物的应用不会因建立静脉通道需要几分钟而延误。在这种情况下气管内给药有其优越性，尤其适用于儿童、肥胖和药物性心脏停搏静脉输液困难的患者。

肺循环接受全部心脏输出，同时肺可以为药物的吸收提供约 $70m^2$ 的毛细血管面积。气管内应用肾上腺素作用可维持 30 分钟以上，这种明显延长的加压作用也成为“类贮藏室”作用。静脉注射肾上腺素，其加压作用只能维持 3~5 分钟。气管内只能使用一次肾上腺素，因为这种用药途径产生的持续性作用可导致复苏成功后出现心动过速、高血压、心律失常，同时降低室颤的阈值。

近期，在美国只有肾上腺素可在心肺复苏中经气管内给药被认可。将 3mg 肾上腺素溶于 10ml 生理盐水或无菌注射用水中使用。最好在 2~3 次充分肺充气后注射。另外，假设阿托品和利多卡因也可通过气管内给药，应使用静脉内给药推荐剂量的 2~2.5 倍。气管内注射这些药物，对动脉 PO_2 降低和 PCO_2 升高仅产生微小、短暂的影响。

第二节　改善心排量和血压药物

一、肾上腺素

肾上腺素是肾上腺髓质的主要激素，其合成是在髓质嗜铬细胞中首先形成去甲肾上腺素，然后进一步经苯乙胺 -N- 甲基转移酶的作用，使去甲肾上腺素甲基化形成肾上腺素。

肾上腺素作为治疗成人心搏骤停的首选肾上腺素能药已超过 40 年。肾上腺素是一种复杂的药，它是 α_1、α_2、β_1、β_2- 肾上腺素能受体激动剂，其药理作用也相对复杂。目前，将盐酸肾上腺素应用于心搏骤停的患者，主要是其激动 α- 肾上腺素能受体，在心肺复苏时可改善心脏做功，减少心内膜下的血供，而肾上腺素是否有利于复苏尚有争议。肾上腺素可应用于对最初的电击治疗无效的室颤及无脉性室性心动过速。心搏骤停或者无脉搏电生理活动等心跳停止情况，心搏骤停后仅靠胸外心脏按压很难使冠状动脉灌注压达到 15mmHg 以上，必须加用肾上腺素能药物。肾上腺素也可作为血管收缩剂，适用于有严重症状的心动过缓患者。在使用阿托品无效、临时起搏失败时，可使用肾上腺素。

1. 给药剂量

尽管肾上腺素已广泛应用于心肺复苏，多年来，研究人员和临床医生一直在探讨肾上腺素的最佳剂量。目前广泛使用的“标准剂量”（1.0mg）并非根据患者的体重计算得到的，而是在以往外科手术时经常使用肾上腺素 1.0mg 进行心内注射，并观察到 1~3mg 肾上腺素即可有效的起搏骤停的心脏。

20 世纪 80 年代，通过一系列的动物试验观察得出肾上腺素的量效关系曲线。经计算表明，该药发挥最佳效应的范围为 0.045~0.2mg/kg。这些试验提示，使用较高剂量的肾上腺素可能会使血流动力学得到改善，提高复苏成功率（尤其是对心脏停搏时间较长的患者）。这一结果使得更多的临床医生开始在临床上应用较大剂量的肾上腺素。直到上世纪 80 年代末、90 年代初，人体的回顾性试验仍支持这一结论。四个临床试验比较了大剂量组肾上腺素与标准剂量组肾上腺素的疗效，结果表明大剂量组（0.07~0.2mg/kg）的自主循环恢复率增加，但是出院患者的存活率无明显改善。

动物和人体试验研究均发现心肺复苏时应用肾上腺素，其生理效应有利有弊。初始或逐渐增加的大剂量的肾上腺素（大剂量是指每次应用量达到 5~10mg 或者 0.1~0.2mg/kg）能使冠状动脉压增加，可提高最初自主循环恢复率和早期生存率。有 8 个随机临床研究（共 900 余名心搏骤停患者参与该试验研究）结果表明，初始大剂量组与标准剂量组对比，前者并没有明显改善患者出院存活率和神经系统恢复。有回顾性研究证实，大量肾上腺素的蓄积可能恶化血流动力学，影响神经系统的预后，但尚未证实其因果关系。心肺复苏时，使用大剂量肾上腺素可增加冠状动脉的血流量、增强血管紧张度以改善自主循环恢复率。但同样也增加心功能不全的发生率，偶尔还可在复苏后导致严重的复苏后中毒性高肾上腺素状态，引起心律失常，增加肺内分流，增加死亡率，可加重复苏后的心功能不全，对脑细胞有直接毒性作用。所以，对于心搏骤停的患者是否应用大剂量肾上腺素，需要权衡其增加的危险性和潜在的益处再决定，目前尚无定论。

2. 使用方法

心肺复苏时，静脉应用肾上腺素的方法为每 3~5 分钟给药一次，从周围静脉给药时应该在推药后再快速推注 5~10ml 液体，以保证药物能达到心脏。

对心搏骤停患者可连续静滴肾上腺素，其剂量可与静脉注射肾上腺素 1mg，时间间隔为 3~5 分钟相当。将 30mg 肾上腺素加入 250ml 生理盐水中，给药速度从 1μg/min 开始，根据血流动力学反应调整滴速，逐渐调至 3~4μg/min，为减少发生液体渗漏的危险并保证好的生物利用度，持续静脉滴注肾上腺素时应选择中心静脉通道。

对非心搏骤停的患者也可连续静滴肾上腺素，将 1mg 肾上腺素加入 500ml 生理盐水中，给药速度应以 1μg/min 开始，依血流动力学反应调整（2~10μg/min）。

肾上腺素气管内给药吸收作用良好，尽管最佳给药剂量尚不清楚，但至少是静脉给药的 2~2.5 倍。由于经气道用肾上腺素其血药浓度维持时间长，故应注意减少药物的应用次数。

因心内注射可增加发生冠脉损伤、心脏压塞和气胸的危险，同时也会延误胸外按压和肺通气开始时间，因此，仅在开胸或其他使用方法失败或困难时才考虑直接心内注射。

3. 注意事项

儿茶酚胺和其他拟交感胺类化合物的自动氧化具有 pH 依赖性，虽然肾上腺素与碱性药物（如碳酸氢钠）接触可引起自动氧化，但由于氧化速度太慢，因此，静推或者快速静滴时，对临床影响并不大，但肾上腺素不应加入盛有碱性液体的输液瓶中。

即使在小剂量应用时，肾上腺素的正性肌力和变时作用均可诱发或者加重心肌缺血。如果患者并非处于心搏骤停时，肾上腺素剂量超过 20μg/min 或者 0.3μg/（kg·min）常可引起高血压。肾上腺素可引起或加重室性异位搏动，尤其是应用于正在接受洋地黄治疗的患者时，甚至诱发室颤。

本药与其他拟交感胺类药物有交叉过敏反应。本药与华法林钠、玻璃酸酶钠及新生酶存在配伍禁忌。α- 肾上腺素受体阻断剂及各种血管扩张药，对抗本药的升压作用，使得疗效相互抵消。其中，与氯丙嗪合用可引起严重低血压。与硝酸酯类药物合用可抵消本药的升压作用反而发生低血压，同时硝酸酯类药物的抗心绞痛效应减弱。与洋地黄药物合用会导致心律失常。

本药可引起血管剧烈收缩偶可导致组织坏死，使用时必须严格控制药物剂量。避免在同一部位反复注射，以免引起组织坏死。

药物对妊娠的影响，当用药量比人类的最大剂量高 25 倍时，有致畸作用。本药可通过胎盘屏障，导致胎儿缺氧，并松弛子宫平滑肌，延长第二产程。大剂量使用时可减弱宫缩，故分娩时不主张应用本药。

二、去甲肾上腺素

1. 作用机制

去甲肾上腺素是一种天然的儿茶酚胺，与肾上腺素不同的是仅在末端胺上少了一个甲基，两者刺激心脏 β_1– 受体所产生的作用基本相似，但它们对 α_1 和 β_2– 受体的作用是截然不同的，去甲肾上腺素是一种作用很强的血管平滑肌 α– 受体激动剂，但对 β_2 的作用较弱，去甲肾上腺素因其 β_1– 肾上腺素能效应使心脏收缩力增强，同时导致动、静脉血管收缩。

去甲肾上腺素是一种血管收缩药和正性肌力药。药物作用后心排血量可以增高，也可以降低，其结果取决于血管阻力大小、左心功能的好坏和各种反射的强弱。去甲肾上腺素经常会造成肾血管和肠系膜血管收缩。该药可以造成心肌需氧量增加，所以对于缺血性心脏病患者应谨慎使用。

去甲肾上腺素的研究是在特定的心脏停搏时。人体资料有限，但资料表明，早期复苏时发现，对心脏停搏患者，去甲肾上腺素产生的效应与肾上腺素相当。在一个前瞻性人体研究中，对比标准剂量肾上腺素、高剂量肾上腺素和高剂量去甲肾上腺素，去甲肾上腺素没有益处，且有更差的神经系统预后。因此，目前没有令人信服的数据支持去甲肾上腺素代替肾上腺素在心肺复苏中常规使用。Lindner 等人对 50 位医院外心搏骤停患者的随机研究比较了心肺复苏中使用同等剂量去甲肾上腺素和肾上腺素的作用。去甲肾上腺素组的早期复苏成功率显著增加，但研究者不能证明院内存活者神经系统完整性明显增加。在一个更大的 816 位院外心脏停搏患者的随机研究中，Callaham 等人不能证明去甲肾上腺素治疗组和肾上腺素治疗组在早期复苏成功率和院内存活率方面有显著不同。

去甲肾上腺素通常减少肾或肠系膜血管阻力，但在脓毒症中可提高肾血流量和尿量，可应用于对多巴胺，苯肾上腺素或甲氧胺无效的严重低血压和低外周血管阻力。

2. 适应证

由于去甲肾上腺素治疗其他交感胺制剂无效的严重低血压有效，当外周阻力下降时应用去甲肾上腺素更有效，严重低血压（收缩压＜ 70mmHg）和低周围血管阻力是其应用的主要适应证。一般情况下，低血压和低外周血管阻力在急性心肌梗死患者中较少见，但在脓毒症性休克中较多见。

3. 剂量

将去甲肾上腺素 4mg 或重酒石酸去甲肾上腺素 8mg（2mg 重酒石酸去甲肾上腺素效价与 1mg 去甲肾上腺素相同）加入 250ml 含盐或不含盐的平衡液中，产生 16μg/ml 去甲肾上腺素液或 32μg/ml 重酒石酸去甲肾上腺素液。去甲肾上腺素起始剂量为 0.5~1.0μg/min，逐渐调节至最小有效剂量，并保证维持满意的血压（一个有效指标即收缩压至少达 90mmHg）。一般情况下，顽固性休克患者需要去甲肾上腺素量为 8~30μg/min。此药只能临时应用，一有可能就应停用或减量，很少用该药维持数天或数小时。去甲肾上腺素应逐渐减量以免突发严重的低血压。

4. 注意事项

严重血管收缩时测定外周血压常常是不精确的，此时精确的动脉压测定必须依赖于中心动脉内血压的监测。如果中心和外周动脉压测定相同，中心动脉监测可停用。持续创伤性血压监测停用后，若药物仍滴注时，必须每隔 5 分钟测血压（袖套或多普勒测定）一次，同时必须予以血流动力学监测以评估心排出量、肺动脉楔压以及动脉阻力的变化。此外，需要注意的是给药时不能在同一输液管道内给予碱性液体，后者可以使去甲肾上腺素失活。

低血容量所引起的低血压应谨慎使用去甲肾上腺素，除非紧急使用该药以保证心脑灌注压。去甲肾上腺素增加心肌需氧量却不能使冠脉血流代偿性的增加，同时其还可加重心律失常，所以对于缺血性心脏病患者应谨慎应用。

如果注射去甲肾上腺素时发生血管外渗，可导致体表组织的缺血坏死和脱落，故不宜皮下或肌内注射。如果发生血管外渗，可以使用 5~10mg 酚妥拉明与 10~15ml 生理盐水注入该区域的组织内来拮抗血管收缩，以避免或减少坏死和脱落。

三、血管加压素

1. 作用机制

血管加压素又称抗利尿激素，由下丘脑分泌，并储存于垂体后叶，按结构可分为精氨酸加压素（AVP）和赖氨酸加压素（LVP）。血浆渗透压升高、细胞外液减少和血压降低是促进 AVP 分泌的主要因素。此外，疼痛、外伤、情绪变化、吗啡、巴比妥类药物等均可影响 AVP 的分泌。AVP 主要的生理作用包括加压作用、抗利尿作用和微弱的催产泌乳作用。当给药剂量远远大于其发挥抗利尿激素效应时，它作为一种非肾上腺素能的周围血管收缩剂发挥作用。血管加压素通过受体介导发挥其活性作用。其受体分为 V_{1a}、V_{1b}、和 V_2。V_{1a} 分布于血管、消化道、子宫平滑肌、肝细胞、血小板，主要作用是使血管收缩，子宫收缩，肠蠕动，肝糖原合成，血小板聚集；V_{1b} 分布于垂体，主要作用是促进 ACTH 释放；V_2 分布于肾小管，可增加水钠潴留能力，调节抗利尿能力，在心血管系统也有分布，具有舒张血管的能力，但弱于 V_1 的缩血管作用。对意识清楚的冠心病患者并不建议使用该药，因为该药增加周围血管阻力作用可诱发心绞痛的发作。在正常循环的模型中，血管加压素的半衰期为 10~20 分钟，较肾上腺素的半衰期要长。因此，血管加压素在心肺脑复苏中的主要作用如下：

（1）增加冠脉灌注压（coronary perfusion pressure，CPP）：是维持心肌血流的主要因素，无论人或动物 CPP 达到 20~30mmHg 均可预测恢复自主循环。血管加压素通过 V_1 受体及潜在的儿茶酚胺作用引起血管强烈收缩，因而可维持较高的 CPP。通过证实，血管加压素组的 CPP 明显高于肾上腺组。在低氧和高碳酸血症酸中毒模型中，儿茶酚胺的血管收缩作用在肾上腺组比血管加压素组削弱更明显，因此，即使在延迟复苏时血管加压素仍可维持较好的 CPP。血管加压素在第一次给药时即可使 CPP 达到 20mmHg 以上，并可维持较长时间，而肾上腺素只能在第 1、2 次给药时引起短暂的升高，继续或大剂量给药都不能使 CPP 达到 20mmHg，而且血管加压素不会增加心肌耗氧及乳酸产物，而这些正是肾上腺素的副作用，因此 Lindner 在顽固性心搏停顿患者中发现使用血管加压素的复苏成功率仍高于肾上腺素。

（2）改善重要脏器的血流且维持时间长：血管加压素可调解肌肉、皮肤、肠系膜血管的血液向重要脏器流去。除增加冠脉和脑血流外，血管加压素对肾上腺皮质、髓质的血流都有增加作用，且作用强于肾上腺素。然而，髓质血流的增高并没有导致血中儿茶酚胺增高，相反，血儿茶酚胺显著下降，其机制可能是由于脏器灌注增加而下调儿茶酚胺的分泌，从而减轻了儿茶酚胺的副作用。血管加压素还可增加全身动脉血管张力，因而使复苏后血压保持在较好水平，维持脏器灌注。此外，使用血管加压素后还可改善气体交换，而应用肾上腺素者，低 V/Q 的肺单位血流减少，导致 PaO_2 减少，血管加压素则不会有此情况。

（3）增加脑血流及脑氧输送：血管加压素可舒张主要的脑动脉和细动脉，这主要是通过细胞释放一氧化氮（NO）刺激 V_2 受体而起作用的。血管加压素具有双重作用，首先引起外周血管强烈收缩，以后随 NO 的释放及 V_2 受体介导的作用，引起血管舒张，从而在复苏后阶段对抗其缩血管效应。这种效应在 CPCR 中具有重要意义，可使微循环阻力血管扩张，有助于复苏后保持重要脏器血流灌注。因此，血管加压素可显著改善脑血流，增加氧输送，减少高碳酸血症。

（4）联合用药：血管加压素的不良反应有高血压、肠缺血、心肌功能障碍、心律失常、低心指数等，但这些副作用通常并不严重并且都是可逆的。

有研究提示血管加压素与肾上腺素合用具有协同作用，可引起更迅速持久的 CPP 增加，复苏成功率增加。但血管加压素 + 肾上腺素可导致心内膜灌注降低且副作用增多，例如由于增加后负荷导致的心肌功能下降等。由于硝酸甘油（NG）可舒张血管，增加心排出量，维持 CPP 和心肌血流（myocardio blood flow，MBF），因而可以用硝酸甘油来削弱其副作用。实验证明，血管加压素 + 硝酸甘油可改善心脏前负荷和冠脉血流，增加心内膜血流，增加窒息所致的心脏停搏的复苏成功率。

研究表明对猪联合应用血管加压素 + 肾上腺素 + 硝酸甘油可改善重要脏器血流，减轻对脑的不良作用。据报道，这种联合用药方式可能成为心肺复苏抢救中最佳给药方式，但是由于不同药物及剂量之间的排列组合，使得发展这种心肺复苏的"鸡尾酒疗法"极其困难。然而，一项关于联合使用精氨酸加压素、肾上腺素和硝酸甘油的研究显示，确定药物之间的剂量相应关系非常困难。目前，临床研究也未能解决这一问题。

2. 适应证及剂量

（1）心肺脑复苏：复苏成功患者的内源性血管加压素水平明显高于未能建立自主循环者。这一发现表明，外源性血管加压素可能对心搏骤停患者有益。心搏骤停后行 CPR 时，血管加压素可增加冠脉灌注压、重要器官的血流量、室颤增幅频率和大脑氧的输送。CPR 时血管加压素与 V_1 受体作用后可引起周围皮肤、骨骼肌、小肠和脂肪血管的强烈收缩，而对冠脉和肾血管床的收缩作用相对较轻，对脑血管亦有扩张作用。因该药没有 β- 肾上腺素能样活性，故 CPR 时不会引起骨骼肌血管舒张，也不会导致心肌耗氧量增加。血管加压素和肾上腺素联合应用与单独应用血管加压素相比，两者对左心室心肌血流量的影响相似，但是前者可以显著地降低脑血流量。尽管有研究表明，在 CPR 时血管加压素可以降低血清儿茶酚胺水平，但目前尚不能肯定该药是否可以降低心肌耗氧量。

重复给予血管加压素对维持冠脉灌注压高于临界水平的效果较肾上腺素好，而这一压力水平的维持与自主循环的恢复密切相关。临床研究初步表明，血管加压素可能会使院外室颤患者恢复自主循环的可能性增加；而且对标准 ACLS 反应差的心搏骤停患者，血管加压素有时可以升高血压和恢复自主心律。约 40 分钟 ACLS 不成功的患者，10 人中有 4 人对血管加压素有较好反应，冠脉灌注压平均增高 28mmHg。遗憾的是，使用血管加压素使动脉血管收缩力增加的同时，在恢复自主循环（return of spontaneous circulation）后的前几个小时复苏后的心功能障碍比使用肾上腺素更严重。在猪的实验中，使用血管加压素复苏后，全身血管阻力是肾上腺素治疗组的两倍，这就解释了复苏成功后前 4 小时心排血量的显著降低和心肌收缩力的明显下降。一项小型院外室颤的临床调查（n=10）发现，应用血管加压素（40U 静脉注射）复苏成功，并生存 24 小时的患者人数明显多于使用肾上腺素（1mg 静脉注射）复苏成功的患者，但两者出院存活率差异无统计学意义。

研究证实：如果心脏停搏时间较长，血管加压素治疗效果更好，这是由于在酸血症时肾上腺素能样缩血管药物作用延迟，而血管加压素的作用不受影响。这种生理学特性主要是由于精氨酸加压素使绝大多数的动脉血管床收缩所致。尽管，复苏成功患者应用血管加压素后可以导致内脏血流的减少，但 CPR 后静脉滴注小剂量的多巴胺可在 60 分钟内恢复血流至基础状态。血管加压素在心肺复苏中具有以下作用：①增加心肺复苏的成功率；②缩短自主心搏的恢复时间；③提高脑复苏的成功率；④减轻复苏后脑组织的病理损害。

目前认为，以上作用与血管加压素可改善重要脏器的血液供应有关。

（2）脓毒症性休克：对于脓毒症性休克等造成的血管扩张性休克，血管加压素可能对维持其血流动力学有效。血管扩张性脓毒症性休克标准的治疗措施包括抗感染、补充血容量，收缩血管和增加心肌收缩力。这种情况下，正常肌力药和收缩血管药物，常常会因严重的酸中毒减弱其收缩血管效应。所以，此时如果标准治疗未见明显疗效，持续静滴血管加压素可能会有助于治疗。

脓毒症性休克最常见的是由革兰阴性细菌感染所致。Landry 等发现在感染性休克时，加压素（VP）的分泌和作用发生了改变，即体内 VP 浓度下降，而在应用外源性 VP 时脓毒症性休克的血管扩张效应明显得到了改善；与心源性休克相比较，一些脓毒症性休克患者对精氨酸加压素（AVP）的加压作用更敏感。内源性 AVP 减少的原因可能包括：① VP 的分泌减少，而不是清除增多，因为输入外源性 VP 可升高至血浆浓度的预期值，其低分泌的原因是由于压力反射介导的分泌受损，而不是渗透压介导的分泌受损；②也有可能是垂体储备的耗竭。研究还发现以 0.04U/min 注入外源性 VP 不会使正常人血压升高，但是却能使脓毒症休克患者动脉收缩压明显升高和心排出量的轻度下降。在一些脓毒症休克患者，血压甚至可只通过 VP 来维持，而不需要应用儿茶酚胺（CA）。

传统血管活性药主要应用儿茶酚胺（CA），在感染性休克时，微血管对 CA 的敏感性明显降低，而对 AVP 的敏感性却是升高的。Baker 报道 NO 使血管对 AVP 的收缩阈值降低，即扩张的血管对 AVP 的敏感性增高，并且认为小动脉在注入（ENDT）后对 AVP 的缩血管敏感性增高与注入 ENDT 后去甲肾上腺素敏感性降低有关。AVP 是微循环的主要调节物质之一，VP 在对于经传统治疗无反应的患者的治疗中，可增加外周血管阻力和升高血压。VP 是一种比血管紧张素Ⅱ或去肾上腺素更有效的收缩血管物质，VP 的增加周围血管阻力的剂量要小于它产生最大的抗利尿效应时的剂量。

（3）急性肺水肿：应用垂体后叶素治疗急性肺水肿（10~20U 加入 0.9% 氯化钠注射液 20ml 中，5~10 分钟静注），可引起肺小动脉收缩，使肺血流减少，肺毛细血管通透性降低，使渗入肺泡内的液体减少，改善通气和换气，减轻肺水肿。

（4）尿崩症：治疗尿崩症禁止静脉给药，仅在紧急处理消化道出血时才采用静脉给药。

3. 注意事项

本药注射液使用前应摇匀。

4. 新观点

2015 年心肺复苏指南中认为联合使用垂体后叶素和肾上腺素替代标准剂量的肾上腺素治疗心脏骤停没有优势。

四、多巴胺

1. 作用机制

多巴胺属儿茶酚胺类药物，是去甲肾上腺素的化学前体，既有α-受体激动作用，又有β-受体激动作用，此外还可激动特异性受体多巴胺受体-1和受体-2。生理状态下该药可通过α-受体和β-受体作用于心脏；在外周血管，多巴胺可以释放储存在神经末梢内的去甲肾上腺素，但去甲肾上腺素的缩血管作用被多巴胺受体-2活性抵抗，所以生理浓度下多巴胺起扩张血管作用；在中枢神经系统，多巴胺是一种重要的神经递质。所以，生理状态下多巴胺既是强有力的肾上腺素能样受体激动剂，也是强有力的周围多巴胺受体激动剂，而这些效应都与剂量相关。

2. 适应证

多巴胺主要的适应证是严重的低血容量性低血压。明显低血压的定义为收缩压＜90mmHg，同时伴有组织灌注不足、少尿及精神改变；必须给予最小剂量以保证重要脏器的有效灌注。

复苏过程中，心动过缓和恢复自主循环后的低血压状态，常常选用多巴胺治疗。多巴胺与其他药物合用（包括多巴酚丁胺）仍然是治疗复苏后休克的一种治疗方案。如果充盈压好转，低血压持续存在，可以使用正性肌力药（如多巴酚丁胺）或血管收缩药（如去甲肾上腺素），这些治疗可以纠正和维持体循环的灌注和氧气的供给。

较大剂量多巴胺能增加心排出量，但同时也增加肺动脉楔压，诱发或加重肺瘀血。而血管扩张剂可通过拮抗多巴胺所致的血管阻力增加，从而降低后负荷，增加心排出量。多巴胺与硝普钠合用所产生的血流动力学作用与多巴酚丁胺相似。多巴胺类似异丙肾上腺素的作用，对阿托品治疗无效的心动过缓或有用阿托品禁忌证时，可用于替代异丙肾上腺素。

多巴胺的正性肌力作用与多巴酚丁胺比较，一般认为多巴胺更安全。

3. 剂量

静注5分钟开始起效，并持续5~10分钟，其半衰期约为2分钟左右。多巴胺的推荐剂量：5~20μg/（kg·min），超过10μg/（kg·min）可以导致体循环和内脏血管的收缩，更高剂量的多巴胺对一些患者可引起内脏灌注不足的副作用。

多巴胺用药剂量为2~4μg/（kg·min）时，主要起多巴胺受体激动剂作用，有轻度正性肌力作用和肾血管扩张作用。用药剂量为5~10μg/（kg·min）时，主要对β_1、β_2-受体激动作用，此外，在这个剂量范围内5-羟色胺和多巴胺介导的血管收缩作用占主要地位。用药剂量为10~20μg/（kg·min）时，α-受体激动效应占主要地位，可以造成体循环和内脏血管收缩，从而导致体循环血管阻力及前负荷增加。用药剂量超过 20μg/（kg·min）时，产生与去甲肾上腺素相似的血流动力学作用。剂量＞ 20μg/（kg·min）时，应该改用去甲肾上腺素。

4. 注意事项

多巴胺加快心脏搏动，可诱发或加重室上速与室性心律失常，有时由于这些副作用而使剂量减少甚至停用。虽然大剂量使用多巴胺能改善血流动力学，但同时可能增加心肌耗氧量及心肌乳酸积聚，这表明冠脉血供增加不足以代偿心脏做功增加，这种供需失衡可诱发与加重心肌缺血。

应用本药前必须先纠正低血容量及酸中毒，积极防治弥散性血管内凝血（DIC）。静脉滴注前必须稀释。应选用粗大的静脉作静注或静滴，同时防止药液外溢而致组织坏死；若发现输入部位的皮肤变色，应更改静注或静滴部位，并将酚妥拉明 5~10mg 用生理盐水稀释后在渗漏部位浸润注射。如果药物向间质外渗，多巴胺可产生皮肤组织的坏死与脱落，这与去甲肾上腺素类似，治疗也一样。多巴胺不能与含有碳酸氢钠的溶液或其他碱性液相混合，因为多巴胺在碱性液中会缓慢失效。多巴胺应该逐渐减量直至停药，以避免低血压的发生。

与利尿药合用，一方面由于本药作用于多巴胺受体扩张肾血管，使肾血流量增加，可增强利尿作用。与苯妥英钠同时静注可产生低血压与心动过缓，因此应考虑两药交替使用。大剂量本药与α- 肾上腺素能受体的阻断药合用，后者的扩血管效应可被本药的周围血管收缩作用拮抗。

单胺氧化酶抑制剂（如盐酸优降宁、硫酸苯乙肼等），虽不再像过去那样广泛地应用于临床，但可协同多巴胺作用；因此，如果与这些制剂合用时，多巴胺用量应不超过常用剂量的 1/10。具有相似血流动力学作用的制剂如溴苄胺也能与多巴胺产生协同作用。虽然机制尚未明确，但应用苯妥英钠治疗的患者，若同时应用多巴胺易引起低血压。

休克纠正后即应减慢滴速。静滴时，血压若继续下降或剂量调整后仍无改善，应停用本药，并改用更强的血管收缩药。突然停药可产生严重低血压，故停药时应逐渐递减。

五、多巴酚丁胺

1. 作用机制

多巴酚丁胺是一种拟交感神经合成胺，能通过刺激心肌 β_1 和α- 受体而产生强烈的变力作用。该药对α- 受体的弱刺激往往被 β_1- 受体的刺激所拮抗，常产生较弱的血管扩张作用，心排出量的增加。多巴酚丁胺具有很强的正性肌力作用，主要通过激动β- 肾上腺素能样受体发挥作用，常用于严重收缩性心功能不全的治疗，主要特点是在增加心肌收缩力同时伴有左室充盈压下降，并具有剂量依赖性。该药在增加每搏心排出量同时可导致反应性周围血管扩张（压力感受器介导）。按常规剂量，多巴酚丁胺并不像异丙肾上腺素或多巴胺易引起心动过速；然而，大剂量多巴酚丁胺可引起心率增快。多巴酚丁胺的血流动力学效应与多巴胺、硝普钠的合用相似，表现为心排出量增加、外周血管阻力与肺动脉楔压下降。

多巴酚丁胺具有较好的血流动力学作用，且不会诱发内源性去甲肾上腺素的释放，所以该药对心肌耗氧量的影响很小，不会引起心肌需氧与耗氧量的严重失衡，这与去甲肾上腺素、多巴胺不同。多巴酚丁胺的正性肌力作用可因冠脉血液的增加而达到平衡。因而，多巴酚丁胺一般不会引起梗死区域的扩大和心律失常。

中等剂量的多巴胺与多巴酚丁胺合用，能较好地维持动脉血压，但对肺动脉楔压的增加较小，这比单用多巴胺能更好地减轻肺瘀血，所以两药合用对心源性休克患者能产生更好的血流动力学效应，但心源性休克患者的预后不因变力药物和血管活性药的使用而改善。当其他挽救濒死心肌的措施（如 PTCA 或开胸手术）进行时，两者合用可以较好地保证生命脏器的血液灌注。

2. 适应证

多巴酚丁胺适用于肺瘀血、低心排出量、低血压并且不能使用血管扩张剂以防血压进一步降低的患者。多巴酚丁胺及中等容量负荷，是治疗血流动力学损伤明显的右心梗死的方法之一。

3. 剂量

常用的剂量范围 5~20μg/（kg · min）。使用时应根据血流动力学监测来确定最佳剂量，且使用最小有效剂量，血流动力学监测时应注意心排出量的改善，以保障器官有良好的血流灌注。老年患者对多巴酚丁胺的反应性明显降低。大于 20μg/（kg · min）的给药剂量可使心率增加 10%，导致或加重心肌缺血。也有人曾经用过 40μg/（kg · min）剂量的多巴酚丁胺，但可能会导致副作用明显增加，尤其是心动过速和低血压。

4. 注意事项

多巴酚丁胺（尤其是大剂量时）可引起心动过速、心律失常和血压波动，这些不良反应可能诱发心肌缺血。其他副作用还有心痛、恶心与震颤。本药不能与碳酸氢钠等碱性溶液配伍。儿童使用本药的时候由于出现心率加快和血压升高的频率比成人高，因此必须进行严密的监测，密切注意药效变化。

用药前应先补充血容量，以纠正低血容量。房颤者若须使用本药，应先给予洋地黄制剂。由于本药的半衰期短，故必须以连续静脉输注的方式给药。药液浓度随用量和患者所需液体量而定，但不应＞ 5mg/ml。

几种常见的血管活性药物作用效应见表7-1。

表7-1 几种常用的血管活性药物作用效应

药物	剂量	心率	心排量	缩血管	扩血管	平均血压	多巴胺受体
多巴胺	1~10μg/（kg·min）	+	+	+	++	±	+++
	10~20μg/（kg·min）	+++	+++	+++	+	++	–
多巴酚丁胺	1~10μg/（kg·min）	++++	++++	+	++	++	–
去甲肾上腺素	1~100μg/（kg·min）	+	+	++++	–	++++	–
肾上腺素	1~8μg/（kg·min）	++++	+++	++++	++	++	–
异丙肾上腺素	10~100μg/（kg·min）	++++	+++	–	+	–	–
苯肾上腺素	10~100μg/（kg·min）	–	–	++++	–	++++	–

注：按50kg计算，1μg/（kg·min）相当于100mg加到500ml的液体中静滴，5滴/分；1μg/（kg·min）相当于1mg加到500ml的液体中静滴，7~8滴/分

六、氨力农和米力农

1. 作用机制

氨力农和米力农是磷酸二酯酶抑制剂，具有正性肌力和扩血管特性。氨力农改善前负荷的效应较儿茶酚胺更加明显，对血流动力学的改善与多巴酚丁胺相似。

2. 适应证

磷酸二酯酶抑制剂已被批准用于治疗对标准治疗反应不佳的严重充血性心力衰竭和心源性休克、心脏外科手术后的低心排血量、脑血管痉挛。

3. 剂量

应用氨力农时，在最初10~15分钟予以负荷剂量0.75mg/kg，再以5~15μg/（kg·min）维持滴注，调节达到临床效应。为了正确调整剂量中心血流动力学的监测很有必要，氨力农须由单独的输液系统给药以保证精确滴速。

米力农治疗效果与氨力农相似，但是米力农具有半衰期短且较少引起血小板减少症的特点，故而常应用。米力农其肾清除半衰期为1.5~2.5小时，给予负荷剂量需4.5~6小时达到稳定的血药浓度。在中等剂量时米力农可以与多巴酚丁胺配伍应用，增加心

肌收缩力。用药时可先给予一次负荷量（37.5~50μg/kg）缓慢静脉注射10分钟，继以0.375~0.75μg/（kg·min）维持静滴2~3天。每日最大剂量不要超过1.13mg/kg。对于肾功能不全患者需要调整用药剂量。

4. 注意事项

氨力农可以加重心肌缺血或室性期前收缩，所以使用时最好有血流动力学监测，及时调整剂量，以求采用最小剂量达到最佳疗效。在少数患者中，氨力农和米力农可引起血小板减少症；血小板下降通常是中度的，很少引起严重出血，停药后常能恢复；血小板减少与剂量有关，可能是因为血小板存活时间缩短所致。其他的副作用包括胃肠道不适、肌痛、发热，肝功能异常和心室应激性增高等。严重室性心律失常、瓣膜阻塞性疾病及对本药过敏者禁用。

氨力农与儿茶酚胺类强心药、硝酸酯类药合用于心力衰竭患者有协同作用。但合用强利尿剂时，可使左室充盈压过度下降，需注意水电解质平衡。同时，氨力农和米力农与呋塞米混用时立即产生沉淀，故禁止在加有氨力农和米力农的注射液中同时加入呋塞米。

米力农，在其他药物疗效不明显时可考虑使用本药。若怀疑因使用强利尿剂而致心脏充盈压显著降低，所以应在监测血压、心率和临床症状的条件下谨慎用药。高血压危象患者用药期间可出现室上性和室性心律失常，故输注时应密切观察。与洋地黄合用会加强洋地黄的正性肌力作用，用药期间不必停用洋地黄；米力农与多巴胺，多巴酚丁胺具有协同作用。

七、钙剂

1. 作用机制

肌肉的电刺激可使钙从细胞外进入肌浆，存在于肌浆内质网中的钙被快速转运到肌蛋白与肌凝蛋白相互作用的部位，从而启动肌纤维收缩。所以，钙在心肌收缩和冲动传导中有重要的作用，钙可增强心肌收缩功能。钙通过它对体循环血管阻力的影响发挥正性肌力效应。同时，钙具有增加和降低体循环血管阻力的双重作用。钙的正性肌力作用和缩血管效应可以使正常人体循环血压增高。

尽管钙离子在心肌收缩和心脏搏动形成中十分重要，但在心搏骤停患者的前瞻性和回顾性研究中均未发现钙离子应用的益处，并且高钙可能有害。因此，高钙并不常规用于心搏骤停患者的循环支持。当存在高碱血症，钙通道阻滞剂中毒时可能有益。

2. 适应证

因为目前并没有资料能证明钙盐对心肺复苏有益，所以除了治疗高钾血症、低钙血症、钙通道阻滞剂中毒，以及高镁血症外，心肺复苏时不使用钙剂。

3. 剂量

10% 氯化钙液按 2~4mg/kg 稀释后静脉内给药，如果需要 10 分钟后可重复给药；10% 葡萄糖酸钙也可使用，剂量为 5~8ml。氯化钙之所以更可取，是因为该药能产生持久的血浆高浓度。

4. 注意事项

对已经洋地黄化的患者，钙剂的使用更应小心，因为钙剂能增加心室应激性，从而诱发洋地黄中毒。若心脏仍有搏动，快速静推钙剂可导致减慢心率。当和碳酸氢钠共用时，可以产生沉淀，所以钙盐与碳酸氢钠禁止同时应用。同时，钙还可使冠脉和脑动脉痉挛。

八、洋地黄

1. 作用机制

洋地黄可增加心肌收缩力和控制房扑、房颤的心室率。洋地黄通过抑制膜 ATP 酶，改变钙离子流，增加肌浆内质网的钙离子浓度，从而加强心肌的收缩性。洋地黄的正性肌力作用与儿茶酚胺释放无关，也不受 β- 肾上腺素受体阻滞剂的影响。洋地黄可引起冠脉与肠系膜血管床的收缩。

洋地黄直接或间接地作用于窦房结和房室结，它直接或间接地通过增加迷走神经张力来抑制房室结的冲动传导。

洋地黄的用量取决于给药途径及所需达到的效果。用来控制对房颤的剂量应相对较大。当血药浓度较高时，洋地黄中毒比较常见，但血药浓度不高时也可能中毒。洋地黄是否中毒取决于心肌组织中的强心苷含量，而不是循环血液中的药量。

2. 适应证

洋地黄可控制房颤、房扑的心室率，可使阵发性室上速转为正常窦性心律，也可使房扑转为房颤。如果室上速患者的血流动力学稳定，不必行紧急电复律，可用地高辛治疗。地高辛的变力作用不如其他静脉制剂。在重症患者，洋地黄制剂可能引起严重的毒性作用以及药物间的不良相互作用，因此，在治疗急性充血性心力衰竭时，洋地黄制剂并不能发挥重要的作用。

3. 剂量

地高辛可以口服或者经静脉内给药。静脉给药因为避免肠道吸收，且起效快，峰值效应出现早，故而优于口服给药。静脉内给地高辛，5~30 分钟开始起效，1.5~3 小时后达到高峰浓度。但是，在非急诊状况下，可口服治疗。由于其半衰期相对较长（36 小时），不管给药途径如何，首剂必须给予负荷量。地高辛负荷量为10~15μg/kg。这个负荷量可使地高辛毒性最小而治疗效果最佳。

洋地黄化的临床指征为室上性心律失常的控制与充血性心力衰竭的改善。

4. 注意事项

洋地黄中毒发生率为7%~20%，在低钾血症、低镁血症和高钙血症的患者中更易发生，是一个常见且严重的问题。洋地黄中毒最常见的心律失常包括房性期前收缩、室性期前收缩、室早二联律、室速、严重的交界性或非阵发性交界性心动过速、阵发性房速伴2∶1传导阻滞。高度房室传导阻滞较少见，但却是洋地黄过量的特征性表现。洋地黄中毒的心血管外表现有厌食、恶心、呕吐、腹泻、视觉模糊和精神状态改变包括精神异常、反应迟钝及烦躁不安。

当怀疑洋地黄中毒时，必须立即停药并测定血药浓度。但是，血药浓度正常时也不能排除中毒的存在。纠正低钾血症很重要，应将血钾补至正常水平。伴有心脏传导阻滞的患者，补钾应小心。另外，可用利多卡因、苯妥英钠和心得安来控制室性或室上性心律失常。高度房室传导阻滞时应装临时起搏器。电复律对心律失常的洋地黄中毒患者很危险，可诱发致命性的室性心律失常。如果洋地黄中毒患者血流动力学不稳定，且发生致命性的心律失常时，仍应给予电复律，可试用最低能量（10~20J）。严重的或难治性的地高辛中毒，可使用地高辛特异性抗体治疗。

许多药物，尤其是奎尼丁，能使地高辛的血药浓度提高2~4倍，从而诱发洋地黄中毒。

与普萘洛尔合用治疗快速性心房颤动时有协同作用，但两药合用时可发生缓慢性心律失常，对心功能不全者还可能加重心力衰竭。与螺内酯合用时会延长本药的半衰期。洋地黄化时静脉用硫酸镁应极为谨慎，尤其是同时静注钙盐时，可发生心脏传导改变或阻滞。肾上腺素、去甲肾上腺素、异丙肾上腺素与洋地黄合用，易引起心律失常；与肝素合用，可部分抵消肝素的抗凝作用，需调整肝素的量。

不宜与酸、碱类药物配伍；禁与钙剂注射剂合用。

九、硝酸甘油

1. 作用机制

硝酸甘油通过与特殊血管受体结合而使血管平滑肌松弛。

硝酸甘油能有效缓解心绞痛。症状缓解发生在给药后1~2分钟，并能持续30分钟。硝酸甘油能有效缓解心绞痛，部分是由于扩张了静脉系统的血管平滑肌，从而减少静脉回流，降低了心室容量、压力及室壁张力，而左室做功减少与室壁张力下降通常能改善心内膜下的血液灌注；硝酸甘油还能扩张较大的冠脉，对抗血管痉挛和增加缺血心肌的血供。当心肌缺血是由于异常冠脉舒缩所致时，该药的这些作用就更为重要。舌下含服硝酸甘油能降低左室充盈压，但不会明显降低血压。

静脉应用硝酸甘油能降低充血性心力衰竭患者左室充盈压和循环血管阻力。心室容量和收缩期室壁张力的下降能减少心肌需氧量，从而缓解心肌缺血，最终使心排出量增加。与硝普钠相比，静滴硝酸甘油降低前负荷的作用略强，而降低后负荷的作用略弱。而前负荷下降时，硝酸甘油通常不增加心率。

2. 适应证

舌下含服硝酸甘油可缓解心绞痛发作，对运动性和静息性心绞痛均有效。怀疑有心绞痛的患者，必须舌下含服 1 片（0.3~0.4mg），如需要可每隔 5 分钟重复一次。如果舌下含服 3 次后仍不缓解，应立即给予其他治疗。对于不稳定型心绞痛或心肌梗死患者，可选用静脉内给药。虽然口服硝酸甘油能同样缓解不稳定型心绞痛的发作，但口服使用的生物利用度较静脉给药差，且起效较慢。冠脉痉挛的患者（变异性心绞痛）对舌下含服硝酸甘油反应快而有效。

硝酸甘油亦用于治疗急性充血性心力衰竭，尤其伴有心肌缺血者。充血性心力衰竭者静脉用硝酸甘油，与用硝普钠具有相同的血流动力学作用。硝酸甘油扩张静脉的作用较强，而硝普钠扩张动脉的作用较强，因此硝酸甘油和硝普钠可以有效地改善急性充血性心力衰竭的血流动力学状态。

硝酸甘油用于治疗急性心肌梗死时应注意，因为它易引起低血压，从而进一步减少冠脉灌注而加重心肌缺血。大多数研究表明，心肌梗死患者降低血压以不超过 10% 为宜。其中，对于下壁心肌梗死，硝酸盐类药物应用格外小心；而对于依赖前负荷的右室梗死，禁用硝酸盐类药物。对于再次发生心肌缺血、高血压急症与心肌梗死相关的充血性心力衰竭，静脉滴注硝酸甘油是一种有效的辅助治疗。

3. 剂量

硝酸甘油的药效主要取决于血容量状态，一小部分取决于服药的剂量。低血容量可以减弱硝酸甘油有益的血流动力学效应，同时增加发生低血压的危险性。而低血压也可以减少冠脉血流加重心肌缺血。

舌下含服时，起始剂量为 0.3~0.4mg，如果未能缓解，可每隔 5 分钟重复一次，直到总量达到 3 片，一日总量不要超过 2mg。静脉持续应用硝酸甘油的起始剂量为 10~20μg/min，每 5~10 分钟增加 5~10μg/min，直至达到所期望的血流动力学状态或临床效果。如循环血管阻力或左室充盈压下降，则大多胸痛缓解。大多数患者对 50~200μg/min 反应较好。小剂量硝酸甘油（30~40μg/min）主要引起静脉扩张，大剂量者（150~500μg/min）引起动脉扩张。硝酸甘油应予输液泵给药以确保精确的滴速。

有资料表明，血浆中持续的硝酸甘油浓度，可很快引起耐药，故应以最小有效剂量间歇给药。

4. 注意事项

硝酸甘油最常见的副作用是头痛，另有血压下降、恶心、眩晕、乏力、晕厥、心动过速、反常的心动过缓等，这些症状在直立体位时尤为明显。用小剂量硝酸甘油缓解胸痛时，患者需取坐位或卧位；卧位时，如出现低血压，可抬高下肢。长期治疗的患者能较好地适应低血压和头痛。硝酸甘油还可引起高铁血红蛋白和通气－灌注异常，导致低氧血症。硝酸甘油所致的头痛与心动过缓可用阿托品治疗。硝酸甘油应该避免应用于心动过缓和严重的心动过速患者。

最危险的不良反应是可导致心、脑、肾等器官缺血的低血压。治疗低血压最有效的方法是扩充血容量。快速静滴硝酸甘油以治疗充血性心力衰竭时，应注意监测血流动力学，以保证治疗的安全。

与降压药或者扩血管药物合用，可使硝酸甘油的体位性降压作用增强。与普萘洛尔合用有协同作用，但要注意可致冠脉流量减少。与肝素同时应用，可降低肝素的抗凝作用。中度或者重度饮酒可致血压过低。

对其他硝酸酯或者亚硝酸脂过敏者也可能对本药过敏。大量或者长期食用后需停药时，应逐渐减量，以预防撤药时发生心绞痛反跳。药物过量发生低血压时，应抬高双腿，以利于静脉血液回流。若仍不能纠正，可加用 α- 肾上腺素或甲氧明；若血中存在变性血红蛋白，应吸入高流量氧，重症时可静脉滴注亚甲蓝。

十、硝普钠

1. 作用机制

硝普钠作用于动、静脉平滑肌，是一种强有力的周围血管扩张剂，其起效和作用时间都很快，仅持续数分钟。硝普钠被红细胞分解为氢氰酸，在肝内转化为硫氰酸盐，最后由肾脏排出。肝和 / 或肾功能不全，可影响硝普钠及其有害代谢产物的排除，如氰化物、硫氰酸盐等。

硝普钠用于高血压和心力衰竭的急救治疗。硝普钠的作用是通过降低外周动脉阻力和增加静脉容量来实现的；其直接扩张静脉的作用可以降低左、右心室的前负荷，减轻肺充血；而动脉的扩张则可以降低周围动脉阻力，减少左室容量，减轻室壁压力，增加每搏心排出量，减少心肌耗氧量。

如果血容量正常或略高，降低周围血管阻力经常会增加每搏心排出量，并轻度降低体循环血压；如果是低血容量状态，硝普钠会导致血压的严重下降和反应性的心动过速，所以应用硝普钠时一定要行血流动力学监测，左心室充盈压最好维持在15~18 mmHg。

临床研究表明，对多巴胺反应不好的低排高阻患者，应用硝普钠治疗有效，但不降低死亡率。对于由主动脉瓣关闭不全和二尖瓣反流导致的顽固性心力衰竭，硝普钠治疗有效。硝普钠亦可减少高血压和急性缺血性心脏病患者的室壁张力和心肌做功，但对于是否应用硝普钠治疗急性心肌梗死，目前还有争议。有研究表明，在心肌梗死后的早期治疗中，硝普钠与其他药物相比有明显的副作用。如硝酸甘油与硝普钠相比，前者降低冠脉灌注压的程度较小，增加缺血心肌血液供应的作用较大；在开展溶栓治疗之前，硝酸甘油降低急性心肌梗死患者的死亡率幅度较硝普钠大（45% vs 23%，相对较少）；所以硝酸甘油更适合于急性心肌梗死的扩张静脉治疗，特别是合并充血性心力衰竭时。当硝酸甘油不能将急性心肌梗死和急性充血性心力衰竭患者的血压降至正常时，方可考虑加入硝普钠治疗。硝普钠对肺动脉系统有扩张作用，可以改变肺病患者（如肺炎、急性呼吸窘迫综合征）缺氧性肺血管收缩，但这将加重肺内分流，导致新的低氧血症。

2. 适应证

急诊高血压患者必须立即降低周围血管阻力时，可选择使用硝普钠，它能快速降压，也易于调整，且患者可耐受。一旦终止静滴，即可迅速消除其降压作用。该药对于急性左心力衰竭的患者很有效。如利尿剂不能很好控制的急性心力衰竭和肺瘀血，可选用硝普钠治疗。多巴胺与硝普钠的联合用药，比单独应用更有效，其血流动力学效应与多巴酚丁胺相似。

3. 剂量

临床上可将硝普钠25~100mg加入5%葡萄糖液100~5000ml中，注意只能葡萄糖稀释，调配好的溶液必须立即用铝箔纸或其他不透明纸包裹以防曝光后分解；新配置的溶液呈棕色；硝普钠在水溶液中与不同物质迅速反应产生棕色反应物，如果发现这种情况必须更换溶液；溶液一旦配置好，应立即使用。硝普钠的起始输液速度为0.5μg/（kg·min），然后按需要调节剂量，静滴时要使用输液泵控制滴速，同时血流动力学监测对调节准确滴速是十分必要的。硝普钠的治疗剂量为0.5~8.0μg/（kg·min）。常用维持剂量3μg/（kg·min）。

4. 注意事项

在治疗充血性心力衰竭时，为了安全和确保合适滴速，应监测中心循环动力学指标和使用输液泵控制滴速。硝普钠最主要的并发症是低血压。硝普钠引起的低血压可加剧心肌缺血、心肌梗死或脑卒中，还导致通气灌注紊乱及低氧血症。老年患者对该药非常敏感，故应使用小剂量治疗。尽管硝普钠能减少心肌做功，但硝普钠对冠脉血流的作用是否会加重心肌缺血，尚有争论。因而，治疗充血性心力衰竭时，许多人倾向于使用硝酸甘油，因为其血流动力学作用与硝普钠相似，且能改善心肌缺血。有的患者应用硝普钠后，可能还会出现头痛、恶心、呕吐和腹部痉挛性疼痛等。

硝普钠可迅速代谢为氯化物和硫氰酸盐，氰化物也可以在肝内代谢为硫氰化物或与维生素 B_6 形成化合物，硫氰化物可被肾脏排泄；因此，硝普钠引起的氰化物中毒并不常见。但是，如果大剂量［8μg/（kg·min）］使用或持续静滴（2~3 天）或患有肾功能不全，必须测定血清中的硫氰酸盐浓度。如血中硫氰酸盐的浓度大于 10mg/dl 时，继续使用是不安全的；如硫氰酸盐浓度大于 12mg/dl 时，可以诊断为氰化物中毒，其临床表现为神志不清、反射亢进和惊厥，并可导致进行性加重的代谢性酸中毒。一旦出现中毒，要立即停用硝普钠。若硫氰酸盐血中浓度很高，或出现中毒的症状和体征，可应用亚硝酸钠和硫代硫酸钠治疗。硝普钠所引起的氰化物中毒即使在肝功能不全时也很少见。因此，临床上要求每 4~6 小时换瓶，以免代谢物积蓄中毒。

本药对光敏感，溶液稳定性较差，滴注溶液应新鲜配制并注意避光。溶液保存不应超过 24 小时。西地那非加重本药的降压作用，严禁合用。硝普钠和多巴酚丁胺合用，可使心排血量增加，肺毛细血管楔嵌压降低。

十一、碳酸氢钠

1. 作用机制

心搏骤停和复苏时，由于低血流造成的组织酸中毒和酸血症是一个动态发展过程，这一过程的发展取决于心搏骤停的持续时间和 CPR 时血流水平。目前关于在心搏骤停和复苏时酸碱失衡病理生理学的解释是：低血流条件下组织中产生的二氧化碳发生弥散障碍，没有被低血流量清除。因此，在心搏骤停时，足量的肺泡通气和组织血流的恢复是控制酸碱平衡的基础，这就要求首先要进行胸外心脏按压和人工呼吸，以求迅速恢复自主循环，这是控制酸碱平衡的主要措施。目前尚无证据表明，血液低 pH 值会影响除颤成功率、自主循环恢复或短期的成活率。交感神经的反应性也不会因为组织酸中毒而受影响。碳酸氢钠与 H^+ 反应产生水和二氧化碳可以缓冲代谢性酸中毒。但是，很少有研究表明，缓冲碱治疗可以改善预后。相反，有临床和实验模型的研究证明：①碳酸氢钠不能改善动物中除颤能力和幸存率；②改变 O_2 离曲线，抑制 O_2 的释放；③导致高渗和高钠血症；④由于 CO_2 的产生而出现反常性酸中毒，CO_2 自由弥散到心肌和脑细胞膜内，抑制其功能，特别在缺血的心肌细胞；⑤由于过碱而出现的副作用；⑥加重中心静脉的酸中毒；⑦可以降低儿茶酚胺类药物的活性。

但是，患者心搏呼吸停止因严重代谢性酸中毒所致，则碳酸氢钠的使用量应该加大，根据需要而调整剂量。

2. 适应证

在心肺复苏中，只有在一定的情况下，应用碳酸氢钠才有效，如患者原有代谢性酸中毒、高钾血症、三环类或苯巴比妥类药物过量等。此外，对于心脏停搏时间较长的患者，应用碳酸氢钠治疗可能有益，但只有在除颤、胸外心脏按压、气管插管、机械通气和血管收缩药治疗无效后，方考虑应用该药。

3. 剂量

使用碳酸氢钠时，以 1mEq/mg 作为起始量，随后可给半量，但间隔时间不能太短，须超过 10~15 分钟。复苏后的碳酸氢钠用量应根据血气分析的结果加以调整；为减少发生医源性碱中毒的危险，应避免完全纠正碱剩余。可是，在一定环境下，如预先存在有代谢性酸中毒、高钾或三环类药物、巴比妥类药物过量的患者、长时间的心搏停止或复苏的患者，不给碳酸氢钠可能有益，但要在其他治疗如除颤、胸外按压、通气、气管插管、至少一次以上肾上腺素的使用之后才考虑使用，如果认为碱治疗是必要的则必须迅速给予。其他非产二氧化碳碱可减少碳酸氢钠的副作用，但是试验临床均缺乏依据。

4. 注意事项

以前，临床上过分强调碳酸氢钠在心搏骤停中的使用，而忽视二氧化碳张力的决定性副作用。

研究发现，在心搏骤停和复苏时，由于自组织运送 CO_2 至肺部，及由肺部排除 CO_2 的作用减低，$NaHCO_3$ 缓冲作用中产生的 CO_2 无法适度的清除，而致 CO_2 任意扩散过细胞膜，保留在组织中，导致组织和细胞内高碳酸中毒，最终导致心肌收缩力降低。

二氧化碳是一种快速作用的代谢产物，具有较强的负性肌力作用。缺血心脏的做功与组织 $PaCO_2$ 密切相关，而与细胞外 pH 水平关系不大。动脉 $PaCO_2$ 的增加可抑制心肌活动，这可能是因细胞内酸中毒所致。代谢所产生的 H^+ 也具负性肌力作用，这种作用开始很缓慢，从酸中毒开始至相当于二氧化碳所能导致的酸中毒程度，约需 30 分钟。二氧化碳具有更快的诱发酸中毒的作用，其原因和二氧化碳能快速向细胞内弥散有关。在心肺复苏中，碳酸氢钠给药后，其释放的二氧化碳可向细胞内迅速弥散，加剧细胞内酸中毒。除此以外，还可导致脑脊液的酸中毒和中心静脉的酸中毒。

碳酸氢钠的其他副作用包括高钠血症和高渗状态。严重的高渗状态可影响复苏存活率。碳酸氢钠所致的血氧饱和度曲线变化可抑制氧气向组织的释放。

与氨基糖苷类药合用，氨基糖苷类药疗效增强。与肾上腺素激素、ACTH、雄激素合用易致高钠血症、水肿。与排钾利尿药合用会导致低氯性碱中毒的危险增加。与含钙药、富含钙的食物（如牛奶或奶制品）合用，可致乳 - 碱综合征。

十二、呋塞米（速尿）

1. 作用机制

速尿是一种较强的快速利尿剂。它能抑制肾小管髓襻升支对 Na^+、Cl^- 的重吸收。对于心肌梗死伴有肺水肿的患者，静脉内给速尿能直接扩张静脉，从而减少静脉回流，降低中心静脉压。这种作用出现在利尿作用之前，一般是用药后 5 分钟起效，并在 30 分钟达高峰，而利尿作用一般持续 6 小时。

慢性心力衰竭和血容量过多的患者，利尿作用部分是由于渗透压的改变；起效时，血管外液进入血管内，而血管内液的净值不变。另外，对于慢性心力衰竭患者，速尿有短暂的血管收缩作用。

在急性心肌梗死和其他左室顺应性异常有关的疾病中，使用利尿剂必须谨慎。因为此时容量的很小变化，可能导致左室压的很大变化，使心排出量降低和 / 或引起低血压，从而引起冠脉灌注不足。此外，吗啡、硝酸甘油与利尿剂具有协同作用，联合应用时应注意。

2. 剂量

常使用 20~40mg（或起始 0.5μg/kg 或增至 2.0μg/kg）缓慢静脉推注，至少用 1~2 分钟。对于一次静推无效的患者，可能对持续静脉滴注有效。对于肾功能不全的患者，用 0.25~0.75μg/（kg·min）滴注，可能产生足够的利尿作用。

3. 注意事项

速尿会引起低血压和脱水，低 Na^+、K^+、Ca^{2+}、Mg^{2+} 也很常见，这对同时接受洋地黄制剂治疗的冠心病患者可产生严重的危险。速尿还可导致高渗状态和代谢性碱中毒。速尿是一种磺酰胺衍生物，故对磺胺类过敏者，易产生过敏反应。

速尿注射液为呋喃苯胺酸钠的水溶液，pH 值为 8.5~10，在酸性环境中游离出呋喃苯胺酸，且不溶于水。本药注射液静注时宜用氯化钠溶液稀释，不适宜葡萄糖溶液稀释。

第三节　抗心律失常药

一、心律失常的机制

正常的心脏搏动和传导顺序被打乱时，发生心律失常。心律失常主要分为以下三种机制：自律性增强、自律性触发和折返。

1. 自律性增强

主要发生在窦房结、房室结和 His 束，以及 Purkinje 系统，主要表现为舒张期自动去极化。在这些起搏系统中，4 期动作电位斜率的增加使起搏次数增加，4 期动作电位斜率减小使得起搏次数减少。起搏点非正常自动去极化可引发自律性的改变。例如，心肌缺血时心室细胞的自动去极化产生异常自律性，临床表现为室颤。

2. 自律性触发

正常动作电位被阻断或随后的异常去极化达到阈值，会发生触发性心律失常。触发性心律失常有两种形式。

（1）正常动作电位后跟随一个延缓后去极化。如果这一后去极化达到阈值，就产生触发性动作电位。主要见于细胞内钙超载的情况，尤其见于心肌缺血和洋地黄中毒。

（2）动作电位时程明显延长时，3 期复极化被早期后除极阻断。主要见于心动过缓、应用延长动作电位时程的抗心律失常药和细胞外钾缺失。

3. 折返

大部分心律失常的机制都可以用折返来解释。正常搏动传导至心室时，由于心室肌对传导的不应性使搏动终止。但在特殊条件下，如果初始波动路径延长，搏动会折返进入心室肌并建立起循环运动。心室扩大或肥厚在电传导速率降低时容易发生折返。每种情况搏动通过心室的时间延长。Purkinje 系统传导阻滞、心肌缺血、血清钾浓度增高可促进折返发生。使用 α_1 和 β- 肾上腺素能药物，尤其使用肾上腺素后，不应期缩短导致发生折返的可能性增加。

二、抗心律失常药物分类

在临床上，根据对心肌电生理特性和离子通道的影响以及指导合理用药等方面的因素，抗心律失常药物可分为几类：

Ⅰ类：膜稳定剂，又称钠通道阻滞剂，是目前应用最广泛的抗心律失常药，包括的药物很多，电生理作用复杂；除其共同特征使去极化时钠内流减慢外，尚具有一些各自的电生理特点，又分为 A、B、C 三个亚类，其主要药理作用、代表性药物见表 7–2。

表 7–2　钠通道阻滞剂

亚类	药理作用	代表性药物
A	①抑制 0 相；②延长复极；③减慢传导	奎尼丁、普鲁卡因酰胺
B	对正常心肌 0 相作用小，抑制异常心肌的 0 相，缩短复极	利多卡因、苯妥英钠、美西律

续　表

亚类	药理作用	代表性药物
C	①明显抑制 0 相；②轻度延长复极；③显著减慢传导	氟卡胺、英卡胺、普罗帕酮

Ⅱ类：β- 受体阻滞剂，如普萘洛尔、美托洛尔（倍他乐克）、阿替洛尔等；主要通过阻断 $β_1$- 肾上腺素能受体介导的儿茶酚胺对心脏的作用，并可延长正常和缺血心肌的动作电位时间及有效不应期；虽然其中某些药（如普萘洛尔）尚具有奎尼丁样的膜稳定性，但在临床常用剂量时这种量效关系弱，在抗心律失常作用中意义不大；故 β- 受体阻滞剂多用于交感神经兴奋所致的各种快速型心律失常。

Ⅲ类：动作电位延长剂，常用的药物有胺碘酮、索他洛尔；主要机制是抑制 3 相钾外流而延长心肌细胞的动作电位时间和有效不应期，具有不同程度的抗交感神经作用；此外，该类药物对传导影响较小，但显著延长复极时间，又称为复极抑制剂。

Ⅳ类：钙通道阻滞剂，如维拉帕米（异搏定）、地尔硫䓬等。主要作用有：①抑制慢反应细胞钙内流，降低窦房结 4 相去极速率，减慢心率；②抑制慢反应细胞 0 相去极速度和振幅，明显延缓房室结传导，并延长房室结不应期，有利于消除房室结折返导致的室上性心动过速；③对正常心房肌和心室肌无电生理作用，但在病变的心房肌和心室肌转变为慢反应细胞时可抑制其自律性，减慢其传导、变单向阻滞为双向阻滞而使折返性心律失常终止。

Ⅴ类：其他，如地高辛、阿托品、腺苷、异丙肾上腺素等。

三、在心肺复苏中常用的抗心律失常药物

1. 利多卡因

（1）作用机制：利多卡因通过降低自律性来抑制室性心律失常（如减小 4 相去极化斜率）。另外，它的局麻作用使动作电位的 0 相斜率降低从而有利于抑制室性异位搏动的产生。利多卡因通过影响折返旁路的传导速度而终止折返性室性心律失常，这可防止缺血心肌出现激动前波。利多卡因可减少缺血部位和正常心肌间的动作电位的离散度，延长缺血组织的传导和不应性。

急性心肌缺血时，诱发室颤的阈值降低，故更易发生室颤。有研究显示，利多卡因可以增加室颤阈值，降低发生室颤的可能性。

但是，临床研究也表明，利多卡因可以提高或不影响逆转室颤所需能量，即心室除颤阈；另外，利多卡因对院前电除颤不敏感的顽固性室颤，没有很强的抗颤作用。动物实验表明，利多卡因和溴苄胺的联合应用，可对除颤阈值产生协同效应。

利多卡因通常不影响心肌收缩力和动脉血压，不会引起房性心律失常，也不影响室内传导，但它能加速房室传导。但已有利多卡因在同时接受抗心律失常治疗的病窦综合征或左室功能障碍的患者，抑制心肌传导或 / 和收缩性的报道。

在一项著名的研究中，利多卡因被用于所有可疑心肌梗死的患者，使室颤的发生减少，但出院存活患者减少。一项对 8 个随机临床研究的荟萃分析证实利多卡因引起院内死亡率增加，这很可能是利多卡因引发心脏阻滞和充血性心力衰竭的结果。在下列情况应用利多卡因可能会有帮助：①对于除颤和使用肾上腺素后的持续室颤或无脉性室速；②有血流动力学改变的室性期前收缩；③血流动力学稳定的室速。但是，当前证据更支持使用其他抗心律失常药，尤其胺碘酮、普鲁卡因酰胺和索他洛尔。

（2）适应证：利多卡因是治疗室性心律失常的常用药物，对于急性心肌梗死（AMI）患者可能更为有效。发生 AMI 时，预防性使用利多卡因可减少早期室颤（VF）的发生，但并不能降低死亡率；由于利多卡因的中毒剂量和治疗剂量接近，故并不建议 AMI 患者常规预防性应用利多卡因。如果是单支血管病变的 AMI 或心肌缺血，一旦出现室性期前收缩（PVC），可予利多卡因。

基于这一用法，有学者认为利多卡因还可用于：①电除颤和给予肾上腺素后仍表现为室颤或者无脉性室性心动过速；②控制已引起血流动力学改变的室性期前收缩；③血流动力学稳定的室速。在上述情况下，利多卡因只作为其他药物（胺碘酮、普鲁卡因酰胺和索他洛尔）无效时的第二选择。

考虑到宽 QRS 波形心动过速大多数源于室性而源于室上性较少，对不同来源的宽 QRS 波形心动过速可选用利多卡因。

（3）剂量：利多卡因有效血药浓度为 1.5~6.0μg/ml。外周静脉冲击性给药后，药物达到中心循环的时间为 2 分钟。对于顽固性室颤或无脉性室速，若除颤或肾上腺素无效，可给予大剂量的利多卡因（1.5mg/kg），一般仅需静脉注射一次；这是由于心肺复苏时，血流情况差，药物清除减慢，血浆利多卡因浓度会在较长时间内保持在治疗范围。但对心律转复成功后是否应给予维持用药尚有争议。有较确切的研究资料显示：在循环恢复后，预防性给予抗心律失常药或持续用药维持心律的稳定是合理的。利多卡因维持用药的剂量为 1~4mg/min，若再次出现室性心律失常，则应小剂量冲击性给药（0.5mg/kg），并可加快静滴的速度（最快为 4mg/min）。

心搏骤停时，利多卡因可经气管插管给药，用量为静脉给药的 2~2.5 倍，已达到静脉给药相当的血药浓度。

对非心搏骤停的患者，为快速达到治疗水平，利多卡因可先静脉注射 1~1.5mg/kg；为防止首次静注后药物未达到治疗水平，在 10 分钟后可再静注 0.5mg/kg；如果室性异位搏动持续存在，每 5~10 分钟可静注 0.5~0.75mg/kg，直到总量达到 3mg/kg；根据临床需要和血药浓度，可静滴利多卡因以维持用药，剂量为 1~4mg/min。但 1 小时内最大用量不超过 200~300mg（4.5mg/kg）。连续应用 24~48 小时后半衰期延长，应减少维持量。在低心排血量状态下、70 岁以上高龄和肝功能障碍者，可接受正常的负荷量，但维持量为正常的 1/2。

利多卡因通过肝脏代谢，在肝脏血流受损情况下（如 AMI、充血性心力衰竭、休克等），利多卡因的总清除率减少，虽首次静推剂量可不减少，但在维持量中利多卡因应该减少 50%；70 岁以上的患者由于分布容积减少，维持量也应该减少 70%。持续输注 24~48 小时后，利多卡因在肝脏的代谢会受到抑制，半衰期延长，此后需仔细观察毒性反应。利多卡因在应用 12~24 小时后，维持量应取决于理想体质量（非实际体质量）和血药浓度。监测利多卡因的血药浓度，有助于避免毒性反应的发生。急性肾衰竭患者中利多卡因的清除和分布容积没有改变，故没有必要调整剂量；但是，肾衰竭可导致利多卡因代谢产物（MEGX 和 GX）的蓄积，虽然它们没有药理活性，但有明显的神经毒性。

（4）注意事项：利多卡因一般用量可引起嗜睡，过量可引起中枢神经系统中毒症状，表现为欣快感、定向障碍、惊厥和惊恐样反应；有时候可出现血压下降、关节运动障碍、肌肉震颤、视力模糊，以及呼吸抑制等；偶有眩晕、谵妄。眼震是利多卡因中毒的早期表现。血药浓度过高，对心脏有抑制作用。该药治疗浓度对传导系统无明显影响，但对病态的窦房结或有传导异常的患者，可能会引起严重的传导阻滞，偶可导致心脏停搏，故不宜应用。利多卡因过敏者禁用。严重肝脏疾病、心力衰竭或休克，应减量慎用。该药的疗效和毒性反应与血钾浓度有关，故应用该药时应注意血钾水平。

静脉推注每次用药不宜超过 100mg，稀释后注射，速度宜慢。

2. 腺苷

（1）作用机制：腺苷是一种内生性嘌呤核苷，可抑制房室结和窦房结。阵发性室上性心动过速（PS-VT）最常见的形式是包括房室结在内的折返，腺苷可终止这类心律失常。若心律失常并非由包括房室结或窦房结在内的折返所致（如房扑、房颤、非折返性房性心动过速、室性心动过速等），腺苷则无法终止心律失常，但会产生一过性的房室或者反向（室房）阻滞，有利于明确诊断。

（2）适应证：腺苷主要用于治疗血流动力学稳定的窄 QRS 波的室上性心动过速。

（3）剂量：由于腺苷很容易被血或者周围组织中的酶降解，故其作用时间短暂一般仅为 10~20 秒。一般而言，腺苷的半衰期小于 5 秒。临床上，腺苷的初始剂量为 6mg，快速（1~3 秒）静脉注射，给药后再静注 20ml 生理盐水；若 1~2 分钟无反应，可以同样方式重复给药，剂量 12mg。已用氨茶碱类药物的患者对腺苷的敏感性较差，应加大剂量。由于腺苷的半衰期很短，PSVT 可能再次发作，此时，可再给腺苷或者钙通道阻滞剂。若心律失常未能终止，腺苷可能会促发持续性的低血压。

（4）注意事项：腺苷的不良反应往往呈一过性，以面色潮红、呼吸困难和胸痛最常见。理论上，腺苷有引发心绞痛、支气管痉挛、心室静止、心动过速和加速旁路传导的危险。故在使用时，需同时备用 0.5~1.0mg 的阿托品和除颤仪，以便抢救；一定要在心电监护下用药。

对于血流动力学稳定的、起源不明的心动过速，是否使用腺苷鉴别室性或室上性心动过速（SVT）尚存争议，目前不推荐这一用法；腺苷只用于高度怀疑的 SVT 患者。腺苷通常对室性心律失常、房颤或房扑等治疗无效。

腺苷的一些药物配伍反应较为重要。其他作用于心脏的药物（如 β- 肾上腺素受体阻滞剂、强心苷、钙通道阻滞剂）、腺苷受体拮抗剂、腺苷受体增强剂如双嘧达莫（潘生丁）一般不宜在至少 5 个半衰期内同时使用。治疗剂量的茶碱类药物或甲基黄嘌呤（包括咖啡因或可可碱）会阻断腺苷作用的受体，影响其电生理活动和血流动力学效应。双嘧达莫能阻断腺苷的摄取并抑制其作用；对使用卡马西平或施行神经阻断性心脏移植的患者，腺苷的作用也会延迟。上述这些患者应调整药物剂量或换用其他治疗方法。

3. 胺碘酮

是目前最常用的抗心律失常药物之一。对于所有可获得的药物，胺碘酮依然是治疗威胁生命的房性或者室性心律异常的最佳选择。

（1）药理与电生理作用机制：胺碘酮是以Ⅲ类抗心律失常药作用为主的心脏离子多通道阻滞剂，兼具Ⅰ、Ⅱ、Ⅳ类抗心律失常药物的电生理作用，包括：①轻度阻断钠通道（Ⅰ类作用），与静息态和失活态钠通道亲和力较大，与激活态钠通道亲和力小，使其从失活态恢复显著延长，通道开放概率减少，表现电压和使用依赖阻滞（在较小负向钳制电压、较快除极频率时阻滞作用加强），但没有Ⅰ类抗心律失常药物的促心律失常作用；②阻断钾通道（Ⅲ类作用），胺碘酮可同时抑制慢、快成分的延迟整流钾电流（I_{Ka}、I_{Kr}），特别是开放状态的钾通道。此外，胺碘酮还可阻滞超快激活的延迟整流钾电流（I_{Kur}）和内向整流钾电流（I_{K1}）；③阻滞 L 型钙通道（Ⅳ类作用），抑制早期后除极和延迟后除极；④非竞争性阻断 α 和 β- 受体，扩张冠状动脉，增加其血流量，减少氧耗，扩张外周动脉，降低外周阻力。胺碘酮有类似 β- 受体阻滞剂的抗心律失常作用（Ⅱ类作用），但作用较弱，因此可与 β- 受体阻滞剂合用。就整体电生理而言，胺碘酮延长动作电位时程，但基本不诱发尖端扭转型室性心动过速。这是因为胺碘酮可延长心房和心室的动作电位时程，但不诱发后除极电位，不增加复极离散。胺碘酮阻滞肥厚心肌细胞 I_{Na}、I_{Ks} 的敏感性大于正常心肌细胞，阻滞 I_{Ca-L}、I_{to}、I_{k1} 的敏感性又低于正常心肌细胞。胺碘酮对电重构的肥厚心肌细胞急性电生理反应有利于其在抗心律失常中的应用。静脉注射胺碘酮显示，Ⅰ、Ⅱ、Ⅳ类的药理作用较快，Ⅲ类药理起效时间较长。

胺碘酮的电生理作用主要表现为抑制窦房结和房室交界区的自律性，减慢心房、房室结和房室旁路传导，延长心房肌、心室肌的动作电位时程和有效不应期，延长旁路前向和逆向不应期。因此，它有广泛的抗心律失常作用，可抗心房颤动和心室颤动，可治疗房性心动过速和房室折返性心动过速等。尽管胺碘酮延长 QT/QTc 间期，但尖端扭转型室性心动过速不常见（发生率＜1%）。胺碘酮的多种电生理作用使其成为广谱的抗心律失常药。

院外发生心脏停搏者，使用胺碘酮显著提高住院患者存活人数。一项对院外室颤所致猝死患者的随机临床研究中，对患者静脉应用 300mg 胺碘酮，与使用安慰剂组患者（34% 住院生存率）比较，使用胺碘酮组有 44% 住院存活。尽管住院存活率的差异具有统计学意义，但出院率却无显著区别。在另一项对院外心脏停搏患者的研究中，Dorian 等人证明使用胺碘酮的患者与使用利多卡因的患者相比，住院时生存率显著增加（23% vs 12%，*P*=0.009），但仍未证明会对终点生存率产生影响。

（2）适应证：对于严重心功能不全的患者，静注胺碘酮比其他抗房性或室性心律失常的药物更适宜。因为在相同条件下，胺碘酮的抗心律失常作用更强，并比与其他药物致心律失常的作用性更小。如果患者有心功能不全（射血分数小于 0.4）或有充血性心力衰竭征象时，胺碘酮可作为首选的抗心律失常药物。

胺碘酮可通过改变旁路传导而对治疗室上性心动过速亦有效。虽然胺碘酮治疗血流动力学稳定的室速的研究并不多，但对于治疗血流动力学不稳定的室速或者室颤，胺碘酮的疗效较好。

胺碘酮主要用于：①对心脏停搏患者，如为持续性室速或室颤，在应用电除颤和肾上腺素后，建议使用胺碘酮；②控制血流动力学稳定的室速、多形性室速和起搏不明的复杂性心动过速；③对快速房性心律失常伴严重左室功能不全患者，在使用洋地黄无效时，胺碘酮对控制心室率可能有效；④控制预激房性心律失常伴旁路传导的快速心室率；⑤作为顽固性阵发性室上性心动过速、房性心动过速电转复的辅助措施，以及房颤的药物转复方法，房颤后维持窦律。

（3）剂量

1）心脏停搏患者，如为室颤或者无脉性室速，初始剂量为 300mg，溶于 20~30ml 生理盐水或者葡萄糖内快速注射；有研究显示，对于反复或顽固性室颤或无脉室速，可增加剂量再快速静注 150mg，随后按 1mg/min 的速度静脉持续静滴 6 小时，再减至 0.5mg/min，每日最大剂量不超过 2g。

2）对非心脏停搏患者，给药方法为：首先静脉注射 150mg/10min，然后按 1mg/min 的速度静脉持续静滴6小时，再减至0.5mg/min；对再发或持续性心律失常，必要时可重复给药50mg；一般建议，每日最大剂量不超过2g。但有研究表明，胺碘酮相对大剂量（如125mg/h）持续24小时（全日用量可达3g），对房颤有效。

（4）注意事项：胺碘酮与普鲁卡因酰胺一样均有扩张血管和负性肌力的作用，这些作用会影响患者的血流动力学，但常与给药的量与速度有关，而且可以通过监测血流动力学观察。一般情况下，与普鲁卡因酰胺相比，静脉应用胺碘酮有更好的耐受性。

胺碘酮主要不良反应是低血压和心动过缓，偶有Q–T间期延长伴扭转性室性心动过速。预防的方法为减慢给药速度；若已出现临床症状，处理措施有：补液，给予加压素或临时起搏。有房室传导阻滞、心动过缓、碘过敏者禁用胺碘酮。不良反应见表7–3。

表7–3 胺碘酮的不良反应及处理

器官	发生率（%）	诊断	处理
肺	1~17	咳嗽和/或呼吸困难，在高分辨肺CT扫描上可见局限性或弥漫性浸润，提示间质性肺炎；CO弥散功能比用药前降低＞15%	需要停药；可考虑糖皮质激素
胃肠道	30	恶心、食欲下降，便秘	减量可缓解症状
肝	15~30	天冬氨酸氨基转移酶和丙氨酸氨基转移酶升高至正常的2倍	若考虑肝炎，应除外其他原因；停药或肝活检以明确是否有肝硬化
甲状腺	6	甲状腺功能减退	应用甲状腺素
	＜3	甲状腺功能亢进	一般需停药；可用糖皮质激素、丙基硫氧嘧啶或他巴唑
皮肤	＜10	呈蓝色改变	解释，避光
	25~75	光敏感	避光
神经	3~30	共济失调、感觉异常、末梢多发神经炎、睡眠障碍、记忆力下降、震颤	一般与剂量相关，减量可以减轻或消除症状
	＜5	光晕，特别是晚上	
眼睛	＜1~2	视神经病或视神经炎	角膜沉着是正常现象，发生视神经炎时停药
	＞90	畏光，视觉模糊，角膜微粒沉着	
心脏	5	心动过缓，房室传导阻滞	需要停药，可能需安置永久起搏器
	＜1	致心律失常	

胺碘酮不得在同一注射器内与其他制剂混合。使用稀释也是只能用5%葡萄糖注射液，禁用生理盐水稀释。

与地高辛或其他洋地黄制剂合用，药物的血药浓度增高，甚至达中毒水平。开始用本药时，洋地黄类药应停药或剂量减少50%，并仔细监测其血药浓度。与排钾利尿药合用，可增加低血钾所致的心律失常的危险。糖皮质激素、盐皮质激素、替可克肽、两性霉素B（静注），可致低钾血症，不宜应用。与钙通道阻滞剂合用，致一药或两药的代谢受抑制，产生协同的钙通道阻滞作用，引发心动过缓、房室阻滞和/或窦性停搏。

4. 阿托品

（1）作用机制：阿托品属于抗胆碱类药物，是一种毒蕈碱受体拮抗剂，与乙酰胆碱及其他毒蕈碱激动剂竞争毒蕈碱受体上的结合位点，通过直接的抗迷走神经作用，提高窦房结自律性，加快房室传导。

（2）适应证：处于病理状态的心肌，副交感张力的提高会诱发传导紊乱或停搏。阿托品是治疗症状性心动过缓首选药物，包括那些心率虽在生理范围，但窦性心动过速对其更为有利的患者（如一个患急性症状性低血压，心率为70次/分的患者），这种情况叫做相对性心动过缓。如果不存在血流动力学受损的症状和体征，不存在心肌缺血，或频发室早，就不需要使用阿托品，因为阿托品可以引起一些不良后果。

在一度房室传导阻滞，二度Ⅰ型房室传导阻滞和某些缓慢心律失常性心搏骤停患者，阿托品能恢复房室结传导，恢复电活性。对结下水平（His-Purkinje）的房室传导阻滞（二度Ⅱ型和出现宽QRS波形的三度房室传导阻滞）的患者，阿托品对其是有害的；若阿托品用于这些情形，必须严密观察有无反常性心律减慢。阿托品治疗可以改善由于迷走神经过度刺激引起的缓慢性心律失常性心搏骤停患者的预后。阿托品对由于心脏长时间缺血或机械损伤引起的心脏停搏或无脉搏性电活动的效果差。

（3）剂量：对于非心搏骤停的患者，阿托品静注剂量为0.5~1mg，可以间隔5分钟重复给药，直至达到所需疗效（如心率加快，常≥60次/分，症状和体征改善）。尽量避免阿托品的重复给药，尤其在缺血性心脏病患者。对心动过缓反复发作的患者，特别是急性缺血性心脏病者，心律可由起搏器维持。当冠心病患者必须反复使用阿托品时，总剂量应尽量限制在2~3mg（最大量为0.04mg/kg），以避免阿托品引起的心动过速增加心肌需氧量，进而产生不利的后果。

若为缓慢心律失常性心搏骤停，可每间隔3~5分钟静注一次0.5~1.0mg，至总量0.04mg/kg。总剂量3mg（约0.04mg/kg）的阿托品可完全阻滞迷走神经。但患者心搏呼吸骤停是由于有机磷农药中毒所致，其阿托品的用量需根据病情需要而使用较大剂量。

如剂量小于0.5mg时，阿托品有拟副交感神经作用，并可进一步降低心率。未开通静脉通路者可气管内给药，可迅速起作用，类似于静脉给药。气管内给药的推荐剂量成人为1~2mg，用生理盐水稀释，容量不超过10ml。

（4）注意事项：阿托品可以引起心动过速，在心肌缺血情况下使用，应尤为小心。AMI患者慎用阿托品，因为心率过速会加重心肌缺血或扩大梗死范围。静注阿托品极少引发室颤（VF）和室速（VT）。此外，阿托品不适用于发生在浦肯野纤维水平的房室阻滞（Ⅱ型房室阻滞和伴宽QRS波的三度阻滞），此时，该药很少能加快窦房结心率和房室结传导。阿托品过量会导致一系列表现：谵妄、心动过速、昏迷、颜面潮红、皮肤发热、共济失调和视力模糊。

静注时宜缓慢。小心反复多次给药，虽可提高对部分不良反应的耐受，但疗效也随之降低。最低致死量成人为80~130mg。用此药时要注意避免饮酒。

5. β–受体阻滞剂

（1）作用机制：β–受体阻滞剂可阻断β_1–肾上腺素能受体介导的儿茶酚胺对心脏的作用，并可延长正常和缺血心肌的动作电位时间及有效不应期。

（2）适应证：β–受体阻滞剂对急性冠状动脉综合征患者有潜在益处，包括非Q波心肌梗死和不稳定型心绞痛。若无其他禁忌证，β–受体阻滞剂可用于所有怀疑为心肌梗死或不稳定型心绞痛的患者。β–受体阻滞剂也是一种有效的抗心律失常药；有研究证实，作为溶栓的辅助性药物，β–受体阻滞剂可降低室颤的发生率，可减少致死性心肌再梗死和心肌缺血的复发，而对于不适宜溶栓的患者，早期使用β–受体阻滞剂也可降低病死率。

（3）剂量

1）艾司洛尔（esmolol）：它是一种静脉用的短效β–受体阻滞剂（半衰期2~9分钟），建议在室性心动过速（SVT）和阵发性室上性心动过速（PSVT）紧急治疗时应用，并可以在以下情况中用于控制心率：非预激房颤或房扑、房室心动过速、异常窦性心动过速和尖端扭转型室速或心肌缺血。艾司洛尔用药剂量控制复杂，需要使用输液泵。静脉应先给予负荷量0.5mg/kg，1分钟内给完，而后按50μg/（kg·min）维持4分钟，如药物作用不充分，可再予冲击量0.5mg/kg，1分钟内给完，并将维持量增至100μg/（kg·min）；可每4分钟重复给予冲击量0.5mg/kg和维持量［50μg/（kg·min）递增，直至最大剂量300μg/（kg·min）］如有必要，可持续48小时静滴。

2）普萘洛尔（心得安）：对麻醉过程中出现的心律失常，一次2.5~5mg，稀释于5%~10%葡萄糖注射液100ml中，以1mg/min的滴速滴注，同时必须严格观察血压、心律和心率变化。如心率转慢，应立即停药。

3）美托洛尔（倍他乐克）：首先缓慢静注5mg（5分钟以上），如能耐受，可重复应用，直至总量达15mg，而后每12小时口服50mg，若患者能耐受，24小时后改为100mg，每12小时一次。

4）应用氨酰心安（阿替洛尔）时，一般建议使用剂量为5mg，缓慢静注（5分钟以上），观察10分钟，如患者能够耐受，可再给5mg缓慢静注（5分钟以上），而后每12小时口服50mg。

（4）注意事项

1）β- 受体阻滞剂的不良反应包括：心动过缓、减慢房室传导和低血压，血流动力学不稳定等不良反应，有少数患者出现心功能失代偿和心源性休克，因此严重充血性心衰患者禁用。

2）β- 受体阻滞剂不能和多巴酚丁胺、异丙肾上腺素、肾上腺素同时应用。

3）β- 受体阻滞剂的绝对禁忌证为：二、三度房室传导阻滞、低血压，严重充血性心衰与支气管痉挛有关的肺部疾病。

（王艳平）

参考文献

[1] Cai JJ, Morgan DA, Haynes WG, Martins JB, Lee HC. Alpha 2-adrenergic stimulation is protective against ischemia-reperfusion-induced ventricular arrhythmias in vivo, 2002, 283: H2606-H2611.

[2] Klouche K, Weil MH, Tang W, Povoas H, Kamohara T, Bisera J. A selective a-adrenergic agonist for cardiac resuscitation. J Lab Clin Med, 2002, 140: 27-34.

[3] Sun S, Weil MH, Tang W, Kamohara T, Klouche K. Alpha-methylnorepinephrine, a selective alpha 2-adrenergic agonist for cardiac resuscitation.J AM Coll Cardiol, 2001, 37: 951-956.

[4] Povoas H, Weil MH, Tang W, Bisera J, Klouche K, Barbatsis A. Predicting the success of defibrillation by electrocardiographic analysis. Resuscitation, 2002, 53: 77-82.

[5] Marn-Pernat A, Weil MH, Tang W, Pernat A, Bisera J. Optimizing timing of ventricular defibrillation. Crit Care Med, 2001, 29: 2360-2365.

[6] Wenzel V, Krismer AC, Arntz HR, Sitter H, Stadbauer KH, Lindner KH. A comparison of vasopressin and epinephrine for out-of-hospital cardiopulmonary resuscitation. N Engl J Med, 2004, 350(2): 105-113.

[7] Dorian P, Cass D, Schwartz B, Cooper R, Gelaznikas R, Barr A. Amiodarone as compared with lidocaine for shock-resistant ventricular fibrillation.N Engl J Med, 2002, 346: 884-890.

[8] AHA Guidelines 2000 for Cardiopulmonary Resuscitation and Emergency Cardiovascular Care. Circulation, 2000, 8(Supp 1): 1-129.

[9] Kable JW, Murrin LC, Bylund DB. In vivo gene modification elucidates subtype-specific function of a 2-adrenergic receptors. J Pharmacol Exper Ther, 2000, 293: 1.

第八章　心肺复苏给药方法和用药途径

第一节　复苏的给药方法和途径

在心搏骤停期间及时用抢救药物的重要性仅次于胸外按压和快速除颤，急救人员应熟练掌握各种建立给药通道的方法，在不中断胸外按压的前提下尽快建立静脉通道或者骨内通道。心肺复苏主要给药途径有静脉给药、骨内通道给药和气管内给药。

一、静脉通道给药

静脉给药起效快，药物可迅速吸收和分布。除了可以经静脉液体治疗外，静脉穿刺还可以用来采集血标本进行实验室检查，中心静脉穿刺还可用来监测中心静脉压、经静脉心脏起搏等。静脉通道主要分为外周静脉通道和中心静脉通道。

1. 外周静脉通道

实施外周静脉穿刺与置管快速、简单，且在心肺复苏同时也可以进行操作。静脉穿刺优先选择易穿刺、表浅且粗大的静脉，如上肢的肘前静脉，颈外静脉或者下肢股静脉。外周静脉用药后较中心静脉药物峰值低，循环时间长，因此在药物使用允许的情况下，外周静脉给药应尽量静脉推注，给药后再静脉推注 20ml 液体有利于药物从外周静脉运送到中心循环。给药后暂时抬高肢体远端，理论上可能因为重力作用促进药物进入中心循环，但尚未有系统的研究证实。另外，心肺复苏患者低灌注时外周血管塌陷，外周静脉穿刺可能变得相对困难，因此要求急救人员有扎实的静脉穿刺技术，以免延误最佳抢救时间。

2. 中心静脉通道

中心静脉给药可以达到比外周静脉更高的药物浓度峰值，药物进入中心循环的时间短，延伸到上腔静脉的中心通道可以用于 CPR 期间监测中心性静脉血氧饱和度（$ScvO_2$）和冠状动脉灌注压（CPP），两者都可以预测自主循环的恢复。

当外周静脉建立困难，或者一些抢救措施需要建立中心静脉通道，如经静脉心脏起搏，需要快速大量输注液体，以及输注一些刺激性较大的药物等。如果急救人员操作熟练，可以选择颈内静脉、锁骨下静脉、股静脉穿刺，并选择孔径大的静脉导管，但是对于准备行溶栓治疗的患者放置中心静脉导管是相对禁忌证。中心静脉穿刺相对费时，穿刺期间需要中断心肺复苏，且穿刺的并发症相对较多。心肺复苏时是否选择中心静脉通道给药，需要结合操作者的经验，权衡利弊之后做出决定。

二、骨内通道给药

骨内输液是儿科抢救时一种有效的静脉替代途径，目前已被列为美国心脏病学会生命支持和儿科生命支持的训练课程。如果静脉通道尚未建立，抢救人员可以建立骨内通道快速给药。骨腔内有未塌陷的静脉丛，同样剂量下药物输送到中心循环的时间和药物峰值浓度与外周静脉相似。

三、气管内给药

心搏骤停期间如果不能快速建立静脉通道或者骨内通道，某些药物如肾上腺素、血管加压药、利多卡因等可以经气管导管给予。急救人员把药物推荐剂量用 5~10ml 注射用水或者生理盐水稀释后直接喷射到气管导管内。

第二节 静脉穿刺装置及静脉输液一般原则

一、外周静脉穿刺装置

最早的穿刺装置是不同型号的普通注射器钢针头，但是其固定困难，头皮静脉针的使用解决了这一问题，但注射器钢针头和头皮针仅限于单次静脉治疗，且容易穿透血管造成液体外渗。静脉留置针的使用实现了输液针在浅静脉留置，减少患者反复穿刺，更适用于穿刺困难的抢救患者。微插管鞘穿刺套件运用 Seldinger 技术，可以减少穿刺损伤，提高穿刺成功率。目前的外周静脉穿刺工具有以下几种。

1. 头皮钢针

目前，在许多国家头皮钢针一般只用于血管细的患者单次采集血标本。因为，其会增加静脉输液液体渗透至皮下组织的概率，从而可导致化学性和机械性静脉炎的发生率增加。

2. 留置针

又称套管针，最初发明使用的目的是为了减少患者反复穿刺，目前已发展为具有减少输液并发症和医务人员针刺伤等功能的留置针。留置针适用于短期非刺激性液体的输注，不易损伤血管，不易发生液体外渗。在成人可选择手背、前臂静脉置管，不建议长期在下肢留置输液，还应避免在关节处置管。儿童可以选择手背、前臂静脉和头皮静脉置管。同样也不适用于刺激性液体、高渗透压、肠外营养物质的输注。

留置针又分为：

（1）减轻血管损伤的留置针：单手完成穿刺到送管全过程，减少换手送管对血管的损伤并提高穿刺率。

（2）防反流留置针：防逆流瓣自动关闭防止空气进入，可避免穿刺时血液外流的污染，同时可以避免输液通道松脱时血液外流。

（3）安全型留置针：抢救病人的紧急情况下穿刺更容易发生针刺伤，安全型留置针的针尖保护系统通过伸缩式设计，将针尖收纳在保护套内，避免接触血液，尤其是血源性传染病的血液。

3. 微插管鞘穿刺针

危重患者的外周静脉塌陷，外周静脉穿刺经常失败，而中心静脉穿刺需要中断胸外按压，微插管鞘穿刺针运用 Seldinger 技术，经外周置入中心静脉导管，也就是常说的 PICC（经外周静脉的置入中心静脉导管）。可以提高外周静脉穿刺成功率，及时经静脉给予抢救药物。

二、中心静脉穿刺装置

中心静脉穿刺的器材主要包括穿刺针、导引钢丝、中心静脉导管等。配备完善的一次性中心静脉穿刺包中的主要组件有：中心静脉导管、导引穿刺针、导丝、扩张器，选用配件包括一次性使用无菌注射器、一次性使用手术刀、医用缝合针、橡胶医用手套、消毒刷、自贴式敷料、医用纱布、医用棉球、一次性使用非织造布垫单（孔巾）、输液接头等。

中心静脉导管有单腔、双腔、三腔和四腔等，加长的静脉导管适合各种途径和不同患者需要。此外，还有在导管表面涂有抗菌物质的抗感染导管，如经磺胺嘧啶银和醋酸双氯双胍苯乙烷（洗必泰）包被的中心静脉导管等。穿刺导丝一般为 J 型钢丝，其优点是易通过静脉弯曲处，遇到弯曲变形的血管，导丝前端不会顶在血管壁上，可以防止损伤血管，其粗细是以顺利通过穿刺针为合适。

三、输液的一般原则

1. 静脉套管针方便固定，在心肺复苏的紧急情况下应用套管针比较合适，尤其适用于意识不清、烦躁的患者。

2. 快速建立静脉通道是抢救危重患者的首要措施，有时无法做到严格的无菌，但在患者病情稳定后，需要及时拔出穿刺针或者导管，在无菌条件下重新穿刺置管。

3. 对于需要液体复苏的患者，应选择短而粗的套管针。患者清醒时，置入较粗大的穿刺针和导管导致患者明显疼痛或不配合，在时间允许的条件下，可以在穿刺点附近注射局部麻醉药以防止患者挣扎影响穿刺。

4. 穿刺置管成功后连接三通或万通阀方便给药，根据患者病情需要通过输液器调节输液速度。

5. 输液器连接的液体容器最好是塑料制品，方便加压输液来完成液体复苏，在院外没有加压输液装置时，有时可以将装有液体的塑料袋压在患者肩下，利用患者自身重量将液体加压快速输入体内。

第三节　外周静脉通道的建立

一、外周静脉解剖

1. 上肢静脉

手背浅筋膜内丰富的浅静脉相互吻合为手背静脉网。桡侧和拇指的静脉汇集成头静脉，尺侧和小指的静脉汇合成贵要静脉。心搏骤停患者处于低灌注状态，外周血管塌陷，外周静脉穿刺较困难，而肘前部的皮肤薄，浅静脉粗大表浅且位置恒定，因此 CPR 期间首选肘部静脉穿刺置管后给药（图 8–1）。

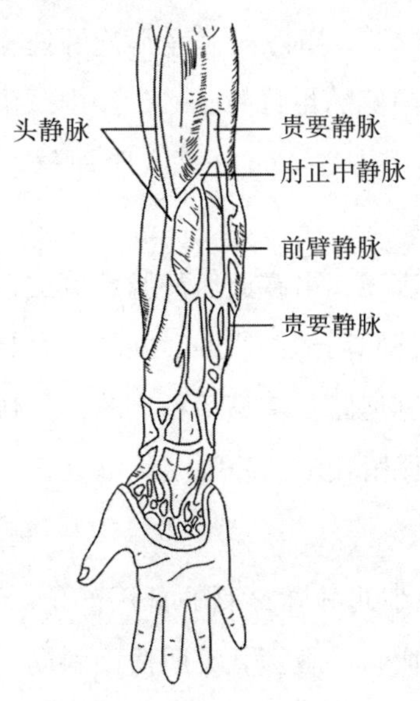

图 8–1　上肢浅静脉图

（1）头静脉：起于手背静脉网的桡侧，沿前臂桡侧皮下上行，在肘部通过肘正中静脉与贵要静脉汇合，沿肱二头肌外侧上行，经三角胸大肌间沟穿深筋膜注入锁骨下静脉或者腋静脉，收纳手和前臂桡侧掌面和背面的浅静脉。

（2）贵要静脉：起于手背静脉网的尺侧，在肘部接受肘正中静脉，之后沿肱二头肌内侧上行，注入腋静脉，收纳手和前臂尺侧的浅静脉。

（3）肘正中静脉：粗短且变异多，在肘窝处连接贵要静脉和头静脉。

2. 下肢静脉

足背皮肤薄，浅筋膜疏松，浅静脉可见，可用于外周静脉穿刺。由趾静脉在跖骨远端皮下汇合而成足背静脉弓，在足外侧续小隐静脉，足内侧续大隐静脉（图 8–2）。

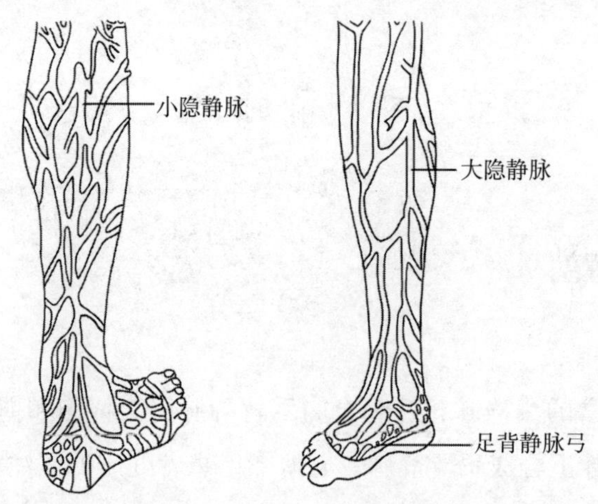

图 8–2　下肢浅静脉

（1）小隐静脉：起源于足外侧的足背静脉弓，经外踝后方在小腿后面上行，在腘窝注入腘静脉。肥胖婴幼儿外周静脉穿刺困难时，小隐静脉起源处静脉充盈且固定，容易穿刺成功。

（2）大隐静脉：起源于足内侧的足背静脉弓，经内踝沿小腿内侧上行，经膝关节内侧在大腿内侧上行，在耻骨结节下方 3~4cm 处汇入股静脉。大隐静脉在内踝上方的位置表浅，也可在此处进行静脉穿刺。

大隐静脉在内踝上方位置表浅，可在此做静脉穿刺或切开。但是此静脉静脉瓣多，尤其在静脉输注刺激性药物时在静脉局部停留的时间较长容易引起静脉炎和静脉血栓，因此成人不建议在下肢长期开放静脉通路。待病情稳定时，尽快在上肢建立静脉通道，并遵循由远心端到近心端的原则，以保留较多的静脉穿刺机会。

3. 颈外静脉

是颈部最大的浅静脉，是小儿静脉穿刺的常用部位。颈外静脉由下颌后静脉的后支和耳后静脉、枕静脉等汇合而成，沿胸锁乳突肌浅面斜向下后行，在锁骨中点上方 2~5cm 穿颈深筋膜注入锁骨下静脉或静脉角。体表投影为下颌角至锁骨中点的连线。该静脉末端虽有一对瓣膜，但不能阻止血液反流。当上腔静脉血回心受阻时，可致颈外静脉扩张。因为颈外静脉与颈深筋膜结合紧密，当静脉壁受伤破裂时，管腔不易闭合，可致气体栓塞。

二、上、下肢静脉穿刺步骤

静脉套管针容易固定，还可以允许患者适当移动，在心肺复苏的紧急情况下最常用，以下以套管针为例阐述上、下肢静脉穿刺步骤：

1. 选择合适的血管穿刺，确定穿刺点。

2. 在穿刺部位近心端扎止血带，以使静脉充盈。

3. 穿刺部位皮肤消毒，消毒范围为以穿刺点为中心直径 8cm。

4. 一手绷紧皮肤，另一手持套管针针翼，针尖斜面与皮肤呈 15°~30° 进针，见回血后压低进针角度为 5°~15°，将套管针软管送入静脉，退出针芯。

5. 松止血带，连接已排气的输液管。

6. 用无菌透明敷贴以穿刺针为中心固定套管针。

三、颈外静脉穿刺步骤（图 8-3）

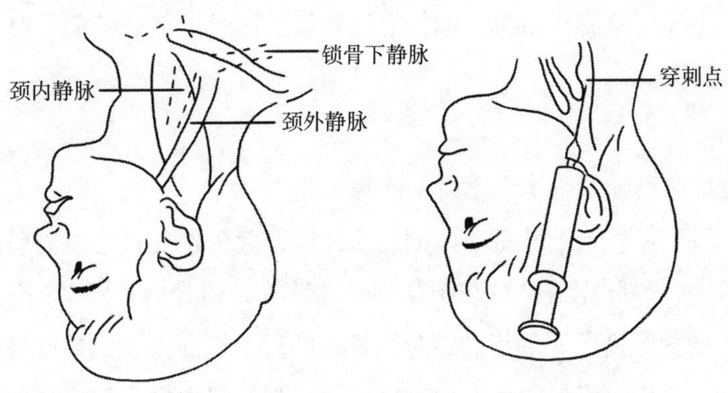

图 8-3　颈外静脉穿刺

1. 患者仰卧头低位，去枕平卧，头偏向对侧，肩部可垫一薄枕。

2. 穿刺部位消毒，1% 利多卡因局部麻醉。

3. 选择下颌角和锁骨中点连线上 1/3 为穿刺点，手指轻压锁骨上方颈外静脉使静脉充盈。

4. 针头与皮肤呈 15°~20° 角穿刺，必要时用小弯刀尖端刺破皮肤，穿刺针入皮下，沿血管方向插入静脉，见回血放低角度，再进针 1~2mm，以保证外套管也进入血管，右手固定针芯，左手将套管送入血管。

5. 外套管连接输液装置，在穿刺点上覆盖小纱布，用无菌透明敷贴以穿刺针为中心固定留置针。

第四节　深静脉通道的建立

中心静脉穿刺置管术是建立有效给药途径和监测中心静脉压的方法，在心肺复苏时中心静脉给药可以达到比外周静脉更高的药物浓度峰值，药物进入中心循环的时间短，但是中心静脉穿刺相对费时，且穿刺期间需要中断心肺复苏，中心静脉穿刺的并发症相对较多。心肺复苏时是否选择中心静脉通道给药，需要结合操作者的经验，权衡利弊之后做出决定。

一、穿刺途径

（一）锁骨下静脉

1. 解剖

锁骨下静脉于第一肋骨的外侧缘延续腋静脉，成人长 3~4cm。静脉行经第一肋表面呈轻度向上弓形，然后跨越前斜角肌，在胸锁关节的后方与颈内静脉汇合形成头静脉。静脉最高点在锁骨中点略内，此处静脉可高出锁骨上缘。锁骨下静脉的后方是锁骨下动脉，动静脉之间有厚约 0.5cm 的前斜角肌，侧位时静脉位于锁骨下动脉的前方略下，可以减少损伤锁骨下动脉的机会。

2. 入路

锁骨下静脉穿刺可经锁骨下和锁骨上两种入路。

（1）锁骨下入路：患者上肢垂于体侧并略外展，此体位使锁骨略向前，锁骨与第 1 肋骨之间的间隙扩大，静脉充盈，有利于穿刺。进针点为锁骨中、外 1/3 交界处，锁骨下方约 1cm 处，针尖向内轻度向头端指向锁骨胸骨端的后上缘前进。如果没有穿刺到静脉，可退针至皮下，使针尖指向甲状软骨方向进针。在穿刺过程中尽量保持穿刺针与胸壁呈水平位、贴近锁骨后缘（图 8–4）。

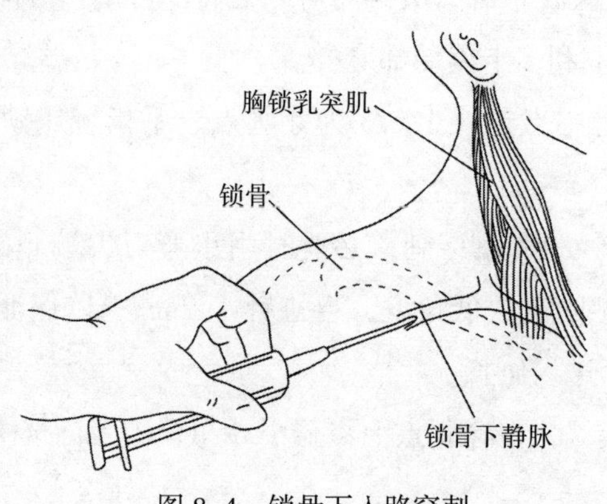

图 8–4　锁骨下入路穿刺

（2）锁骨上入路：患者头转向对侧并于肩部垫薄枕，使肩部略上提外展，挺露锁骨上窝，同时使锁肋间隙张开，有利于穿刺进针。进针点为胸锁乳突肌锁骨头的外侧缘、锁骨上约 1cm 处。针尖指向胸锁关节处，针干与锁骨或矢状面（中线）呈 45° 角，在冠状面针干保持水平或略向前偏 15° 进针，通常进针 1.5~2.0cm 即可进入静脉（图 8–5）。

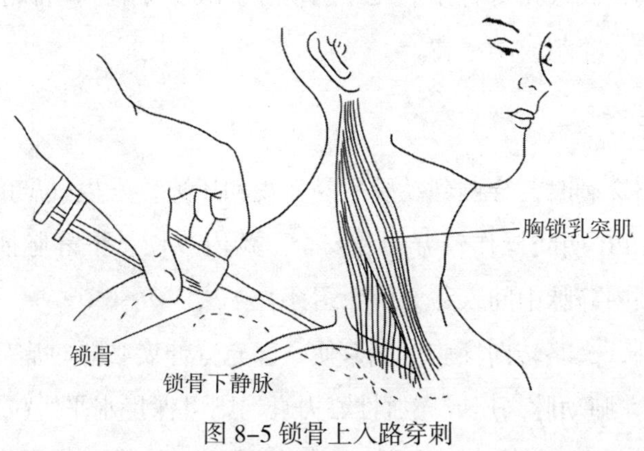

图 8–5 锁骨上入路穿刺

（二）颈内静脉

1. 解剖

颈内静脉是颈部最粗大的静脉干，当扩张时直径可达 2cm。起始于颅底，在胸锁关节后方与锁骨下静脉汇合成头臂静脉入上腔静脉。在颈部颈内静脉全程由胸锁乳突肌覆盖，上部颈内静脉位于胸锁乳突肌前缘内侧，中部位于胸锁乳突肌锁骨头前缘的下面、颈总动脉的前外方。由于右颈内静脉与无名静脉和上腔静脉几乎成一直线，右侧胸膜顶低于左侧，且胸导管位于左侧，因此临床上多选右颈内静脉插管。

2. 入路

依据颈内静脉与胸锁乳突肌之间的相互关系，可分别在胸锁乳突肌的前、中、后三个方向进针。穿刺时患者平卧，头略转向对侧，必要时肩后垫一薄枕。

（1）前路：在中线旁开约 3cm，于喉结或甲状软骨上缘水平可触及颈总动脉，向内推开颈总动脉，在搏动的外侧旁开 0.5~1cm 进针，穿刺针指向同侧乳头或锁骨中内 1/3 交界处，针干与皮肤呈 30°~40° 角。由此路进针基本上可避免发生气胸，但误伤颈总动脉的机会较多。

（2）后路：在胸锁乳突肌的外侧缘中、下 1/3 交点或锁骨上 2~3 横指处作为进针点。在此处颈内静脉位于胸锁乳突肌的下面略偏外侧。穿刺时针干一般保持水平位，在胸锁乳突肌的深部指向胸骨柄上窝方向前进。针尖不宜过分向内侧穿刺，以免损伤颈总动脉，甚至穿刺入气管内。

（3）中路：锁骨上缘与胸锁乳突肌下端胸骨头和锁骨头组成一个三角，称胸锁乳突肌三角，颈内静脉正好位于此三角的中心位置。进针点在三角形的顶端，距锁骨上缘 2~3 横指处，进针时针干与皮肤呈 30° 角，与中线平行直接指向足端。若未穿刺到静脉，将针尖退至皮下，针尖向外偏斜 5°~10° 指向胸锁乳突肌锁骨头内侧的后缘，往往能回抽到静脉血。常选中路穿刺，此入路可直接触及颈总动脉，减少穿刺到动脉的机会，且此入路穿刺点处颈内静脉较浅，穿刺成功率高。

（三）穿刺方法

行颈内静脉入路穿刺时，穿刺到动脉后易发现和压迫，发生气胸的风险低，相对于锁骨下静脉穿刺，在 CPR 期间操作较方便和安全。颈内或锁骨下静脉插管的主要步骤基本相同，因此下面以颈内静脉中间入路为例介绍穿刺方法。

1. 患者去枕平卧，头略转向穿刺对侧，使颈部充分伸展必要时肩后垫一薄枕。头低位 15°~30°，若患者存在肺动脉高压或充血性心力衰竭则可保持水平卧位穿刺。

2. 操作者戴无菌手套，常规消毒铺巾，对于清醒患者，用 1% 利多卡因在穿刺点附近局部麻醉。

3. 锁骨与胸锁乳突肌的胸骨头和锁骨头，三者形成胸锁乳突肌三角，在三角形的顶端距锁骨上缘 2~3 横指处进针（图 8–6）。

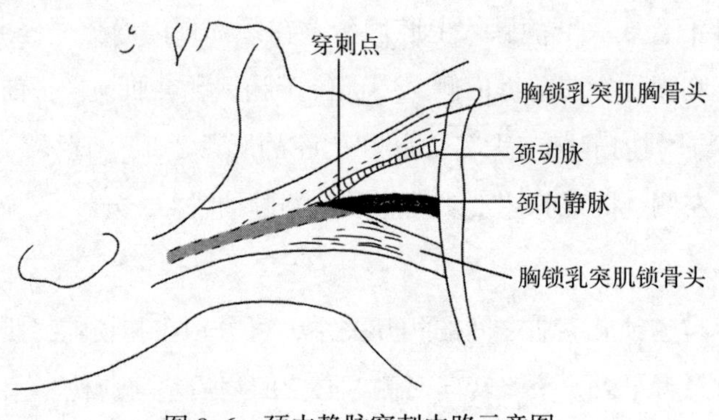

图 8–6　颈内静脉穿刺中路示意图

4. 先用细针试穿，针尖指向足端，针干与中线平行。与皮肤呈 30°~45° 进针。在进针过程中保持注射器内轻度持续负压。

5. 细针试穿成功后，用 18G 穿刺针按细针的角度、方向及深度进行穿刺，边进针边回抽，抽到静脉血表示针尖位于颈内静脉内，固定好穿刺针位置。

6. 经 18G 穿刺针内插入导引钢丝，退出穿刺针，沿导丝插入静脉扩张器扩张皮下静脉。

7. 退出扩张器，控制好导丝位置，将导管套在导引钢丝外面，导管尖端接近穿刺点，导引钢丝露出导管尾端，用右手拿住导丝末端保持不动，左手将导管沿导引钢丝送入颈内静脉，一般成人从穿刺点到上腔静脉右心房开口处约 12cm 左右，导管置管到位后，退出导引钢丝。

8. 退出导引钢丝，回抽血液通畅，用肝素帽封管，然后固定导管防止其脱出，以穿刺点为中心覆盖无菌透明敷贴。

（四）股静脉

股静脉为腘静脉的延续，起自收肌腱裂孔，向上与股动脉伴行，在股动脉后方腹股沟韧带处移行为髂外静脉，与髂内静脉汇合后成为髂总静脉，双侧髂总静脉汇合形成下腔静脉。在颈内静脉和锁骨下静脉不能使用的情况下，如烧伤、头颈部外伤，正在进行心肺复苏患者，可以行股静脉穿刺置管。在腹股沟韧带下方，髂前上棘和耻骨联合连线的中点是股动脉，其内侧为股静脉，外侧为股神经。

穿刺体位取仰卧位，以左手食指和中指触摸股动脉的确切位置，右手持穿刺针在股动脉内侧 2~3mm 处进针，针尖指向头侧，针干与皮肤呈 30° 角。穿刺回抽有血后置入导丝，进一步置入导管。置管深度约 40cm 达到中心静脉，如果仅用于输液，置管深度以进入股静脉为宜。

在进行 CPR 时不能进行颈内静脉和锁骨下静脉穿刺，股静脉成为可供选择的通路。但是股静脉穿刺也存在一些缺点，股静脉距下腔静脉较远，置管不容易到达中心静脉；穿刺部位在会阴部，易被污染，导管感染发生率高，不宜长时间置管。

二、操作中注意事项

1. 在操作过程前摆好穿刺体位可以提高穿刺成功率。做颈内静脉穿刺，头向对侧偏转的程度会影响到胸锁乳突肌与其下方静脉之间的解剖关系，穿刺时需随时调整进针方向；穿刺困难时改经锁骨上穿刺锁骨下静脉常容易成功。反之，若患者肩胛骨下移受限，不能很好显露锁骨上窝，由锁骨上穿刺锁骨下静脉常会有困难，可行颈内静脉穿刺。

2. 操作者应熟练掌握多种穿刺入路，避免在同一部位反复穿刺造成局部血肿和组织损伤。当在某入路用细针试探未成，另改入路常可获成功。

3. 低血容量患者有时穿透静脉也没有回血，这时可缓慢退针，边退边回抽，往往在退针时抽得回血。

4. 插入导丝时不能遇到阻力，有阻力时应调整穿刺针位置，包括角度、斜面方向和深浅等，或退出导丝再接上注射器回抽血液直至通畅为止，再插入导丝。

5. 颈内静脉穿刺中路需要胸锁乳突肌为体表标志定位，遇有肥胖、小儿以及全麻后患者，胸锁乳突肌标志常不清楚，如果患者意识清楚可嘱患者抬头并深吸气，常可显露胸锁乳突肌的轮廓。

6. 如有条件应严格无菌操作，有足够的消毒范围和足够大的无菌屏障防止感染。

第五节　深静脉穿刺置管的并发症及处理

中心静脉穿刺置管是盲目性操作，操作时可能会损伤邻近器官组织，并发症的发生与操作者的经验密切相关，一旦操作不当会导致严重并发症，甚至死亡。另外长期留置中心静脉导管也会导致并发症发生，其中以导管感染为最常见。

一、操作时并发症

1. 气胸、血胸

（1）气胸

锁骨下静脉穿刺置管的常见并发症。采用锁骨上入路和颈内静脉置管可以减少气胸发生，但仍不能完全保证安全。锁骨下静脉穿刺进针角度不当、颈内静脉穿刺为避开颈总动脉而针尖过于偏外以及穿刺时患者躁动不安都有可能刺破胸膜或肺，从而引起气胸。穿刺置管后作 X 线检查，可以及时发现气胸。

少量气胸患者一般无症状，肺压缩＜ 20%，可不做处理，但应每日观察病情，气胸进一步发展时应及时做胸腔闭式引流。如果穿刺后患者出现呼吸困难、胸痛或者发绀，听诊同侧呼吸音减低，就要警惕张力性气胸的发生，诊断明确后应立即进行胸腔闭式引流。

（2）血胸

穿刺过程中若将静脉或锁骨下动脉壁撕裂或穿透，同时又将胸膜刺破，血液经破口流入胸腔，则形成血胸。胸腔存在负压可造成血液大量流入，此时导管可位于中心静脉内。少量出血多无明显症状；中等量以上的血胸（出血量超过 500~1000ml）可表现为失血性休克及呼吸循环功能紊乱的症状，如面色苍白、口渴、血压下降、脉搏细速、呼吸急促、发绀等。X 线检查可见伤侧胸膜腔积液阴影及液平面，纵隔向健侧移位。化验检查见血红蛋白、红细胞计数及压积减低。

血胸在肺复张后出血多能自行缓解，若继续出血不止，除抽气排液和适当的输血外，应考虑开胸结扎出血的血管。

2. 胸腔积液

置入质地较硬的穿刺管，患者颈部摆动过多，导管与静脉壁成角和摩擦，穿破静脉进入胸腔，没有回抽血即进行输液，致使液体漏入胸腔。胸腔积液的表现为测量中心静脉压出现负值，输液通路通畅但抽不出回血，胸片有助于诊断。输入高渗液体时，患者可出现胸痛、呼吸困难甚至休克。临床一旦出现此现象，应立即拔退导管并作胸腔穿刺引流。为避免胸腔积液的发生，插管后应常规测试管端是否位于血管腔内。方法是降低输液瓶高度，使之低于心脏水平，放开输液调节器，观察回血是否畅通。另外在每次输液前应回抽观察有无回血，有回血时方可进行输液。

3. 动脉损伤

锁骨下静脉、颈内静脉和股静脉均有同名动脉伴行，如果操作者不熟悉解剖或者患者体位不到位，均有可能损伤动脉。误伤动脉表现为血液有节奏地从穿刺针涌向针管，回抽血液鲜红。此时应立即拔出穿刺针，局部压迫 5~15 分钟以防止血肿形成。有报道穿刺到动脉后形成血肿压迫气道，需要气管插管并行动脉修补术，谨慎的做法是误穿动脉后，在压迫的同时监测患者呼吸，请血管外科会诊。

4. 空气栓塞

（1）原因

①患者处于低血容量状态，穿刺时未调整为头低位，由于心脏的舒张，在取下注射器而准备插管前 1~2 秒将空气吸入血管。

②接输液管时未将空气排空，或在静脉输液过程中输液管脱落。

③导管拔出时空气经皮肤静脉隧道进入静脉。

（2）临床表现和处理

症状的轻重与进入气体的量和速度有关。气体进入少可无临床症状；如果进气量较大可引起呼吸困难，和严重发绀，严重时因急性缺氧导致死亡，听诊心前区闻及响亮而持续的水泡声。静脉系快速误入 100~150ml 空气，就足以致命。

一旦发生空气栓塞，患者取头低足高左侧卧位，使肺动脉位置在右心室下部，避开肺动脉入口，气泡浮向右心室逐渐吸收，也可经中心静脉导管吸引，如果症状仍不能解除，立即剖胸直接穿刺右心房抽取气体。

（3）预防

穿刺时患者取头低位，若头低位有困难时，操作应特别小心；在呼气状态置管，如果患者可配合，置入导丝或导管时可以嘱其屏气，防止深吸气造成胸腔内负压，中心静脉压低于大气压而导致空气进入穿刺针；接输液管前排尽空气，连接牢固防止脱落。

5. 心脏压塞

为中心静脉置管较少见但致命性的并发症。

（1）原因

当中心静脉导管尖端在心腔内错位，或者导管尖端以尖锐的角度紧贴上腔静脉，导管过硬而且置管过深到达右心房甚至右心室，随着每次心脏收缩导管损伤血管壁或者心壁，从而引起穿孔。导管端入心包腔，即引起心包腔积液，少数伴有积血。当液体或血液在心包腔或纵隔中积聚达 300~500ml 时，就足以引起致命的填塞。

（2）临床表现及处理

患者突然出现发绀、颈静脉怒张、恶心、胸骨后和上腹部痛、不安和呼吸困难，继而低血压、脉压变窄、奇脉、心动过速、心音低远，都提示有心脏压塞的可能。由于病情进展迅速，在心搏停止前常难以作出正确的诊断。

处理：立即停止静脉输注，降低输液容器的高度，使之低于患者的心脏水平，利用重力尽量引流或吸出心包腔或纵隔内积血或液体，然后慢慢地拔出导管。如经由导管吸出的液体很少，病情未得到改善，应考虑做心包穿刺减压。

（3）预防

心脏压塞一旦发生后果严重，有时可危及生命，因此对于心脏压塞重在预防。

①操作前检查导管质量，避免使用劣质的导管。

②根据病人具体情况决定置入深度，勿将导管插入过深。

③应将导管缝于皮肤上，防止导管在留置期间进入过深。

④经常检查中心静脉导管，观察回血情况，以及测压水柱液面是否随呼吸波动和压力值是否显著异常。

6. 心律失常

常因为导丝进入过深，刺激右心房、右心室或者瓣环所致，可表现为导丝置入后心电图显示房性期前收缩、室性期前收缩、短阵房性和室性心动过速。一般回抽导丝心律失常可自行消失。

二、导管留置期并发症

1. 感染

是中心静脉导管留置期间最常见的并发症。

（1）感染形成的原因

①穿刺消毒不严格。

②多次穿刺导致局部组织损伤、血肿。

③穿刺处敷料未及时更换。

④经中心静脉导管进行肠外营养，由于患者抵抗力差，或本身已有感染存在，加之营

养液适宜细菌、真菌生长，导致感染。

（2）感染的处理

当临床上出现不能解释的寒战、发热、白细胞数升高、局部压痛和炎症等，应考虑到感染的发生，尽快拔除导管，导管尖端作细菌培养和药敏试验，根据结果全身应用抗生素。

（3）感染的预防

①穿刺时严格无菌操作。

②对于长期留置者使用抗感染导管，相比颈内静脉和股静脉，选择锁骨下静脉穿刺置管可以降低感染的风险。

③导管留置期间及时更换穿刺部位敷料，用 2.5% 碘酒和酒精涂敷局部、更换敷料，更换输液时严格遵守无菌规程。

④在病情允许情况下留置时间越短越好，如需要长时间留置，可以更换穿刺部位重新置管。

2. 导管阻塞

是导管留置过程中较常见的并发症，输液结束未按规定用肝素封管，或者抽血后未注入适量的肝素盐水都可导致导管阻塞，有些阻塞与药物沉积有关。股静脉穿刺置管的发生率高于颈内静脉和锁骨下静脉，可能与此处靠近髋关节导管容易打折有关。早期部分堵塞主要表现为输液不畅，回抽有明显负压且回抽不畅，监测中心静脉压波形不明显；完全堵塞后不能输液，回抽不见血液。导管堵塞后可接注射器抽吸，有时可将血凝块抽出；如果抽吸无效可试用 500U/L 尿激酶溶栓，如果都无效，则应拔出导管重新穿刺置管。

为预防导管堵塞，留管期间每天用肝素盐水冲洗导管，尽量避免在中心静脉导管抽血，抽血后也应用肝素盐水冲洗导管，注意药物配伍禁忌，防止药物相互作用产生沉淀堵塞导管，在病情允许的情况下尽量缩短留管时间。

3. 导管折断、脱出

导管质量差，患者躁动，或者颈部活动大造成导管根部折断；出汗导致敷贴脱落、穿脱衣服过程中不慎用力可导致导管脱出。另外在穿刺时未退出穿刺针的情况下拔出导管，穿刺针斜面割断导管，断端留在静脉内造成导管栓子，导管留在静脉内或进入心腔，需要血管介入或者手术取出导管。为了预防导管折断，严禁使用质量差的导管，穿刺针未撤出时拔出导管需要将两者一起拔出，长期留管患者尽量选用锁骨下静脉穿刺可减少颈部活动大造成的导管折断。成功置管后缝线固定导管可以减少导管脱出。

4. 静脉血栓

（1）原因

①穿刺造成的血管机械性损伤，导管质地坚硬刺激血管壁，导致内膜损伤。

②患者本身凝血机制障碍，高龄和高凝状态。

③长期卧床患者，血流缓慢，血流淤积状态导致血栓。

（2）临床表现

股静脉穿刺置管发生率最高。股静脉血栓形成时可有患肢疼痛，可有凹陷性水肿，有时可在股静脉部位摸索到一条压痛的索状物。如果血栓脱落可有肺栓塞症状，如呼吸困难、烦躁不安等。经导管注入造影剂可帮助诊断。

（3）处理及预防

对于静脉血栓一旦诊断应尽快行抗凝治疗。选择合适的穿刺路径和导管，尽量减少穿刺次数，减轻对血管壁的损伤，可以降低静脉血栓发生率，另外持续或间断滴入低剂量肝素可能有预防血栓形成的作用。

第六节　婴幼儿、儿童髓腔内穿刺

建立静脉通道的一般方法有外周静脉穿刺、中心静脉穿刺及静脉切开等。对于实施心肺复苏患者，低灌注导致外周血管塌陷，外周静脉穿刺相对困难；中心静脉穿刺相对费时，穿刺期间需要中断心肺复苏，且并发症相对较多；静脉切开又耗时长。骨髓腔被骨性结构包围，不像血管腔因为血容量不足而塌陷，骨髓腔内丰富的静脉血，使给予药物剂量与外周静脉相似。儿童和成人的前瞻性研究表明骨内通道能有效建立，可安全用于液体复苏、给予药物和血标本的采集。2010 年心肺复苏指南推荐当静脉通道不能及时建立时，抢救人员建立骨髓腔内通道是合理的。

骨髓腔输液不是一项新技术，1941 年首次用于新生儿急救，随着静脉输液导管类型与质量的改进，以及静脉穿刺技术的发展 20 世纪 40 年代后期不再常规应用。但近年来骨髓腔输液在国外又被用于患儿的急救，儿科急救医学指出在抢救时建立急诊输液通道的最佳方法为骨髓腔输液。骨髓通道建立是快速、安全、有效的给药途径，可作为传统静脉通道的首选替代途径。骨髓腔内输液的并发症主要是感染，为了减少感染的机会，要在 1~2 小时内建立静脉通道并停止骨髓腔输液。

一、穿刺装置

目前用于骨髓腔内通道建立的装置有手动穿刺装置、骨髓吸引针和骨髓腔内注射系统。手动穿刺装置即改良的骨穿针，尾端有通用的接口可以连接输液装置，具体结构如图 8-7。骨髓腔内注射系统为电驱动装置，主要由电驱动器、成人穿刺针、儿童穿刺针、手动穿刺针、胸骨穿刺针、连通器和腕带构成，通过电驱动将带有针芯的穿刺针钻入长骨骨髓腔内，将针芯取出后连上输液装置即可进行骨髓腔输液，可以更快速建立输液通道。

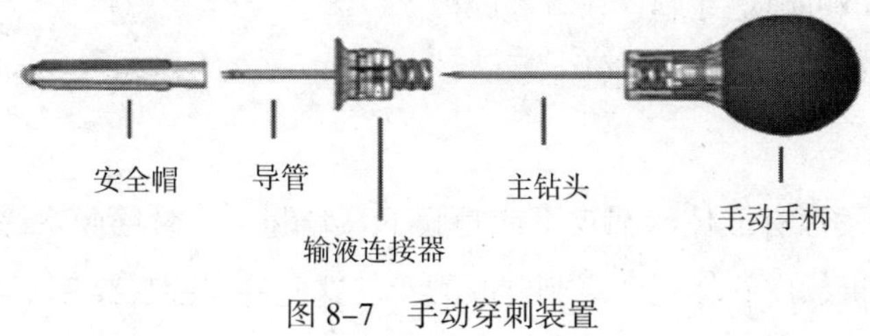

图 8-7　手动穿刺装置

二、适应证

1. 患者循环状态差，不能及时开通输液通道。

2. 血管通透性增加，外周静脉不能满足大量快速输液的需求。

3. 外周静脉穿刺失败 3 次或已反复操作 90 秒未成功。

三、禁忌证

1. 穿刺部位附近存在骨折。

2. 骨质疏松或骨发育不良。

3. 穿刺部位存在感染。

4. 24 小时内接受过一次骨髓腔穿刺的部位不宜再进行穿刺。

四、穿刺方法

1. 穿刺部位

常用穿刺部位有胫骨、髂前上棘、胸骨、锁骨等，其中最常用的是胫骨上端。

2. 穿刺体位

患者取仰卧位，两腿稍分开，一腿呈屈曲状，将胫骨部位垫高并适当固定。

3. 穿刺步骤

以胫骨上端为例阐述穿刺方法。

（1）常规消毒，戴手套，铺巾，选择不同型号的金属骨髓穿刺针。

（2）取胫骨粗隆内下方 1~2cm 平坦处作为穿刺点，在穿刺点附近作局部麻醉。

（3）左手固定穿刺部位的上下皮肤，右手持骨穿针从穿刺点垂直进针。

（4）穿过皮肤，针头碰到骨面后，针头与骨干角呈 60°~90° 进针，获得“突破感”后拔除针芯用 5ml 注射器回抽，有骨髓液即证实在骨髓腔。

（5）穿刺成功后，试验性的推注 5~10ml 生理盐水，穿刺部位无肿胀，或者连接输液装置后输液通畅，也可确定穿刺针在骨髓腔内。

（6）用无菌纱布妥善固定穿刺针。

4. 并发症

骨髓腔输液并发症有液体渗漏皮下或骨膜下、骨髓炎、骨筋膜室综合征、皮下脓肿、脂肪栓塞、胫骨骨折、皮肤坏死和穿刺针断裂等。这些并发症发生率不高，但相对比较严重。因此，为了尽量减少并发症的发生，应选择合适的穿刺部位，穿刺时应严格无菌操作，在穿刺过程中用力适宜，完成每一步操作必须冲管，穿刺完成后用无菌纱布包扎，防止穿刺部位感染。另外尽量缩短骨髓腔内输液的时间，尽早建立静脉通道。

第七节　气管内给药

如果不能及时用药，心肺复苏不能达到最佳效果。目前心肺复苏的主要给药方法有静脉注射、气管内给药和骨内通道给药。其中静脉注射是心肺复苏的主要途径，骨髓腔内含有丰富的静脉，也可提供有效的给药途径。2010 指南推荐心搏骤停期间如果不能快速建立静脉通道或者骨内通道，一些抢救药物可以经气管导管给予。

多项研究发现，一些抢救药物如肾上腺素、阿托品、利多卡因、血管加压药、纳洛酮等可以经气管吸收。同等剂量的药物经气管给药的血药浓度低于静脉给药，目前大多药物气管内给药的最适剂量尚未进行系统研究，一般应该是静脉内给药剂量的 2~2.5 倍。急救人员把药物推荐剂量用 5~10ml 注射用水或者生理盐水稀释后直接喷射到气管导管内。

有动物实验表明经气管内给药达到的低肾上腺素浓度会产生短暂的 β– 肾上腺素效应，进一步导致血管扩张、低血压和低冠脉灌注，这些都会降低自主心律恢复的几率。因此，尽管经气管给予一些抢救药是合理的，但是静脉和骨内通道给药更适合，因为后两者可以提供可预期的药物浓度和药理作用。

经气管给药进行心肺复苏多用于医院内有气管插管的患者。对于医院以外公共场合出现的心跳、呼吸骤停患者，由于缺乏气管内给药的有效器械使得药物复苏无法进行，目前已经发明了经环甲膜穿刺气管内复苏针，主要由特殊制作的针管和针头制成，在紧急情况下方便经环甲膜穿刺快速给药。

（张　军）

参考文献

[1] 钟华荪 . 静脉输液治疗护理学 . 北京：人民军医出版社，2011，149-159.

[2] 鲍德国 . 现代心肺脑复苏 . 浙江：浙江大学出版社，2011.

[3] 钟敬泉 . 心肺脑复苏新进展 . 北京：人民卫生出版社，2009.

[4] 庄心良 . 现代麻醉学 . 北京：人民卫生出版社，2004.

[5] Dorian P, Cass D, Schwartz B, Cooper R, Gelaznikas R, Barr A. Amiodarone as compared with lidocaine for shock-resistant ventricular fibrillation. N Engl J Med. 2002; 346: 884–890.

[6] Rittenberger JC, Menegazzi JJ, Callaway CW. Association of delay to first intervention with return of spontaneous circulation in a swine model of cardiac arrest. Resuscitation. 2007; 73: 154–160.

[7] Mader TJ, Kellogg AR, Walterscheid JK, Lodding CC, Sherman LD. A randomized comparison of cardiocerebral and cardiopulmonary resuscitation using a swine model of prolonged ventricular fibrillation. Resuscitation. 2010; 81: 596–602.

[8] Efrati O, Ben-Abraham R, Barak A, Modan-Moses D, Augarten A, Manisterski Y, Barzilay Z, Paret G. Endobronchial adrenaline: should it be reconsidered? Dose response and haemodynamic effect in dogs. Resuscitation. 2003; 59: 117–122.

第九章　心肺复苏的组织管理

第一节　心肺复苏组织管理概论

心肺复苏（cardiopulmonary resuscitation，CPR）是一系列改善心搏骤停后存活机会的救命措施，是临床医学的重要组成部分。无论哪一个临床医学专业，可能都要涉及心肺复苏的问题。心肺复苏更是急诊医学的重要组成部分，是“起死回生”、“救死扶伤”的最生动、最具体的体现。虽然 CPR 的最佳方法根据施救者、患者和可利用资源可以有所不同，但是最根本的挑战仍然存在：怎样才能获得早期和有效的 CPR。面对这种挑战，在心肺复苏过程中有效并快捷的急救体系和分工合作组织管理尤为重要。本章对心肺复苏过程中相关人员有组织、有效率、共同努力和协作完成的组织管理进行探讨。

一、复苏的主要目标

1. 重建患者自主、有效的循环和呼吸活动。

2. 维持患者在复苏期间生命脏器功能。

二、心搏骤停处理的基本步骤

1. 心搏骤停的判断：如患者无反应且没有呼吸或仅为喘息（叹气样呼吸），无脉搏，则判断为心搏骤停，立即开始心肺复苏；同时，采用各种方法和途径寻求帮助。

2. 抢救（组）人员到位配备抢救设备（如除颤仪和心电监护仪）和药品抢救车的抢救人员及时到达现场，并将患者安置在硬板（床）上，立即开始以下操作：

（1）进行胸外按压。

（2）经口途径建立通畅的气道。

（3）利用面罩或简易呼吸器给予 100% 氧气吸入。

3. 抢救组负责人职责

（1）对患者做出评估。

（2）指导和监督抢救组成员的抢救工作。

（3）解答抢救中出现的各种问题。

（4）询问与本次心搏骤停有关的病史及其他有关资料。

4. 及时识别心律失常：监测和记录肢体导联心电图，且不能干扰或中断，并做好除颤准备工作。

5. 及时除颤：有适应证时，应及时进行除颤，并正确掌握除颤电能量。

6. 建立静脉通道：外周静脉，如前臂静脉；或中心静脉，如颈内静脉、锁骨下静脉或股静脉。

7. 药物应用：正确选择复苏药物；注意药物剂量。采用静脉途径，一次注射或持续静脉滴注。

8. 气管插管：准备吸引器；气管插管，注意中断心、肺复苏时间不得超过30秒；检查气管插管的位置是否合适（听双侧呼吸音）；机械通气，加压给氧。

9. 在整个复苏过程中不断观察和评价患者对治疗的反应，如：

（1）按压时是否扪及大动脉搏动？

（2）辅助呼吸是否有效？

（3）是否有自主心律？

（4）自主心搏恢复后是否有自主呼吸？

（5）心搏恢复后测血压。

（6）如对各种抢救措施毫无反应，需做出何时中止复苏的决定。

10. 准确做好复苏过程现场记录。

11. 采集动脉或静脉血标本，进行包括血气分析在内的必要检测，根据检测制定治疗方案。

12. 维持抢救场所秩序，遣散与抢救无关人员。

三、抢救小组

不论复苏在医院内或医院外进行，一个有效率的抢救小组都应由一位组长和几位各司其职的组员组成；组长指导复苏的进行并协调其他成员的活动，每位组员必须完成组长分配或指定的工作。

（一）抢救小组组长的具体职责

1. 心肺复苏的指导者和指挥者必须具备在急诊条件和各种环境下处理问题的能力和业务水平，观察细致、处理果断。如果有高年资医师在场，他（她）必定应该承担起领导的责任。在医院外进行复苏时，有时组长是护理人员而不是医生，在这种特定的条件下，他

（她）有权（职责）指挥整个复苏术。在必要时和有可能时，非医生抢救小组的组长必须从基层医疗站或急救系统的医生那里寻求指导和帮助。

2. 抢救小组组长与其他成员的区别在于，只有他（她）一个人来现场指挥和具体指导复苏过程。当然，这并不排斥其他成员提出意见或建议，有时这些建议对复苏成功极有价值，但复苏过程中的所有决定均应由组长做出。抢救小组组长必须眼观全局、掌握全盘，不要局限于或陷入一些孤立的、无关紧要的问题中去。已公认的心肺复苏规则为抢救人员提供了一整套方法，但不要在具体的患者身上机械地搬用，领导者的任务是将普遍的原则和规则根据具体情况灵活运用。

3. 抢救小组组长的监督作用：包括保证心肺复苏和进一步生命抢救的正确、顺利进行；决定何时开始、何时中止复苏；仔细检查有无自主心跳恢复；必须仔细和持续观察人工呼吸是否有效、胸外按压手法是否正确；一旦发现复苏手法不正确，应及时纠正或更换操作人员；必须保证由于各种原因需要中断复苏操作时，其时间不得超过 30 秒（观察有无自主呼吸或心跳只需 5 秒左右即足够）；必须随时注意气道是否通畅并及时排除故障；同时必须保证复苏人员本身的安全，尤其在除颤过程中的安全。

4. 组长必须对患者进行持续的、全面的评价，询问病史、体格检查、了解心脏节律，掌握复苏过程中的病情变化；必须与患者家属或有关人员保持密切联系，尽早如实地告知患者的病情及预后，将要采取的诊断或治疗措施。当患者对各种抢救措施毫无反应时，如组长是医生，他（她）有权决定何时中止复苏。

5. 组长须及时解决各种问题，包括识别仪器或设备故障，寻找原因并加以排除或纠正错误的使用方法；当治疗效果不满意时，应判断是基础疾病本身所致，还是各种治疗措施本身未能正确执行所致，并予以纠正；寻找导致异常检测结果的各种原因，并进行相应处理等。

（二）心肺复苏医疗组的其他成员

1. 心肺复苏医疗组其他成员的工作由组长分配；每位成员的具体任务和作用，根据医疗小组成员的多少、本人的业务技术水平和工作能力，以及患者的需要而有所不同；一般来说，抢救小组成员应完成的任务和所起的作用包括：

（1）气道管理：人工呼吸、给氧、气管插管、吸出气道分泌物。

（2）胸外按压。

（3）准备并使用心电监护仪和除颤仪。

（4）建立静脉途径，并按医嘱静脉给药。

（5）连接好心电图机，记录心前或肢体导联心电图。

（6）观察和评价患者病情变化。

（7）心律分析。

（8）在医院外条件下，及时与附近基层医疗站的医生取得联系，包括发送心电图的图像，以寻求帮助。

2. 抢救组成员的其他辅助工作还包括：

（1）从急救车（箱）内取出并分送药品或其他抢救用品至所需之处。

（2）协助操作：如气道管理、监护、建立静脉通道。

（3）作好复苏记录，按时间顺序记录抢救过程；注意给药时间；提醒组长何时重复用药，向组长报告血液的检测结果等。

（4）联络工作：包括获取有关病史和复苏情况，通知家属或有关人员，通知上级（更高一级）医生等。

（5）维持医疗抢救场所的秩序。

3. 医疗抢救组各成员之间应保持密切联系，相互之间都清楚知道别人在干什么，自己应干什么，只有通过全体成员共同努力、相互协调，才能获得最大的复苏成功的机会。在医院内发生心搏骤停进行心肺复苏时，一个普通的求救电话（或其他特定信号）往往会有许多高年资、有经验的医生赶到帮助；在院外有时情况正相反，往往只有 1 个或 2 个人可以帮忙。一般来说，一个医疗抢救小组有 3~5 位成员时最为适宜。

（三）影响复苏成败的因素

影响复苏成败的因素按其重要性依次如下：

1. 对室颤或导致大动脉搏动消失的室性心动过速，应尽快除颤。

2. 建立在可靠的通畅气道基础上（最好气管插管），持续和有效的心肺复苏操作，并提供 100% 浓度的氧吸入。

3. 足够的剂量、反复静脉应用肾上腺素以维持冠状动脉和大脑血流灌注，当同时有几位训练有素的医生在场时，很多复苏步骤应当同时进行。

4. 在判断患者病情时，第一步是确定心搏骤停是否确实已经发生。当抢救小组到达现场时，如心肺复苏已经开始，则抢救小组组长应暂时中断复苏，以确定大动脉搏动是否消失。如大动脉搏动消失，复苏应重新开始，并对胸外按压和人工呼吸的效果进行评价。抢救小组组长应严格观察胸外按压时能否产生良好的大动脉搏动，人工呼吸时胸廓扩张和回缩的程度，以及双侧呼吸音是否存在和对称。

5. 除颤－监护仪应处于良好的工作准备状态，患者的心律必须及时加以鉴别。如心律失常为心室颤动或室性心动过速伴脉搏消失，应立即进行电除颤；如果除颤－监护仪就在手头，可首先除颤后再进行心肺复苏的其他步骤；特别应注意除颤时医务人员的自身安全。

6. 医疗抢救小组的组长应全力寻找和确定导致心搏骤停的病因。这些可能的病因包括电解质紊乱（尤其钾和钙代谢紊乱）、酸中毒、低氧血症、张力性气胸、心脏压塞、低血容量等。如已找到确切病因，立即进行病因治疗。在心电－机械分离的情况下，寻找病因并进行病因治疗尤为重要，否则患者几乎没有存活机会。

7. 组长必须指定谁来进行气管插管，并要求其操作时间不得过长；完成插管后应检查气道是否通畅，双侧呼吸音是否对称；选择建立静脉通路和中心静脉压测定的部位。

8. 组长应时刻保持警惕，随时发现问题并予以解决。如人工呼吸的效果如何；气管插管可能滑入右侧主支气管或向外滑脱；是否有气胸的可能；胸外按压的质量和效果，随着时间的延长和疲劳，可能越来越差。

9. 如复苏在医院内进行，可进行动脉血气分析测定。由于在复苏过程中，静脉很快扩张而动脉充盈不足，故采集血标本时极易把静脉血当做动脉血，应加以注意。一旦肯定为动脉血，则送检化验动脉血氧分压和二氧化碳分压；如果动脉血氧分压低于100mmHg（1mmHg=0.133kPa），则必须保证100%浓度的氧气供给，如果二氧化碳分压大于40mmHg，则必须检查气道是否通畅，双侧呼吸音是否对称；如双侧呼吸音明显不对称，应重新插管；如重新插管后仍不能使双侧呼吸音对称，应警惕气胸的存在；如证实有气胸，应及时穿刺抽气或放置胸腔管闭式引流；如二氧化碳分压增高，而双侧呼吸音正常，则应加大潮气量和呼吸频率，动脉血pH值不能真正反映静脉血和组织的pH值，但可作为参考，如pH值明显降低，首先应增加通气量，以降低动脉血二氧化碳分压，这将有助于纠正动脉、静脉和组织的酸中毒；一般不主张应用碳酸氢钠，除非合并高钾血症和/或早已存在的酸中毒。

（四）有关心肺复苏的组织形式和注意事项

1. 在医院内条件下进行心、肺复苏的基本组织形式和要素

（1）加强管理以保证协调。

（2）通信联络。

（3）仪器设备。

（4）复苏记录。

（5）人员培训。

（6）成员构成。

2. 院前心肺复苏组织基础

（1）广泛进行群众性的心肺复苏培训。

（2）确定统一的急诊求救信号（电话号码等）。

（3）建立有效率的“快速反应（调遣）”中心。

（4）急救医疗队伍，至少有一人训练有素，能完成心肺复苏操作及除颤。

（5）进一步生命支持医疗队伍，能进行进一步生命支持的各种操作，并将患者安全转运至医院。

3. 组织、管理和协调

（1）复苏委员会组成为本院医务人员，根据其训练水平、兴趣和能力，并作为心肺复苏所需的学科代表，这些学科包括：麻醉科、心血管科、重症监护室、急诊科、外科、护士、护理员、呼吸治疗科和行政管理人员。在情况需要和有条件时，应有儿科和妇产科医务人员参加委员会。所有委员会成员都必须接受心肺复苏和进一步生命支持两方面的培训，并经考核取得复苏合格证书。在进行院外心肺复苏的情况下，通常不具备上述条件；但无论如何，必须委派合格的医务人员来指导或指挥心肺复苏。

（2）复苏委员会或复苏领导者的职责和功能归纳如下：①根据公认的复苏指导方针，加以具体化，制定切实可行复苏计划，经过讨论批准，书写成文；②建立一套鉴别哪些患者不适用于复苏（不属于复苏对象）的程序，这在医院内条件下尤其需要；③考核参加复苏的有关人员的能力和资格；④制定一个规定，在必要和情况允许时，允许非医生进行某些复苏操作，如气管插管、电击除颤和静脉途径给药等；对于这些非医生的活动范围和限制，应加以详细解释和说明；⑤制定、修改、补充和评价基础，以及进一步生命支持的培训计划，并确保持续性、高质量的培训计划实施；⑥建立和确保通信联络系统的通畅，使复苏能快速开始和有效进行；⑦明确分工，指派专人首先对复苏信号做出反应并付诸行动；指派专人负责仪器、设备的运送和供应；⑧确保各种必要的仪器设备标准化，并明确其放置地点、维修和更新；⑨认真设计好并不断完善复苏记录；⑩对各项计划应进行经常性监督其执行情况，讨论并解决执行中出现的问题，对复苏病例进行定期讨论，吸取经验和教训，以确保复苏的高质量。

4. 通信联络

一旦发生心搏骤停，基础生命支持和进一步生命支持的各种措施开始实施越早，恢复自主呼吸和循环功能并得以存活的机会就会越大。因此，无论在医院内部，还是医院外部，在遇到急诊，尤其需要进行心肺复苏的情况下，必须确保通信联络畅通无阻，以便能使抢救人员、仪器设备在最短的时间内赶赴现场。

5. 复苏装备

仪器设备、药品等所有复苏装备，通常都应放在急救车（箱）内，其放置位置和方法必须固定，从实际出发，便于运送到位。如果除颤－监护仪是与其他设备分开放置的，就必须派人专门负责转送至抢救现场，以防遗忘。为了使药品在急需时能及时供给，所有药品应集中放置在贴有标签的药盘或箱内，必须经常检查，一旦标签破损或密封包装损坏则随时更换药品，及时补充，保证一定数量。对于野外（医院外）条件，复苏装置则要求轻便，耐用而不易损坏，且要易于安装和固定。但无论院内、院外，对于复苏装备的总的要求和原则是相同的。

6. 复苏记录

详细、准确、实时的复苏记录是复苏术的重要组成部分。根据记录，可了解患者对各种抢救措施的反应，从而进一步指导治疗，并预测患者预后。复苏记录是一份宝贵的文献资料，足以证明复苏的质量和平时训练的水平，也可用于讨论学习，总结经验，吸取教训，以便不断提高复苏质量。

（1）患者姓名、性别、年龄、住院号、职业、地址等有关个人资料。

（2）是呼吸骤停还是心脏 – 呼吸骤停。

（3）心搏骤停发生时间、心肺复苏开始时间，进一步生命支持措施的开始时间（借此了解心肺复苏开始前心搏骤停的持续时间、基础和进一步生命支持时间，总的复苏时间）。

（4）用药种类、剂量、方法和途径。

（5）整个复苏过程中的、连续的心电图记录，心脏节律。

（6）电击复律或除颤：方法、能量和次数。

（7）自主脉搏情况。

（8）特殊操作和手术。

（9）生命体征及其对各种治疗措施的反应。

（10）复苏结束后患者的状态和安置，即复苏最后结局。

（11）院前心搏骤停处理的检查和评价需在医疗组主任监督下进行，其内容包括以下各项：①与医院内标准和内容都相同的院前急救记录保存系统，院前抢救记录将成为院内复苏记录和患者病历的一部分并保存在病案室；②为了提供治疗上的连续性，应重新审阅和评估所有措施，并向经治医生咨询有关情况；③检查有关急诊求救电话的医生一方的反应能力，涉及整个院内、外的通信联络是否通畅；④对于那些违背正规治疗方案的个人或机构，通过正常的途径和手续加以纠正或处罚。

7. 培训和考核

所有与患者接触并服务于患者的医生、护士、保健人员都应加以培训，并经考核获得心肺复苏合格证书。日常工作要求具备熟练心肺急诊救治能力的医生、护士或保健人员，必须经常接受规范化的培训，以确保其熟练掌握基础和进一步生命支持的各种措施。

第二节　创伤急救复苏组织管理

随着现代文明与高科技不断发展，许多传染病、营养不良性疾病得到有效控制，乃至基本消失，但创伤却有增无减，这不仅反映在数量上，而且在性质上也更加严重复杂。在美国，创伤是45岁以下人群中的主要致死原因。在我国，交通事故引发的创伤正在成为危及国民生存的“第一杀手”。现代化高速公路、高速交通工具，使人所承载的动能惊人；现代化高层建筑在施工、居住及使用时均无疑地增大了人体势能，一旦出现意外，后果严重直接反映在多发伤日益增多，来势凶猛，群体伤多、危重伤多，其受损部位及脏器远不止一处，常累及多部位、多脏器，涉及到多个学科，而呼吸系统受损甚至ARDS的出现，这使得创伤已成为“世界的第一公害”，如不及时科学处理，则会出现不良结局。

创伤患者第一死亡高峰在1小时之内，此时死亡的数量占创伤死亡的50%，多为严重的颅脑损伤、高位脊髓损伤、心脏、主动脉或其他大血管的破裂、呼吸道阻塞等。在我国车祸所致的重度创伤患者中，约有2/3因得不到及时有效的救助，而在伤后30分钟内死于现场或运输途中。所以对于现场创伤急救来说，时间就是生命。传统的急救观念往往使得处于生死之际的伤员丧失了最宝贵的几分钟、几十分钟“救命的黄金时间”，因此提倡和实施现代创伤救护的新概念和技能势在必行，而有效快捷的创伤急救复苏组织管理是一切创伤急救的基石。发达国家的创伤急救体系较为先进，本节主要介绍美国的创伤急救体系，以飨读者。

一、创伤中心分级

创伤急救体系是一个权威的急救设施网络，在美国将创伤中心分为Ⅰ、Ⅱ、Ⅲ、Ⅳ共4级，提供不同层次的创伤急救服务。在有足够Ⅰ级创伤中心的地区，不必设立Ⅱ级创伤中心，在Ⅰ、Ⅱ级创伤中心能够提供该地区创伤急救服务时，无须设置Ⅲ级创伤中心。有效的创伤体系必须有一家级别最高的医院领头。在大多数地区，Ⅰ级创伤中心是领头医院；在人口稀少地区，Ⅱ级创伤中心为领头医院；在较小社区和乡村，Ⅲ级创伤中心为领头医院。

1. Ⅰ级创伤中心（level Ⅰ trauma center）

当地级别最高的创伤中心，通常服务于大城市或人口稠密地区，是创伤体系的核心，包括从创伤预防至康复的各个环节，必须具备处理所有创伤患者的资源和能力。要求创伤住院人数至少＞1200例/年，其中损伤严重度ISS ≥ 15的患者＞20%，每位创伤外科医师每年应至少对 35 例 ISS ≥ 15 的创伤患者施行过手术。创伤中心主任负责改进手术项目及协调每个普通外科医师参与创伤急救。在严重创伤复苏时，普通外科主治医师（attending surgeon）必须参与制定重大处理决策、到达急诊室并实施手术，由 24 小时在医院值班的普通外科主治医师是提供这一服务的最佳办法。在普通外科主治医师到达前，医学院毕业后 4~5 年的住院医师可以对患者进行复苏，但他们不能替代普通外科主治医师在急诊室的作用。因创伤急救、教育和研究等需要大量人力和物力资源，多数Ⅰ级创伤中心是附属于大学的教学医院；其他医院申请则必须适合Ⅰ级创伤中心认证标准。Ⅰ级创伤中心还必须承担创伤教育、预防、研究和完善创伤体系计划的责任。

2. Ⅱ级创伤中心（level Ⅱ trauma center）

对任何程度的损伤都能提供早期确定性急救的医院，不必具备Ⅰ级创伤中心的资源与能力。因此，对严重创伤患者可能必须转到Ⅰ级创伤中心救治。Ⅱ级创伤中心是社区最普及的医疗机构，处理了大部分创伤患者。Ⅱ级创伤中心可以是位于城市、郊区或乡村的一个医疗学术机构；或公共、或私人的社区医疗机构。在没有Ⅰ级创伤中心的地区，Ⅱ级创伤中心则作为当地创伤体系的领头医院，且承担创伤教育的责任。

3. Ⅲ级创伤中心（leve Ⅲ trauma center）

服务于社区，可提供及时的创伤评价、复苏、急诊手术，以及稳定病情、安排转运到具备确定性处理能力的机构。要求配有外科医师，需要有转诊协议和标准化处理方案。

4. Ⅳ级创伤中心（level Ⅳ trauma center）

在无高级创伤中心的偏僻地区，进行初步创伤评价与提供高级创伤生命支持（ATLS），多数患者需转到高级创伤中心。Ⅳ级创伤中心可能只是门诊性质，甚至连外科医师也没有，实际提供早期急救，因此，必须与Ⅰ、Ⅱ、Ⅲ级创伤中心密切合作。

二、院前急救

1. 急救电话

院前 EMS 信息来自于紧急电话（emergency call），由急救呼叫平台接警并转接相应创伤中心，而消防员、警察、医疗急救人员必须一起到达事故现场施救，并迅速将伤员转运至创伤中心的急诊室，如路途稍远，则由直升机进行空中急救转运。

2. 院前 EMS 的归属、急救人员与技能要求

按管辖范围或社区需要存在不同层次的 EMSS（应急医疗服务体系）。乡村地区 EMS 可能是私立性质或由志愿者提供服务，而城市或郊区 EMS 则要付费。私立院前服务可属于地方所有，以医院为基地，或由商业公司经营，为多个城市提供服务。以医院为基

地的 EMS 数量很少，可能由单一医院或健康保健系统管理。最先到达事故现场者，对事故现场和伤员进行初步评估，进行有限的救命性处理。具备基本水平的急救医疗技术员（emergency medical technicians at the basic level，EMT–B）具有提供 BLS 水平服务资格，BLS 包括气道管理（口鼻气道，气囊面罩通气）、心肺复苏、止血、骨折与脊柱固定和分娩辅助；EMT–B 也参与拣伤分类、较详细的伤情评估和转运。中间或医助水平的急救人员（EMT at intermediate or paramedic level，EMT–I 或 EMT–P）受过更高教育、通常能提供 ALS 急救服务，在无医助时，允许 EMT–I 进行比较全面的急救服务，因投入少、受教育时间短，EMT–I 特别适用于乡村地区 EMS。各地 EMT–I 执业许可范围不同，多数创伤体系的 EMT–I 可建立静脉通道、除颤、给予某些药物和保持气道通畅等。EMT–P 是最高级的院前急救人员，具有处理大多数院前急诊的能力，执业范围包括较广泛的治疗性处理，如心律的识别、药物治疗、高级气道管理（插管、环甲膜穿刺或切开）、张力性气胸的穿刺减压等。

3. 院前急救的实施

院前急救通常包括直升机空中急救与地面救护车急救，由急诊科主任直接指挥。院前急救人员由医助和护士组成，按照创伤急救指南与急诊主任制定的处理方案进行院前急救处理，急诊室医师负责对院前急救的电话指导。在无创伤中心资格的医院，急诊室应该负责稳定伤情，通知相应的创伤中心并由其进行转诊。ATLS 课程对这一过程提供指导，使伤情最重的患者在转运前得到救命性处理。

（1）医疗指导：EMSS 包括从通讯中心到现场急救的各环节，与所有临床、教育、技能培训和质量改进等方面相互联系。医疗指导分为直接和间接指导。EMS 医疗主任是具有院前急救知识的医师，制定权威创伤急救指南，如创伤的拣伤分类、具备创伤中心认证资格的医院一览表、预定急救方案、终止复苏或患者拒绝服务等的处理方案。对创伤急救活动制定这些实施方案是院前间接医学指导的基础。直接医学指导是以医院为基地，通过无线电或移动电话对 EMT 提供医疗和管理指导，有时需要有法医、现场问题、非转运患者或潜在的大量伦理道德问题方面的指导；在转运途中，直接医疗指导可以电话通知接收医院做好急诊室和医务人员的准备。

（2）物资资源：院前急救体系的中心环节是通讯系统，与其他环节共同构成使患者获救的快速通道。“911” 是全美统一、易于记忆和快速接入医疗急救的紧急电话号码。急救医疗调度包括各种内容，如依据严重性或潜在严重性、根据患者主诉病情的危急情况等；在现场或转运途中通过到达前的指导支持患者获得及时的医疗急救；EMS 人员向接收医院通报患者情况，以确认是否具有必须资源，在患者到达医院时，接收医院通知创伤小组成员必须准备到位。

（3）创伤急救：EMSS的首要任务是在最短时间内对患者施救。急救医师和创伤外科医师普遍认为，在确定性气道控制下（必要时气管插管），在现场不能消耗过多时间，最重要的是快速将患者转运到医院进行救治。ALS对创伤急救的作用存在争论，而在什么地点和什么时候实施ALS则较少疑问，多数城市EMS实际操作在ALS水平。近十年来，创伤后静脉输液又起争议，对血流动力学不稳定者，传统院前急救做法是给予大量液体静脉输注，然而，对于穿透性损伤患者，目前则给予限制性或低压复苏。

三、院内急救

创伤体系的最终目的是使严重创伤患者在适宜的创伤中心得到确定性急救。安排一个合理的流程通道可大大节约诊断和抢救时间：直升机停机坪靠近急诊室或救护车直达急诊室门口、在急诊室内进行体检、X线、超声波检查。CT扫描（对呼吸功能不稳定者应在移动呼吸机支持下进行）、（必要时）在导管室进行血管造影检查等，然后转往手术室或ICU。

创伤中心必须遵循ACSCOT制定的指南和最新版“创伤患者最佳急救资源”的要求。创伤小组由创伤外科医师（trauma surgeon）、创伤住院医师、急诊主治医师和住院医师（emergency medicine attending and resident）、急诊护士、ICU护士、麻醉师或注册护士麻醉师、呼吸治疗师、放射与实验室技术员、手术护士、安保人员、牧师和/或社会工作者组成。组长由创伤外科医师担任（通常为普通外科主治医师），他们熟悉创伤急救，具备指导诊断和治疗的能力，包括邀请相关专科会诊，选择手术时机和决定是否将患者送手术室、ICU或普通创伤病房，以及解释并协调各创伤小组成员提出的会诊意见。

院前急救人员按损伤严重程度将创伤患者分为三类：

Ⅰ类（伴或不伴生命体征不稳定，有生命威胁的创伤）：由创伤服务主任带领全体创伤小组成员等候在急诊室，以便在患者到达后及时开展诊断和抢救。

Ⅱ类（生命体征稳定，有潜在生命威胁的创伤）：为选择性要求创伤小组成员在患者到达急诊室时及时展开诊断与救治。

Ⅲ类（生命体征稳定，无生命威胁的创伤）：为损伤较轻，仅由创伤小组中的急诊医师和急诊护士提供服务，必要时邀请创伤外科医师会诊。多学科专业协作为患者的康复提供了最大的可能性。创伤外科医师负责将患者救护至出院或转到相关专科进行救治。住院期间，康复专科将对脑损伤、脊髓损伤、广泛或多处骨盆骨折和四肢损伤患者进行评估，一旦骨折得到固定和病情稳定就应按计划将患者转至康复科。多数创伤中心对穿透性躯干损伤、钝性腹部创伤、骨盆骨折、脑外伤等常见损伤引入循证指南，使急救能受到相应人员严格的持续监控，及时修订或更新急救方案以保证急救质量。根据损伤类型和功能结局

（如恢复工作）对医疗费用与治疗效果进行评价的方法还不成熟，有待进一步改进。

随着离心泵的广泛应用和人工膜肺的改进，应用体外膜式氧和器（ECMO）来救治创伤后出现消耗性凝血病、酸中毒、低体温状态的危重创伤患者，提高了生存率。

四、院内不同专科间的关系

根据各地协定，在急诊创伤复苏期，创伤小组与各专科需进行不同层次的合作，如要求各专科全面参与对创伤患者的救治，或由创伤小组长决定以专科会诊等形式来参与。除非在急诊复苏期，骨科、神经外科或整形外科医师常应邀会诊。参与救治的专科越多，对创伤的认识越全面，制定的治疗计划也更周密，但哪种方法更好还无定论。

在主要创伤中心，患者急诊入院处理期间，各专科医师，尤其是骨科、神经外科、胸心外科和整形外科医师需要密切介入。大多数创伤中心，各专科医师更多地起着会诊作用，但这些专科都是创伤项目必不可少的组成部分，他们的责任是在急诊室检查患者，鉴别专科损伤，设计和实施适合于每个患者的治疗计划。一般说来，将大多数多发伤患者收入创伤专科进行手术及术后管理，而单一损伤患者则收入相应专科进行手术等处理。

损伤控制概念和ICU观察与处理已促进了创伤小组与各专科间的相互合作，各专科也必须与其他创伤小组成员和患者家属保持联系，告知他们相关的专科计划并参与临床救治或质量改进活动。肌肉骨骼或脑损伤需要长期康复，骨科或神经外科医师通常承担长期救治的责任。一般要求各专科在创伤领域保持继续教育项目，ACS规定了医务人员从事创伤服务必须接受继续教育。各专科每年组织有关创伤资格、医院特许权、呼叫安排表和质量保证等方面的会议。在大多数地区医院和大学的附属医院，涉及创伤急救的所有专科医师不仅要具备医院职员资格，还要有专科医师资格。他们除参加创伤和质量保证会议外，还要求一定数量的被叫服务以保证其熟练程度。

五、直升机空中创伤急救

空中急救已成为美国创伤急救体系不可分割的重要组成部分，将技能熟练的高级生命支持人员送达现场实施急救，并将患者快速转运到创伤中心或其他能及时进行外科手术治疗的医疗机构。

附：笔者医院急救绿色通道暂行管理办法（创伤版）

为系统的规范创伤后急危重病人的接诊、分诊、检查、诊断、抢救全程医疗服务行为，使急危重病人得到及时、规范、高效、周到的医疗服务。提高抢救成功率，减少医疗风险，特制定本管理办法。

一、病种范畴

需要进入急救绿色通道的病人是指在短时间内发病，可能在短时间内（< 6小时）危及病人生命。这些疾病包括但不限于：急性创伤引起的体表开裂出血、开放性骨折、内脏破裂出血、颅脑出血、高压性气胸、眼外伤、气道异物等可能危及生命的创伤。

二、绿色通道工作要求

1. 绿色通道医护人员应具备高度责任心和时间就是生命的观念。对进入绿色通道患者，各类医护人员应立即提供热情、高效的服务。

2. 各级绿色通道医护人员职责明确，各班各类人员要坚守工作岗位，随时做好急救准备。

3. 绿色通道医护人员要训练有素，技术熟练，胜任抢救各种危重病急救患者的需要。能开展抗休克、复苏、除颤、机械通气治疗、洗胃术、气管插管术、深静脉置管术、胸腔穿刺术、腹腔穿刺术等。

4. 急诊室护士应随时做好抢救准备工作。遇有危重患者应立即通知值班医师，并及时给予必要的处理，如吸氧、吸痰、测体温、血压、脉搏、呼吸等。

5. 医生口头医嘱要准确、清楚，尤其是药名、剂量、给药途径与时间等，护士要复述一遍，避免有误，并及时记录于病历上。抢救后2小时内由抢救医生完成急诊抢救病历和补记口头医嘱。

6. 急诊科急危重病人的病历书写规定：为及时抢救急危重病人，所有急危重病人进入急诊科积极抢救，一旦开通绿色通道表示病人即已办理住院，在急诊科的相关医疗行为均应按病历书写规范记录，归入病历档案统一保管。

7. 值班保安人员负责协助患者搬运，疏通检查通道。物业值班人员负责送取相关血液化验检查标本和检验报告单（能立即出结果的检验）。合血、取血工作在正常工作时间由急诊科完成，夜间或节假日取血工作由医院值班护士长负责。值班护士长接到通知后10分钟内到达输血科核对血液无误后，将所取血液送至当时病人所在地（如急诊抢救间或手术室等），与相关护理人员进行交接。

8. 手术室在接到急诊科的手术通知后，10分钟内准备好手术室及相关物品，并立即通知手术相关人员到场。手术室应安排人员在手术室门口接病人，麻醉医生同时到场进行麻醉评估和选择麻醉方案。

9. 严格管理急救药品和物品：各种急救药物的安瓿、输液空瓶、输血空袋等用完后应暂行保留，以便统计与查对，避免医疗差错。一切急救用品实行“四固定”（定数量、定地点、定人管理、定期检查维修），各类仪器要保证性能良好。急诊室抢救物品一律不外借，值班护士要做好交接及记录。医务处定期检查。

10. 正常工作时间由医务处负责指挥、协调绿色通道抢救及记录，夜间、节假日由总值班负责指挥、协调绿色通道抢救及相关记录工作。

11. 所有手术科室如遇值班医生同时手术不能参与绿色通道抢救时，必须做好后备人员的到场预案。如因此情况延误病人治疗，医院将追究相关科室负责人的责任。

12. 检验科、超声科、放射科、药站应绝对优先为绿色通道病人进行检查、取药（除已有现场检查的病人外）。

13. 由于绿色通道病人需紧急输血，争取抢救时机，故临床输血申请单上血型一项暂时无法填写，申请医生在抢救结束后及时补填。

三、急诊绿色通道抢救流程

1. 病人到达急诊科，分诊护士将病人送入抢救室，并在5分钟内完成病人合适体位的摆放、吸氧、开通监护仪进行监护、建立静脉通道，采集标本送检，如需输血、手术的病人再进行深静脉置管，建立抢救病历。根据病人信息物业人员到挂号处直接取号。

2. 首诊医生接到通知后立即到场，询问病史、查体、迅速判断影响生命的主要因素、下达抢救医嘱。抢救医嘱可下达口头医嘱，由护士记录并复述，医生确认后执行。接诊医生根据绿色通道病人的相关标准有权为病人开通绿色通道，同时通知医务处或总值班。在所有绿色通道病人检查、检验申请单、住院证上手写绿色通道字样。

3. 对头、颈、胸、腹多发伤（复合伤）的病人，建议检查顺序为，按CT、B超、X光进行，可节省时间，尽早判断病情信息。

4. 专科总住院医生在接到会诊通知后5分钟内到达急诊科进行会诊，急诊医生负责和专科医生就病人的情况进行口头沟通，专科医生应对病人进行快捷有效的查体，并向急诊科医生说明专科处理意见，书写会诊记录。确定转专科诊治的病人，由专科会诊医生会诊后将病人护送到病区，病情危重不能立即转住院部治疗的病人，专科医生不得离开现场，协助急诊医生完成抢救工作。急诊科接诊医生应及时将急诊抢救医疗文书书写完整，交予护送人员，或在规定的时间内完成并送达转入科室。

5. 诊断明确的病人由各专科继续诊治。多脏器复合伤需多科共同诊治的病人，由各专科二班医生根据病情商定收治科室，如存在争议由普通外科率先收治病人。

6. 经急诊科、外科医生评估，病情危重，需要紧急施行抢救手术的病人，如肝、脾破裂、宫外孕破裂大出血等，在急诊室快速做好术前准备，包括取血化验、合血、开通静脉通路、更换病号服、体表伤口包扎、骨折固定等。手术人员电话（5651）通知手术室，手术室接到绿色通道手术通知后，立即准备手术器械，10分钟内安排人员在手术室门口接病人。

7. 病人病情危重但各专业均不具备急症手术指征，患者生命体征基本稳定后，请重症医学科二班会诊，进一步确认无急症手术指征并且有转运条件，由相关专业二班医生和急诊护士及家属或物业人员将患者转运至重症医学科住院；重症医学科无病床时，该患者暂时收住急诊ICU或继续留在急诊抢救间进一步抢救。

8. 医务处或总值班接到绿色通道报告后，负责将病人信息通知住院处、中心药站可强行录入取药。

9. 物业值班人员持住院证至住院收费处办理住院手续。住院证姓名一定与门诊挂号姓名一致。即使错误出院一并更正，不能因此延误抢救时机。

四、进入绿色通道的急危重病人医学检查结果报告时限

1. 放射科平片、CT30分钟内出具检查结果报告（口头报告应有记录）。

2. 超声检查30分钟内出具检查结果报告（口头报告应有记录）。

3. 检验科接到标本后，30分钟内出具常规检查结果报告，60分钟内出具生化、凝血结果报告。（检验结果可电话报告，但应有记录）

4. 输血科配血申请30分钟内完成（如无库存血，应立即反馈临床，并积极联系血源）。

5. 急诊药房优先配药发药。

五、病情告知要求

病人的病情、各种检查和治疗方案等根据医院规定完成知情同意书的书写。如没有家属和委托人的急危重病人，应立即报告医务处或总值班备案。需要急症抢救手术病人，由医务处长或总值班（值班科长）批准、签名。

六、报告要求

确定病人进入绿色通道后，接诊医生及时向上级医生逐级汇报，同时报告医院（正常工作日报告医务科，节假日和夜间报告医院总值班）。遇有大批患者、严重复合伤等情况时，科主任、医务处或总值班在10分钟内到达现场，组织和协调抢救工作，并报告院领导。

七、绿色通道费用管理

急诊各检查科室收到带有绿色通道字样的申请单时，将申请单妥善保管，第一时间为病人进行检查。所有票据财务科、收费处统一汇总管理。

（单世民）

参考文献

[1] 陆远强，鲍德国．现代心肺脑复苏．杭州：浙江大学出版社，2011，304-309.

[2] Mancini ME, Soar J, Bhanji F, et al. Part 12：Education, implementation, and teams: 2010 International

Consensus on Cardiopulmonary Resuscitation and Emergency Cardiovascular Care Science With Treatment Recommendations. Circulation, 2010, 122(16 Suppl 2): S539-S581.

[3] Marietta M, Pedrazzi P, Girardis M, et al. Posttraumatic massive bleeding: a challenging multidisciplinary task. Intern Emerg Med, 2010, 5(6): 521-531.

[4] Gomes E, Araujo R, Carneiro A, et al. The importance of pre-trauma centre treatment of life-threatening events on the mortality of patients transferred with severe trauma. Resuscitation, 2010, 81(4): 440-445.

[5] 施建国，姚远，周继红，等．规范创伤救治模式促进严重创伤救治质量的作用研究．中华创伤杂志，2011，27（12）：1110-1111.

[6] Tinkoff GH, Reed JF, Megargel R, et al.Delaware's inclusive trauma system: impact on mortality. J Trauma, 2010, 69(2): 245-252.

第十章　心搏呼吸骤停

心搏骤停（cardiac arrest）是指心脏因急性原因突然丧失有效的排血功能而致呼吸和循环停顿的临床死亡状态。猝死（sudden death）指出乎意料、突然发生的意外死亡。凡因交通事故、意外暴力、采用剧毒物品、电击或溺水等所致突然死亡，均不包括在此范围。心脏性猝死（cardiac sudden death，CSD）系指由于心脏原因所致的突然死亡。可发生于原来有或无心脏病的患者中，常无任何危及生命的前期表现，突然意识丧失，在急性症状出现后 1 小时内死亡。绝大部分的心脏性猝死是心律失常所致，但某些意外的情况，如心脏破裂、肺栓塞等亦可于 1 小时内死亡。

第一节　心搏呼吸骤停的原因

导致心搏呼吸骤停的原因众多，可能是原发的，也可能是继发的，而其中以心脏血管疾病引起者最为多见，而在 CPR 过程中，了解导致心搏呼吸骤停的原因极为重要。一方面进行 CPR；一方面则可针对原发病因作某些紧急的处置，以提高复苏成功率。

一、心脏血管疾病

各种心脏病在一定条件下，均有可能发生心搏骤停，其中最常见的是冠心病，约占 80%，其他心脏血管疾病约占 20%，具体多发疾病如下：

1. 冠状动脉粥样硬化性心脏病

急性心肌缺血、急性心肌梗死、附壁血栓形成、心脏破裂、冠状动脉栓塞、心功能不全等。

2. 非粥样硬化性冠状动脉病

冠状动脉口栓塞、冠状动脉口狭窄、冠状动脉结节性动脉炎、先天性冠状动脉畸形、风湿性冠状动脉炎、冠状动脉中层钙化等。

3. 心肌疾病

原发性心肌疾病（扩张型心肌病、肥厚型梗阻性心肌病、克山病、孤立性心肌病）、继发性心肌病等（风湿性心肌炎、病毒性心肌炎、心肌结节病、白喉心肌炎、心肌淀粉样变）。

4. 主动脉疾病

主动脉粥样硬化、主动脉夹层动脉瘤、主动脉发育异常（先天性主动脉狭窄、动脉导管未闭、Marfan 综合征）、梅毒性主动脉瘤等。

5. 心内膜疾病

感染性心内膜炎、心瓣膜炎、二尖瓣脱垂等。

6. 心脏肿瘤

心脏转移性肿瘤、心房黏液瘤、心脏间皮瘤等。

7. 其他

高血压性心脏病、心包疾病、心脏传导系统疾病、肺动脉栓塞等。

二、非心脏血管疾病

1. 意外事件

严重创伤（特别是心脏外伤）、电击伤、窒息、溺水、自缢。

2. 各种原因所致严重休克

严重的失血性休克、过敏性休克、严重感染中毒性休克等。

3. 各种原因引起的中毒

有机磷农药中毒、CO 中毒、严重食物中毒、工业毒物吸入或误食、灭鼠药中毒。

4. 电解质紊乱与酸碱失衡

严重酸中毒、高钾血症、低钾血症等。

5. 药物所致恶性心律失常

氨茶碱、乌头碱、洋地黄、锑剂、闹羊花等，以及普鲁卡因胺、奎尼丁、胺碘酮等许多种类的抗心律失常药引起的恶性心律失常。

6. 其他

急性坏死性胰腺炎、脑血管意外。

三、临床处置相关原因

1. 手术及临床诊断技术操作引起的心搏呼吸骤停

（1）介入检查中心导管置入操作或心血管造影。

（2）胸腔或心包穿刺、延髓池部位的穿刺。

（3）心脏手术、胸腔手术、嗜铬细胞瘤摘除手术过程中的操作。

（4）体外循环心脏手术后，围手术期可因电解质紊乱、通气受阻，呼吸功能下降、心脏压塞，药物不良反应等因素引起心搏呼吸骤停。

2. 迷走神经受刺激反应引起的心搏呼吸骤停

（1）气管插管、喉镜置入、吸痰等过强刺激咽喉部等引起的咽心反射。

（2）胸、腹部手术，如牵拉肺门或肠系膜时。

（3）压迫眼球引起的眼心反射，压迫颈动脉窦引起的窦弓反射，牵拉胆囊引起的胆心反射。

（4）其他：对会阴、宫颈、阴道等腔道处进行检查时，如刺激过强，也偶可发生反射性心搏骤停。

3. 麻醉意外

手术和麻醉过程中意外发生且不明原因的心搏骤停，年龄越大，发生率越高，全身情况不佳者发生率越高。有文献统计，全身情况良好者的发生率为1∶3296；不佳者为1∶202。患者既往有心脏病病史者，发生率5倍于无心脏病病史者，尤其如主动脉狭窄、肥厚型梗阻性心肌病、主动脉瓣关闭不全等。

第二节　心搏呼吸骤停的病理生理

一、循环系统的病理生理变化

1. 心脏的病理生理变化

要维持心泵活动需要消耗大量的能量，心搏呼吸骤停后，冠状动脉呈现无灌流状态，心肌细胞完全缺氧，能量代谢迅速由有氧代谢转为无氧代谢（糖酵解），糖酵解时生成的ATP仅相当于有氧代谢的1/19，远远不能满足心肌正常的生理需要，而且心肌的能量储备很少，因此心肌完全缺氧时，心肌细胞的能量便很快耗竭殆尽，心泵的正常活动就难以维持。同时，糖酵解时会产生大量乳酸，因冠状动脉有效地血液循环停止，乳酸不能及时被血液带走清除，造成心肌细胞内代谢性酸中毒。心肌细胞内酸中毒，H^+ 和 Ca^{2+} 与肌钙蛋白竞争性结合，抑制肌纤蛋白和肌凝蛋白的横桥联结，严重抑制心肌收缩力；心肌细胞内酸中毒还降低心肌细胞的室颤阈值，导致顽固性室颤，这给心脏复苏造成很大困难。

心肌细胞完全缺氧，还会导致细胞内、外电解质紊乱。心肌细胞膜正常生理功能的维持，是基于 Na^+–K^+–ATP 酶功能的正常。ATP 缺乏后，Na^+–K^+–ATP 酶功能障碍，导致细胞内 K^+ 外逸，使细胞外 K^+ 浓度增高，这种高钾状态是心脏复苏过程中导致心脏再度停跳的重要原因之一；Na^+–K^+–ATP 酶功能障碍，还可导致细胞外 Na^+ 及水进入细胞内造成细胞水肿，时间过长致使细胞质内线粒体水肿，进一步影响能量的生成。心肌完全缺氧，Ca^{2+}–Mg^{2+}–ATP 酶功能下降，以及因细胞内 Na^+ 增高促使 Na^+–Ca^{2+} 交换，细胞外 Ca^{2+} 大量进入细胞内，可致线粒体损伤，严重抑制细胞功能甚至死亡。

缺氧还有可能导致心脏传导系统损伤，易产生传导阻滞或诱发严重心律失常。

缺氧会导致冠状动脉毛细血管内膜损伤，毛细血管通透性增加，液体外溢，红细胞凝集，微血栓形成，致使恢复循环后心肌灌流不足，给复苏造成困难。

有研究发现，心搏骤停后期（20 分钟），心肌 M 胆碱能受体密度增加，并且随心搏骤停时间的延长而逐渐增加，因此认为，心搏骤停后期应用 M 受体拮抗剂对心肺复苏可能有益。

2. 血管的病理生理变化

心搏呼吸骤停后，血管平滑肌细胞因缺氧致使能量耗竭，体内过多的酸性代谢产物对血管平滑肌有直接作用，而且缺氧及酸中毒时血管平滑肌细胞对儿茶酚胺的反应性也大为减弱，致使血管平滑肌张力减退，外周血管阻力降低，造成复苏后低血压状态。缺氧、酸中毒及高凝状态可造成血管内皮损伤，内皮损伤又可诱发血小板凝集及血栓形成，易并发弥散性血管内凝血（DIC）。

3. 心肺复苏时胸外按压的病理生理

胸外按压是心肺复苏时建立人工循环最为简便和有效的方法，正确操作时，收缩压可达 80~100mmHg。有研究表明，按压力量是维持收缩压的主要因素，而按压频率是维持舒张压的主要因素。关于胸外按压的机制，近年来的研究认为，骤停时间短，可能心泵机制占主要作用，随着骤停时间的延长，二尖瓣乳头肌 ATP 逐渐耗竭，按压时二尖瓣不能关闭，胸泵或左心房泵机制逐渐起主导作用。

二、呼吸系统病理生理变化

心搏骤停与呼吸骤停可互为因果。若呼吸停止在先，因心肌严重缺氧，心跳在 3~5 分钟随即停止；若心搏骤停在先，则呼吸在中枢因缺血、缺氧而受到严重抑制，在心跳停止

20~60 秒呼吸也随即停止。

1. 通气变化

在心搏呼吸骤停的开始，因肺泡内氧分压（P_AO_2）比静脉血氧分压（P_VO_2）高，而肺泡内二氧化碳分压（P_ACO_2）低，故气体交换仍存在，氧由肺泡内向血液内弥散，二氧化碳（CO_2）则由静脉血向肺泡内弥散。有人测定，CO_2 由血液向肺泡内弥散的量比氧由肺泡向血液弥散的量约小 10 倍，结果肺泡内气体总量逐渐减少，肺泡内形成负压。如果呼吸道通畅，呼吸道内气体则进入肺泡，这样就产生了没有呼吸运动的通气 – 弥漫呼吸。通气 – 弥漫呼吸仅在心搏呼吸骤停后维持约 2 分钟，但是此时的气体交换量已经很少了，交换后的血液也不能很快回到心脏。随后通气完全停止，如不能尽早实行心肺复苏，给予有效的通气，肺泡内就不能进行有效的气体交换，机体缺氧进一步加重。CO_2 因不能从肺内排出，体内 CO_2 迅速积聚，造成严重呼吸性酸中毒。

2. 呼吸道防御功能降低

正常呼吸道通过气管及支气管黏膜上皮的纤毛运动，清除进入呼吸道的微生物以及微小的粉末颗粒；呼吸道黏膜上皮细胞还可分泌一些分泌型 IgA 抗体；再加上吞噬细胞以及肺泡上皮细胞的吞噬功能，都可防止病原微生物的入侵。心搏呼吸骤停后，气管及支气管黏膜上皮细胞缺氧，纤毛运动减弱逐渐停止，清除微生物及粉末的功能降低。另外，黏膜上皮细胞分泌物的 IgA 减少，同时，缺氧也大大削弱了吞噬细胞、肺泡上皮细胞的吞噬功能。所有这些因素都大大降低了呼吸道的防御功能，易发生感染。因此，心肺复苏后应尽早给予抗生素治疗。

3. 肺泡表面活性物质生成减少

肺泡上皮有少量Ⅱ型肺泡细胞分泌表面活性物质，降低肺泡表面张力，防止肺泡萎陷。心搏呼吸骤停后，由于缺氧，Ⅱ型肺泡细胞分泌功能受到明显影响，致使肺泡表面活性物质生成减少，肺泡易于萎陷。从而导致肺不张及急性呼吸窘迫综合征（ARDS）。

4. 肺循环阻力增加

心搏呼吸骤停后，肺循环阻力急剧增加，主要与下列因素有关：

（1）缺氧：肺小动脉对缺氧极其敏感。一旦缺氧，肺小动脉平滑肌发生持续痉挛，使肺循环阻力增加。

（2）CO_2 分压升高及酸中毒：心搏呼吸骤停后，静脉血 CO_2 分压明显升高，加上代谢性酸中毒，血液中 H^+ 明显升高，增加了肺小动脉对缺氧的敏感性，使肺循环阻力进一步增加。

（3）交感神经功能亢进、血中儿茶酚胺增加：心搏呼吸骤停后因机体处于高度应激状态，交感神经功能亢进，肾上腺大量释放儿茶酚胺，此外，抢救时使用大剂量肾上腺素，兴奋肺动脉及肺小动脉上的肾上腺素能受体，引起肺血管收缩，肺循环阻力增加。肺循环阻力增加，导致心肺复苏时及复苏后心排血量减少或形成肺动脉高压，增加复苏的难度。

5. 肺毛细血管通透性增加

心搏呼吸骤停后，由于缺氧、酸中毒等因素可造成肺毛细血管内皮细胞及基底膜损伤，毛细血管的通透性增加，易并发肺水肿。

6. 并发急性肺水肿

心搏呼吸骤停后，由于肺泡表面活性物质生成减少、肺毛细血管通透性增加、肺循环阻力增加，加上 CPR 时胸外心脏按压、高能量反复多次电击、误吸、应用升压药、补液过多等诸多因素，常易并发急性肺水肿，使复苏后期处理更加困难。

三、脑的病理生理变化

脑是耗氧大、需要能量多的器官。正常成人脑重量约占全身总重量的 2.2%，而脑血流量约占心排血量的 15%，静息时脑耗氧量约占全身总耗氧量的 20%。脑组织内用于合成代谢（如神经介质）、离子转运和神经冲动传递的能量 85%~95% 来源于从血液中摄取氧和葡萄糖进行生物氧化。脑组织内糖原、氧和 ATP 的储备很少，也无后备的毛细血管，完全阻断脑血流 10 秒就可把残存于毛细血管内的氧耗尽，2 分钟就能把储备的葡萄糖耗尽。所以脑（尤其是大脑皮质）对缺氧非常敏感。

1. 能量生成减少或耗竭

心搏呼吸骤停后，在 6~7 秒可利用的氧即消耗殆尽，由于缺血、缺氧，脑细胞很快由有氧氧化转为无氧酵解，ATP 生成大量减少；另一方面，由于脑内储备的糖原和葡萄糖很快耗竭，血液内葡萄糖向细胞内转运速度又减慢，糖酵解速度大大减慢，ATP 生成更加减少。ATP 是维持脑细胞功能及生存的基础，一旦能量耗竭，脑细胞将受到严重的损害。如缺血、缺氧时间过久（8~10 分钟）就可导致脑细胞不可逆性损害。

2. 脑内酸中毒

由于脑缺血、缺氧，有氧氧化不能进行转化、供能。糖酵解生成大量乳酸，造成乳酸性酸中毒。实验研究证明，完全性脑缺血 2~3 分钟后，脑中乳酸浓度即达最高值，组织 pH 降至 6.0~6.5。脑内酸中毒不仅严重抑制脑细胞功能，造成神经系统紊乱，还可造成细胞内溶酶体破裂，释放出大量强力水解酶，导致细胞死亡。

脑内乳酸的最高水平取决于脑内糖水平。因此，缺血前及复苏后用葡萄糖液，可使脑内葡萄糖水平升高，乳酸生成也增多，加重脑内酸中毒，使脑缺血性损伤更加严重。故有人提出，心肺复苏后早期不用葡萄糖液对防止脑损害可能有益，并认为用葡萄糖代谢抑制剂——去氧葡萄糖可以阻止循环恢复后的脑内酸中毒。

3. 细胞内、外电解质异常

心搏呼吸骤停后，脑缺血、缺氧，能量生成减少或耗竭，导致细胞膜上的离子泵功能衰竭，Na^+、K^+、Ca^{2+}、Cl^- 等不能逆浓度梯度转运，从而导致细胞内外电解质异常。

（1）细胞内 Na^+ 升高：由于 ATP 缺乏，细胞膜上 Na^+-K^+-ATP 酶功能障碍，大量 Na^+ 向细胞内转移，水随 Na^+ 进入细胞内，导致脑细胞水肿，影响细胞的正常功能。

（2）细胞外 K^+ 升高：细胞膜上的 Na^+-K^+-ATP 酶功能障碍，一方面细胞外 Na^+ 向细胞内转移，另一方面细胞内 K^+ 向细胞外转移，导致细胞外高钾。细胞内、外 K^+ 浓度梯度减少，将影响脑细胞的膜电位，从而使脑细胞的功能下降。

（3）细胞内 Ca^{2+} 急剧升高：正常细胞外 Ca^{2+} 比细胞内高 4000~10000 倍，这种浓度梯度的维持必须由两组依赖 ATP 的离子泵参与。心搏呼吸骤停后，脑细胞缺血缺氧，细胞内 ATP 生成迅速减少，糖酵解生成的 ATP 很少，细胞维持 Ca^{2+} 梯度的功能随之降低。脑缺氧 1~2 分钟后，细胞外 Ca^{2+} 趋于平衡。一方面，细胞外 Ca^{2+} 大量进入脑血管平滑肌细胞，使脑血管痉挛，心肺复苏后的脑组织仍处于无灌流状态，加重脑组织缺血、缺氧。另一方面，脑细胞内 Ca^{2+} 明显升高，会激活磷脂酶 A_2，分解膜上的磷脂成分产生大量游离脂肪酸（FFAs），膜磷脂的分解破坏了膜结构和功能；大量的 FFAs 能抑制线粒体功能，参与脑水肿的发生，线粒体功能丧失和细胞膜损伤是脑不可逆损害的主要特征。

（4）细胞内 Cl^- 升高：正常时细胞外 Cl^- 较细胞内高约 100 倍。心搏呼吸骤停后，由于缺血、缺氧，细胞膜损伤，膜的通透性增加，细胞外 Cl^- 随 Na^+、Ca^{2+} 一起进入细胞内，这在脑细胞水肿的发生机制中可能起一定作用。

4. 脑内游离脂肪酸蓄积

脑组织中含有大量磷脂。当心搏呼吸骤停后，因缺氧不能进行有氧氧化，磷脂分解，产生大量游离脂肪酸，导致脑内 FFAs 蓄积。一方面，大面积 FFAs 可进一步损伤生物膜（细胞膜、细胞器膜等），加重脑损伤；另一方面，FFAs 中的主要成分——花生四烯酸在 CPR 后低灌注时，将代谢为前列腺素、血栓素 A_2（TXA_2）、白细胞介素及脂质过氧化物，在脑再灌注损伤中起重要作用。

5. 乙酰胆碱合成减少

乙酰胆碱是脑内重要的神经介质。乙酰胆碱是由胆碱与乙酰辅酶 A 在胆碱乙酰化酶的催化作用下合成的，与丙酮酸氧化有密切关系。心搏呼吸骤停后，由于大脑缺血、缺氧，丙酮酸不能氧化脱羧生成乙酰辅酶 A，因而乙酰胆碱生成减少，脑功能发生障碍。

6. 兴奋性神经递质增加

心搏呼吸骤停后，脑内兴奋性神经递质大量释放，其中主要是谷氨酸和天冬氨酸。兴奋性神经递质增加可介导神经组织坏死，且有神经毒性。兴奋性神经递质导致缺血性损伤的机制目前尚不清楚。

7. 脑微循环障碍

心搏呼吸骤停后，一方面由于缺血、缺氧导致血管内皮细胞损伤，加上循环骤停后血液黏滞度和凝固性增加，血小板聚集性增加，易形成微血栓，加重脑组织缺血、缺氧；另一方面，缺血、缺氧导致大量 Ca^{2+} 进入血管平滑肌细胞，血管平滑肌痉挛，脑血管收缩，加上毛细血管周围的星形胶质细胞肿胀压迫毛细血管，使管腔变形狭窄，从而使脑血流量进一步减少；其三，心搏呼吸骤停后发生脑水肿，致颅内压升高，使复苏后脑灌注压（动脉压和颅内压之间的压力差）降低。因此，CPR 后上述诸多因素的共同作用，使脑血流量不能很快得到改善，增加脑复苏的困难。

8. 脑水肿

心搏呼吸骤停后，缺血、缺氧使脑细胞能量生成减少，细胞膜上的离子泵功能衰竭，大量 Na^{+}、Cl^{-} 进入细胞内，水也随之进入细胞内，导致脑细胞水肿。细胞内 Ca^{2+} 急剧升高，膜磷脂破坏产生大量 FFAs，加上线粒体肿胀，线粒体合成 ATP 功能严重受损，形成恶性循环。脑缺血后的脑水肿包括细胞毒性（cytotoxic）和血管源性（vasogenic）两种机制，前者在缺血期间即已启动，属细胞内水肿，在再灌注期可继续加重；后者继发于再灌注后，主要与多血相和内源性损伤因子（包括递质和介质等）对 BBB（血脑屏障）的损伤有关，血管内含蛋白质的液体外漏，属细胞外水肿，可随血压升高和 CBF 增多而加重。在脑缺血严重患者中，易损区水肿在再灌注 48~72 小时达高峰，在一定的有利条件下，可逐渐消退。

脑水肿使心肺复苏后患者神志恢复较慢，如脑水肿严重还可使颅内压升高形成脑疝，带来不良后果。

脑的病理生理变化，尤其是脑损伤的程度，是目前影响心肺复苏成功率的重要因素。因此，在复苏时如何保护脑功能是心肺脑复苏研究的重要课题。

有人对心肺复苏患者脑缺氧代谢监测表明，第 1~6 天脑氧代谢波动明显者复苏成功率高，无明显波动者其复苏成功率低，因此认为，脑氧代谢测定是判断心搏骤停患者预后的有效方法。

四、肾脏的病理生理变化

心搏呼吸骤停后，对肾脏功能的影响较大，易并发急性肾功能衰竭。

1. 肾血流量急剧减少

心搏呼吸骤停后，由于肾脏血流急剧减少乃至停止，肾小球滤过压急剧降低或消失，肾小球滤过率降低或滤过停止，导致肾前性肾功能衰竭。此时，肾脏结构尚未遭致严重损害。另外，心搏骤停后，肾入球小动脉压力急剧下降，刺激近球旁器细胞大量分泌肾素，使血液中的血管紧张素明显升高。有研究证明，肾内尚有独立的肾素－血管紧张素系统（RAS），近球旁器的肌上皮样颗粒细胞不仅含有肾素，同时含有血管紧张素Ⅱ（AT－Ⅱ）和血管紧张素Ⅰ（AT－Ⅰ）。心搏骤停后，近曲小管和髓襻重吸收 NaCl 的功能降低，到达远曲小管的 NaCl 升高，加上肾入球小动脉压力急剧下降，均刺激近球旁器细胞大量分泌肾素和 AT－Ⅱ，从而使肾小球毛细血管内 AT－Ⅱ明显增加，引起肾小球毛细血管强烈收缩，使肾小球滤过率进一步下降，导致肾功能衰竭。

2. 肾小球毛细血管内皮细胞损伤，滤过膜通透性增加

心搏呼吸骤停后时间稍长，因缺血、缺氧、高凝状态及酸中毒，可造成肾小球毛细血管内皮细胞损伤，促使血小板以及红细胞聚集，或并发 DIC 造成播散性肾小球毛细血管微血栓形成，导致肾功能进一步损害；另一方面，缺血、缺氧、细胞水肿及细胞内酸中毒既损伤肾小囊上皮细胞及基膜，也造成肾小球毛细血管内皮细胞损伤，同时也使得滤过膜受损，通透性增加，血液中的蛋白质、大分子甚至细胞等有形成分均可通过滤过膜，加上尿量生成减少，蛋白质、大分子及有形成分堵塞肾小管，加重肾小管损害。

3. 急性肾小管坏死及大量管型

缺血、缺氧时间较长，造成肾小球上皮细胞能量耗竭、细胞水肿、细胞内酸中毒，严重威胁细胞的生存甚至造成急性肾小管坏死；缺血、缺氧导致肾小球滤过膜受损，通透性增加，大量蛋白质及有形成分通过滤过膜后进入肾小球，加上部分肾小管上皮脱落，形成各种管型，堵塞肾小管后，可使肾小囊压力升高，肾小球的有效滤过压进一步降低，即使在有效循环恢复后也不能很快改善。所以这一切都将导致心搏呼吸骤停后、心肺复苏后急性肾功能衰竭。

4. 肾髓质的渗透压梯度受损

肾小管髓襻升支粗段对 Cl^- 的主动重吸收是建立肾髓质渗透压梯度的主要动力。心搏骤停后，肾小管上皮细胞缺氧，能量生成减少或耗竭，导致对 Cl^- 的主动转运发生障碍，从而造成肾髓质的渗透压梯度减少或消失，严重影响肾脏的浓缩功能。

总之，肾脏的变化，在心搏呼吸骤停后，是由上述各种因素导致的急性肾功能衰竭。如骤停的时间短，早期是可逆的；如骤停的时间长，则造成不可逆的肾功能损害。急性肾功能衰竭又可导致水和电解质紊乱，加重氮质血症和酸中毒形成，给复苏后期处理增加困难，是复苏成功后患者死亡的重要原因之一。所以，心肺复苏要尽早施行，尽快恢复有效循环，促进肾功能的恢复。

五、血液的病理生理变化

心搏呼吸骤停后血液的生理、病理变化非常复杂，有许多问题目前尚不清楚，有待进一步地研究。

1. 有效成分的变化

心搏呼吸骤停后，由于严重酸中毒，红细胞膜的通透性增加，Na^+、Ca^{2+} 进入细胞内，使红细胞膨胀，变形性降低，不易通过毛细血管，易被脾脏破坏，发生血管外溶血；缺血和缺氧还可导致大量有核红细胞破坏，红系定向干细胞损伤；白细胞膜通透性增加，大量 Ca^{2+} 进入细胞内，促使溶酶体破裂，释放大量的水解酶，引起细胞自溶；缺氧和酸中毒尚可导致白细胞吞噬能力减弱（不能有效产生 H_2O_2），淋巴细胞抗体生成减少，机体免疫功能下降，易发生全身性感染；缺氧和酸中毒又可致血小板内花生四烯酸生成增多，在环氧化酶作用下形成血栓素 A_2，促使血小板聚集，形成微血栓。许国跟等研究发现，CPR 患者外周血中血小板膜糖蛋白显著增多，血小板处于高激活状态，且器官功能损害越严重，血小板的活性越高，易发生 DIC。

2. 凝血异常

心搏呼吸骤停后，由于血流停止，血液在微循环中淤滞，血黏度增高，大量血小板聚集，加上毛细血管内皮损伤，易发生 DIC。动物实验和对患者的研究证明，心搏呼吸骤停后血小板计数明显减少，凝血酶原时间延长，纤维蛋白降解产物增加，抗凝血酶Ⅲ减少，凝血因子Ⅱ、Ⅴ、Ⅷ、Ⅸ等均有不同程度的减少。以上变化与循环停止的时间密切相关，如预先给予肝素抗凝治疗，则上述变化明显减轻或不发生。

3. 血液流变学异常

已有实验证明心搏呼吸骤停后血浆黏度、全血黏度均增高，红细胞电泳时间延长，红细胞变形能力下降，心肺复苏后如能维持正常通气及血流动力学，及时纠正电解质紊乱及酸中毒，上述变化可逐渐趋向正常。

六、机体代谢的变化

心搏呼吸骤停后，由于完全缺血、缺氧，对机体代谢产生严重影响。

1. 能量生成障碍

机体进行新陈代谢需要大量的能量。这些能量的来源，必须依靠吸入的氧将体内的糖、蛋白质和脂肪等，进行氧化分解产生。在正常情况下，主要由糖经过氧化分解为丙酮酸，再经氧化羧变为乙酰辅酶 A 进入三羧酸循环，彻底氧化分解为 CO_2 和 H_2O 后生成大量的 ATP 供能，这一工程中需要消耗大量的氧。

心搏呼吸骤停后，由于完全缺氧，机体迅速由有氧氧化转为无氧酵解，其产生的 ATP 量很少，仅相当于有氧氧化时的 1/19，且这种无氧代谢至多能维持 4~6 分钟，远远不能满足机体的需要，机体原来储备的少量 ATP 亦迅速消耗。能量耗竭将严重威胁细胞的生存。另外，因能量耗竭，细胞膜上的 Na^+-K^+-ATP 酶的功能障碍，细胞膜对 Na^+、K^+ 通透性增加，大量 Na^+ 进入细胞内，引起细胞及细胞器的水肿，线粒体肿胀严重影响 ATP 的合成。因此，如缺氧时间较长，细胞及线粒体已发生肿胀，在恢复有效循环及氧后一段时间内，细胞内 ATP 生成仍有障碍，增加复苏后期治疗的困难。

2. 电解质平衡紊乱

心搏呼吸骤停后，由于缺氧、能量耗竭和酸中毒，导致离子转运障碍、细胞膜受损，发生电解质紊乱。

（1）高钾、低钠及低氯血症：心搏呼吸骤停后，能量耗竭，Na^+-K^+-ATP 酶的功能障碍，细胞内 K^+ 向细胞外转移，细胞外 Na^+ 向细胞内转移，Cl^- 也随 Na^+ 向细胞内转移，将导致严重的高钾、低钠、低氯血症。高血钾对心肌产生严重抑制作用，低血钠会加重高血钾对心脏的毒性，使心脏复苏非常困难。

（2）低钙血症：心搏呼吸骤停后，细胞膜上的 Ca^{2+}-ATP 酶功能发生障碍，导致细胞外向 Ca^{2+} 细胞内转移，引起低钙血症。低钙血症的发生与心搏骤停时间，以及开始复苏的早晚有关。心搏骤停时间长，复苏开始晚，低血钙发生率高；反之则低血钙发生率低。目前认为，常规方法测定的血钙是总钙水平（包括结合钙及离子钙），不反映血离子钙水平。院外患者由于缺氧时间长，血离子钙水平大多降低，而院内心搏骤停患者复苏开始早，缺氧时间短，血离子钙水平大多正常。

心搏骤停后，Ca^{2+} 向细胞内转移，将严重影响细胞的功能。心肌细胞内 Ca^{2+} 升高，兴奋 - 收缩耦联作用增强，心脏舒张不完全甚至停止在收缩状态，即“石头心”。Ca^{2+} 还干扰线粒体内能量的生成，激活细胞内某些脂肪酶及蛋白质活性，是导致细胞死亡的重要因素。

（3）血镁异常：心搏骤停后血镁的改变目前不完全清楚。

有人检测了 22 例心搏骤停患者血镁水平，其中高镁血症（$>$ 1.03mmol/L）8 例（36%），低镁血症（$<$ 0.70mmol/L）5 例（23%），与对照组比较（高镁血症 5%，低镁血症 5%）有显著差别（$P < 0.01$）；血镁正常者 9 例（41%）与对照组（90%）比较差别显著（$P < 0.01$）。作者还发现，22 例中高镁和低镁血症者全部死亡，而 9 例血镁正常者 4 例复苏成功。因此，心搏骤停后血镁可以升高、降低或正常，而血镁症水平与心搏骤停患者的预后密切相关。

3. 严重酸碱平衡紊乱

（1）静脉血酸血症：心搏呼吸骤停后，因缺氧机体迅速由有氧氧化转为无氧酵解。糖酵解时产生大量乳酸，造成细胞内乳酸性酸中毒。随着缺氧的加重及时间的延长，细胞内乳酸向细胞外转移，进入静脉系统，引起严重的代谢性酸中毒。

缺氧导致代谢性酸中毒，机体为了保持酸碱平衡，体内缓冲系统动用碱贮备进行缓冲。血浆中碳酸氢盐缓冲系统（HCO^-_3/H_2CO_3）占主导地位，代谢性酸中毒时 H^+ 与 HCO^-_3 结合生成 H_2CO_3，这是降低静脉血中 H^+，对维持正常的 pH 起到重要作用。如循环呼吸功能正常，缓冲后产生的 H_2CO_3 进入红细胞内，在碳酸酐酶作用下分解成 CO_2 和 H_2O，CO_2 经血液带至肺，随呼吸排出体外。但在心搏呼吸骤停时，血液循环中断，呼吸停止，缓冲后产生的大量 CO_2 在静脉内蓄积，血液中 CO_2 分压急剧升高，生物膜对 CO_2 自由通透，细胞内 CO_2 分压也随之升高，从而造成细胞内、外呼吸性酸中毒。

代谢性酸中毒，使静脉血 pH 急剧下降。因此。心搏呼吸骤停后在短时间内静脉系统就发生严重的酸中毒。但是心肺复苏时，在未能恢复有效循环机械通气前使用大量的 $NaHCO_3$ 治疗酸中毒，将产生大量的 CO_2，使呼吸性酸中毒进一步加重。目前认为，在心肺复苏的早期使用大量的 $NaHCO_3$ 弊多利少，纠正酸中毒有效的措施是迅速恢复有效的血液循环，保证充分的肺泡通气。

（2）动脉血碱血症：心搏呼吸骤停后，组织灌流极低。由于乳酸等酸性物质可储备于组织内，随循环时间延长，使酸性物质转运到动脉侧的速率受限，可使动脉血酸碱状态保持相对正常。CPR 时心排血量稍增加，少量血可流入肺组织，组织中聚集的 CO_2 可部分进入肺，若 CPR 后及时建立了通气，使肺通气 / 血流增加，导致过度通气，CO_2 排出增多，动脉血出现低碳酸型碱血症。

因此，CPR 早期酸碱失衡的特征是“动静脉矛盾”，即动脉血碱血症合并静脉血酸血症。

（3）动脉血酸血症：CPR 时有两种情况可出现动脉血酸血症。一是长时间 CPR，组织未能恢复良好的血液灌流，乳酸大量产生，即使在严重灌流不足的情况下，乳酸仍能缓慢通过组织到达动脉系统，导致动脉代谢性酸中毒，如果同时伴有通气不足，则可能产生高碳酸血症，此种混合性酸中毒表明病理变化严重，预后较差；二是心肺复苏成功，组织灌流改善，毛细血管加强对酸中毒产物的输送，使动脉血较快地酸化，$PaCO_2$ 升高，pH 降低，是 CPR 显效的标志，随循环恢复和通气的改善，此种酸中毒很快得到纠正。呼气末 CO_2（$EtCO_2$）间接反映 $PaCO_2$，可用于 CPR 时的动态监测。

4. 糖、蛋白质、脂肪代谢异常

心搏呼吸骤停后，糖、蛋白质、脂肪代谢的变化主要表现为分解加速而合成减慢。由于机体完全缺氧，糖的有氧氧化不能进行，糖酵解作用加强。因糖酵解时产生的ATP减少，机体通过神经体液调节，糖酵解进一步加速，肝糖原分解加强，以补充消耗的血糖。此外，心搏呼吸骤停后，由于机体的应激反应，体内肾上腺素、去甲肾上腺素、胰高血糖素、生长激素、糖皮质激素分泌将大量增加，胰岛素分泌则受抑制导致糖异生加强，增加血糖来源，尽可能维持机体能量的需要。因此，心搏呼吸骤停后，不仅血乳酸浓度急剧升高，血糖浓度也会升高。

心搏呼吸骤停后，由于严重应激后蛋白质分解代谢加强，血中氨基酸浓度增加，心肺复苏恢复有效循环后，血中氨基酸部分从尿中排出，出现负氮平衡。

严重的应激使得脂肪分解加速，生成大量的甘油和脂肪酸。由于机体缺氧，甘油和脂肪酸不能进一步氧化，甘油可经糖异生途径转变成葡萄糖，但是脂肪酸则易于在体内蓄积，加重脑损伤。

5. 血清淀粉酶升高

有人对32例心肺复苏患者观察发现，大部分的患者血清淀粉酶升高，活力在150~2890 U/L，且升高程度与死亡率成正相关。并认为CPR后血清淀粉酶升高的原因可能与胰腺缺血再灌注损伤有关。

七、心肺复苏后全身炎症反应综合征

全身炎症反应综合征（SIRS）是机体遭受严重打击后一种超常应激反应，是导致多器官功能障碍综合征（MODS）的重要原因。

心搏呼吸骤停与心肺复苏是强烈的病理刺激，会产生黏附分子、细胞因子等变化，有可能导致SIRS。有研究认为，SIRS是心肺复苏后的非特异性反应，发生率66%，且与血乳酸水平、肾上腺素剂量、恢复自主循环的时间无关。

心肺复苏后，因缺血再灌注损伤，机体启动了炎症反应系统，如激活吞噬细胞、中性粒细胞，引起前列腺素、花生四烯酸等产物释放和氧自由基的产生，并刺激单核细胞释放炎性介质，如白细胞介素-1（IL-1）、肿瘤坏死因子（TNF）等；内皮细胞受损时也会释放炎性介质。机体为了保证炎性介质不具有破坏作用，就会反应性出现抗炎反应。如果发生缺血再灌注损伤，则促炎介质（IL-1β、IL-8 、TNF-α 等）和抗感染介质（IL-10 等）均会在循环中出现，促炎介质可以补充淋巴细胞、中性粒细胞、凝血因子及血小板的作用，刺激产生一个代偿性炎性反应。此时临床症状体征很少，器官功能较好，内环境保持稳定。

如果进一步发展，细胞因子（如 IL-1β、IL-8、TNF-α、IL-10 等）大量释放，但促炎反应强于抗感染反应，就会发生SIRS。临床出现体温不正常、低血压；进行性内皮功能不全使得微血管通透性增加，体液外渗；组织微循环、血小板聚集导致血流分布异常；组织缺血、再灌注损伤、C 蛋白、S 蛋白、热休克蛋白激活凝血系统，抑制通道受损，血管舒张和收缩异常，导致血管扩张，加剧液体外渗，血流分布紊乱，发生休克，进一步发展会导致 MODS。

第三节　心搏呼吸骤停的临床表现

心搏呼吸骤停的临床过程可分为 4 个时期：前驱期、发病期、心脏停搏期和死亡期。

一、前驱期

许多患者在发生心搏骤停前有数日、数周，甚至数月的前驱症状，诸如气急、心悸或心绞痛的加重，易于疲劳及其他主诉。但这些症状并非特异性。有资料显示，50% 的患者猝死前 1 个月内曾就诊过，但其主诉常不一定与心脏有关。在医院外发生心搏骤停的存活者中，28% 在心搏骤停前有气急、心绞痛的加重。前驱症状仅提示有发生心血管病的危险，而不能预测心搏骤停发生。

二、发病期

发病期即导致心搏骤停前的急性心血管改变时期，通常不超过 1 小时，典型表现包括：突然心悸、持续心动过速、头晕目眩、长时间的心绞痛、急性呼吸困难、急性心肌梗死的胸痛等。若心搏骤停瞬间发生，事前无预兆，则 95% 为心源性，并有冠状动脉病变。从心脏猝死前数分钟甚至数小时内常有心电活动的改变，其中以心率增快和室性期前收缩的恶化升级为最常见。猝死于心室颤动者，常先有一阵持续或者非持续的室性心动过速。这些以心律失常发病的患者，在发病前大多清醒，并在日常活动中，发病期（自发病到心搏骤停）短。心电图异常大多为心室颤动。另有部分患者以循环衰竭发病，在心搏骤停前已处于不活动状态，甚至已昏迷，其发病期长。

三、心搏骤停期

意识完全丧失为该期的特征。如不立即抢救，一般在数分钟内进入死亡期。罕有自发逆转者。

1. 一般临床表现

（1）突然意识丧失、昏迷（多在心搏骤停 10~20 秒出现或伴有全身性抽搐），面色由开始苍白迅速呈现发绀。

（2）血压测不出（立即出现）。

（3）心音消失（立即出现）。

（4）颈动脉搏动消失，触摸不到搏动（立即出现）。

（5）呼吸骤停或呼吸开始抽泣样，逐渐缓慢继而停止（立即或延长至 60 秒后停止）。

（6）双侧瞳孔散大（30~40 秒后出现）。

（7）四肢抽搐（40 秒可出现或始终不出现）。

（8）大小便失禁（60 秒后出现）。

以上各条以突然意识丧失、昏迷、颈动脉搏动消失而触扪不到和发绀为最重要，且应以此考虑为心搏骤停，并立即进行 CPR，争分夺秒。

2. 术中、术后心搏骤停的发现

（1）麻醉医生发现：在手术过程中，及时发现心搏骤停应是麻醉医生的重要职责。诊断依据：①手术中已安置的心电监护，应及时发现示波屏上有无心室波群消失，代之以室颤波、或缓慢低幅非典型心室波、或心室静止；②立即观察患者面部肤色是否发绀，如发绀则应立即触扪颈动脉是否消失，如消失即可诊断心搏骤停，应立即进行 CPR。如患者术前未安置心电监护，则以突然测不到血压，以及触扪不到颈动脉搏动即可诊断，再听不到心音则更证实，应及时进行 CPR。

（2）手术者发现：在开胸手术时，直观发现心脏突然停搏即可诊断；在腹部手术时，发现大血管波动突然消失，即应考虑心搏骤停，而检查面部发绀以及颈动脉搏动消失即可诊断。

（3）术后心搏呼吸骤停的发现：在重大手术、体外循环心内直视等手术后，尤其是患者手术前病情危重、手术过程中生命体征很不平稳者，在手术后宜警惕有发生心搏呼吸骤停的可能。由于现在此种患者术后大多进入 ICU 监护病房，对其进行连续的生命体征监测，故很容易做出心搏呼吸骤停的判断。

3. 心电图诊断

心搏骤停的心电图特点：①为室性心动过速或者心室颤动波；②心电图呈一水平直线，或仅有 P 波而无 QRS 波群；③心电 – 机械分离，心电图呈现缓慢、低幅而宽的不典型心室波，但不能引起心室收缩活动。

4. 注意事项

在及时诊断和紧急抢救心搏骤停时，重点注意如突然出现意识丧失、昏迷、颈动脉搏动消失、全身发绀，就应该诊断心搏骤停，立即进行 CPR。并且应该注意以下四点：①不要等待静听心音有无才开始抢救；②不要等待以上关于心搏骤停诊断的各项临床诊断依据均具备才开始抢救；③不要等待心电图证实才开始抢救；④创伤所致者不应等待静脉或动脉输血。

以上各项依据不一定同时出现，不一定按顺序出现，也许有先有后，心音消失和血压为零虽是立即出现，但有时对一些肥胖患者，肺气肿患者，或心音原来低钝者，即使心搏存在，有时也不易很快听清，听清要花去不少时间；如对心搏骤停的患者花不少时间测血压，有时根本测不出，故同样不能等待去仔细测量血压。应尽快诊断和尽快抢救的重要依据是：突然意识丧失、昏迷、颈动脉搏动消失和发绀。

四、生物学死亡期

心室颤动或心室停搏，如在最初4~6分钟未予心肺复苏，则预后很差，在最初8分钟内未予心肺复苏，除非在低温等特殊情况下，否则无几存活。从统计资料来看，目击者立即施行心肺复苏术以及尽早除颤是避免生物学死亡的关键。心脏复苏后住院期间死亡的最常见原因是中枢神经系统的损伤。缺氧性脑损伤和继发于长期使用呼吸机的感染占死因的60%。低心排血量占死因的30%。而由于心律失常的复发致死的仅占10%。急性心肌梗死时并发的心搏骤停，其预后还取决于为原发性抑或继发性，前者心搏骤停发生时血流动力学无不稳定，而后者系继发于不稳定的血流动力学状态。因而，原发性心搏骤停如能立即予以复苏，初期成功率可达100%；而继发性心搏骤停的预后差，初期复苏成功率仅约30%。

第四节 猝死的流行病学

猝死者从症状出现到死亡经历的时间可为瞬间或者几小时或者更长，目前尚无统一标准。世界卫生组织建议以起病后6小时内死亡为猝死。美国国家心肺与血液病学会，对心脏病在急性发作24小时内死亡者为心源性猝死。1982年全国心血管会议认为猝死应指症状或体征出现后24小时内死亡，心源性猝死大多数发生在急性起病的即刻至1小时内，最长不应超过6小时。

猝死是当今世界医学重要难题。在美国，每年约40万人猝死，其中30万人属心源性猝死，占心血管疾病病死率的50%。经复苏获救者，出院后第一年病死率仍高达30%，其中多数仍死于心脏病复发。国内调查资料显示，以发病后6小时内死亡统计，每年10万人中猝死的发生率是8.80%~29.49%，猝死主要见于40岁以上者，男性多于女性。心源性猝死的死亡原因为心源性休克、心搏骤停、机械性梗阻、心室颤动。抢救猝死的关键是时间，有资料表明，因心室颤动造成的猝死，如能在4分钟之内进行心肺复苏初期处理，并能在8分钟内给予进一步治疗，对降低病死率起重要作用。

一、猝死的危险因素

1. 性别、年龄

心源性猝死的发生有年龄上特点。在出生后的初6个月，由于“婴儿猝死综合征”突然死亡发生率构成第一峰。其后发生率骤降，直至45~75岁达第二峰。流行病学分析，年龄的增加是重要危险因素。儿童1~13岁年龄组占所有猝死的19%，青年14~21岁年龄组则占所有猝死的30%，中老年占所有猝死的80%~90%，这在很大程度上与冠心病发病率随年龄而增加有关，因为80%以上的心源性猝死者都患有冠心病。

2. 高血压与左心室肥厚

高血压是冠心病的危险因素，但高血压导致心源性猝死的主要机制是左心室肥厚。有研究显示，左心室体积每增加50g/m^2，心源性猝死的危险性增加45%。

3. 高脂血症

LDL–C的增高与冠心病的所有临床表现型均相关。他汀类调脂药物可减少30%~40%冠心病死亡和非致死性心肌梗死的发生。

4. 心率与心率变异度

许多研究均证实，心率增快是心源性猝死的独立危险因子，其机制尚不明，可能与迷走神经张力的降低有关。

5. 运动

冠心病患者中等度的体力活动有助于预防心源性猝死的发生，而剧烈运动则有可能触发急性心肌梗死和心搏骤停。有研究表明11%~17%的心源性猝死发生在剧烈运动过程中或运动后即刻，这与发生心室颤动有关。心脏病患者的康复研究与运动负荷实验过程中，其心搏骤停的发生率分别为1/12000~1/15000与1/2000，是普通心脏病患者心源性猝死发生率的6倍之多。实验研究表明，规则的运动可通过降低血小板黏附与聚集，改变自主神经功能，特别是增加迷走神经反射而预防心肌缺血诱导的心室颤动和猝死。剧烈的运动对已知心脏病患者，特别是对未经锻炼者是有害的。

6. 饮食

过多的饱和脂肪酸及过少的不饱和脂肪酸的摄入均增加冠心病发病的危险，但未直接观察到与心源性猝死的发生有关系。

7. 饮酒

过度饮酒，尤其醉酒可增加心源性猝死的发生，在嗜酒者中常常发现QT间期延长，易发室速、室颤。但是，队列对照研究发现，适量饮酒可能减少同样事情的发生。

8. 吸烟

业已表明，吸烟是触发因素之一，因为吸烟易于增加血小板黏附，升高血压、降低心室颤动阈值，诱发冠状动脉痉挛，使肌红蛋白利用受损和碳氧血红蛋白积累而降低循环携氧能力，导致儿茶酚胺释放增加。每日吸烟 20 支与不吸烟者相比发生率分别为 31/1000 和 3/1000。

9. 家族史

对于某些患者来说家族史亦是重要危险因素。已知某些单基因的疾病易导致心源性猝死，如肥厚型心肌病、Q–T 间期延长综合征、致心律失常性心室发育不良、Brugada 综合征、儿茶酚胺敏感性多形性室性心动过速。

10. 精神因素

生活方式的突然改变，社会与个人因素造成的情绪激动，以及孤独与生活负担过重引起的情绪压抑也会产生一定的作用。有报道地震区冠心病及非冠心病患者的心源性猝死发生率升高 4 倍，估计其中 40% 是受到精神因素影响而促发。

11. 其他危险因素

包括糖耐量试验异常、心室内传导阻滞、肥胖等。左心室功能受损是男性的重要提示因子。在严重心力衰竭患者，非持续性室性心动过速则是心源性猝死独立的危险因素。

二、心脏性猝死的病因

绝大多数心源性猝死患者有心脏结构异常。成年患者中心脏结构异常主要包括冠心病、心脏瓣膜病、心肌炎、肥厚型心肌病、非粥样硬化性冠状动脉异常、心内异常通道和浸润性病变，这些心脏结构改变是室性快速心律失常的发生基础。也可以由以下因素触发：冠状动脉痉挛、心电不稳定、心肌缺血、血小板聚集、电解质紊乱、自主神经系统不稳定、情绪压抑、过度劳累及使用致室性心律失常的药物等。

在世界范围内，特别是西方国家，冠状动脉粥样硬化性心脏病是导致心源性猝死最常见的心脏结构异常。在美国所有的心源性猝死中，冠状动脉硬化及其并发症可高达 80% 以上，心肌病（肥厚型、扩张型）占 10%~15%（表 10–1）。

表 10–1　心源性猝死的病因及有关因素

（一）冠状动脉异常
1. 冠状动脉粥样硬化
（1）慢性缺血性心脏病伴暂时性供 / 需失衡——血栓形成、痉挛
（2）慢性心肌梗死

续 表

(3) 慢性动脉粥样硬化伴心肌基质改变
2. 冠状动脉先天性异常
(1) 异常起源于肺动脉
(2) 其他冠状动静脉瘘
(3) 左冠状动脉起源于右 Valsalva 窦
(4) 右冠状动脉起源于左 Valsalva 窦
(5) 发育不全或成形不全的冠状动脉
(6) 冠状动脉——心内分流
3. 冠状动脉栓塞
(1) 主动脉或二尖瓣的心内膜炎
(2) 主动脉瓣和二尖瓣人工瓣膜
(3) 异常的自然瓣膜或左心室附壁血栓
(4) 血小板性栓塞
4. 冠状动脉炎
(1) 多发性结节性动脉炎、进行性系统性硬化症、巨细胞性动脉炎
(2) 黏膜皮肤淋巴结综合征
(3) 梅毒性冠状动脉口狭窄
5. 各式各样的冠状动脉机械性阻塞
(1) Marfan 综合征中冠状动脉夹层动脉瘤
(2) 妊娠时的冠状动脉夹层动脉瘤
(3) 主动脉瓣黏液瘤样息肉脱垂至冠状动脉开口
(4) Valsalva 窦裂开或破裂
6. 冠状动脉的功能性阻塞
(1) 伴或不伴动脉粥样硬化的冠状动脉痉挛
(2) 心肌肌桥
(二) 心室肌肥大
1. 冠心病伴左心室肥大
2. 无明显冠状动脉粥样硬化的高血压性心脏病
3. 继发于瓣膜性心脏病的肥厚型心肌病
4. 肥厚型心肌病 (梗阻性或非梗阻性)
5. 原发性或继发性肺动脉高压
(1) 严重的慢性右心室负荷过重

续　表

（2）妊娠时肺动脉高压
（三）心肌疾病与心力衰竭
1. 慢性充血性心力衰竭
（1）缺血性心肌病
（2）特发性充血性心肌病
（3）酒精性心肌病
（4）高血压性心肌病
（5）心肌炎后心肌病：①原发变性（Lenegre 病）；②继发于纤维化、钙化的心肌硬化；③病毒感染后的传导系统纤维化；④遗传性传导系统疾病
（6）产后心肌病
2. 急性心力衰竭
（1）大块急性心肌梗死
（2）急性心肌炎
（3）急性酒精性心脏功能异常
（4）主动脉瓣狭窄
（5）心肌结构的机械断裂：心室游离壁或室间隔破裂、二尖瓣装置（乳头肌、腱索、瓣叶）断裂
（6）无顺应性心室的急性肺水肿
（四）感染、浸润、新生物与退行性过程
1. 急性病毒性心肌炎伴或不伴心室功能异常
2. 与血管炎有关的心肌炎
3. 肉芽瘤病（结节病）
4. 进行性系统性硬化症
5. 淀粉样变
6. 血红蛋白（血色素）沉着症
7. 特发性巨细胞性心肌炎
8. 南美洲锥虫病（Clagas 病）
9. 心脏神经关节炎
10. 致心律失常性右心室发育不良，右心室心肌病
11. 神经肌肉疾病（如肌营养不良、遗传性运动失调、肌强直性营养不良）
12. 心壁内肿瘤
13. 阻塞性心腔内肿块　肿瘤或血栓
（五）心脏瓣膜疾病
1. 主动脉瓣狭窄 / 关闭不全

续 表

2. 二尖瓣断裂
3. 二尖瓣脱垂
4. 心内膜炎
5. 人工瓣功能异常
6. 先天性心脏病
7. 先天性主动脉或肺动脉瓣狭窄
8. 伴艾森门格现象的右向左分流
9. 手术修补先天性心脏病后，如法洛四联征
（六）电生理异常性
1. 传导系统异常
（1）希氏束－浦肯野系统纤维化
（2）异常的传导通道
2. Q–T 间期延长综合征
（1）先天性：伴或不伴耳聋
（2）获得性：①药物作用：抗心律失常的某些药物；②电解质异常：③毒性物质：④低温；⑤中枢神经系统损伤
3. 未知或不肯定原因的心室颤动
（1）无可识别的结构性或功能性原因：特发性心室颤动
（2）东南亚的睡眠性死亡：Bangungut、Pokkun、Nonlaitai
（七）与神经体液和中枢神经系统影响有关的电不稳定性
1. 儿茶酚胺依赖性致命性心律失常
2. 与中枢神经系统有关的因素
（1）心理压力与过低激动
（2）与听觉有关的因素
（3）在原始文化区的“Voodoo”死亡
（4）心脏神经病
（5）先天性 Q–T 间期延长
（八）婴儿猝死综合征与儿童猝死
1. 婴儿猝死综合征
（1）呼吸控制功能未成熟
（2）致命性心律失常的易感性
（3）先天性心脏病

续 表

（4）心肌炎
2. 儿童猝死
（1）艾森门格综合征、主动脉瓣狭窄、肥厚型心肌病、肺动脉闭锁
（2）先天性心脏病纠正术后
（3）心肌炎
（4）未识别的结构或功能性原因
（九）其他
1. 极度体力活动时猝死
2. 静脉回流的机械性干扰
（1）急性心脏压塞
（2）大块肺栓塞
（3）急性心内血栓形成
3. 主动脉的夹层动脉瘤
4. 中毒性 / 代谢性紊乱
（1）电解质紊乱
（2）代谢紊乱
（3）抗心律失常药的致心律失常作用
（4）非心脏药的致心律失常作用
5. 酷似猝死
（1）“餐馆冠状动脉事件”
（2）急性酒精状态（“假日心脏”）
（3）急性哮喘发作
（4）空气或羊水栓塞

三、心血管病与猝死

与猝死有关的常见心血管疾病有冠心病、原发性心电紊乱、心肌病、先天性心脏病、心瓣膜病等。

1. 冠心病猝死

冠心病是心源性猝死患者最常见的基础心脏结构异常，心脏停搏存活者中 40%~86% 发现有冠心病。心源性猝死患者中约 75% 具有两个以上冠状动脉分支狭窄 ≥ 75%，15%~64% 具有新近冠状动脉血栓栓塞的证据。冠心病猝死的发生是多种因素相互作用的结果，包括急性冠状动脉痉挛、斑块的破裂、自发性溶栓、局部血栓形成等。病理研究还表明，左心室肥厚本身易发生心搏骤停，如以往有过心肌梗死史，则发生心搏骤停的危险性更大。

冬季为冠心病猝死好发季节，患者年龄多不太大，在家里、公共场所、工作地点突然发病，心搏骤停而突然死亡。半数患者生前无症状，死亡患者发病前短时间内有无先兆症状难以了解。存活患者先兆症状常是非特异性的，而且较轻，如疲劳、胸痛或情绪改变等，因而未引起医生的注意和患者的警惕。实际上，有些患者平时“健康”，夜间死于睡眠之中，翌晨才被发现，部分患者则有心肌梗死的先兆症状。

现普遍认为，冠心病猝死的发病机制与心律失常有关。由于缺血，病变的心肌与周围正常的心肌具有不同传导功能，使得整个心肌传导不同步，容易诱发心律失常，从而增加儿茶酚胺类的分泌，引起冠状动脉痉挛，加重心肌缺血，使得心室颤动或阈值降低；饱餐或过度劳累，心肌耗氧增加，乳酸积聚，酸碱平衡失调，也促使心肌急性缺血，心肌电生理异常，心电不稳；心电易损期延长，容易发生室性期前收缩及 R-on-T 现象，虽然有电生理研究报道认为 R-on-T 并不表示室性期前收缩为恶性，但临床经验表明，部分 R-on-T 室性期前收缩会导致室性心动过速以及心室颤动，尤其在急性缺血或低血钾时，容易发生心功能减退，电解质紊乱，如低血钾、高血钠、低血镁，均可诱发心律失常。

大多数冠心病易患因素可以纠正。停止吸烟、降低饮食中胆固醇、减轻体重、适当增加体力活动、药物降低高血压等行为可降低猝死率。对于冠心病患者及时进行治疗。对有可能演变为心搏骤停的心律失常及时发现，如用 24 小时动态心电图连续记录来发现，有可能发展为室性心动过速或心室颤动的室性期前收缩，用信号平均法心电图检查发现可能导致严重室性心律失常的心室晚电位，或用临床心脏电生理检查发现心室的异位兴奋灶。及时选用抗心律失常药、抗心肌缺血药，应用 β- 受体阻滞剂、用心导管消融术等方法减弱或消除异位兴奋病灶，对预防猝死的发生很有帮助。常有室性心动过速或者心室颤动的患者，可考虑安置埋藏式自动复律除颤装置。适时做冠状动脉成形术（PTCA）能减少、预防猝死危险。

2. 原发性心电紊乱

有统计资料表明，特发性心室颤动（与心肌缺血无关）占院外患者心室颤动的 3%~9%，如 Q-T 间期延长综合征、Brugada 综合征、特发性右心室流出道室性心动过速、特发性左心室 VT、心律失常性右心室发育不良等。

（1）先天性 Q-T 间期延长综合征：属遗传性缺陷，Q-T 离散度增加＞ 440 毫秒，猝死危险＜ 1%/ 年。1957 年，Jervell 及 Lange-Nielsem 首先报道本病为常染色体隐性遗传伴中枢性耳聋。1963 年及 1964 年，Romano、Ward 等报道了常染色体显性遗传病例。此外还有许多变异型被发现，如 LQT_3（3 号染色体缺陷）、LQT_7（7 号染色体缺陷）、LQT_1（11 号染色体缺陷）、LQT_4（不确定）、LQT_5（21 号染色体缺陷）。本病多在十几岁的儿童期发病，昏厥或抽搐。心电图、平板试验可显示 Q–T 间期延长或 T/U 波变化，提示 Q–T 间期延长综合征。

治疗上选择应用 β– 受体阻滞剂、左侧颈交感神经节切除术、心房起搏 +β– 受体阻滞剂。β– 受体阻滞剂可诱发二度房室传导阻滞，QRS 长间歇，采用房室程控起搏则更好。关于 ICD 应用尚缺少研究。

（2）Brugada 综合征：右束支传导阻滞（RBBB）伴 P–R 间期延长，右胸导联 ST 段抬高，心电图异常可表现为一过性。可通过用钠通道阻滞剂及 β– 受体阻滞剂激发出异常心电图。本病以东南亚地区及日本报道较多，是该地区猝死较重的病因，男性居多。泰国发病为 1/2500，日本为 12/22027（0.05%），为常染色体显性遗传。有学者报道本病与钠通道基因 SCN5A 突变有关。

对疑似病例，可用钠通道阻滞剂及 β– 受体阻滞剂使其显露，如应用程序电刺激均能诱发 VT/VF。本病无特殊药物治疗，主要是预防发生猝死。

（3）特发性右心室流出道室性心动过速（RVOT）：本病为良性室性心动过速，心电图左束支传导阻滞（LBBB）为特征，发生猝死较少。此类心律失常对儿茶酚胺敏感性高，可反复发生。运动可诱发，休息时也会发作。应用快速心房或心室起搏，或用异丙肾上腺素 1~5μg/min 可以激发室性心动过速，有助于确诊。

治疗上以 β– 受体阻滞剂为首选，钙通道阻滞剂对部分病例有效；射频消融有效，危险性小，对药物治疗无效者可用。

（4）特发性左心室室性心动过速：特征是右束支传导阻滞（RBBB）伴室性心动过速，电轴左偏。室性心动过速可能发自左后分支，多见于青壮年男性，无器质性心脏病，病程经过良性，很少有猝死。

治疗上用钙通道阻滞剂有效，维拉帕米 80~120mg，每日 3 次，也可用射频消融治疗。

（5）心律失常右心室发育不良（ARVD）：右心室室壁被进行性增生的脂肪与纤维组织代替，右心室扩大，复发性室性心动过速及右心室衰竭为其临床特征。位于右心导联的心电图出现右束支阻滞型，表明右心室传导延迟，T 波 V_1~V_3 倒置。本病发生率为 1/5000，多于 40 岁前发病，男 : 女为 3∶1，运动能诱发室速，是青年猝死病因之一，常见于青年运动员，猝死的危险每年为 2.5%，尸检报道 ARVD 占心源性猝死的 5%（＜65 岁）。与心脏 B 超相比放射性核素显像更能发现右心室扩大及收缩功能不全的特征，程控电刺激有助于诊断及指导抗心律失常药物的使用，拉贝洛尔能有效抑制室性心动过速，射频消融部分病例有效，仍可复发，部分病例选择做手术有效。

3. 肥厚型心肌病

最初临床表现可能是猝死。其发生机制是多方面因素，但主要还是心房颤动伴快速心室反应或室性心动过速、室颤，故也可归入原发性心电紊乱。肥厚型心肌病是原发性心肌病，有家族性倾向，发病率约为 1/500（0.2%），是常染色体显性遗传，为青年猝死常见原因，心源性猝死发生率为每年 1%~6%。本病由 β- 肌球蛋白基因突变所致占 35%，部分为恶性表现，部分表现良性过程；有肌球蛋白结合蛋白 C 基因突变所致占 20%，这一基因缺陷其临床过程及预后相对较好。

心律失常致心源性脑缺血、昏厥、阿 - 斯综合征发作；此外，血管升压素受体改变引起低血压，缺血改变，继发于心房颤动的血栓栓塞也可引起猝死。心脏 B 超对肥厚型心肌病诊断最实用而有效。

治疗上对心房颤动的预防可用胺碘酮、丙吡胺；预防心房颤动引起的快速心室率可用 β- 受体阻滞剂及维拉帕米（异搏定）；抑制非持续性心动过速可用胺碘酮；缓解左心室流动出道梗阻可采用心肌部分切除术或双腔起搏术；有家族史或持续性室性心动过速、心室颤动，可用多中心心脏复律除颤器（ICD）预防猝死。

4. 先天性心脏病法洛四联征

据加拿大统计资料，法洛四联征（F_4）占儿童先天性心脏病住院病例的 10%，占出生儿童的 2/10000~3/10000，心源性猝死发生率为 1%~10%，也有人将法洛四联征猝死归为原发性心电紊乱。

心电图 QRS 间期延长达 180 毫秒，Q-T 离散度＞ 60 毫秒，QRS 离散度＞ 35 毫秒，或 JT 离散度＞ 60 毫秒，能很好预测室性心动过速，敏感性为 98%，特异性为 100%。

手术修补后的法洛四联征发生心源性猝死的高危因素有传导异常、手术因素、室性异位、手术后传导障碍、血流动力学因素，包括 RBBB、双束支阻滞、三束支阻滞等。血流动力学改变有术后遗留右心室流出道梗阻引起右心室压力升高、右心室扩大伴肺动脉瓣关闭不全。

无特异性的治疗可预防法洛四联征术后发生猝死。抗心律失常药用于对症治疗，持续性室性心动过速可做射频消融及冷冻治疗等。

5. 心瓣膜病

（1）主动脉瓣及左心室流出道狭窄：包括主动脉瓣狭窄、特发性肥厚型主动脉瓣下狭窄，以及主动脉瓣上狭窄，后者由于升主动脉根部有向主动脉内突出的环形狭窄所致，也有整段动脉缩窄的。

引起猝死原因主要是左心室排血受阻，左心室压力明显升高，心排血量减少，导致体内重要器官心、脑、肾等供血不足；此外，因左心室压力持续升高，左心室肥厚、扩大，最终失代偿进而心力衰竭；部分患者可并发感染性心内膜炎引起栓塞，这些都是猝死的重要原因。治疗主要靠外科手术，但对主动脉瓣下狭窄（左心室流出道狭窄）国内尚少有成功手术报道，大多采用药物保守治疗。

（2）二尖瓣脱垂：二尖瓣脱垂引起猝死的机制还不十分清楚，一般认为与室性心律失常、心室颤动有关。二尖瓣脱垂后心室壁与腱索的摩擦可能会引起室性异位搏动；左心房壁与二尖瓣后叶之间所形成的角度有血栓形成的可能，而冠状动脉栓塞可引起致命性室性心律失常。

有报道 50 例青少年（7~35 岁）猝死的病理研究，发现二尖瓣脱垂有 12 例，为该组猝死的首位原因。随着超声检查的普及，检出二尖瓣脱垂的病例日益增多，大多数患者预后好，对家族有猝死倾向者，亦应引起重视。有研究报道，二尖瓣脱垂患者在剧烈活动时可出现快速性心律失常及多源性异位搏动，因此认为，剧烈运动可能是二尖瓣脱垂发生猝死的重要诱因。

二尖瓣脱垂的治疗包括病因治疗及对症治疗。为预防猝死，对确诊二尖瓣脱垂的患者应避免从事剧烈运动与体力劳动，对心功能损害明显者并伴有重度二尖瓣反流可考虑做人工瓣膜置换术。

其他瓣膜病引起心脏肥大、扩大、心功能减退（ET ＜ 40%）或心力衰竭与猝死相关。

6. 急性主动脉夹层动脉瘤

急性主动脉夹层动脉瘤是主动脉疾患中最常见的急症。据统计，本病发病 6 小时的死亡率为 22%，主要病变是主动脉壁中层坏死所致。主动脉中层坏死，内膜易发生撕裂，很高的体循环压力直接影响到主动脉中层，造成夹层性血肿。随着心脏每次收缩，不断向前推进，沿主动脉向下剥离，剥离性血肿可在主动脉远端再次穿破主动脉内膜进入主动脉管腔内，形成双腔主动脉，夹层动脉瘤破裂到胸腔或心包内，形成心脏压塞，如不紧急处理，90% 患者死亡。

本病的主要临床表现为疼痛。胸部夹层动脉瘤的前胸部、背部有剧痛，有时疼痛位于上腹部，疼痛发作时伴有四肢脉搏突然消失，出现主动脉瓣关闭不全，应高度怀疑本病。疼痛表现为尖锐撕裂性刀割样疼痛，有时使用麻醉药物也不能缓解，临床需与心绞痛、心肌梗死鉴别。病变若累及主动脉瓣，可表现主动脉瓣关闭不全杂音；累及颈动脉，部分或全部闭塞时可出现感觉异常、部分肢体麻木、偏瘫。患者常感极度疲劳，呈休克样表现，如颜面出汗、苍白、末梢发绀等，但血压一般偏高，超声、X 线、CT 对诊断有一定帮助，如不能明确诊断就考虑主动脉造影。如病情紧急应尽快考虑手术探查。

治疗上，应用降压药及负性肌力药物，如 β- 受体阻滞剂有助于减轻疼痛，缓解症状，根本性治疗是外科修复。外科手术适应证有：①动脉瘤累及升主动脉或主动脉弓；②动脉瘤合并主动脉瓣关闭不全，出现严重心力衰竭；③夹层血肿继续扩大；④夹层动脉瘤血液漏入左侧胸腔可引起心包积血；⑤疼痛不能缓解，血压不能控制。

7. 肺栓塞

是一种常见的死亡率很高的心血管急症。据文献报道，美国每年有 63 万人发病，20 万人死亡，约占心肌梗死的半数，占全部尸检病例的 1.8%~6.7%。肺栓塞临床表现的轻重缓急，取决于阻塞肺动脉的栓子大小，广泛程度及发病时间长短。严重病例发病急骤，多数在到达医院前迅速死亡，2/3 的急性病例死于发病后 2 小时内，因此，肺栓塞是引起猝死的重要疾病之一。能引起肺栓塞的基础疾病很多，不同类型的肺栓塞，其临床表现差别很大，诊断方法还不够满意，因此，许多病例生前未能明确诊断，死亡率高达 18%~38%。如果对本病提高认识，借助临床及各种辅助检查，做到早期诊断、早期治疗，则可使预后改观。

肺栓塞的原因 90% 以上是由于下肢、骨盆静脉血栓、尤其是下肢深静脉附壁血栓的脱落，沿着静脉回流入肺动脉，造成急性肺血流障碍。因此，可看做是静脉血栓症的最大、最严重的并发症，半数以上的静脉血栓症缺乏临床症状，能确诊静脉血栓者仅 20%。不少病例是因为有肺栓塞的症状才检查出静脉血栓，这是因为患者处于静脉血栓形成、自然溶解、反复吸收等不同状态的缘故。

肺栓塞的发病常常是急性的，容易再发，原因是静脉血栓形成的各种条件未能改善。容易脱落的新鲜血栓也容易断裂，故也应警惕有无多发的脏器栓塞，甚至考虑有无继发性肺动脉血栓形成。

肺栓塞的基础疾病有恶性肿瘤（胰腺癌、胃癌、肺癌、胆管肿瘤、前列腺癌等）；心脏疾病（心房颤动、充血性心力衰竭、心肌梗死后等）；其他有外科手术后（骨盆手术、腹部手术、下肢整形外科手术、脾切除术等）、缺乏运动、长期卧床、产褥期、妊娠、口服避孕药等。近年来，临床应用人工起搏、Swan-Ganz 导管、人工瓣膜等体内异物，也有引起血栓形成导致肺栓塞者。

对有上述基础疾病的患者，急速出现胸痛、呼吸困难、咯血三项主要症状，以及血压下降、心动过速、发绀等是本病临床诊断的重要依据。肺部 X 线表现有肺浸润影、横膈抬高、肺末梢血管影减少、肺透亮度增加、胸腔积液、肺动脉影扩大等。血清生化检验、LDH_3（来自肺组织的同工酶）升高。心电图示 S_I、Q_{III} 及反映右心室负荷过重的电轴右偏、肺型 P 波、右束支传导阻滞等。心脏彩超可见室间隔于收缩期向左膨出、肺动脉扩张、三尖瓣反流等。选择性肺动脉造影有定位意义，对手术准备十分必要。一般治疗以改善呼吸困难、心力衰竭、休克等为主，特殊治疗为抗凝及溶栓疗法。主要应用低分子肝素及链激酶、尿激酶等，必要时可考虑体外循环下做紧急栓塞摘除术。

四、其他疾病与猝死

1. 异物吸入与猝死

异物吸入也是致猝死的常见原因，特别在幼儿时期，经常发生将各种异物放入口中而引起呼吸道梗阻、窒息，甚至猝死。成年或老人亦可由进食不慎，造成食物碎片梗阻气道而致猝死。1963 年，Haugen 把因食物碎片梗阻引起的综合征，称之为“cafe coronary”。以后，Heimlich 采用腹部加压的方法来解除这种梗阻综合征，收到很好的效果，故被称为 Heimlich 操作法。

有效的咳嗽动作之前，必须先做深吸气动作，声门关闭后才能形成一定压力，咳嗽时呼出足够气流，将分泌物或异物排出。进餐时食物碎片梗阻，一般均发生在平静呼吸时，如气道完全堵塞，空气不能进入，原来残留气体一般不会很多，不足以形成足够气流排除异物。Heimlich 操作加压于上腹，使横膈上升，此动作如在呼气周期的起始阶段进行，估计可排出空气 940ml；如在呼气后期进行，则只能排气 350ml，测定健康清醒人上呼吸道最高压力（峰压）约为 30mmHg。有学者报道，对正常志愿者测定平静呼吸时对抗梗阻的气道压力为 70mmHg，排气量为 550ml，测定吸气末期气道抗梗阻压力为 112mmHg，排气量为 1650ml。给予麻醉及阻塞气道后，拍背产生的气道压平均为 40mmHg，腹部加压产生气道压力后继以胸部或腹部挤压比单独进行一项操作更为有效。动物实验表明，食物碎片在会厌以下水平，不论采取上述何种操作，麻醉动物均难以排除异物，如异物位于会厌或邻近的凹陷部位则可经上述操作将异物排出。最近研究还证明，要排除橘子碎片需要 2.56mmHg 压力，人在麻醉状态下平静呼吸时，经气管插管测知 Heimlich 操作腹部按压，拍背分别可产生 0.74mmHg、1.47mmHg、1.84mmHg 压力，均不足以排出异物，故认为将患者头部下垂同时拍击背部，借助重力作用，是排出异物最为有效的方法。

2. 急性出血坏死性胰腺炎

其引起猝死的事实早为病理学家及临床医生所公认。由于发病突然，大多即刻死亡，生前颇难诊断，许多病例均依赖于尸体解剖诊断才得以明确，对胰腺炎引起猝死的机制则了解更少。

胰腺炎的病理生理基础是发生自身消化。由于各种病因或诱因，如胆管结石、感染、饱餐、过多摄入油脂性饮食、外伤、蛔虫、饮酒等，促使十二指肠内容物及胆汁反流入胰腺，以致胰蛋白酶原活化，从而使各种肽类血管活性物质、磷脂酶原、弹力蛋白酶原激活，引起组织水肿、出血以及坏死。激肽类血管活性物质的释放、毛细血管扩张通透性增加致低容量性休克。坏死性胰腺炎可以诱发急性呼吸衰竭，死亡率甚高（67%~85%），其发病机制与微循环失调、血管通透性改变、磷脂酶 A、卵磷脂酶升高损坏肺表面活性物质导致微小或大块肺不张有关。胰腺炎常伴有心肌损害，如心肌点状出血坏死、水肿变性，血浆内有心肌抑制因子，活化的胰蛋白酶可选择性损害心肌，这些均可使心功能遭受损害甚至心力衰竭致死。诚然，上述病理过程发展均可导致死亡，但应有一定的先驱症状或临床表现，而不应表现为缺少临床征象的猝死或即刻死亡。上海交通大学附属瑞金医院自 1958~1984 年进行 1250 例尸检，成人 445 例，病理诊断为急性出血坏死性胰腺炎的共 24 例，其中有 15 例属于猝死，从发病至死亡不超过 6 小时，绝大多数为即刻死亡，多为青壮年患者，年龄最小为 23 岁，最大多为 46 岁，其中 40~46 岁占 8 例（53%），绝大多数为男性，男女之比为 14∶1。2/3 猝死病例有可疑诱因或有关病史，如饱餐；摄入高脂饮食；上腹遭受外力撞击；慢性胃病史、肝胆病史及腹膜结核史等；其余 1/3 病例则无任何诱因可寻。15 例中 7 例即刻死亡，猝死前有腹痛、昏倒、叫喊、谈话突然中断、打鼾、抽搐、呻吟等表现，所有患者发病都很突然，毫无先兆，临床无休克、呼吸衰竭、心力衰竭、肝功能衰竭、肾功能衰竭、DIC 表现。因此，猝死难以用上述病理过程解释。流行病学调查表明，猝死时限越短，心源性猝死越多。本组病例大多属即刻死亡，比较符合心源性猝死的特征。心源性猝死的原因为心律失常，尤其是原发性心室颤动，而无收缩性心脏停搏较为少见。近年，猝死与冠状动脉痉挛的关系受到重视。临床及实验资料表明，急性出血坏死性胰腺炎可以引起冠状动脉痉挛，表现为心绞痛及酷似急性心肌梗死，而冠状动脉造影可能的结果为冠状动脉正常。坏死性胰腺炎时，胰腺液及活化的胰蛋白酶通过对腹膜后神经丛的刺激也可引起冠状动脉痉挛。冠状动脉痉挛所致变异型心绞痛多在夜间或者凌晨发作，可能与夜间体内 H^+ 下降，Ca^{2+} 相对升高（两者有拮抗作用）有关。此时，肌原纤维 ATP 酶被激活，可促使冠状动脉痉挛。此外，人在睡眠期（眼球快速运动期），可表现心率、呼吸加快、血压升高，甚至做梦，都可诱发心绞痛，尤其是与噩梦有关。精神紧张以及神经垂体素释放也可促使冠状动脉痉挛。

由于坏死性胰腺炎猝死大多发生在夜间，因此胰腺炎有可能通过诱发冠状动脉痉挛从而引起心律失常导致猝死。当然，现有的临床病理、试验数据、资料尚不足以充分阐明坏死性胰腺炎猝死发病机制，但是胰腺炎猝死与心脏的联系已引起广泛重视。胰腺、心脏猝死是否为客观存在的一种新的综合病症值得进一步探索。今后，应加强对急性出血坏死性胰腺炎的临床观察，包括连续的心电监护以及实验性研究。对猝死病例进行深入的病理检查，尤其对心脏传导系统，如窦房结、房室结和房室束及其束支，以及可能成为心律失常来源的广泛心肌病变均有必要进行深入的研究。

3. 脑血管意外

心脑血管疾病一向是急诊死亡的最为常见的病因。20 世纪 70 年代后期，我国北京、哈尔滨、上海等 14 个大中城市的统计显示，卒中致死者多于心血管病。1984 年，上海交通大学附属瑞金医院统计急诊死亡病因，卒中居首位，其中约 1/5 表现为猝死，即从发病至死亡病程短于 6 小时。

高血压脑病，由于血压急剧上升，脑血管出现广泛性小动脉痉挛，血管阻力增加，脑血流减少，脑组织及毛细血管因缺血导致通透性增加，血浆蛋白及液体外渗，引起脑水肿，病情严重者亦可昏迷、抽搐、猝死。

猝死原因多是由于严重脑出血或蛛网膜下隙出血，使颅内容量突然增加，受损脑组织水肿，颅内压明显升高。急性大面积脑梗死时，引起梗死性出血和脑水肿、颅内压同样迅速升高，最终导致天幕疝或枕骨大孔疝。由于脑干受压，呼吸衰竭导致猝死，一般呼吸停止早于心脏停搏。

猝死型卒中发病时血压明显升高，尤其是舒张压 $>$ 127mmHg 者以猝死组更为显著，与非猝死组相比有极显著差异（$P < 0.001$）。脑卒中引起急性颅内压升高，更加重出血及猝死危险。猝死型卒中昏迷较多，因脑出血迅速累及上行网状激活系统，或迅速流入脑室，使大脑组织和脑干受压，变形移位，迅速导致昏迷。昏迷发生越早，预后越差，猝死危险也越大。瞳孔不等大，或双侧散大也以猝死型卒中组多见，提示颅内压升高以及脑疝形成速度很快，猝死危险较大。四肢瘫痪猝死组较多，两组有极显著差异，多由于大脑基底核出血，迅速破入侧脑室所致。小脑和脑桥出血，也破入第Ⅳ脑室，脑实质出血约 3/4 破入脑室。因此，患者多发病后 1~2 小时即陷入昏迷，出现四肢瘫痪，两侧锥体束征阳性，表现去皮质强直，病情险恶，多致猝死。

为防止卒中猝死，及时有效地控制卒中的血压升高十分重要。①可给予硝普钠静脉滴注（每分钟 0.5~1.5μg/kg）；②迅速降低颅内压，20% 甘露醇静脉滴注，首剂予 500ml，以后每 4~6 小时给 250ml，并根据疝形成早期，抢在脑水肿产生之前施行开颅手术，清除血肿，可收到良好效果。国内有报道 9 例从发病到完成手术不超过 6 小时，其中 7 例恢复良好，生活能自理。

4. 糖尿病

英国糖尿病协会 1988 年对 51 岁以下 1 型糖尿病猝死病例 50 例全部进行尸体解剖，排除了自杀、中毒、酮症酸中毒等有明确死亡时资料不全者 27 例，尚余 23 例是难以解释的猝死。其中 3 例发现不可逆性低血糖性脑损害，另外 20 例猝死原因不明。他们的年龄为 13~44 岁，临睡前显然是健康如常，但是早晨却发现已经死于床上，其中 18 例死亡时是单独睡的，19 例睡前很平静，大多数是无并发症的单纯性糖尿病，尸检并未发现解剖学损害。作者根据临床资料和死亡时间推测认为，猝死与低血糖有关，但在死亡后难以证实低血糖症。全部病例在死亡时均注射人胰岛素，大多数是6个月至2年前从动物胰岛素改用人胰岛素，虽然无确凿证据说明胰岛素种类是猝死原因，但作者认为1型糖尿病患者猝死增加与人胰岛素使用的增加有关，直接死因可能是低血糖症。

糖尿病合并自主神经病变也可能是猝死的原因。有人对92例61岁以下的男性糖尿病患者随访了4年，其间死亡14例，其中7例是意外死亡。这些病例尽管糖尿病病程和年龄与其他病例相同，但不同的是都合并有自主神经病变，QTC时间和QT间期明显延长。

糖尿病伴自主神经病变者Q-T间期明显延长，而Q-T间期延长与糖尿病自主神经病变患者的意外死亡有关。

5. 睡眠时呼吸暂停综合征

有人对45例阻塞性睡眠呼吸暂停综合征（obstructive sleep apnea syndrome，OSAS）进行了前瞻性研究。这些患者明显肥胖，白天嗜睡，夜间严重打鼾，平均年龄为45岁，神经科检查、运动试验未发现嗜睡的其他原因，运动和休息时血压、血糖和血脂均正常。肺功能检查发现通气限制性改变，肺顺应性下降，平均PCO_2稍高于正常。随访4年，有6例（15%）死亡，都是在医院外的突然死亡。尸体解剖显示4例死于急性心肌梗死，3例死于肺梗死，但全部病例的动脉粥样硬化的程度都是轻度的。作者认为，病态性肥胖伴OSAS患者尽管缺乏其他致动脉粥样硬化危险因素，仍具有较高的猝死危险性。常见的临床表现有低氧血症、高碳酸血症、呼吸性酸中毒。这些病症是能早期识别的，若能采取积极治疗使OSAS治愈，能降低复发性呼吸衰竭的发生，并因此降低死亡率。

6. 其他

（1）淋巴瘤：1例38岁男性猝死病例，尸体解剖发现在冠状动脉口和其他血管区有弥漫的淀粉样物质沉淀，经免疫学、电子显微镜、组织化学等检查，这种属于免疫球蛋白κ轻链的淀粉样物质源于淋巴瘤。该病例由于冠状动脉口狭窄而致猝死。另有1例喉原发性B细胞非霍奇金淋巴瘤引起猝死的报道。

（2）肺动脉高压：1例肝外胆道闭锁病例，成功地进行手术治疗，并正常生活了10年以上，因急性呼吸停止而猝死。尸检发现肺动脉弥漫的丛状坏死，肌层增厚，内皮下组织增生，偶可见离心性动脉阻塞性损害和纤维血栓，肺泡前动脉明显减少导致肺泡/动脉比增加，肺静脉呈动脉化，右心室心肌纤维明显增厚伴局灶性纤维退行性变和纤维化，左、右心室的心内膜下组织均增厚，但生前无肺动脉高压的临床症状。

作者认为，对肝硬化－门静脉高压患者进行前瞻性血流动力学和肺功能研究有助于认识本病。

（3）肺动脉肉瘤：1 例因反复昏厥和呼吸困难而住院的患者，在做出明确的诊断前突然死亡。尸体解剖发现肺动脉主干处有一个大的肉瘤，无远处转移，因阻塞肺动脉而造成猝死。

（4）主动脉下环状动脉瘤：1 例主动脉瘤发生于主动脉左冠瓣下，伸展到主动脉根部和左心房之间的心包，生前无症状。由于动脉瘤使弯曲的冠状动脉受压，引起冠状动脉缺血而突然死亡。查阅文献，共有 13 例主动脉下、58 例二尖瓣下动脉瘤的报道，只有 2 例因瓣膜下动脉瘤压迫冠状动脉而导致心肌梗死的报道。

（5）脑血管畸形和脑结节性硬化：有人介绍了 4 例因脑血管畸形而引起的猝死，生前均未作出诊断，其中 3 例无症状，1 例有癫痫史。尸检发现，3 例脑血管畸形直接波及 Willis 环，产生脑底部迅速而致命的蛛网膜下隙出血，另 1 例是小脑血管畸形。

（6）僵硬人综合征（stiff–man syndrome，SMS）：3 例典型的 stiff–man 综合征患者，女性，肌痉挛伴严重的发作性自主神经功能失调，发作频度进行性增加，表现为暂时性一过性出汗、高热、心动过速、呼吸快速、血压升高和瞳孔扩大。在 3 例患者的血清和 2 例患者的脑脊液中查到 GABA–ergic 神经细胞的自身抗体。3 例都是突然意外死亡，常规尸检未发现死亡原因，神经病理研究发现 1 例患者的脑干和脊髓的血管周围神经胶质样变，另 1 例的脑干、脊髓和基底神经核血管周围有淋巴细胞浸润。

（7）咽下部脂肪瘤：是少见的肿瘤，罕见威胁生命者，但是位于咽下部的肿瘤较大，或突然堵塞口咽部，则可因窒息而导致死亡。

第五节　成人心脏病急性发作的抢救流程

成人突然发生心搏骤停的原因主要是严重致命性心律失常。最常见的是室颤 / 无脉性室速、心脏停搏 / 无脉电活动。在美国和加拿大，急救医疗系统治疗的院外心搏骤停的发生率估计是 50/100000~55/100000 人 / 年，这些患者 25% 是无脉性室性心律失常。估计院内心搏骤停的发生率是 3/1000~6/1000 人 / 年，同样，这些患者 25% 是无脉性室性心律失常。表现为室颤 / 无脉性室速的心搏骤停患者比心脏停搏 / 无脉电活动的患者有更好的预后。

成人心脏病急性发作的抢救流程（图 10–1）：

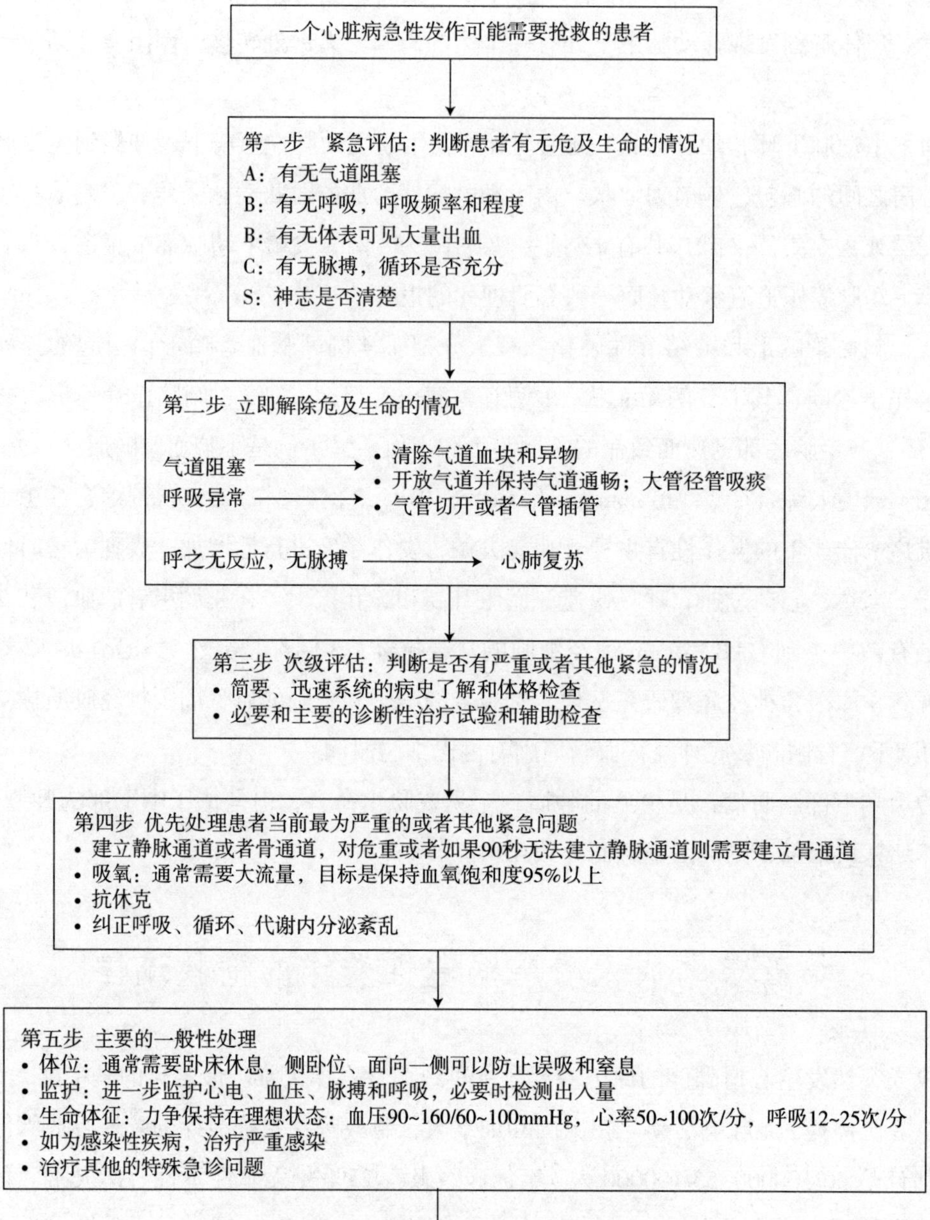

一个心脏病急性发作可能需要抢救的患者

↓

第一步　紧急评估：判断患者有无危及生命的情况
A：有无气道阻塞
B：有无呼吸，呼吸频率和程度
B：有无体表可见大量出血
C：有无脉搏，循环是否充分
S：神志是否清楚

↓

第二步 立即解除危及生命的情况

气道阻塞 → • 清除气道血块和异物
• 开放气道并保持气道通畅；大管径管吸痰
呼吸异常 → • 气管切开或者气管插管

呼之无反应，无脉搏 → 心肺复苏

↓

第三步 次级评估：判断是否有严重或者其他紧急的情况
• 简要、迅速系统的病史了解和体格检查
• 必要和主要的诊断性治疗试验和辅助检查

↓

第四步 优先处理患者当前最为严重的或者其他紧急问题
• 建立静脉通道或者骨通道，对危重或者如果90秒无法建立静脉通道则需要建立骨通道
• 吸氧：通常需要大流量，目标是保持血氧饱和度95%以上
• 抗休克
• 纠正呼吸、循环、代谢内分泌紊乱

↓

第五步 主要的一般性处理
• 体位：通常需要卧床休息，侧卧位、面向一侧可以防止误吸和窒息
• 监护：进一步监护心电、血压、脉搏和呼吸，必要时检测出入量
• 生命体征：力争保持在理想状态：血压90~160/60~100mmHg，心率50~100次/分，呼吸12~25次/分
• 如为感染性疾病，治疗严重感染
• 治疗其他的特殊急诊问题

↓

• 寻求完整、全面的资料（包括病史）
• 选择适当的进一步诊断性治疗试验和辅助检查以明确诊断
• 完整记录、充分反映病人抢救、治疗和检查情况
• 尽可能满足患者的愿望和要求

图 10–1　成人心脏病急性发作的抢救流程

第六节　室颤及无脉性室速的抢救流程

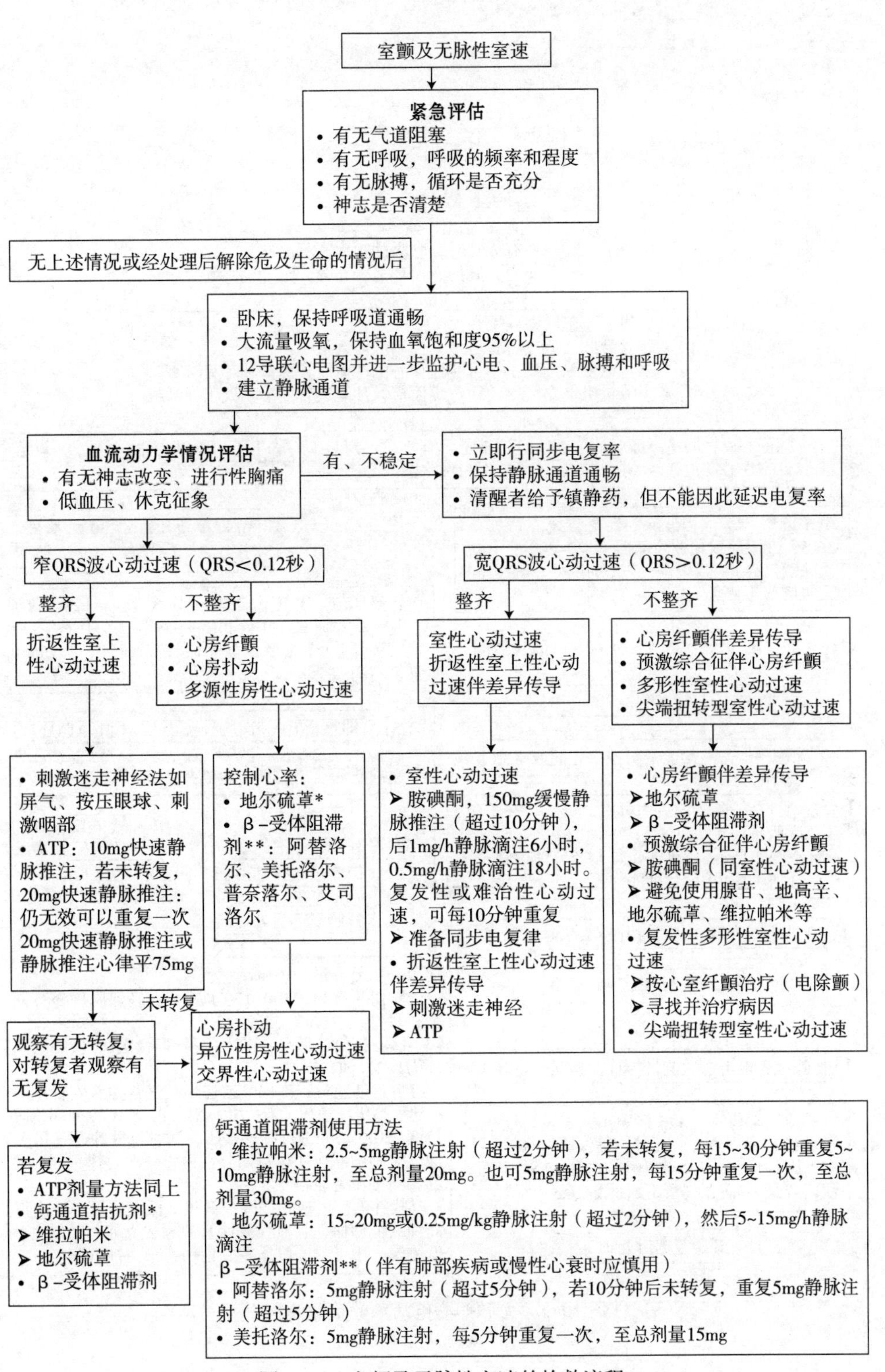

图 10-2　室颤及无脉性室速的抢救流程

第七节　无脉搏心电活动的抢救流程

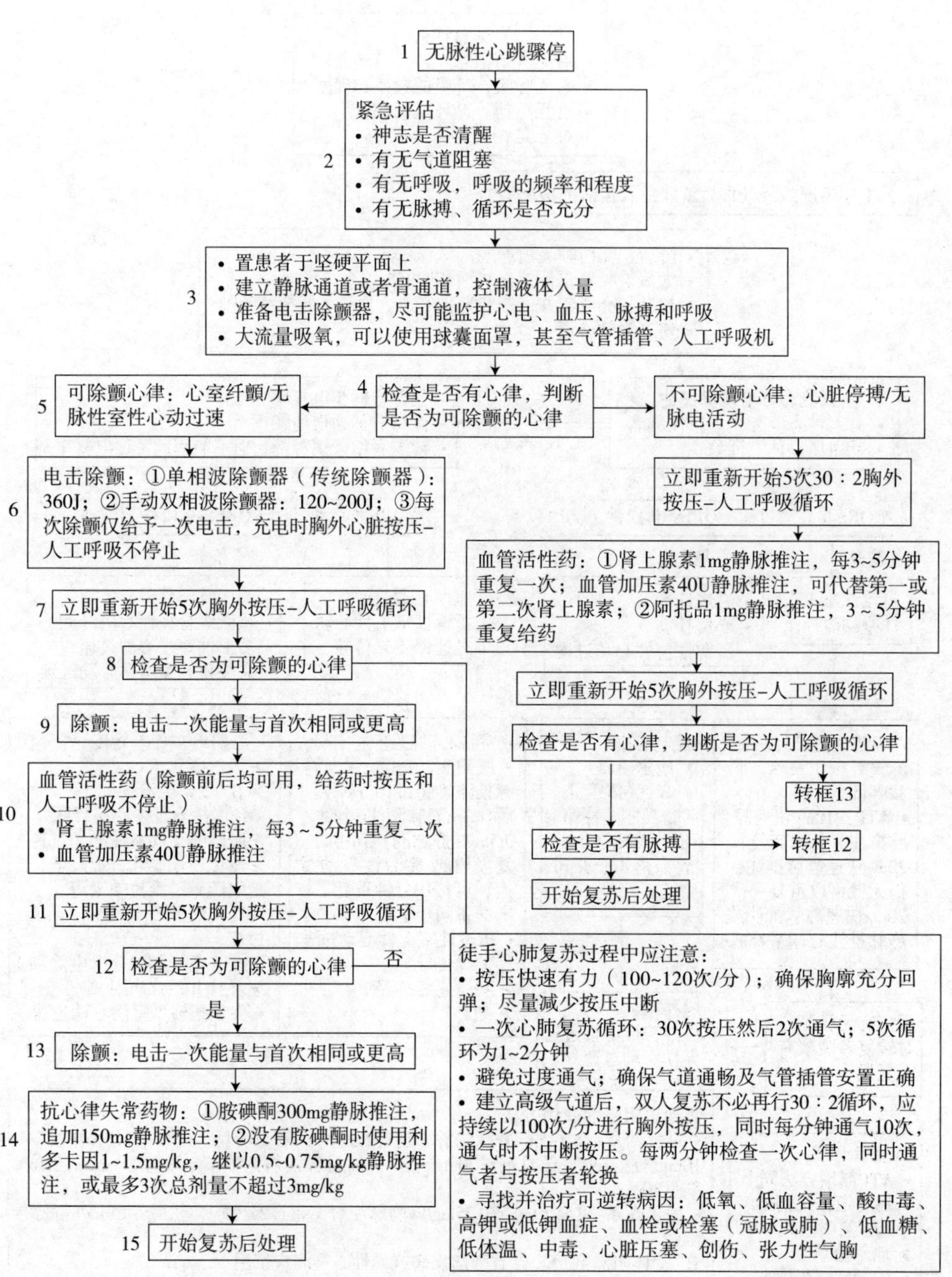

图 10–3　无脉搏心电活动的抢救流程

第八节 心脏停搏的抢救流程

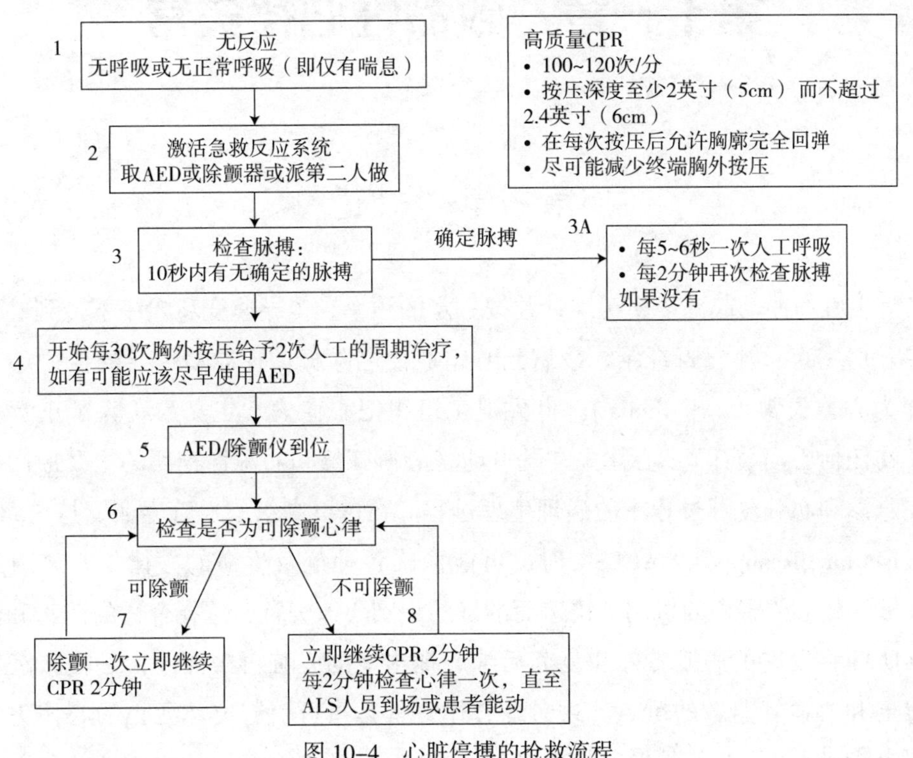

图 10-4 心脏停搏的抢救流程

（郝 伟）

参考文献

[1] 蒋健，于金德．现代急诊内科学（第 2 版）．北京：科学出版社，2005，3-31.

[2] 陈珠．实用内科学（第 12 版）．北京：人民卫生出版社，2005，1406-1419.

[3] 茅志成．实用急诊鉴别诊断学．北京：中国协和医科大学出版社，2005，856-866.

[4] 庄心良．现代麻醉学．北京：人民卫生出版社，2005，1656-1671.

[5] Weil MH, Tang W. CPR-Resuscitation of the Arrested Heart. Philadelhia: W.B. Saunders Co. 1999, 13-27.

[6] American Heart Association Guidelines for cardiopulmonary resuscitation. Circ, 2005, 11: 1-84.

[7] American Heart Association Guidelines for Cardiopulmonary Resuscitation and Emergency Cardiovascular Care Science, Circ, 2010, S687.

第十一章　致命性心律失常

第一节　概述

正常心脏的冲动起源于窦房结，并按一定的频率、传导速度和顺序下传到心房、房室交界、房室束、浦肯野纤维，最后到心室肌使之除极。在冲动传导的任一环节发生异常即为心律失常（arrhythmia）。世界卫生组织把心律失常定义为“除了正常窦性节律之外的任何心动节律”。心律失常既可能是心搏骤停和心源性猝死的主要原因，也可能是在急诊和心肺复苏过程中的病理生理过程。在进行高级心血管生命支持（advanced cardiovascular life support，ACLS）时，可能面临各种危及生命的心律失常。因此了解心律失常导致心搏骤停的机制，快速而准确的识别心律失常，选择合适的药物和治疗手段，预防即将发展的心搏骤停和复苏后综合征出现的心脏再次骤停，是临床医生进行心肺复苏和心血管急救的重点。致命性心律失常是指可引起突然死亡的心律失常，包括：心室颤动（VF）、无脉性室性心动过速（VT）、无脉性电活动（PEA）和心室停顿（asystole）。

一、心律失常的概念

心律失常是一种临床常见病，以心脏电活动异常为代表的一组病理生理改变或临床病症，包括心脏电活动的起源、部位、传导、频率、节律等方面的改变和异常。各种疾病多种因素均可引发心律失常，也可见于无明显器质性心脏病的单纯心电活动紊乱。心律失常的急性发作或病情加重具有起病急、复杂多变、进展较快的特点，如不能迅速做出正确判断及时处理，可引起血流动力学急剧恶化，甚至危及生命。心律失常的急性发作可发生在任何时间、任何地点，社区、基层医院，临床各科室的医生都可能遇到。在心肺复苏过程中，严重的心律失常可分为两种类型：一类为疾病终末期濒死性的心律失常，此种心律失常多不可逆转，患者已濒临死亡，其心电图以缓慢心室率多见，如心动过缓、无脉搏心电活动、心搏停止等；另一类为紊乱性心律失常，由急性缺血、缺氧性损害、离子通道障碍、心脏结构损害等引起，多为快速性心律失常，根据不同的病因及时有效的复苏，尽早除颤，改善心肌供氧供血，常可逆转。

二、心律失常的分类

按病理生理学分为心脏冲动形成异常、冲动传导异常和心脏冲动形成异常伴传导异常。

1. 心脏冲动形成异常

（1）窦性心律失常：①窦性心动过速；②窦性心动过缓；③窦性心律不齐；④窦性停搏；⑤病态窦房结综合征等。

（2）房性心律失常：①房性期前收缩；②房性心动过速；③心房扑动；④心房颤动；⑤房性逸搏和逸搏心律等。

（3）房室交界区心律失常：①房室交界性期前收缩；②房室交界性心动过速（阵发性、非阵发性）；③预激综合征和房室折返性心动过速；④房室交界性逸搏和逸搏心律等。

（4）室性心律失常：①室性期前收缩；②室性心动过速；③心室扑动；④心室颤动；⑤心室逸搏和逸搏心律等。

2. 心脏冲动传导异常

（1）窦房传导阻滞。

（2）房内传导阻滞（不完全性、完全性）。

（3）房室传导阻滞（一度、二度、三度）。

（4）室内传导阻滞：①束支传导阻滞（左束支、右束支）；②分支传导阻滞（左前分支、左后分支、左间隔分支）；③束支传导阻滞伴分支传导阻滞等。

3. 心脏冲动形成异常伴传导异常

（1）并行心律：①房性并行心律；②房室交界性并行心律；③室性并行心律；④并行心律性心动过速等。

（2）异位心律伴传出阻滞。

4. 其他分类

临床上还可分为快速型心律失常和缓慢型心律失常。

三、心电图的监测

复苏时心律失常通常由心电图监测进行识别和诊断。心电图反映了起搏点和传导系统的电活动，是由心脏跳动产生、在体表记录电势差而获得。每一次心跳的电活动和机械活动构成一个心动周期，心动周期起始于心脏跳动。特殊的心脏起搏器组织本身具有节律性和自律性，通常窦房结为起搏点，它能以最大频率产生搏动。窦房结产生动作电位，由特殊传导组织传导至双心房，导致心房收缩并产生心电图上的 P 波，在房间隔和室间隔的接合处，心房的特殊传导组织汇聚为房室结，它的远端为希氏束。房室结为相对慢传导区，可使心室收缩延迟于心房收缩。PR 间期用于测量房室收缩的间隔。从远端希氏束，电活动通过左右束支，最后传导到浦肯野纤维，使每一个心室肌收缩。去极化传导至心室肌在心电图上显示为 QRS 波群。去极化后就是心室的复极化，开始于 QRS 波群的止点，在心电图上表现为 ST 段和 T 波（图 11–1）。

监护仪只用于监测心率和心律，异常的 ST 段和复杂的心电图应及时加做 12 导联心电图。

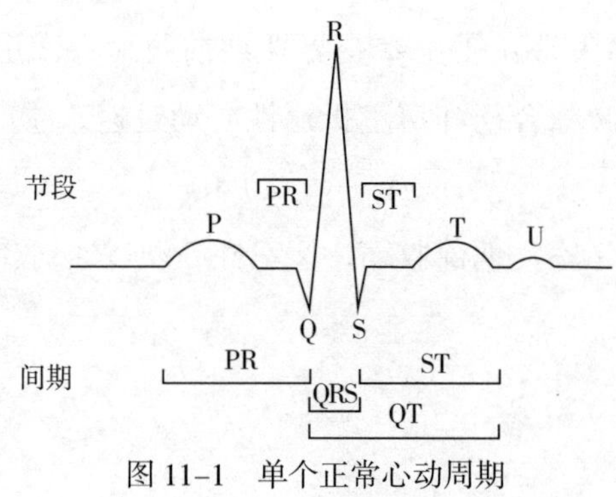

图 11–1　单个正常心动周期

四、心律失常的基础病因

1. 器质性心脏病

易引起心搏骤停的心脏疾病，同时伴有明显直观的心脏结构和病理学形态改变，称为器质性心脏病。包括①急性冠脉综合征（ACS）：分为不稳定型心绞痛（AP）和急性心肌梗死（AMI）。心肌突发缺血造成的心律失常是导致心搏骤停的最常见原因，占心源性猝死 80% 以上。我国首个大规模前瞻性研究 OASIS 登记实验结果显示，在纳入的 2188 例非 ST 段上移 ACS 中，随访两年的死亡率是 7.6%，其中因猝死和心律失常死亡者占 52.9%。国外数据显示，AMI 后出院人群中，50% 的患者因发生致命性心律失常而猝死。急性冠脉综合征早期引起心律失常多由于缺血心肌、交感神经及内分泌激活导致的电生理紊乱所致，慢性期的心律失常主要是心肌结构改变，发生了电重构和神经重构引起；②充血性心力衰竭（CHF）：为多因素导致的心脏结构损害和心肌泵功能衰竭，是心脏病的终末期表现。Framingham 研究发现，心力衰竭人群猝死发病率为正常人群的 9 倍。心脏的结构和形态学改变是心律失常的病理学基础。CHF 患者发生心源性猝死，主要由心律失常引起，其中由于致命性心律失常而发生猝死者占35%~50%；③心肌病变：包括心肌炎和心肌病。前者多为累及心肌细胞、间质性组织、血管等的炎症性心肌病，后者多为家族性常染色体显性遗传疾病，突变的基因累及心肌纤维膜和细胞蛋白骨架。心肌病的患者致死原因主要为心力衰竭和恶性心律失常，尤其症状较轻的患者，常因致命性心律失常而猝死。损伤的心肌细胞往往使心肌发生电活动障碍，造成心肌电活动紊乱，从而诱发致命性心律失常。

2. 非器质性心脏病

多为先天或遗传性疾病，无明显直观的结构和形态异常，主要因离子通道异常而引起心律失常。包括① Q–T间期相关综合征：Q–T间期是心室复极的电生理指标，指心电图上QRS波起始到T波终点的时间，与心室的有效不应期相关。其病因较多，包括先天性和获得性两个方面。长Q–T间期综合征主要表现为尖端扭转型室速引起反复晕厥和猝死。短Q–T间期综合征较少见，为遗传性致死性心律失常；②儿茶酚胺敏感性多形性室速：为常染色体显性遗传疾病，诱因多为儿茶酚胺诱发，早期表现为室性期前收缩，诱因持续存在则会发展为多形性室速，最终发生室颤；③ Brugada综合征：为表达钠通道的SCN5A基因突变，导致钠通道功能缺失，电流衰减。该病预后较差。

3. 心律失常的其他病因

明白诊断和治疗基础病因的重要性是处理所有心搏骤停心律必不可少的。心搏骤停抢救期间，应识别和治疗可能导致心搏骤停和可使复苏复杂的病因，并尽可能处理这些可逆的病因（表11–1）。

表11–1　心搏骤停可治疗的病因：H'S和T'S

H'S	T'S
低氧血症（Hypoxia）	中毒（Toxin）
低血容量（Hypovolemia）	心脏压塞（Tamponade cardiac）
酸中毒（Hydrogen ion，acidosis）	张力性气胸（Tension pneumothorax）
低/高钾血症（Hypo/Hyperkalemia）	肺栓塞（Thrombosis，pulmonary）
低体温（Hypothermia）	冠状动脉血栓（Thrombosis，coronary）

五、心律失常的诊断

1. 病史

仔细询问病史，寻找有助于诊断心律失常的线索，如心律失常的病因和诱因、发作频率和终止方式、患者的症状及对血流动力学的影响等。

2. 体格检查

有序的体格检查能发现心律失常相关病因的体征和某些特征，如血压高低、心律整齐与否、心音强弱、心脏杂音、颈静脉搏动和刺激迷走神经对心律失常的影响等。

3. 辅助检查

选择必要的辅助检查能确立心律失常的类型、发生机制、病因与诱因等，并为合理选择药物和 / 或非药物治疗、判断疗效等提供有价值的信息。与心律失常直接相关的辅助检查有常规心电图、运动心电图、动态心电图、心电向量图、体表信号平均心电图、体表电位标测图、经食管心电生理检查、心内电生理检查、心肌细胞单相动作电位记录和心律失常药物诊断试验等。

4. 心电图的快速判断

观察心电图显示的波形，分析心律失常。可从以下几个方面来对心律失常进行快速判断：

（1）心率是多少？

（2）节律是否规则？

（3）P 波与 QRS 波之比：是否每个 QRS 波前有一个 P 波？

（4）QRS 波形是否正常？

（5）意义：心律是否危险？是否需要紧急处理？

六、心律失常紧急处理的原则

1. 优先处理血流动力学障碍

心律失常急性期控制，应以血流动力学状态来决定处理原则。血流动力学不稳定时，须及时处理，如继续恶化，会危及生命。复苏过程中，发现心室停搏或室颤 / 无脉性室速时，抢救人员应准备及时除颤。血流动力学状态不稳定的异位快速心律失常应尽早采用电复律终止，对于严重的缓慢性心律失常要尽快采用临时起搏治疗。血流动力学相对稳定者，可根据心电图的特点、结合病史及体检进行诊断及鉴别诊断，选择相应治疗措施。

2. 纠正基础疾病和诱因

在心律失常紧急救治的同时不可忽略基础疾病的治疗和相关病因的纠正（见表 11-1）。伴有严重心衰、急性心肌梗死所致的恶性心律失常，随着心功能的好转或血运重建，心律失常也随之控制。某些诱因也可直接导致心律失常，如低血钾、酸碱平衡紊乱、甲状腺功能亢进等，纠正诱因后，心律失常得到控制。因此，病因明确者，在紧急纠正心律失常同时应兼顾基础疾病治疗；病因不明者或无明显基础疾病者，也应改善患者的整体状况。

3. 权衡治疗的收益风险比

对危及生命的心律失常应采取积极措施加以控制，追求抗心律失常治疗的有效性，挽救生命；对非威胁生命的心律失常，需要更多考虑治疗措施的安全性，过度治疗反而可导致新的风险。

4. 治疗心律失常

（1）终止心律失常：若心律失常本身造成严重的血流动力学障碍，终止心律失常就成为首要和立即的任务。有些心律失常可造成患者不可耐受的症状，也可采取终止措施，如室上性心动过速（室上速）、症状明显的房颤等。

（2）改善血流动力学状态：有些心律失常不容易立刻终止，但快速的心室率会使血流动力学状态恶化或伴有明显症状，减慢心室率可稳定病情，缓解症状，如快速房颤、心房扑动（房扑）。有些新出现的室早、房性期前收缩（房早）伴有明显症状，也可适当用药，缓解症状，但不能过度应用抗心律失常药物。

（3）处理心律失常相关问题：在心律失常紧急处理时经常遇到治疗矛盾。如平时心动过缓，发生快速房颤；心律失常发作时血压偏低但需要用胺碘酮。此时的处理原则是首先顾及矛盾的主要方面，即针对当前对患者危害较大的方面进行处理，而对另一方面则需做好预案。当病情不允许进行抗心律失常药物治疗时，需要采取一些其他措施控制心律失常，减轻症状。

5. 致命性心律失常的处理

在急救和心肺复苏过程中，治疗的对象不仅是心律失常，更重要的是患者。因此要了解患者整体情况，并在基础生命支持的基础上，进行高级心血管生命支持（ACLS），ACLS 流程图（图 11-2）。

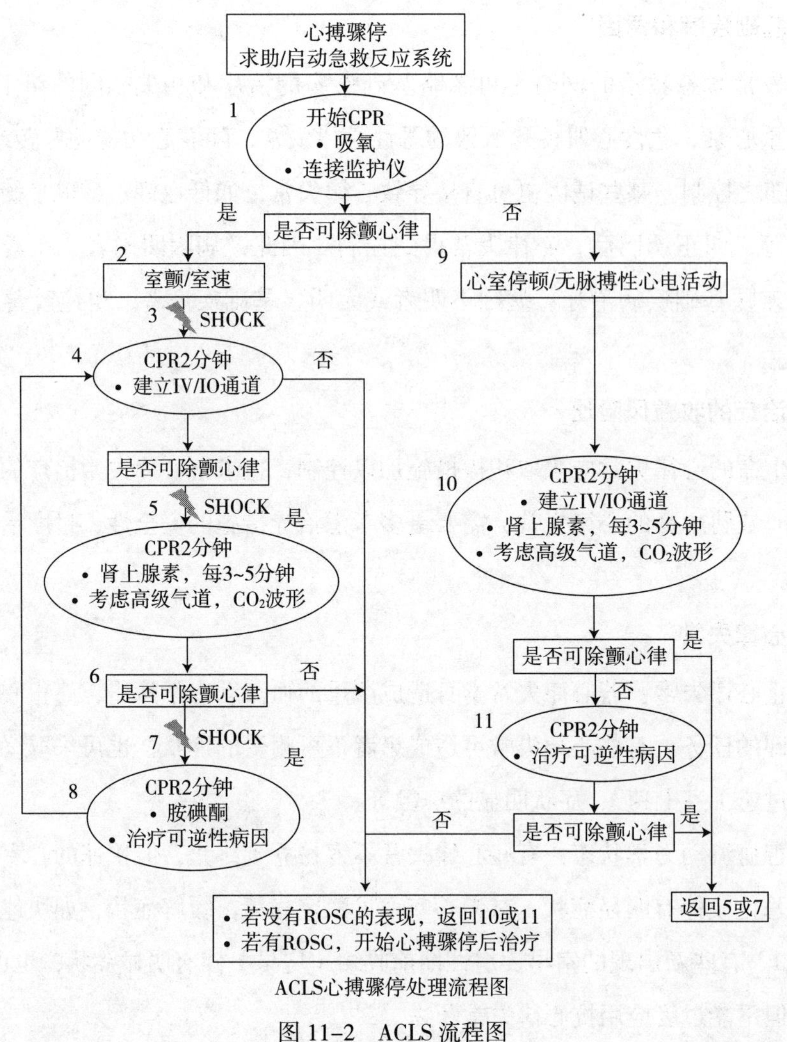

ACLS心搏骤停处理流程图

图 11-2　ACLS 流程图

第二节　室颤 / 无脉搏性室速

一、室性心动过速（ventricular tachycardia，VT）

（一）概述

室性心动过速是一种宽 QRS 波型心动过速。宽 QRS 波心动过速即频率超过 100 次 / 分，QRS 宽度超过 120 毫秒的心动过速。以室速最为常见，也可见于室上性心律失常伴有室内差异性传导、束支或室内传导阻滞、部分或全部经房室旁路前传的快速室上性心律失常。室速是指起源于希氏束以下水平的心脏传导系统或心室肌快速性心律失常，患者中

90% 有器质性心脏病，多数情况下属于病理状态，部分患者将很快发展为心室颤动，故为致命性心律失常。室速根据 QRS 波形态可分为单形性室速和多形性室速。临床血流动力学是否稳定至关重要，特别是存在急性心肌缺血和心肌梗死时，变为室颤的危险性增加。

（二）病因

临床上以非持续性室速较常见，即每次发作持续时间小于 30 秒，可自行停止或反复发作，多与电解质紊乱或代谢失衡相关。持续性的室性心动过速（每次发作大于 30 秒，或虽未达到 30 秒但因血流动力学不稳定必须终止）多有心脏结构和功能方面的异常。结构异常包括心肌梗死、心肌肥厚和原发性心肌病，如扩张型和纤维化型心肌病。功能异常包括短暂的心肌缺血和再灌注损伤，以及低氧血症、低钾血症、低镁血症、代谢失衡、药物中毒（常见于洋地黄类）等。导致室速的主要电生理机制是室性异位搏动形成折返环所致（占全部室速的 70%~80%），其他机制包括室性起搏点的自律性增高、触发活动和并行心律。

（三）临床表现

1. 症状体征

患者表现为心悸、胸闷、大汗，严重者出现心绞痛、急性左心衰竭、晕厥、休克等血流动力学障碍。

2. 心电图特征

（1）心率：100~200 次 / 分。

（2）节律：通常规则，如果室性心动过速呈阵发性，则心律不规则。

（3）P 波与 QRS 波之比：没有固定的关系，因为室性心动过速是一种房室分离，QRS 波群中能看到 P 波。

（4）QRS 波：增宽畸形，大于 120 毫秒，在 V_1 导联的形态标准类似室性期前收缩（ventricular premature beat，VPB）。

（5）意义：急性发作时危及生命，必须紧急处理。

（四）单形性室性心动过速（单形性室速）的治疗建议

1. 概述

单形室速心电图出现宽大畸形的 QRS 波，其波形在心电图同一导联中一致，T 波方向与主波方向相反，节律在 120 次 / 分以上。

2. 治疗

（1）针对病因和诱因治疗，即治疗基础心脏病，寻找可能存在的诱发因素，纠正如心肌缺血、心力衰竭、电解质紊乱、洋地黄中毒等诱因。合并心肌缺血的患者必要时可考虑行主动脉内球囊反搏（IABP）和急诊再灌注治疗。

（2）有血流动力学障碍者应立即同步直流电复律。电复律前可给予一定程度的镇静。复律能量可从双相波100J、单相波150J开始，无效应立即进行重复电复律，电量可增加至双相波200J、单相波360J。血流动力学稳定的患者也可首先使用电复律。

（3）血流动力学稳定的单形室速也可首先使用抗心律失常药。首选胺碘酮150mg加入20ml葡萄糖，10分钟内静脉注射，若无效，间隔10~15分钟可重复静注150mg。静脉推注时避免过快，减少低血压的发生。完成第一次静注后即刻使用1mg/min滴速，维持6小时；随后以0.5mg/min滴速，维持18小时。第一个24小时内用药一般为1200mg，最高不超过2000mg。

（4）发作时对起源于右室流出道的特发性室速（发作时QRS波呈左束支阻滞和电轴正常或右偏图形）可选用维拉帕米、普罗帕酮、β-受体阻滞剂或利多卡因；对左室特发性室速（发作时QRS波呈右束支阻滞和电轴左偏图形，也称分支型室速），首选维拉帕米5mg，稀释后静注10分钟。无效可在10~15分钟后重复，累积剂量可用至20mg，也可使用普罗帕酮。

（五）多形性室性心动过速（多形性室速）

1. 概述

多形性室速是指QRS形态在任一心电图导联上不断变化、节律不规则的室性心动过速，频率在100~250次/分。常见于器质性心脏病，持续性多形性室速可蜕变为室扑或室颤，造成严重血流动力学障碍。根据是否有Q-T间期延长，分为Q-T间期延长的多形性室速（尖端扭转性室速，Torsade de Pointes，TdP）、正常Q-T间期的多形性室速和短Q-T间期多形性室速。

2. 正常Q-T间期的多形性室速的治疗建议

Q-T间期正常的多形性室速临床上较常见，常见于器质性心脏病。合并缺血、心衰、低氧血症的患者出现短阵多形室速，是出现严重心律失常的征兆。

（1）病因治疗：常见原因为急性心肌缺血早期、急性心肌炎、儿茶酚胺依赖的多形性室速等。去除病因后室速往往自行消失。

（2）若室速发作频繁，可应用β-受体阻滞剂、胺碘酮、利多卡因。利多卡因以1mg/kg稀释后静注，之后可根据情况重复，累计不超过3mg/kg。

3. Q-T间期延长的多形性室速（尖端扭转型室速，Torsade de Pointes，TdP）的治疗建议

尖端扭转型室速，是多形室速的一种特殊类型。临床上常表现为反复发作的阿-斯

综合征，易发生心源性猝死。Q–T 间期延长可分为先天性 Q–T 间期延长综合征、获得性 Q–T 间期延长综合征。临床上以获得性 Q–T 延长综合征为多见。

（1）获得性 Q–T 间期延长伴尖端扭转型室速的治疗建议

1）病因：药物（如某些抗心律失常药、利尿药、三环类抗抑郁药等）、电解质紊乱（如低血钾、低血镁、低血钙）、心脏本身疾病如心动过缓、心肌缺血、心功能不全、神经源性（如颅内高压）、甲状腺功能低下等。

2）心电图的特点：明显 Q–T 间期延长，在心动过速发作前，常可见到长间歇依赖的巨大 T 波或 U 波。扭转型室速发作前心动周期呈短 – 长 – 短顺序规律变化（间歇依赖现象）。RR 间期越长，T 波或 U 波越明显，直至 T 波或 U 波振幅达到一定高度（阈值）时即激发扭转型室速。室速频率在 160~250 次 / 分，反复发作或自行终止，亦可变为室颤。

3）对获得性 Q–T 间期延长的高危患者，积极纠正危险因素，以防 TdP 的发生。已经发生 TdP 的患者，首要措施是寻找并停用一切可以引起 Q–T 间期延长的药物。

4）硫酸镁：先予 1~2g 稀释后缓慢静脉注射，稳定后可以 0.5~1g/h 维持静脉点滴，直至 TdP 减少和 Q–T 间期缩短至 500 毫秒以内。钾：积极静脉补钾，将血钾维持在 4.5~5.0mmol/L。

5）临时起搏：适用于并发于心动过缓及有长间歇者。以 90~110 次 / 分的频率起搏，消除长间歇，缩短 Q–T 间期，从而抑制扭转型室速发作。

6）提高心率：心动过缓相关的 TdP，在未行临时起搏治疗之前，可使用异丙肾上腺素提高心室率，剂量：2~10μg/min 静脉滴注，根据心率升高程度调整用量，一般需将心率提高到 90 次 / 分以上。先天性长 Q–T 综合征不宜使用异丙肾上腺素，冠心病患者异丙肾上腺素应慎用。阿托品也可用于提高心室率，剂量：0.5~1mg 静注。

7）对获得性 Q–T 间期延长合并 TdP 不推荐使用任何抗心律失常药。

（2）先天性 Q–T 间期延长伴尖端扭转型室速的治疗建议

1）为遗传基因突变所致的一种少见的遗传性心脏疾病，伴或不伴先天性神经性耳聋。典型发作呈肾上腺素能依赖性，即突然运动、恐惧、疼痛、惊吓或情绪激动诱发心律失常。少部分患者亦可在安静或睡眠状态下发作心律失常。

2）心电图特点是发作前 Q–TU 间期常进行性延长，T、U 波振幅极易发生周期性变化，扭转室速发作时间歇依赖现象少见。

3）询问家族史和既往发作史，以确诊先天性长 Q–T 综合征。先天性长 Q–T 所致的 TdP 有自限性，一般可自行终止，但持续时间过长出现心源性脑缺血者，应给予电复律治疗。

4）祛除诱因：纠正电解质紊乱，减少或避免诱发因素，如减少或避免剧烈体力活动和精神刺激等，避免应用延长 Q–T 间期的药物。

5）β- 受体阻滞剂可作为首选治疗，一般以口服治疗。

（3）Brugada 综合征多形性室速的治疗建议

1）主要症状为晕厥或猝死，多在夜间睡眠中发生。患者反复出现多源性室早、多形性室速或室颤，室速呈短联律间期。

2）心电图特点为右束支传导阻滞图形和 V_1~V_3 导联 ST 段马鞍形抬高，Q-T 间期正常，有多形性室速或室颤发作，心脏超声等其他检查无异常。

3）发生多形性室速伴血流动力学障碍时，首选同步直流电复律；其次可以药物处理，奎尼丁、异丙肾上腺素或胺碘酮可选用。

4）植入 ICD（埋藏式体内除颤器）是 Brugada 综合征患者预防心源性猝死的唯一有效方法。

（4）儿茶酚胺敏感性多形性室速的治疗建议

1）特点是无器质性心脏病患者在受到身心压力时所产生的双向性或多形性室速，可导致发作性晕厥及进展为心室颤动，多见于青少年，静息心电图正常。

2）发生多形性室速伴血流动力学障碍时，首选同步直流电复律。

3）血流动力学稳定的多形性室速，首选 β- 受体阻滞剂处理。

4）植入 ICD，可有效预防心源性猝死。

二、心室颤动（ventricular fibrillation，VF）/ 无脉性室性心动过速（无脉性室速、无脉性 VT）

（一）概述

心室颤动（室颤）是一种不规则的心律，起源于心室内一个或多个部位放电，或是来自心室内多条折返通路的冲动。表现为心室肌无规律的电活动。患者的心肌突然丧失了整体的协调性和收缩同步性，各处心肌呈不规律收缩，表现为无效颤动，不能将血液泵出，因此无心排血量。无脉搏性室性心动过速（无脉性室速）指出现快速致命性室性心动过速不能启动心脏机械收缩，也有心室率减慢，心室肌虽有规律电活动，但心电 – 机械分离，心排血量为零或接近为零，其处理同室颤。室颤 / 无脉性室速是心搏骤停一种常见形式。

（二）病因

发生室颤 / 无脉性室速时心电活动不稳定，其病因可能与以下因素有关：

1. 急性冠脉综合征产生冠状动脉痉挛和动脉内血栓形成，造成心肌局部供血发生障碍。

2. 心脏的基础状态，如既往心肌损伤、心肌肥厚、长 Q–T 间期等易感因素在心肌缺血时易于导致室颤。

3. 各种因素引起缺氧，导致心肌细胞无氧代谢、乳酸堆积、细胞内钙离子堆积等。

4. 再灌注产生的超氧自由基损害，细胞膜离子泵活性改变，局部电生理紊乱。缺血心肌与非缺血心肌组织之间的代谢差异。

5. 低温、电休克、电解质失衡及药物作用等。

（三）临床表现

1. 症状体征

患者表现为意识突然丧失，抽搐，听诊心音及脉搏消失。血压测不到，呼吸呈叹息样，于数十秒后停止。多数患者发绀、瞳孔散大。

2. 心电图特征

（1）心率：快速且十分紊乱。

（2）节律：完全不规则。

（3）P 波与 QRS 波之比：均消失。

（4）QRS 波群：消失。

（5）意义：无有效心排血量，必须立即处理，心肺复苏，及早除颤。

（四）治疗建议

1. 院外无目击者的室颤，无脉性室速患者处理：急救人员到达现场应立即进行初级心肺复苏（CPR），并保证心肺复苏质量。包括胸外按压（用力、快速、按压并等待胸壁回弹、尽量减少中断）、通气（如无高级气道，采用 30∶2 的按压 - 通气频率），同时由助手连接监护仪 / 除颤仪，在完成 5 个循环的 CPR 后，检查心律，如果是室颤 / 无脉性室速，立即给予高能量非同步电击（最大除颤剂量）。电击后立即重复 5 个循环的 CPR，高质量的 CPR 是抢救成功的重要保障，尽量减少连续 CPR 的中断。院内有目击者的室颤和无脉性室速患者的处理：若有除颤器，可立即进行电击除颤。

2. 除了高质量的 CPR 外，唯一已证明能提高复苏成功率的治疗是除颤。尽量缩短倒下（collapse）到除颤的时间间隔，能潜在提高院外和院内的存活率。因此，当心律检查是室颤 / 无脉性室速时，除颤治疗是 CPR 循环的一部分。一旦取得除颤器，应立即给予最大能量（双相波 200J，单相波除颤器 360J）非同步直流电复律，除颤后立即重新恢复 CPR，直至 5 个周期的按压与通气后核实心律，确定是否需要再次除颤，即之后保持 CPR—检查心律—CPR—除颤的循环，直至恢复自主循环（ROSC）。血管通道、给予药物和建立高级气道不应导致 CPR 循环的中断，应在不影响 CPR 的质量和及时除颤的情况下实施。

3. 一旦患者建立高级气道，急救者应继续胸外按压 100~120 次 / 分，同时给予 10 次 / 分的通气，注意不要过度通气。每 2 分钟更换按压者，防止按压者疲劳，以保证胸外按压的数量和质量。同时，急救人员应及时确定导致心搏骤停的病因和影响复苏的因素，积极处理可逆的病因和影响复苏因素。

4. CPR 和早除颤是首要任务，第二位才是用药，在心搏骤停的治疗中，没有很强的证据支持药物的使用；如果在 CPR 和 1~2 次电击后，可以开始建立静脉通道，考虑药物治疗。

5. 肾上腺素：当至少 1 次除颤和 2 分钟 CPR 后室颤 / 无脉性室速仍持续时，可给予静脉应用肾上腺素，1mg/ 次，每 3~5 分钟重复一次。

6. 胺碘酮：当室颤 / 无脉性室速对 CPR、除颤和肾上腺素治疗无效时，在持续 CPR 下可考虑给予胺碘酮 300mg 或 5mg/kg 葡萄糖溶液稀释后快速静注。使药物尽快到达中心循环。如果循环未恢复，不需要静脉维持胺碘酮滴注。静注胺碘酮后应再次以最大电量除颤。如循环未恢复，可再追加一次胺碘酮，150mg 或 2.5mg/kg+20ml 葡萄糖溶液快速静注。室颤 / 或无脉性室速终止后，一般需要静脉胺碘酮维持。

7. 利多卡因：如果没有或不能用胺碘酮，可用利多卡因，初始剂量为 1mg/kg 静注。如果室颤 / 无脉性室速持续，每隔 5~10 分钟后可再用 0.5~0.75mg/kg 静注，直到最大量为 3mg/kg。

8. 硫酸镁：当心搏骤停为尖端扭转型室速时，可以给予硫酸镁 1~2g，加 5% 葡萄糖 10ml 稀释静注。其他心律失常不推荐使用硫酸镁。

第三节 心室停顿 / 无脉搏性心电活动

一、心室停顿（asystole）

1. 概述

心室停顿表现为没有可见的心室电活动，伴或不伴有心房电活动。心电图上出现像一直线，没有心排血量。室颤的患者，有时心电图也可表现为一直线，类似心室停顿。如觉得室颤可能性大，可先予以除颤治疗。

2. 病因

心室停顿可以是原发的，在心搏骤停一开始就发生，也可于室颤 / 无脉性室速发展而来，还可发生于完全性房室传导阻滞；或窦房结与房室交界组织等起搏功能障碍而没有逸搏心律的患者。

3. 心电图表现

（1）完全不存在心室电活动。

（2）有时可见到 P 波。

（3）偶尔可见十分不规则频率极慢的室性逸搏（濒死性搏动），但无心排血量。

（4）必须立即进行 CPR。

4. 治疗建议

（1）心室停顿救治的措施主要是有效的、持续的 CPR 和治疗病因或并发症。应立即心肺复苏，从胸外按压开始，并持续 2 分钟直到重新检查心律。当用手动除颤仪或心脏监护仪检查心律为规则心律，则检查脉搏。如果检查到脉搏，立即开始心搏骤停后治疗。如果心律是心室停顿或无脉搏性心电活动，应立即继续 CPR，先开始胸外按压直到 2 分钟后重新检查心律。实施胸外按压者应每 2 分钟轮换，以减少疲劳保证质量。根据机械或生理参数监测 CPR 质量。

（2）高质量的 CPR 最为重要。在 CPR 开始后，抢救人员可以建立静脉 / 骨内通道给予药物治疗。一旦有可能，药物治疗可给予血管加压药，其主要目的是增加 CPR 期间心肌和脑的血流，以及恢复自主循环（Class Ⅱ b，LOE A）。可 IV/IO 肾上腺素 1mg，每 3~5 分钟重复给药。也可给 1 个剂量的血管加压素 40U 代替第 1 或第 2 剂的肾上腺素。应在检查心律后立即给药，同时不要干扰 CPR。给药重复 5 个循环的 CPR 后，再检查心律。如无变化，重复 CPR。若存在可电击心律，立即电击除颤。

有证据显示，心室停顿期间常规用阿托品没有治疗益处（Class Ⅱ b，LOE B），因此，已从心搏骤停抢救流程中删除了阿托品。

（3）心室停顿有时与室性细颤或“隐性室颤”不易鉴别，故其诊断必须在 2 个相互垂直的导联上加以鉴别，如仍不能区分，应按室颤处理。

（4）心室停顿的患者一般为心脏功能衰竭的终末阶段或是心搏骤停未能复苏的结果。通常预后极差。在某些情况下，如果能在心室停顿之前针对病因采取预防纠正措施，有可能挽救患者的生命。

二、无脉搏性心电活动（pulseless electrical activity，PEA）

1. 概述

无脉搏性心电活动包括一组不同类型的规则的心电节律，这些节律没有心室的机械活动；或有心室机械活动但不足以产生临床上可触及的脉搏。经心脏超声和留置压力导管证实，心肌电活动后虽存在机械收缩，但由于收缩力特别微弱以至于脉搏无法触及和无创血压不能测量，无有效的心排血量。

2. 病因

无脉搏性心电活动为一组心律失常，这些心律失常往往有一些特定的可逆的病因。可能的病因如表 11–1 中的 H’S 和 T’S。即低氧血症、低血容量、低体温、低 / 高钾血症、严重酸中毒、心脏压塞、张力性气胸、大面积肺栓塞、药物过量、急性大面积心肌梗死等。对于这些病因如果能及时识别和纠正，则 PEA 往往能被成功救治。

3. 心电图表现

无脉搏性心电活动由于病因不同，其心电图表现也不同，包括：心电机械分离、假性心电机械分离、室性自主节律、室性逸搏节律、除颤后的室性自主节律、重度心动过缓等。

4. 治疗建议

（1）无脉搏性心电活动与心室停顿同为致命性的心律失常，病因和治疗相似。首先应进行有效的、持续的 CPR。除颤似乎没有益处。5 个循环的 CPR 后检查心律，如无变化重复 CPR。存在规则心律时，触摸脉搏，没有脉搏则继续 CPR。

（2）建立高级气道，通气频率 10 次 / 分，不间断胸外按压。有静脉通道后给予血管加压药。

（3）积极寻找可能的病因。这些病因可能不止一个，也可能查不到明确的病因。

（4）同心室停顿类似，表现为无脉搏性心电活动的心搏骤停患者预后也极差。

（王红丽）

参考文献

［1］ 陆远强，鲍德国．现代心肺脑复苏．杭州：浙江大学出版社，2011.

［2］ 朴镇恩．实用心肺脑复苏术．北京：人民军医出版社，2012.

［3］ 中华医学会心血管病学分会，中国生物医学工程学会心律分会，中国医师协会循证医学专业委员会，中国老年学学会心脑血管病专业委员会．心律失常紧急处理专家共识．中华心血管病杂志，2013，41（5）：363-376.

［4］ 周玉杰，李小鹰，马长生，霍勇．现代心肺复苏．北京：人民卫生出版社，2006.

［5］ 王一镗，沈洪．心肺脑复苏（第 2 版）．上海：上海科学技术出版社，2007.

［6］ Neumar RW, et al. Part 8: Adult advanced cardiovascular life support: 2010 American Heart Association Guidelines for CPR and ECC. Circulation, 2010, 122: S729-S767.

第十二章 严重心律失常

第一节 概述

1. 心律失常是一种临床常见病，各种疾病多种因素均可引发心律失常，也能见于无明显器质性心脏病的单纯心电活动紊乱。严重心律失常通常是指可引起严重血流动力学障碍，如不及时诊断和处理，可能会在短时间内发生短暂意识丧失或猝死等危机状态的心律失常。严重心肌缺血或急性心肌梗死患者最大危险就是在发作 1 小时内发生严重心律失常而致猝死。围心搏骤停期危及生命的心律失常包括血流动力学稳定或不稳定的心动过速、有症状的心动过缓和高度房室传导阻滞。当心律失常的急性发作或病情加重时，常常具有起病急、复杂多变、进展较快的特点，如不能迅速做出正确判断及时处理，可引起血流动力学急剧恶化，以至危及生命。

2. 心律失常按病理生理学分类为心脏冲动形成异常、冲动传导异常和心脏冲动形成异常伴传导异常。在临床上可分为快速型心律失常和缓慢型心律失常。对各种严重心律失常的处理方式应以血流动力学状态为核心。急性期处理强调效率，通过纠正或控制心律失常，达到稳定血流动力学状态、改善症状的目的。血流动力学不稳定时，不应苛求完善的诊断流程，而应追求抢救治疗的效率，以免发生心搏骤停的后果。

3. 原则上血流动力学状态不稳定的异位快速心律失常应尽早采用电复律终止，而不是选用抗心律失常药物。不需要电复律的快速性心律失常患者，应评估有无心功能不全（EF < 40% 或有心力衰竭症状和体征），谨慎选用抗心律失常药，避免使心衰加重。对于严重的缓慢性心律失常（如进行性缺血性胸痛、心衰、低血压、休克、急性意识改变等）要尽快采用临时起搏治疗，并给予吸氧、保证足够通气。

4. 基础疾病和心功能状态与心律失常的发生关系密切，伴有严重心衰、急性心肌梗死所致的恶性心律失常，随着心功能的好转或血运重建，心律失常也随之好转。某些诱因也可直接导致心律失常，如低血钾、酸碱平衡紊乱、甲状腺功能亢进等，纠正诱因后，心律失常也会易于纠正。在对患者紧急治疗时，应优先处理影响血流动力学的主要矛盾，改善症状，挽救生命。

5. 具体处理流程：图 12–1 和图 12–2。

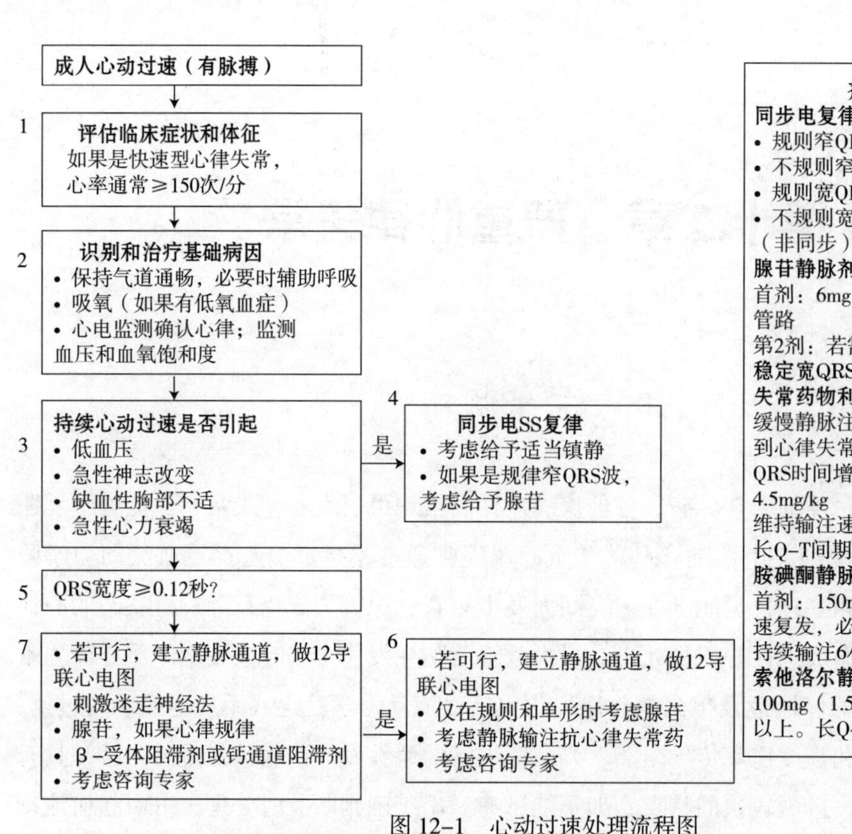

剂量和用法

同步电复律首次推荐剂量：
- 规则窄QRS波：50~100J
- 不规则窄QRS波：双相120~200J
- 规则宽QRS波：100J
- 不规则宽QRS波：除颤剂量（非同步）

腺苷静脉剂量：
首剂：6mg，静脉推注，NS冲洗管路
第2剂：若需要时再给予12mg

稳定宽QRS波心动过速的抗心律失常药物利多卡因静脉剂量：
缓慢静脉注射，20~50mg/min，直到心律失常被控制、发生低血压、QRS时间增加＞50%或总量达到4.5mg/kg
维持输注速度：1~4mg/min
长Q-T间期和CHF患者应避免用

胺碘酮静脉剂量：
首剂：150mg iv ＞10分钟，如果室速复发，必要时重复，然后1mg/min持续输注6小时

索他洛尔静脉剂量：
100mg（1.5mg/kg）静脉注射5分钟以上。长Q-T间期者避免使用

图 12-1　心动过速处理流程图

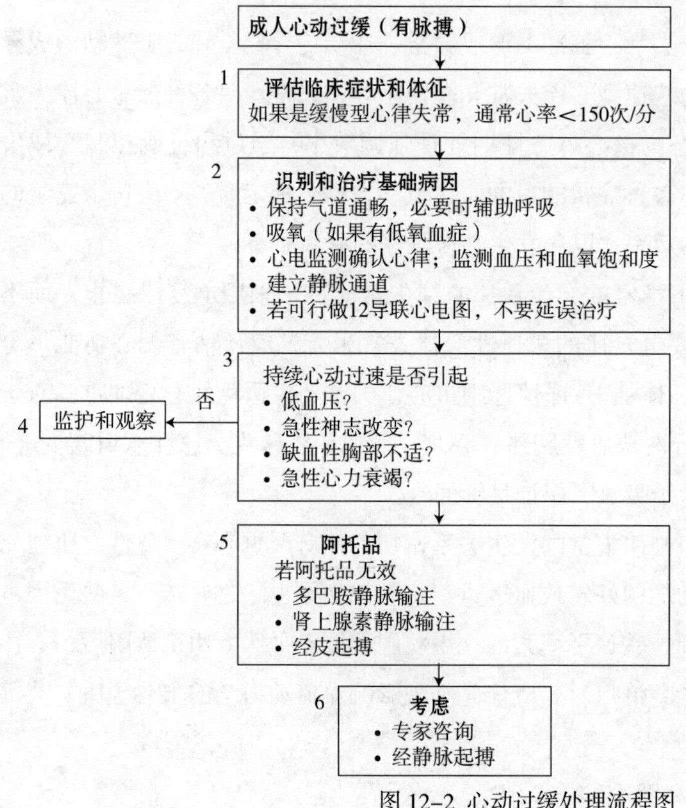

剂量和用法
- 阿托品静脉剂量：首剂0.5mg，静脉推注，每3 ~ 5分钟重复最大总剂量3mg
- 多巴胺静脉输注：2~10μg/（kg・min）
- 肾上腺素静脉输注：2~10μg/min

图 12-2 心动过缓处理流程图

第二节 心动过速

一、窦性心动过速（窦速）

1. 概述

窦性心动过速指成人的窦性心率＞100 次 / 分，可由生理（如运动、兴奋）或病理（如甲状腺功能亢进）等多种因素引起，在围手术期是最常见的心律失常之一。但窦性心动过速也常见于合并基础疾病或其他危急情况，如心肌缺血、贫血、心衰、休克、低氧血症、发热、血容量不足等。还有一些少见原因导致的窦速，如迷走功能减弱会导致不适当的窦速、体位改变时也可引起窦速（直立性心动过速综合征）、窦房结折返性心动过速（是由于窦房结内或其邻近组织发生折返而形成的心动过速，属于广义室上性心动过速的范畴）。

2. 心电图特点

（1）心率＞100 次 / 分，高热发作时可高达 170 次 / 分。

（2）节律规则。

（3）P 与 QRS 之比为 1∶1。

（4）QRS 波群：正常。当心率过快引起心肌缺血时，可有 ST 段下移。

（5）意义：有基础心脏病患者长时间心动过速会增加心肌做功，导致充血性心力衰竭。过快的心率缩短冠状动脉的灌注时间，造成继发的 ST–T 改变，诱发冠状动脉粥样硬化性心脏病患者心绞痛的发生。

3. 诊治建议

（1）窦速频率过快（如超过 150 次 / 分）时，心电图 P 波可与前一心跳的 T 波融合而不易辨别，易误为室上性心动过速或房速。窦速常表现为心率逐渐增快和减慢，在心率减慢时可暴露出 P 波，有助于鉴别。

（2）寻找并去除引起窦速的原因，针对病因治疗是根本措施。要积极纠正存在的心衰，心肌缺血、贫血、低氧血症、发热、血容量不足等情况。缺血性心脏病患者发生窦速和 ST 段改变时，排除低血容量后，在确定病因的同时，建议使用 β– 受体阻滞剂（如艾司洛尔）以防止进一步心肌缺血。不推荐使用与原发疾病救治完全无关的减慢心率的药物。

（3）在窦速的原因没有根本纠正之前，不应追求将心率降至正常范围。适度降低即可。单纯或过分强调降低心率，反而可能影响血流动力学稳定。无明显诱因或病因的窦速，伴有明显症状时，可适当应用控制心率的药物，如 β– 受体阻滞剂。对少见的不适当窦速、窦房结折返性心动过速，可考虑射频消融治疗。

二、室上性心动过速（室上速）

1. 概述

室上速可分为广义和狭义的室上速：广义的室上速包括起源于窦房结、心房、交接区及旁路所致的各种心动过速，如房室结双径路所致的房室结折返性心动过速、预激或旁路所致的房室折返性心动过速、房速、房扑和房颤等。狭义的室上速主要是房室结折返性心动过速、明显或隐匿性附加通道所致的房室折返性心动过速。如果室上速患者窦性心律或心动过速时心电图 QRS 波群上呈现预激波，这种情况又称为“预激综合征”。本节主要集中于狭义室上速。

2. 心电图特点

（1）心率：130~270 次 / 分。

（2）节律：一般规则，除非异位冲动来源于多个心房灶。

（3）P 波与 QRS 波之比：呈 1∶1 的关系。但 P 波可能隐藏在 QRS 波群中或 T 波中。

（4）QRS 波群：一般为正常，但可能观察到提示心肌缺血的 ST–T 改变。伴有心室内差异传导时，需与室性心动过速相鉴别。

（5）意义：室上速可见于 5% 的正常成年人、预激综合征患者，突发突止，易反复发作。由于这种心律失常的心率快，而且伴有血流动力学功能恶化，因此常常必须处理。

3. 诊治建议

（1）典型心电图表现多为规则的窄 QRS 心动过速。老年或有严重器质性心脏病患者出现窄 QRS 心动过速，在诊断室上速前应注意和其他心律失常鉴别。

（2）临床诊断最容易将室上速与房扑伴 2∶1 房室传导混淆。应注意在Ⅱ、V_1 导联寻找房扑波（F 波）的痕迹有助于诊断。食管导联心电图可见呈 2∶1 房室传导的快速 A 波，对房扑的诊断有较大帮助。当室上速伴有显性预激或室内阻滞时可表现为宽大畸形 QRS 心动过速，易与室速混淆。

（3）一般发作的处理建议

1）刺激迷走神经：在发作早期使用效果较好。患者可以通过深吸气后屏气，再用力做呼气动作（Valsalva 法）、或用压舌板等刺激悬雍垂（即咽喉部）产生恶心感、压迫眼球、按摩颈动脉窦等方法终止心动过速。如按摩颈动脉则应只用于一侧。

2）腺苷：6mg 静注，无效可在数分钟后给予 12mg 快速静注。腺苷对窦房结和房室结传导有很强的抑制作用，但持续时间短，仅数十秒。对患有冠心病、严重支气管哮喘、预激综合征的患者不宜选用。在稳定型难以鉴别规则单形宽 QRS 波心动过速的早期处理中，腺苷是安全和潜在有效的治疗。

3）维拉帕米：0.15~0.2mg/kg（一般可用 2.5~10mg）稀释到 20ml 后 10 分钟内缓慢静注。该药曾是处理室上速的一线药物，但目前属于二线药物。

4）地尔硫䓬：15~20mg 稀释后缓慢静注。无效者 15 分钟后可重复一次。

5）普罗帕酮：1.0~1.5mg/kg（一般可用 70mg），稀释到 20ml 后 10 分钟内缓慢静注。无效者 10~15 分钟后可重复一次，总量不宜超过 210mg。室上速终止后即停止注射。

6）胺碘酮：上述方法无效或伴有器质性心脏病应用上述药物存在禁忌证时可应用胺碘酮。胺碘酮 150mg 加入 20ml 葡萄糖，10 分钟内静脉注射，若无效以后 10~15 分钟可重复静注 150mg。完成第一次静脉推注后即刻使用 1mg/min，维持 6 小时；随后以 0.5mg/min 维持 18 小时。第一个 24 小时内用药一般为 1200mg。最高不超过 2000mg。终止后即停止用药。

7）静脉用 β- 受体阻滞剂、洋地黄类药物在其他药物无效的情况下可以用。美托洛尔可以 1~2mg/min 的速度静脉给药，用量可达 5mg。总剂量不超过 10~15mg。艾司洛尔 1mg/kg 静注，以后 50~200μg/（kg · min）维持。毛花苷 C 首次剂量 0.4~0.6mg，2~4 小时后可再给予 0.2~0.4mg。总量可达 1.0~1.2mg。

8）伴明显低血压和严重心功能不全者：原则上应首选同步直流电复律。药物可选去乙酰毛花苷注射液、腺苷。未口服用洋地黄者，0.4mg 稀释后缓慢静脉推注，无效可在 20~30 分钟后再给 0.2~0.4mg，最大 1.2mg。

9）伴窦房结功能障碍的室上速：宜首先考虑使用食管心房快速刺激；伴有慢性阻塞性肺部疾患者应避免使用影响呼吸功能的药物，可用钙拮抗剂维拉帕米或地尔硫䓬；孕妇尽量避免静脉用药，宜用刺激迷走神经法或食管心房快速刺激终止室上速，血流动力学不稳定时可行电转复。

三、心房颤动（房颤）

1. 概述

房颤是指规则有序的心房电活动丧失，代之以快速无序的颤动波。这是一种最不规则的节律，临床听诊有心律绝对不齐。心电图窦性 P 波消失，代之以频率 350~600 次 / 分的 f 波，RR 间期绝对不等。根据合并疾病和房颤本身的情况，可以出现轻重不一的临床表现。房颤是最常见的急性心律失常之一，可发生于器质性心脏病或无器质性心脏病的患者，后者称为孤立性房颤。按其发作特点和对治疗的反应，一般将房颤分为四种类型：初发房颤；能够自行终止者为阵发性房颤（持续时间＜ 7 天，一般＜ 48 小时，多为自限性）；不能自行终止，但经过治疗可以终止者为持续性房颤（持续时间＞ 7 天）；经治疗也不能终止或不能进行节律控制的房颤为持久性房颤。

2. 心电图特点

（1）心率：心房率 350~600 次 / 分，心室率为 60~170 次 / 分。

（2）节律：不规则的不齐。

（3）P 波与 QRS 波之比：P 波消失代之以 f 波，或根本不能看到明显的心房活动。

（4）QRS 波群：正常。

（5）意义：往往与严重的心脏疾病相关。心房的无效收缩引起心房射血功能的丧失，可能减少心室的充盈，从而影响心排血量。连续房颤达 24 小时以上可能产生心房血栓，导致肺栓塞和全身栓塞。

3. 诊治建议

（1）鉴别诊断

1）快速房颤（室率超过 150 次 / 分），由于 R–R 间期的差距较小，易被误为室上速。较长时间心电图监测将可发现明显不齐和暴露出来的 f 波，有助于诊断。

2）房颤伴有差异性传导时，应与室性心动过速（室速）相鉴别。若宽 QRS 形态一致，符合室速的特点，有利于室速的诊断。若宽窄形态不一，其前有相对较长的 R–R，有利于差异性传导的诊断。

（2）房颤急性发作期的治疗原则：

1）评价血栓栓塞的风险并确定是否给予抗凝治疗。

2）维持血流动力学稳定；减轻房颤所致的症状。对大多数患者应采取控制心室率的方法，对少数有血流动力学障碍的房颤或症状严重的患者，可以考虑复律治疗。处理宜个体化。

3）基础病因或诱因治疗：应寻找并处理可能存在的急性诱发或影响因素（如缺氧、急性心肌缺血或炎症、高血压、饮酒、甲亢、胆囊疾病等），对器质性心脏病（如冠心病、风湿性心脏病、心肌病等）本身的治疗也不能忽视。若房颤本身造成严重血流动力学障碍，则应优先处理房颤。

（3）急性期的抗凝治疗

1）对所有急性房颤患者都应评价血栓栓塞的风险；在抗凝过程中，严密监测出血的风险。

2）急性房颤需要抗凝治疗的患者包括：准备进行复律及可能自行转律（如新发房颤或阵发房颤）的患者；使用有转复作用的药物（如胺碘酮、普罗帕酮等）；瓣膜病房颤；具有血栓栓塞危险因素的非瓣膜病患者（表 12–1）。

表 12–1　非瓣膜病性房颤血栓栓塞危险因素评分（CHADS2 评分）

危险因素	评分
充血性心衰（CHF）	1 分
高血压（hypertension）	1 分
年龄＞75 岁（Age）	1 分

续 表

危险因素	评分
糖尿病（DM）	1分
既往卒中或TIA（Stroke）	2分

3）抗凝治疗：若患者已经口服华法林且INR在2~3，可以继续延续华法林治疗。若患者未使用口服抗凝药，应在急性期应用普通肝素或低分子肝素抗凝。普通肝素应用方法：70U/kg静注，之后以15U/（kg·h）输注，将APTT延长至用药前的1.5~2.0倍。或普通肝素5000U静注，继之1000U/h静点。

4）新近发生的房颤（＜48小时）转复后，有栓塞危险因素者，需要长期使用维生素K拮抗剂华法林抗凝。无危险因素者，不需要长期抗凝。

5）对于房颤发作时间＞48小时或持续时间不明的患者，恢复窦性心律可能伴随血栓栓塞风险。若有急性转复指征，在应用肝素或低分子肝素前提下进行转复，然后衔接华法林治疗。若无急性转复指征，应用华法林（将INR控制在2.0~3.0）抗凝治疗，至少3周。再进行转复。后继续抗凝至少4周，以后根据危险分层确定是否长期抗凝。

6）使用肝素或低分子量肝素抗凝的患者若有使用华法林的指征，应同时开始服用华法林（一般3mg/d）。当INR达到2~3的目标范围后，可立即停止肝素或低分子量肝素（无须减量后停止）。

7）对于所有瓣膜病房颤患者或有卒中危险因素的非瓣膜病房颤患者，均应长期抗凝。对非瓣膜病房颤患者，应根据房颤的栓塞危险因素评估（CHADS2评分）决定抗凝治疗。评分≥2分应给予华法林抗凝治疗，评分为1分者可以用华法林或阿司匹林片治疗（最好用华法林），评分为0分，可暂时不用抗凝。

（4）房颤心室率的控制

1）急性房颤发作时，心室率控制的靶目标为80~100次/分。

2）不伴心衰、低血压或预激综合征的患者，可选择静脉β-受体阻滞剂或非二氢吡啶类钙离子拮抗剂来控制心室率。

3）钙拮抗剂：①维拉帕米2.5~5mg，＞2分钟静注，每15~30分钟可重复5~10mg，总量20mg；②地尔硫䓬0.25mg/kg，静注，10~15分钟可重复给0.25mg/kg，静注，以后可给5~15mg/h维持。

4）β-受体阻滞剂：①美托洛尔5mg静注，每5分钟重复，总量15mg（注意监测心率、血压）；②艾司洛尔0.5mg/kg静注，继以50μg/（kg·min）输注，疗效不满意，可再给0.5mg/kg，静注，继以50~100μg/（kg·min）的步距递增维持量，最大300μg/（kg·min）。

5）对于合并左心功能不全、低血压者应给予胺碘酮或洋地黄类药物。①胺碘酮5mg/kg，静脉输注1小时，继之50mg/h静脉泵入；②洋地黄制剂（去乙酰毛花苷）：未口服用洋地黄者，0.4mg 稀释后，缓慢静脉推注，无效可在 20~30 分钟后再给 0.2~0.4mg，最大 1.2mg。若已经口服地高辛，第一剂一般给 0.2mg，以后酌情是否再追加。在处理的同时一定要查电解质，以防因低血钾造成洋地黄中毒。预激综合征者禁用。

6）合并急性冠脉综合征的房颤患者，控制房颤室率首选静脉胺碘酮。

（5）房颤的复律治疗：复律方法有电复律和药物复律。无论使用哪种方法，复律前都应根据前述的原则进行抗凝治疗。复律后确定是否需要长期抗心律失常药物维持窦性心律。原则上首次房颤不主张立即给予长期抗心律失常药。

1）电复律：指征为快速心室率房颤患者伴发严重心肌缺血症状、低血压、休克、意识障碍或急性心力衰竭；预激综合征伴房颤的患者出现快速心室率或血流动力学不稳定。若条件允许，复律前应取血查电解质。复律前神志清醒的患者可给予静脉注射小剂量的咪达唑仑，镇静后进行电复律。为了提高电复律的成功率和防止房颤复发，推荐复律前给予胺碘酮。但若血流动力学状态不允许，则应即刻转复。电复律应采用同步方式。起始电量 100J（双相波），150J（单相波）。一次复律无效，应紧接进行再次复律（最多 3 次）。再次复律应增加电量，最大可用到双相波 200J，单相波 300J。

2）药物复律：指征为对于血流动力学稳定但症状明显的患者。对于新发房颤、无器质性心脏病者，推荐普罗帕酮 2mg/kg 稀释后静脉推注＞ 10 分钟，无效可在 15 分钟后重复，最大量 280mg；或使用伊布利特（适用于不伴有低血压或充血性心力衰竭症状，血电解质和 QTc 间期正常）1mg 稀释后静脉推注＞ 10 分钟，无效 10 分钟可重复同样剂量，最大累积剂量 2mg。有器质性心脏病的新发房颤患者，推荐静脉应用胺碘酮 5mg/kg，静脉输注 1 小时，继之 50mg/h 静脉泵入。不推荐使用洋地黄类药物、维拉帕米、索他洛尔、美托洛尔用于房颤患者的转复。

四、心房扑动（房扑）

1. 概述

心房扑动（房扑）是一相对常见的快速房性心律失常。房扑绝大多数为大折返性心律失常，其以一种特殊的方式在右心房循环往复。由于房扑心率极快，往往伴有房室传导阻滞。房扑心电图上表现为 P 波消失、代之以快速而规则的扑动波（F 波），扑动波的频率在 250~350 次 / 分，其间常无等电位线。扑动波通常 2∶1 下传，表现为规则的 R–R 间期，扑动波不等比例下传，R–R 间期呈不规则状。

2. 心电图特点

（1）心率：房率为 250~350 次 / 分，心室率约为 150 次 / 分（2∶1 或 3∶1 房室传导阻滞）。

（2）节律：房性节律规则。如果房室阻滞固定，则心室节律可能规则；如果房室阻滞是变化的，则心室节律不规则。

（3）P 波与 QRS 波之比：一般呈 2∶1 阻滞，即扑动波通常 2∶1 下传。但阻滞可能变化［（2~8）∶1］，扑动波则不等比例下传。

（4）QRS 波群：正常。T 波消失在 F 波中。

（5）意义：房扑往往表示严重心脏疾病，该心律失常在冠心病、二尖瓣病变、肺栓塞、甲亢、心脏创伤、心脏肿瘤和心肌炎的患者中发生率增高。心室率过快时可出现心悸、头晕、气短、乏力，甚至晕厥等症状。

3. 鉴别诊断

（1）房扑伴 2∶1 房室传导，频率一般在 150 次 / 分，心电图的 F 波有时难以辨认，易误为室上速。在Ⅱ、V_1 导联寻找房扑波（F 波）的痕迹有助于诊断。食管导联心电图可见呈 2∶1 传导的快速 a 波，可辅助诊断。

（2）房扑在 4∶1 传导时，心室率一般在 70~80 次 / 分，且整齐，单纯听诊易误为窦性心律。房扑伴不等比例传导时，心室节律不齐，易误为房颤。应通过心电图鉴别诊断。

4. 治疗建议

（1）房扑的总体治疗原则和措施与房颤相同。

（2）最简单有效的治疗为电复律，房扑电复律所需的能量可小于房颤。电复律可从双相波 50J 开始。

（3）房扑的心室率较难控制，可用 β- 受体阻滞剂（美托洛尔、艾司洛尔）、钙拮抗剂（维拉帕米、地尔硫䓬），用法用量同房颤。

（4）在转复房扑时，可应用第Ⅲ类抗心律失常药伊布利特，患者用药后应严密监护 4~8 小时，以防致命性尖端扭转型室速。如果血流动力学不稳定，应考虑立即行电复律。

五、预激综合征合并房颤与房扑

1. 概述

由于旁路的不应期短，合并预激综合征的房颤或房扑可以经旁路前传而造成非常快的心室率，患者出现严重的症状，少数患者还可诱发严重室性心律失常。心电图可见快速的旁路下传的宽 QRS 波，伴有极快的心室率，可超过 200 次 / 分。此种房颤或房扑应予电复律。

2. 诊治建议

（1）预激综合征合并房颤患者的心电图易与室速混淆。长期心电图监测可发现少数经房室结下传的窄 QRS 波，并在宽 QRS 波中寻找 δ 波，有助于明确诊断。患者若有显性预激的窦性心律的心电图，可明确诊断为预激综合征伴房颤。

（2）由于预激综合征合并房颤或房扑血流动力学常不稳定，因此应行同步电复律。其方法与前述房颤电复律相同。

（3）复律后应建议射频消融治疗。

（4）禁用洋地黄、β- 受体阻滞剂、非二氢吡啶类钙拮抗剂。

第三节　心动过缓

一、概述

心动过缓是指窦性心动过缓、房室交界性逸搏心律、心室自主心律、传导阻滞（包括窦房传导阻滞、心房内传导阻滞、房室传导阻滞、心室内传导阻滞）等以心率减慢为特征的疾病，一般心率＜ 60 次 / 分，然而当心动过缓引起症状时，心率通常＜ 50 次 / 分。轻度的心动过缓可以没有症状，或仅有轻微症状。症状性心动过缓可由于心排血量不足造成心、脑、肾等重要器官及组织灌注不足而引起症状，其中以心、脑供血不足症状最为明显，如头晕、黑蒙、晕厥前兆或晕厥、进行性胸痛、低血压、肺充血、充血性心力衰竭等，需要紧急处理。常见的心动过缓包括严重的窦性心动过缓、逸搏心律、房室传导阻滞（一、二、三度房室阻滞）。注意有些心动过缓（如三度房室传导阻滞）可继发 QT 间期延长而发生快速性室性心律失常（TdP），产生心源性脑缺血症状。

缓慢型心律失常的治疗包括病因治疗、药物治疗、起搏治疗，不能使用抗心律失常药物，终止缓慢的逸搏心律可能引起心脏停搏。具体处理流程见图 12–2。

二、窦性心动过缓

1. 病因

窦性心动过缓为窦房结产生的冲动频率减慢，从而使心房除极频率变慢。心率越慢，越易发生心律不齐。窦性心动过缓的原因包括窦房结本身病变、迷走神经兴奋性增加，以及一些药物的作用（如心得安、洋地黄、异搏定等）。

2. 心电图特点

（1）心率：＜ 60 次 / 分。

（2）节律：节律规则，心率较慢时，可发生不齐。

（3）P 波与 QRS 波之比为 1∶1。

（4）QRS 波群：正常。

（5）意义：需关注患者的整体情况。很多正常人如运动员心率常＜ 60 次 / 分。

三、房室传导阻滞（atrio-ventricular block，AVB）

1. 概述

房室传导阻滞指心房和心室之间的正常传导发生延迟或中断。房室传导阻滞可发生在房室结、希氏束以及束支等不同的部位。根据阻滞程度的不同，可分为一度、二度和三度房室传导阻滞。

2. 病因

（1）以各种原因的心肌炎症最常见，如风湿性、病毒性心肌炎和其他感染。

（2）传导系统病变（钙化、坏死、纤维化等）。

（3）药物不良反应可能导致心率减慢，如地高辛、胺碘酮、心律平等，多数房室传导阻滞在停药后消失。

（4）迷走神经张力过高，常表现为短暂性房室传导阻滞。

（5）心房频率过快，超过正常房室结传导范围时，可发生传导阻滞（如心房频率 300 次 / 分，房室结只允许传导 150 次 / 分，就发生 2∶1 房室传导阻滞）。

3. 一度房室传导阻滞

是指从心房到心室的电激动传导速度减慢，心电图表现为 P–R 间期延长超过 0.20 秒，但是每个心房激动都能传导至心室。

一度房室传导阻滞心电图特点：

（1）P–R 间期延长，＞ 0.20 秒，P–R 间期通常固定。

（2）节律：节律规则。

（3）P 波与 QRS 波之比：窦性 P 波，P 波与 QRS 波为 1∶1。

（4）QRS 波群：正常形态室上性 QRS 波形。

（5）意义：如不伴有临床症状，不需要处理。

4. 二度房室传导阻滞

又分为Ⅰ型（文氏或称莫氏Ⅰ型）和Ⅱ型（莫氏Ⅱ型）。二度Ⅰ型房室传导阻滞是最常见的二度房室传导阻滞类型，是指从心房到心室的传导时间逐渐延长，直到有一个心房的激动不能传递到心室。二度Ⅱ型房室传导阻滞是指心房的激动突然阻滞不能下传至心室，心电图表现为 QRS 波群有间期性脱漏。

（1）二度Ⅰ型房室传导阻滞心电图特点

1）P–R 间期进行性延长，直至一个 P 波不能下传。

2）节律：心房节律规则，心室节律不规则。在 R 波脱落之前，R–R 间期进行性缩短。包括为下传 P 波在内的 R–R 间期，小于正常 R–R 间期的两倍。

3）P 波与 QRS 波之比：QRS 波未脱落之前为 1∶1。

4）QRS 波群：正常形态室上性 QRS 波形。

5）意义：相对为良性的，多为迷走神经张力过高或药物作用，如无明显症状和体征，不需特殊处理，可针对基础病因治疗。

（2）二度Ⅱ型房室传导阻滞心电图特点

1）P–R 间期可能正常，可能延长。

2）节律：心房节律规则，心室节律不规则。

3）P 波与 QRS 波之比：除未下传的 P 波外，其余的 P 波与 QRS 波为 1∶1。

4）QRS 波群：阻滞水平在希氏束时，QRS 波形正常室上性形态；当阻滞水平在束支时，QRS 波形增宽，呈束支阻滞波形。

5）意义：多为传导系统（希氏束和浦肯野纤维）器质性病变，预后较差，往往发展为完全性房室传导阻滞。

5. 三度房室传导阻滞

又称完全性房室传导阻滞，是指全部的心房激动都不能传导至心室，其特征为心房与心室的活动各自独立、互不相干，且心房率快于心室率。其阻滞部位可在房室结、希氏束或束支。当阻滞部位在束支水平时，传导系统病变广泛，且多为冠状动脉粥样硬化所致，此时逸搏点在心室内，QRS 宽大畸形，且频率＜ 40 次 / 分。

三度房室传导阻滞心电图特点：

（1）P–R 间期无规律。

（2）节律：房律如无房颤等病变通常规律，室律规则。

（3）P 波与 QRS 波之比：无规律，室率慢于房率。

（4）QRS 波群：阻滞水平在房室结或希氏束时，QRS 波形正常室上性形态；当阻滞水平在束支时，QRS 波形增宽，呈束支阻滞波形。

（5）意义：心室率一般太慢，以致不能产生足够的心排血量，患者可发生晕厥、阿 – 斯综合征或心力衰竭。

四、心动过缓的治疗建议

1. 心动过缓的定义为心率＜ 60 次 / 分，但很多正常人，特别是运动员的心率＜ 60 次 / 分，因此需判断心排血量是否能满足机体要求。

2. 应注意患者的整体情况即症状和体征，以及引起心律失常的病因（如急性心肌梗死则较为严重）。若心动过缓已造成血流动力学障碍，如低血压、心绞痛、心衰加重、晕厥前兆或晕厥等，需要紧急处理。

3. 无灌注的缓慢性心律失常（如心室停搏或无脉性电活动）往往是疾病终末期的表现，可造成的心搏骤停，应立即实施心肺复苏。

4. 药物治疗

（1）阿托品为第一线治疗药物，通过解除迷走神经对心脏的抑制作用而使心率增快。伴低血压的严重窦性心动过缓或心动过缓伴频发室性期前收缩，阿托品可增加心排血量，并能降低室性期前收缩或室颤的发生几率。阿托品起始剂量为 0.5mg 静脉注射，必要时重复，总量不超过 3.0mg。

（2）二线药物包括肾上腺素、异丙肾上腺素和多巴胺。当阿托品无效或等待起搏器过程中，可以考虑使用，肾上腺素起始剂量为 2~10μg/kg，根据反应调整剂量；异丙肾上腺素，2~10μg/min 静脉输注，根据心率和心律反应调速；多巴胺 2~10μg/（kg・min），可以单独使用，也可以和肾上腺素合用。

注意当合并急性心肌缺血或心肌梗死时应用上述药物可导致心肌耗氧量增加，加重心肌缺血，产生新的快速心律失常。

5. 起搏治疗：对有血流动力学障碍，但仍有脉搏的心动过缓，应尽早实行起搏治疗。起搏有经食管电极起搏、经皮起搏、经静脉起搏等方法。

6. 积极寻找并治疗可逆性诱因，包括肺栓塞、急性下壁心肌梗死、心肌炎、低血容量、低氧、心脏压塞、张力性气胸、酸中毒、药物过量、体温过低和高钾血症等。

（王　鹏）

参考文献

［1］ 陆远强，鲍德国．现代心肺脑复苏．杭州：浙江大学出版社，2011.

［2］ 朴镇恩．实用心肺脑复苏术．北京：人民军医出版社，2012.

［3］ 中华医学会心血管病学分会，中国生物医学工程学会心律分会，中国医师协会循证医学专业委员会，中国老年学学会心脑血管病专业委员会．心律失常紧急处理专家共识．中华心血管病杂志，2013，41（5）：363-376.

［4］ 周玉杰，李小鹰，马长生，霍勇．现代心肺复苏．北京：人民卫生出版社，2006.

［5］ 王一镗，沈洪．心肺脑复苏，第 2 版．上海：上海科学技术出版社，2007.

［6］ Neumar RW, et al. Part 8: Adult advanced cardiovascular life support: 2010 American Heart Association Guidelines for CPR and ECC. Circulation, 2010, 122: S729-S767.

第十三章　急性心肌梗死

第一节　病因、病理生理改变

一、概述

急性心肌梗死（acute myocardial infarction，AMI）是由于冠状动脉供血急剧减少或中断，使相应心肌严重而持久的急性缺血而致心肌坏死。主要表现为严重而持久的胸骨后疼痛、特征性的心电图动态演变、血清心肌损伤标记物增高并有动态变化，常伴严重心律失常、心力衰竭或心源性休克，是冠心病的严重临床类型。

AMI 可从与临床、心电图、生物标志物和病理特征相关的几个不同方面定义。按全球统一定义，心肌梗死在病理上被定义为由于长时间缺血导致的心肌细胞死亡。细胞死亡病理分类为凝固性坏死和 / 或收缩带坏死。

心肌梗死是危害人类健康的重要疾病，已成为西方发达国家的主要死亡原因。在美国每年约有 150 万人患心肌梗死，约 1/4 的死亡者是由 AMI 造成的。在我国心肌梗死的发病率低于西方国家，但根据流行病学资料的显示，随着人们生活水平的不断提高，我国心肌梗死的发病率已呈逐年上升的趋势。

二、病因

（一）基本病因

绝大多数（95% 以上）是冠状动脉粥样硬化，偶为冠状动脉血栓、炎症、先天性畸形、痉挛和冠状动脉口阻塞，造成管腔严重狭窄和心肌供血不足，而侧支循环未充分建立。在此基础上，一旦发生下列情况心肌供血进一步急剧减少或中断，使心肌严重而持久地急性缺血达 1 小时以上，即可发生心肌梗死。

1. 冠状动脉管腔内血栓形成

（1）心肌梗死前无心绞痛病史者：冠状动脉粥样硬化使管腔狭窄一般都在 70% 以下，

原管腔较为通畅，该动脉供血的区域无有效的侧支循环，血栓使管腔突然完全堵塞，受此血管供血的心肌急性坏死。此类患者发病急骤，症状严重，心肌坏死常自心内膜下至心外膜下贯通心室壁全层。其梗死部位室壁常变薄向外扩张，在发病 1 周内易并发心脏破裂，血栓堵塞在冠状动脉大分支近端，贯通性梗死累及范围较广，常发生急性左心衰、心源性休克及室壁瘤形成。

（2）原有心绞痛史或陈旧性心肌梗死史者：急性血栓堵塞另一支冠状动脉，不仅使其供血部位发生急性心肌坏死，并阻断了提供原缺血和陈旧心肌梗死部位的侧支循环，使病情较之前更为严重。

（3）多支冠状动脉粥样硬化：在某支冠脉斑块已使管腔极为狭窄处发生急性血栓堵塞者，一般既往多有心绞痛史，可因存在一定数量的侧支循环对心外膜下心肌起了保护作用，急性堵塞所致的心肌坏死可能仅限于心内膜下心肌，呈多发灶性坏死，梗死范围较小，故不易发生心脏破裂及室壁瘤形成。

（4）在冠脉斑块处血栓形成不完全堵塞：患者常出现不稳定型心绞痛，也可导致心内膜下急性心肌梗死，心电图无异常 Q 波，此时应进行血清心肌酶学检查，以助诊断。

2. 冠状动脉痉挛

据报道在一组急性心肌梗死患者发病后 12 小时内做冠脉造影，显示有冠脉痉挛者占 40%，向闭塞冠脉注入硝酸甘油能使闭塞的管腔开放或部分开放，说明该组急性心肌梗死是由冠脉痉挛造成。

3. 粥样硬化斑块内或斑块下出血

富含脂质的软斑块表面的纤维覆盖帽较薄，加上斑块的外形，其中脂肪灶处于偏心位置，受血流冲击易于破裂。除这些易损斑块的结构以外，冠状动脉腔内压力急性改变，冠状动脉张力改变，随着每次心搏冠状动脉弯曲及扭转等外界因素都可使易损的斑块破裂或内膜下出血，诱发血小板聚集，血栓形成，使冠状动脉阻塞，导致心肌梗死。

4. 心排血量骤降

休克、脱水、出血、外科手术或严重心律失常，致心排血量骤降，冠状动脉灌流量锐减。

5. 心肌需氧量猛增

重体力活动、血压升高或情绪激动，致左心室负荷明显增加，儿茶酚胺分泌增多，心肌需氧量猛增，冠状动脉供血明显不足，导致心肌细胞缺血、坏死。

（二）发病因素

对于心肌梗死的发病，与所有冠心病一样，高胆固醇血症（或低密度脂蛋白增多）、高血压和吸烟是重要危险因素。

1. 性别与年龄

男性患者多于女性，男女比例为（2~3）: 1。绝大多数急性心肌梗死发生于 40 岁以上的中年和老年人，发病率随年龄增长而明显增高。

2. 发病前原有的有关疾病

心肌梗死病例中合并有高血压的占 50%~90%，合并糖尿病的病例有 3.9%~7.5%。将近半数的患者以往有心绞痛史。

3. 诱发因素

以过度劳累、情绪激动或精神紧张最为多见，其次是饱餐及上呼吸道或其他感染，少数为手术大出血或其他原因的低血压，休克与蛛网膜下隙出血等。亦有一部分患者是在睡眠或完全休息中发作。

三、发病机制

在冠状动脉粥样硬化病变的基础上并发粥样斑块破裂出血、血管内血栓形成、动脉内膜下出血或动脉持续性痉挛，使管腔发生持久而完全的闭塞，就会导致急性心肌梗死。

1. 冠状动脉内血栓形成与心肌梗死

绝大多数的急性心肌梗死，是在冠状动脉狭窄性粥样硬化病变的基础上并发管腔急性闭塞所致，而这种闭塞的原因，主要是动脉血栓形成。当冠状动脉粥样斑块破裂，其内容物暴露，诱发血小板聚集，血栓形成及血管痉挛，使冠状动脉血流急剧减少时发生心肌缺血，严重而持久的缺血引起心肌坏死。急性心肌梗死时，冠状动脉内血栓形成可高达 90%。

2. 冠状动脉痉挛与心肌梗死

持久的冠状动脉痉挛可造成急性心肌梗死。冠状动脉痉挛也可因挤压粥样斑块使之破裂或内膜下出血，诱发血小板聚集及释放血栓素 A_2 和 5- 羟色胺。进一步血小板聚集和血管痉挛可导致血栓形成，造成急性心肌梗死。

3. 粥样斑块内出血及溃疡与心肌梗死

据新近研究，斑块破裂后血栓形成有两种方式：一种为斑块表面糜烂，破裂处发生血栓即附着于斑块表面而阻塞血管，导致心肌缺血坏死；而另一种血栓形成是在斑块深部破裂出血形成血栓逐渐扩大而阻塞血管，引起急性心肌梗死。另外粥样斑块物质可堵塞远端的冠状动脉分支，引起心肌坏死。

4. 交感神经兴奋与心肌梗死

应激、过度劳累、精神紧张等可刺激交感神经兴奋，释放儿茶酚胺，诱发心肌梗死。

儿茶酚胺诱发心肌梗死的可能机制如下：

（1）心肌细胞钙离子内流增加，心肌收缩力增强，心肌耗氧量增加，进一步损害缺氧心肌。

（2）儿茶酚胺可损害心肌细胞线粒体，使 ATP 生成减少。

（3）儿茶酚胺使 α- 受体兴奋，冠脉血管收缩，β- 受体兴奋，心率增加，结果使心肌细胞耗氧量增加，供氧量减少。

（4）血浆游离脂肪酸浓度增高，促使血小板聚集，导致血管闭塞。

四、病理生理改变

急性心肌梗死的病理生理改变主要表现为心室受累的一些血流动力学改变、电生理不稳定以及晚期发生的心室重构等。

（一）血流动力学改变

心室受累的血流动力学改变的严重程度主要取决于梗死范围和部位。

1. 左室功能

冠状动脉发生前向性血流中断，阻塞部位以下血管供血的心肌即丧失收缩能力，无法完成收缩，心肌依次发生四种异常的收缩形式：

（1）运动同步失调：即相邻心肌节段收缩时间不一致。

（2）收缩减弱：即心肌收缩范围减少。

（3）无收缩：即心肌收缩中止。

（4）反常：出现收缩期膨出。与梗死部位发生功能异常同时，残余正常心肌在早期出现过度运动，此为急性代偿结果，包括交感神经系统活力增加和 Frank-Starling 机制。由于非梗死节段心肌收缩使梗死区发生反常运动，所以部分代偿性过度运动为无效做功。非梗死区的过度运动在梗死 2 周内逐渐消失，同时在梗死部位出现某种程度的收缩恢复，尤其在梗死部位有再灌注、心肌顿抑减轻时，这些情况就出现得越快、越明显。

AMI 患者的非梗死区也常有收缩功能的减退。这可能与本来已经存在的供应心室的非梗死区冠状动脉狭窄，以及新发生的梗死相关动脉闭塞使非梗死区的侧支血供丧失有关。后种情况又称之为“远距离部位缺血”。相反，在 AMI 发生前存在侧支循环能够更好地防止闭塞动脉供血区的局部收缩功能减退，在梗死后早期左室射血分数改善。

若心肌缺血损伤严重，则左室泵功能下降；心排血量、每搏输出量、血压和 dp/dt 峰值减少；收缩末期容积增加。后者是预测 AMI 后病死率高低最有价值的指标。心室肌某一部位的收缩期反常扩展，进一步减少左室每搏输出量。但坏死的心肌细胞相互滑动时，梗死区被牵拉而变薄变长，尤其是广泛前壁梗死患者，导致梗死区伸展。梗死后的最初数小时至数天，局部以及整个心室肌根据 Laplace 定律而张力增加。在有些患者，出现左室进一步扩张的恶性循环。心室扩张的程度与梗死范围、梗死相关血管开放的早晚和心室非梗死区的局部肾素 - 血管紧张素系统的激活程度有关。使用 ACEI 治疗可以有效地缓解心室扩张，甚至在无左室功能不良的症状时也有效。

随着时间的推移，缺血坏死部位发生水肿、细胞浸润和纤维化，这种变化能增加心肌的硬度。梗死区硬度的增加可防止收缩期室壁矛盾运动，因此有助于改善心室功能。

除非发生极其严重的心肌梗死，在愈合期里，由于顿抑细胞功能的逐渐恢复，室壁运动能够得以改善。不管梗死发生有多长时间，左室的 20%~25% 有运动异常的患者，就可表现出左室衰竭的血流动力学征象。

梗死和坏死心肌可改变左室舒张功能，使左室顺应性先增加后降低。左室舒张末期压最初上升经过几周后，舒张末期容积增加，舒张压开始下降而趋于正常。正如心肌坏死伴随有收缩功能损害一样，舒张功能异常的程度也与梗死范围有关。

2. 循环功能的调节

AMI 时循环调节功能出现异常，并始发于冠状动脉血管床发生解剖或功能性狭窄时。狭窄可以导致区域性心肌缺血，如持续发展则可形成 MI。若梗死范围达到一定程度，将抑制整个左室功能，以致左室搏出量减少和充盈压上升。左室每搏量明显下降最终会降低主动脉压和冠状动脉灌注压。这种情况可加重心肌缺血而引起恶性循环。左室排空能力受损增加前负荷，使灌注良好功能正常的那部分左室得以扩张。这种代偿机制可使每搏量恢复到正常水平，但使射血分数下降。扩张的左室也升高后负荷，后负荷增加不仅抑制左室每搏量，也加剧心肌缺血。当功能不良的心肌区域较小而左室其余部分功能正常时，代偿机制可维持整个左室功能。一旦左室大部分坏死，尽管心室其余存活部分扩张，也会使整个左室功能受抑制而不能维持正常的循环，发生泵衰竭。

（二）电生理改变

梗死区心肌细胞水肿、坏死、炎性细胞浸润等可引起心电不稳定。由缺血坏死组织引起心房、心室肌内受体的激活，会增加交感神经的活动，增加循环血液中的儿茶酚胺浓度和心脏内神经末梢局部释放的儿茶酚胺量。儿茶酚胺释放也可能是交感神经元的缺血损伤直接引起。而且，缺血的心肌可能对去甲肾上腺素的致心律失常作用呈过敏反应，而在缺血心肌的不同部位对不同浓度儿茶酚胺产生的效应有很大的变异。心脏的交感神经刺激也可增加浦肯野纤维的自律性，而且儿茶酚胺加快由钙介导的慢离子流反应传导，儿茶酚胺对缺血心肌的刺激依靠这些电流可以诱发心律失常。此外，透壁性 AMI 会阻断支配梗死区心肌远端交感神经的传入支和传出支。而且，自主神经除了能协调各种心血管反射的变化外，其调节的不平衡会促使心律失常发生。这可以解释为何β-受体阻滞药在治疗室性心律失常时同样有效，在室性心律失常同时伴有肾上腺素活性过度增高的其他表现时疗效尤其明显。

AMI后的心室扩大、重构容易造成心室除极不一致而产生折返，导致致命性心律失常。电解质紊乱如低血钾、低血镁、酸中毒会提高血液中游离脂肪酸的浓度，产生的氧自由基也可引起心律失常发生。这些病变的严重程度、梗死面积的大小和梗死相关动脉灌注的状态决定患者发生严重心律失常的危险性－原发性心室颤动（即心室颤动出现在无充血性心力衰竭或心源性休克时）。

（三）心室重构

心肌梗死后，梗死和非梗死节段的左室大小、几何形态和厚度发生了改变，这些改变总称为心室重构。重构过程包括梗死扩展和心室扩大，两者均能影响心室功能和预后。心室负荷状态和梗死相关动脉通畅程度是影响左室扩张的重要因素。心室压力升高可导致室壁张力增加和梗死扩展的危险；而梗死相关动脉的通畅可加快瘢痕形成、增加梗死区组织充盈，减少梗死的扩展和心室扩张的危险。

1. 梗死扩展

不能以另外追加的心肌坏死解释的梗死区急性扩张、变薄使梗死区范围的增加称之为梗死扩展。其原因有：肌束之间的滑动减少了整个厚度的室壁心肌细胞数目；正常心肌细胞破裂；坏死区里组织丧失。其特征为梗死区不成比例地变薄和扩张，然后形成牢固的纤维化瘢痕。梗死扩展的程度与梗死以前的室壁厚度有关。先前的心肌肥大可防止心肌变薄。心尖部室壁最薄，是最易受到梗死扩展损伤的区域。

梗死扩展的发生，不仅增加了病死率，且心力衰竭和室壁瘤等非致命性并发症的发生率也明显升高。在死于AMI的患者中3/4以上有心肌梗死扩展，1/3~2/3是前壁ST段抬高型梗死。超声心动图是诊断梗死扩展的最好手段，可以查见心室的无收缩区延长。当扩展严重到一定程度时，最典型的临床表现是出现响亮的奔马律，以及出现肺淤血或原先的肺淤血恶化。心室破裂是梗死扩展最严重的后果。

2. 心室扩张

除了梗死扩展外，心室存活部分的扩张也与重构有重要关联。心室扩张在梗死发生后立即开始，并在以后持续数月，甚至数年。非梗死区的扩张可视为面向大范围梗死维持心搏量的代偿机制，对残余有功能的心肌的额外负担可能是引起心肌肥厚的原因。肥厚的心肌有助于代偿梗死产生的功能损害。某些患者在MI后数月所见到的血流动力学改善就因于此。存活的心肌最后也受损，导致心肌进一步扩张，心肌整体功能障碍，最后心力衰竭。非梗死区这种球形扩张虽能部分代偿维持心功能，但也使心肌除极趋于不一致，使患者容易发生致命性心律失常。

心肌重构的基础是表型的改变，这主要是由病理性刺激引起的胚胎基因的重新表达导致的，后者导致了心肌快速生长以代偿心肌梗死后心肌负荷的增加。心肌质量增加的部分是由于心肌细胞肥大。然而，这些蛋白的质量并不能满足成人心肌的要求，最终导致心肌功能障碍。基因表达改变的另一后果是胶原沉积，引起弥漫性间质纤维化、血管周围纤维化和局灶性修复性纤维化。这导致心肌顺应性下降并出现舒张功能障碍。血管周围性纤维化影响了冠状动脉顺应性，降低了冠状动脉储备，而造成心肌缺血的加重。另外，纤维化还可能促发室性心律失常。纤维化组织是生命组织并含有活的细胞。因此，成纤维细胞能够持续分泌胶原，而巨噬细胞能够持续吞噬这些胶原。这些细胞消耗了大量的氧、能量和营养，从而导致做功心肌中相应物质的缺乏。这些因素导致了心肌的不断死亡和心室收缩功能的障碍。

在重构的心肌中存在着血管缺乏，进一步减少了对存活心肌细胞的氧和养分供应，并促使进行性的细胞死亡和重构。心肌细胞肥大还导致了线粒体密度的相对下降，造成能量生成不足和心肌功能障碍。

重构的心肌还存在 Ca^{2+} 转运障碍，这是由于肌质网、Ca^{2+} 通道和 Ca^{2+} 泵相对减少造成的。由于基因表达的改变，Ca^{2+} 转运蛋白的质量也有所下降，也促进了心肌功能障碍。

心肌重构的一个特征是肌动蛋白向运动缓慢的异构体的转换，这造成心肌收缩减缓并引起心肌功能障碍；其另一个重要特征是心肌细胞坏死和凋亡，它们能导致纤维化从而加重重构，这是由于损失的细胞被胶原代替以避免在心肌中出现间隙。

总而言之，心室重构是复杂的过程，开始于急性发病后，可于数月或数年仍继续进行。如早期使闭塞的冠状动脉再通，减少梗死范围，硝酸酯类以及血管紧张素转化酶抑制药的应用，在梗死早期降低心室膨胀的压力，都能对心室扩张起到有益的作用。

五、病理改变

1. 冠状动脉病变

心肌梗死的大小、范围及严重程度，主要取决于冠状动脉闭塞的部位、程度、速度和侧支循环的建立。冠状动脉粥样硬化最多发生于左冠状动脉的前降支，较少发生于左冠状动脉的回旋支和右冠状动脉。

（1）左冠状动脉前降支闭塞：引起左心室前壁、心尖部、下侧壁、前间隔和二尖瓣前乳头肌梗死。

（2）左冠状动脉回旋支闭塞：左心室高侧壁、膈面（左冠状动脉占优势时）和左心房梗死，可能累及房室结。

（3）右冠状动脉闭塞：引起左心室膈面（右冠状动脉占优势时）、下壁、后壁、下间壁、后间隔和右室梗死，并可累及窦房结和房室结。

（4）冠状动脉主干闭塞：引起广泛前壁梗死和室内左右束支坏死，致房室传导阻滞。

2. 急性心肌梗死中冠状动脉侧支循环

冠状动脉侧支血流的幅度为梗死范围的主要决定因素之一。实际上，冠状动脉完全闭塞而其供应区没有梗死证据，但有丰富侧支循环是较为常见的。因此，阻塞远端心肌的存活必须依靠侧支血流。即使在冠状动脉阻塞、侧支血流不能有效地改善收缩功能的情况下，由于可以防止形成室壁瘤而仍然能产生有益的效应。在急性全阻塞患者中约 40% 患者有侧支循环，并在全阻塞之后即刻侧支循环增加。

3. 心肌大体标本改变

心肌大体解剖的改变很难辨认，至少需要发生坏死后 6~12 小时肉眼才能见到心肌变性坏死改变，起始时，受损心肌苍白，轻度水肿。梗死 8~36 小时，心肌呈褐色或紫红色。透壁性梗死中心外膜还有浆液纤维素性渗出。

大体标本上心肌梗死可分 3 型：①透壁性心肌梗死：病变累及心室壁的全层或大部分，病灶较大，直径在 2.5cm 以上，常见冠状动脉内有血栓形成。病变波及心包引起心包炎症，波及心内膜致心室腔内附壁血栓形成；②心内膜下心肌梗死：梗死灶仅累及心室壁的内层，不到心室壁厚度的一半；③灶性心肌梗死：梗死范围较小，呈灶性分布于心室壁的一处或多处。

4. 组织学及超微结构改变

冠状动脉闭塞 20~30 分钟，受其供血的心肌细胞即开始了坏死的病理过程。1~2 小时绝大部分心肌呈凝固性坏死。坏死组织 1~2 周后开始吸收，并逐渐纤维化，在 6~8 周形成瘢痕愈合，称为陈旧性心肌梗死。

（1）电镜检查：实验性梗死中心肌最早超微结构改变出现在冠状动脉被结扎后 20 分钟内，包括糖原颗粒变小，数量减少，细胞内水肿，直管系统肌浆网线粒体肿胀和扭曲。这种早期变化是可逆的。在冠状动脉阻塞 60 分钟后的变化，包括心肌细胞肿胀、线粒体肿胀及内部断裂，以及发生无定形絮状凝聚及核染色质边缘深染，肌原纤维松懈。缺血 20 分钟至 2 小时，有些细胞中的改变成为不可逆，并进行性恶化。这些不可逆损害的细胞通常肿胀，肌浆间隙增大，肌纤维膜可能离开细胞，可出现浆膜缺陷及线粒体分节状。

（2）光镜检查：过去认为梗死心肌在血流中断 8 小时后才能见到光镜改变。但近来研究，在某些梗死 1~3 小时可见到波浪式心肌纤维，特别在梗死周缘。假设认为这种波浪式心肌纤维是由于邻近存活心肌纤维的收缩力量传递过来，引起不能收缩纤维的伸长和颤动所致。8 小时后，间质水肿明显，肌纤维中脂肪沉着并有中性多形核白细胞及红细胞浸润。

第二节　临床表现

一、先兆症状

急性心肌梗死约 2/3 患者发病前数天有先兆症状，最常见为心绞痛，其次是上腹疼痛、胸闷憋气、上肢麻木、头晕、心慌、气急、烦躁等。其中心绞痛一半为初发型心绞痛，另一半为原有心绞痛，突然发作频繁或疼痛程度加重、持续时间延长，诱因不明显，硝酸甘油疗效差，心绞痛发作时伴有恶心、呕吐、大汗、心动过速、急性心功能不全、严重心律失常或血压有较大波动，同时心电图示 ST 段一过性明显抬高或压低，T 波倒置或增高，应警惕近期内发生心肌梗死的可能。发现先兆，及时积极治疗，有可能使部分患者避免发生心肌梗死。

二、急性心肌梗死临床症状

1. 疼痛

是急性心肌梗死中最先出现和最突出的症状，典型的部位为胸骨后直到咽部或在心前区，向左肩、左臂放射。疼痛有时在上腹部或剑突处，同时胸骨下段后部常憋闷不适，或伴有恶心、呕吐，常见于下壁心肌梗死。不典型部位有右胸、下颌、颈部、牙齿、罕见头部、下肢大腿甚至脚趾疼痛。疼痛性质为绞榨样或压迫性疼痛，或为紧缩感、烧灼样疼痛，常伴有烦躁不安、出汗、恐惧，或有濒死感。持续时间常大于 30 分钟，甚至长达 10 余小时，休息和含服硝酸甘油一般不能缓解。

少数急性心肌梗死患者无疼痛，而是以心功能不全、休克、猝死及心律失常等为首发症状。无疼痛症状也可见于以下情况：①伴有糖尿病的患者；②老年人；③手术麻醉恢复后发作急性心肌梗死者；④伴有脑血管病的患者；⑤脱水、酸中毒的患者。

2. 全身症状

主要是发热，伴有心动过速、白细胞增高和红细胞沉降率增快等，由于坏死物质吸收所引起。一般在疼痛发生后 24~48 小时出现，程度与梗死范围常呈正相关，体温一般在 38℃上下，很少超过 39℃，持续 1 周左右。

3. 胃肠道症状

疼痛剧烈时常伴有频繁的恶心、呕吐和上腹胀痛，与迷走神经受坏死心肌刺激和心排血量降低、组织灌注不足等有关。肠胀气亦不少见。重症者可发生呃逆。

4. 心律失常

见于 75%~95% 的患者，多发生在起病 1~2 周，而以 24 小时内最多见，可伴乏力、头晕、昏厥等症状。室性心律失常最为多见，尤其是室性过早搏动，若室性过早搏动频发（5 次 / 分以上），成对出现或呈短阵室性心动过速，多源性或落在前一心搏的易损期（R–on–T）时，常预示即将发生室性心动过速或心室颤动。一些患者发病即为心室颤动，可引起心源性猝死。加速性室性自主心律也时有发生。各种程度的房室传导阻滞和束支传导阻滞也较多见，严重者可为完全性房室传导阻滞。室上性心律失常则较少见，多发生在心力衰竭患者中。前壁心肌梗死易发生室性心律失常；下壁心肌梗死易发生房室传导阻滞；前壁心肌梗死若发生房室传导阻滞时，说明梗死范围广泛，且常伴有休克或心力衰竭，故情况严重，预后较差。

5. 低血压和休克

疼痛期中常见血压下降，若无微循环衰竭的表现仅能称之为低血压状态。如疼痛缓解而收缩压仍低于 80mmHg，患者烦躁不安、面色苍白、皮肤湿冷、脉细而快、大汗淋漓、尿量减少（＜ 20ml/h）、神志不清，甚至昏厥者则为休克的表现。休克多在起病后数小时至 1 周内发生，见于 20% 的患者，主要是心源性，为心肌广泛（40% 以上）坏死，心排血量急剧下降所致，神经反射引起的周围血管扩张为次要因素，有些患者尚有血容量不足的因素参与。严重的休克可在数小时内死亡，一般持续数小时至数天，可反复出现。

6. 心力衰竭

发生率为 30%~40%，此时一般左心室梗死范围已＞ 20%，为梗死后心肌收缩力明显减弱，心室顺应性降低和心肌收缩不协调所致。主要是急性左心衰竭，可在发病最初数天内发生或在疼痛、休克好转阶段出现，也可突然发生肺水肿，患者出现胸部压闷、窒息性呼吸困难、端坐呼吸、咳嗽、咳白色或粉色泡沫样痰、出汗、发绀、烦躁等，严重者可引起颈静脉怒张、肝大、水肿等右心衰竭的表现。右心室心肌梗死者可一开始即出现右心衰竭表现，伴血压下降。

三、急性心肌梗死的体征

根据梗死大小和有无并发症而差异很大。梗死范围不大无并发症者常无异常体征，而左室心肌细胞不可逆性损伤＞ 40% 的患者常发生严重左心衰竭、急性肺水肿和心源性休克。

1. 生命体征

（1）神志：小范围心肌梗死患者，或无痛型心肌梗死，神志可清晰；剧痛者有烦躁不安，恐惧等；并发休克的患者神志可迟钝，甚至昏厥；并发肺梗死者可出现意识模糊、嗜睡、谵妄；并发脑血管意外或心搏骤停者，可出现昏迷。

（2）血压：发病后半小时内，患者呈现自主神经失调，前壁梗死多表现为交感神经亢进，心率增快至100次/分，血压可升高到＜160/100mmHg（21.28/13.3kPa）；心排血量明显降低者，则血压明显降低。下壁梗死多为副交感神经亢进，如心率减慢，＜60次/分，血压降低，收缩压＜100mmHg（13.3kPa）。以后随着心肌广泛坏死和/或血管扩张剂的应用，几乎所有患者均有血压降低。心动过缓、心动过速、心源性休克或右室梗死及同时并脑血管意外者，血压会降得更低。这种血压降低以后多不能再恢复到梗死前水平。

（3）体温：梗死后多数患者出现低热（38℃左右）。此为心肌坏死物质吸收所致的全身反应，多持续3~4天，一般在1周内自行消退。1周后体温仍高者可能为：再梗死或梗死延伸；并发感染。

（4）呼吸：急性心肌梗死患者多数呼吸较快，主要是由于疼痛、焦虑和紧张刺激交感神经活动亢进所致。有急性左心衰竭伴肺水肿时，或心肌梗死并发急性肺栓塞、休克时，呼吸可达40~50次/分；并发脑血管意外可见潮式呼吸、陈施呼吸或Biot呼吸。应用吗啡、哌替啶时可有呼吸抑制。

（5）脉搏：心肌梗死患者脉搏可正常、增快或减慢，节律多整齐，严重左心衰竭时可出现交替脉，期前收缩时可有间歇，休克时脉搏细速触不到，出现心室扑动、心室颤动或电机械分离时，脉搏消失。

2. 心脏体征

主要取决于心肌梗死范围以及有无并发症。梗死范围不大，无并发症时可无阳性体征。望诊见心前区饱满时，提示有大量的心包积液，颈静脉间歇性巨大搏动波提示一度或三度房室传导阻滞，如梗死范围大、室壁扩大、多次梗死，并有高血压或心力衰竭者，心脏向左扩大。心尖搏动弥散，常可触到收缩期前充盈波（A波），与听诊第四心音（S4）时间一致，早期左室舒张期快速充盈波，与第三心音（S3）时间一致，不常能触到。大的前壁透壁性梗死常在心尖搏动最明显的上内侧触到早期、中期或晚期收缩期搏动，此动力异常区域如持续至梗死发病后8周，表明可能存在心尖前部室壁瘤。若触及胸骨左缘新近出现的收缩期震颤，提示室间隔穿孔，触及心前区摩擦感，提示心包炎。叩诊心界可正常或轻至中度扩大。

听诊心尖第一心音（S1）减低，约见于1/4的患者，可能由于存在一度房室传导阻滞或大范围梗死降低了左室 dp/dt。并有高血压者常有主动脉瓣区第二心音（S2）亢进，主动脉瓣钙化明显者 S2 可呈金属音。S2 反向分裂，提示完全性左束支传导阻滞或左心衰竭；S2 宽分裂，提示完全性右束支传导阻滞；大炮音，提示出现三度房室传导阻滞。房性或收缩期前奔马律在发病 24 小时内几乎绝大多数患者均能听到。由于急性心肌缺血和梗死，使心室顺应性降低。左侧卧位，钟形听诊器听诊最清楚，但过于肥胖的患者或并有慢性阻塞性肺气肿的患者，不易听清楚。心室奔马律较房性或收缩期前奔马律为少见，它常是心肌严重受损，心力衰竭的指征，预示肺动脉舒张压或左室舒张末压升高。前壁梗死有室性奔马律较无此舒张期额外音者，病死率增高 1 倍。室性奔马律大多在数天内消失。有的患者同时有 S4 和 S3 呈四音律。

心包摩擦音出现于发病 2~5 天。由于梗死处外有纤维蛋白性心包炎，常不伴有明显的心包积液，见于 10%~15% 的患者，多是较广泛的透壁心肌梗死。用膜式听诊器稍加压、患者坐位稍向前倾听得最清楚。摩擦音受呼吸的影响，有的是在吸气时加强，有的则在呼气时加强，似皮革擦刮音或嘎吱声，易与乳头肌功能不全引起的二尖瓣关闭不全相混淆。摩擦音有时在广泛心前区听到，有时仅在胸骨左缘处听到，有时可持续数天，或很短暂即消失。摩擦音的出现需与肺栓塞相鉴别。如心包摩擦音在发病后 10 天开始出现，应考虑为梗死后综合征的可能性。

心尖部新近出现的粗糙的收缩期杂音，或伴有收缩中晚期喀喇音，提示乳头肌功能不全或腱索断裂，多为乳头肌功能不全引起二尖瓣关闭不全所致，约见于 55% 的患者。由于乳头肌缺血或坏死引起，杂音响度多变，时强时弱或消失。乳头肌功能不全的杂音呈喷射状，常为全收缩期杂音，在心尖部最为明显，如后瓣受累放射到胸骨左缘或主动脉瓣区，易与室间隔穿孔或主动脉瓣狭窄杂音混淆，如前瓣显著受累杂音常向背部、胸椎或颈椎处放射。前瓣乳头肌因有双支冠状动脉供血，后瓣乳头肌仅单支冠状动脉供血，因而后者受累多于前者。乳头肌功能不全引起二尖瓣关闭不全，大多数无血流动力学的重要性。乳头肌断裂发生相似的杂音则立即发生肺水肿。胸骨左缘 3~4 肋间新出现的收缩期粗糙杂音，提示室间隔穿孔。

3. 肺部体征

最初观察时即应注意两肺有无湿性啰音。有些老年人或有慢性支气管炎的患者平时即有湿性啰音，在病程中密切观察对比，以便及时发现病情的变化。心功能不全时，肺部出现湿性啰音，继发于肺静脉压增高，漏出液进入肺间质或肺泡内，随体位而改变，侧卧时肺底侧啰音增多，向上的一侧肺啰音减少或消失。若单侧肺部局限性湿性啰音或双肺湿性啰音不对称，且不随体位的改变而变化，但因咳嗽而改变，则可能是由于呼吸原因引起。

第三节　诊断与鉴别诊断

一、诊断标准

AMI 主要是由于冠状动脉粥样硬化斑块破裂，引起血栓性阻塞所致。心肌梗死一词应该用于临床上有因心肌缺血致心肌坏死证据者。存在下列任何一项时，可以诊断心肌梗死。

1. 心脏生物标志物（最好是肌钙蛋白）增高或增高后降低，至少有 1 次数值超过参考值上限的 99 百分位（即正常上限），并有以下至少一项心肌缺血的证据：①心肌缺血临床症状；②心电图出现新的心肌缺血变化，即新的 ST 段改变或左束支传导阻滞［按心电图是否有 ST 段抬高，分为急性 ST 段抬高型心肌梗死（ST-elevation myocardial infarction，STEMI）和非 STEMI］；③心电图出现病理性 Q 波；④影像学证据显示新的心肌活力丧失或区域性室壁运动异常。

其中，敏感的心脏生物标志物测定可发现无心电图改变的小灶性梗死。建议于入院即刻、2~4 小时、6~9 小时、12~24 小时测定血清心脏标志物。肌钙蛋白是诊断心肌坏死最特异和敏感的首选标志物，AMI 症状发生后 2~4 小时开始升高，10~24 小时达到峰值，肌钙蛋白超过正常上限结合心肌缺血证据即可诊断 AMI。肌酸激酶同工酶（CK-MB）对判断心肌坏死的临床特异性较高，AMI 时其测值超过正常上限并有动态变化。由于首次 STEMI 后肌钙蛋白将持续升高一段时间（7~14 天），CK-MB 适用于诊断再发心肌梗死。连续测定 CK-MB 还可判定溶栓治疗后梗死相关动脉开通，此时 CK-MB 峰值前移（14 小时以内）。由于磷酸肌酸激酶（CK）广泛分布于骨骼肌，缺乏特异性，因此不再推荐用于诊断 AMI。天门冬氨酸氨基转移酶、乳酸脱氢酶和乳酸脱氨酶同工酶对诊断 AMI 特异性差，也不再推荐用于诊断 AMI。肌红蛋白测定有助于早期诊断，但特异性较差。

2. 突发、未预料的心脏性死亡，涉及心脏停跳，常伴有提示心肌缺血的症状、推测为新的 ST 段抬高或左束支传导阻滞、冠状动脉造影或尸体检验显示新鲜血栓的证据，死亡发生在可取得血标本之前，或心脏生物标志物在血中出现之前。

3. 基线肌钙蛋白正常、接受经皮冠状动脉介入治疗（PCI）的患者，心脏生物标志物升高超过正常上限提示围手术期心肌坏死。心脏生物标志物升高超过正常上限的 3 倍定为 PCI 相关的心肌梗死，其中包括一种已经证实的支架血栓形成相关的亚型。

4. 基线肌钙蛋白值正常、行冠状动脉旁路移植术（CABG）的患者，心脏生物标志物升高超过正常上限，提示围手术期心肌坏死。将心脏生物标志物升高超过正常上限的 5 倍并发生新的病理性 Q 波或新的左束支传导阻滞，或冠状动脉造影证实新移植的或自身的冠状动脉闭塞，或有心肌活力丧失的影像学证据，定为与 CABG 相关的心肌梗死。

5. 有 AMI 的病理学发现。

6. 临床分类

1 型：与缺血相关的自发性心肌梗死，由一次原发性冠状动脉事件（如斑块侵蚀及破裂、裂隙或夹层）引起。

2 型：继发于缺血的心肌梗死，由于心肌需氧增加或供氧减少引起，如冠状动脉痉挛或栓塞、贫血、心律失常、高血压、低血压。

3 型：突发、未预料的心脏性死亡，包括心脏停跳，常有提示心肌缺血的症状，伴有推测为新的 ST 段抬高，新出现的左束支传导阻滞，或冠状动脉造影和 / 或病理上冠状动脉有新鲜血栓的证据，但死亡发生于可取得血样本之前或血中生物标志物出现之前。

4a 型：伴发于 PCI 的心肌梗死。

4b 型：伴发于支架血栓形成的心肌梗死。

5 型：伴发于 CABG 的心肌梗死。

二、鉴别诊断

应与以下疾病进行鉴别诊断：

1. 主动脉夹层

其常产生类似 AMI 的胸痛。其胸痛的部位常较高，近胸的出口处；呈撕裂状；起病常较 AMI 更为突然；疼痛迅速达高峰且范围广泛，常反射到背、腰、腹和小腿；疼痛多持续不缓解，虽可有休克症状，但病程中常伴有高血压。主动脉夹层可产生压迫症状，致使双侧上肢的血压不一致，单或双侧脉搏、颈动脉搏动减弱等。X 线和超声心动图检查可发现主动脉明显增宽，无 AMI 心电图及血清酶学的特征性改变。为肯定主动脉夹层，常需做超声波检查主动脉造影和 / 或磁共振检查。

如主动脉夹层侵及冠状动脉时可出现 MI，但很少见。有 5%~10% 的主动脉夹层患者没有胸痛。

2. 不稳定型心绞痛

其疼痛部位和性质虽与 AMI 相似，但心绞痛发作时间一般不超过半小时；多不伴有恶心、呕吐、休克等；无血清酶学的特征性变化（心肌肌钙蛋白 T 可以增高）；发作时虽有 ST 段和 T 波改变，但为一过性，心绞痛发作时 ST 段明显下降，或伴有 T 波倒置，应注意与非 ST 段抬高型 MI 鉴别。变异型心绞痛发作时，ST 段明显抬高，T 波直立，并可伴有室性心律失常或缓慢性心律失常，对应导联 ST 段明显下降，类似 AMI 早期图形，但发作缓解后，ST 段很快回到等电位线上。心绞痛发作时一般不出现病理性 Q 波。动态观察血清酶学及心肌肌钙蛋白 T 的变化是鉴别诊断的要点之一。

3. 肺动脉栓塞

常表现为突发呼吸困难，可伴胸痛、咯血及严重低氧血症。心脏体征方面可发现肺动脉瓣区第二心音亢进；肺动脉栓塞心电图改变较 AMI 快速而短暂，其心电图呈急性电轴右偏，右室扩大及 $S_{I}Q_{III}T_{III}$，Ⅰ导联新出现 S 波，异常 Q 波在Ⅲ导联甚或 aVF 导联伴有 T 波倒置，但Ⅱ导联不出现 Q 波，有明显顺钟向转位；血清乳酸脱氢酶总值可增加，但其同工酶（LDH1）和磷酸肌酸激酶同工酶（cPK-MB）不升高。D- 二聚体检测、螺旋 CT、放射性核素肺灌注扫描有助于确诊。

4. 急性心包炎

本病常急性起病，表现胸膜刺激性疼痛，向肩部放射。在胸痛发生时或发生前常有发热、白细胞增高，胸痛于咳嗽、深呼吸时加重，在前倾坐位时减轻，AMI 时疼痛与呼吸和体位无关；前者在发病当天，甚至数小时内即可听到心包摩擦音，AMI 引起的心包摩擦音多出现于发病后 2~5 天，有时持续时间很短；急性心包炎引起的心电图改变为除 aVR 导联外的其余导联 ST 段呈弓背向下抬高，它不引起 Q 波，伴有心包积液时出现低电压；急性心包炎无血清酶学的特征性变化；超声心动图可观察心包积液的情况，AMI 并发心包炎很少有积液，常见其梗死区室壁运动异常。

5. 急腹症

急性胆囊炎与胆石症、溃疡病穿孔、急性胰腺炎等常有上腹疼痛伴恶心、呕吐或休克，易与疼痛部位不典型的 AMI 相混淆而引起误诊。可根据病史、腹部体征（急腹症常有上腹明显压痛或反跳痛）、心电图和 / 或血清酶学检查加以鉴别。需注意的是，冠心病患者常并有胆石症，当发作胆绞痛时，易诱发心绞痛和心肌缺血的心电图改变。

6. 食管破裂

食管穿孔或破裂可引起严重的胸痛，常很快致死。紧急手术治疗可将病死率降低到 30%。食管破裂的 75% 是由器械操作引起，此外也可因异物或存留导管、钝器伤或穿刺伤、胃溃疡或食管癌产生压迫性坏死所致。饱餐后干呕或呕吐也可引起食管自动破裂。患者的疼痛多位于剑突下且反射到肩胛间区，常伴有呼吸困难、大汗和发绀。接着出现苍白、心动过速和休克，以及纵隔气肿的体征（在胸壁、颈部和锁骨上窝触及捻发音）。心前区听诊可发现纵隔听诊摩擦音，即所谓 Hamman 征。

食管破裂的诊断基于呕吐或食管机械操作后的症状和体征。站立位胸部 X 线检查可发现纵隔气肿和胸腔积液。吞钡 X 线检查可肯定破裂的位置。有时破裂处可被封闭而不能由 X 线发现，此时做胸腔穿刺抽出酸性液体可说明有食管破裂。

第四节 治疗

AMI 的治疗原则是保护和维持心脏功能，挽救濒死的心肌，防止梗死面积的扩大，缩小心肌缺血范围，及时处理严重心律失常、泵衰竭和各种并发症，防止猝死，使患者不但能渡过急性期，而且康复后还能保存有尽可能多的心肌，维持较有效的生活。

AMI 的临床处理应包括以下几个方面：及时而积极地治疗 AMI 的前驱症状；入院前的处理；AMI 的监护和一般治疗；抗血小板和抗凝治疗；限制梗死面积和早期再灌注治疗；增加和改善侧支循环的治疗；AMI 并发症的治疗；调节血脂和防治梗死后心肌重构。

一、前驱症状的治疗

前驱症状的出现可能为濒临心肌梗死的表现。此时宜建议患者住院，及时而积极地按治疗不稳定型心绞痛的措施处理，可减少这些患者发生 AMI 的机会。

二、入院前的处理

AMI 患者约 2/3 的死亡发生在院外，而且通常死于心室颤动。因此，缩短起病至住院之间的这一段时间，并在这期间进行积极的治疗，对挽救这部分患者的生命有重要意义。对病情严重的患者，发病后宜就地进行抢救，待患者情况稳定允许转院时才转送医院继续治疗。转送患者的救护车上，应配备心电监护和必要的抢救设备，以便在运送途中也能继续监护病情的变化并及时进行处理。

住院前的诊治效果取决于几个因素，包括：及时除颤；早期解除疼痛和稳定患者的情绪；降低自主神经系统的过度活动和消除致命性心律失常，如室速、室颤等。但是，此时的治疗措施不应影响迅速转送患者到医院。

三、监护和一般治疗

1. 加强监护

本病早期易发生心律失常，且心率、血压也不稳定，应尽早开始行心电图和血压监测，必要时还应监测血流动力学变化。应注意观察神志、呼吸、出入量、出汗和末梢循环情况，建立静脉通道，监测心肌酶，为适时作出治疗措施提供客观依据。监护的意义是不放过任何有意义的变化，但注意要保证患者安静和休息。一般心电、血压监测时间为 3~5 天，有严重心律失常、心衰和休克者则可根据病情监测时间相应延长。

2. 活动和饮食

患者应在冠心病监护室里卧床休息，保持环境安静，减少探视，防止不良刺激。治疗照顾 AMI 的医护人员必须密切观察注意患者意识变化，宁静、设备完善的环境，亲切周到的解释，有助于减轻 AMI 给患者带来的心理压力。

第 1 周完全卧床休息，加强护理。患者进食不宜过饱，应少食多餐。食物以易消化、含较少脂肪而少产气者为宜，限制钠的摄入量，要给予必需的热量和营养。保持大便通畅，大便时不宜用力，如便秘可给予缓泻剂。第 2 周可在床上坐起，逐渐离床，在床旁站立和在室内缓步走动。近年来多主张早期活动，因为它可解除患者的紧张与焦虑情绪，减少梗死后的并发症，有利于后期心功能的恢复。发达国家 AMI 患者多在 1 周后出院，我国的住院期略长，一般为 2~4 周，如病重或有并发症，应适当延长卧床及住院时间。

3. 吸氧

在 AMI 的早期，即使无合并症往往也有不同程度的低氧血症。当合并心功能不全和休克时，低氧血症会更严重。因此，在最初 2~3 天，通常间断或持续地通过鼻管或面罩吸氧，氧流量为 3~5L/min。

4. 镇痛和消除精神紧张

剧烈疼痛可使患者烦躁不安，使交感神经过度活动，引起循环高动力状态，心动过速、血压升高等使心肌耗氧量进一步增加，如通过吸氧、使用硝酸酯类药物和 / 或 β- 受体阻滞药（对血压较高、心率较快的前壁梗死者）不能迅速缓解疼痛，应尽快采用镇痛药。

常用镇痛药有吗啡和哌替啶。吗啡是解除 AMI 疼痛最有效的药物，除中枢镇痛作用外，它能减轻患者焦虑及自主神经系统的活性从而减轻患者的不安，并可扩张外周血管，使得心脏的前后负荷降低，这两方面的作用均能降低心脏的代谢需求。此外，吗啡对肺水肿的患者也有明确的有益作用。吗啡的常规用量是 5~10mg，皮下注射；或 2~5mg 静脉注射；必要时 5~30 分钟重复 1 次，直至疼痛消失或出现毒性反应（即低血压、呼吸抑制、或严重呕吐）阻止药物进一步使用。疼痛较轻者可用可待因或罂粟碱 0.03~0.06g，肌内注射或口服。

如使用硝酸甘油和吗啡引起的收缩压降低到 100mmHg 以下，维持患者于仰卧位和抬高下肢能减轻低血压反应。虽然有肺水肿出现时不宜采取平卧体位，但在肺水肿情况下吗啡很少产生低血压。静脉注射阿托品 0.5~1.5mg，有助于减少吗啡的过度迷走神经兴奋作用，尤其在用吗啡前存在低血压和心动过缓时。有严重疼痛或肺水肿的患者应用吗啡时，呼吸抑制并发症不常见，但是在其心血管功能状态改善后，吗啡引起的通气受损可能随即发生，必须注意观察。

四、抗血小板和抗凝治疗

现已明确血栓形成在AMI的发病中起重要作用，故在AMI早期就应该应用抗血小板和抗凝治疗。这种治疗的首要目的是建立和维持与梗死相关动脉的通畅，第二个目的是减少患者血栓形成的趋势，因而减少附壁血栓形成和深静脉血栓形成的可能性。抗血小板和抗凝治疗的疗效部分表现为减少了AMI患者的病死率。

常用的抗血小板药是阿司匹林，它对各种类型的急性冠脉综合征都有效。阿司匹林通过多个途径而起到抗血小板血栓形成的作用：抑制血小板的环氧化酶快速阻断血小板中血栓素 A_2 的形成；削弱凝血酶原生成途径；阿司匹林的水杨酸能部分阻断血小板花生四烯酸代谢中的脂氧化酶途径和两种环氧化酶。由于小剂量阿司匹林（50~100mg）需摄入数天才达到完全的抗血小板作用，故首次服用至少需150~300mg。为了迅速达到治疗性血液中的药物浓度，患者应咀嚼药片，促进口腔颊部黏膜吸收。

噻氯匹定、氯吡格雷也是近几年使用较多的抗血小板药物。它们是噻乙吡啶衍生物，在体外呈失活状态，在体内则为高效的抗聚集药物，是ADP诱导血小板聚集的选择性而非竞争性阻滞药，它们能特异性阻断ADP途径中的GP Ⅱb/Ⅲa活化，抑制ADP触发纤维蛋白原与Ⅱb/Ⅲa形成复合物。它们的治疗作用已经在短暂脑缺血发作、中风患者、外周动脉性或缺血性心脏病患者中得到确认。有研究显示，对于减少这些患者的病死率或非致死性中风，噻氯匹定和氯吡格雷的作用均比阿司匹林更明显。噻氯匹定用量为250~500mg/d；氯吡格雷为75mg/d。

噻氯匹定最严重的问题是骨髓抑制（引起白细胞减少、血小板减少或全血细胞减少），故在治疗期间应严密监测。临床研究证明，氯吡格雷对血小板的抑制作用不仅比噻氯匹定强6倍，且骨髓抑制的副作用也要小得多，因而显示了其优越的应用前景。

近几年国外还开发出其他一些抑制血小板功能的药物，并已试用于临床，如血栓素合成酶抑制剂、血栓素和5-羟色胺受体拮抗药等。其中，最有希望的一类药物是糖蛋白Ⅱb/Ⅲa受体拮抗药。糖蛋白Ⅱb/Ⅲa受体的激活是血小板聚集的最后共同通道，该受体存在于血小板表面，被激活后与凝血酶结合导致血小板聚集，糖蛋白Ⅱb/Ⅲa受体拮抗药可阻断血小板聚集的最后共同途径。现已证实，冠心病高危患者做介入治疗时应用糖蛋白Ⅱb/Ⅲa受体拮抗药可降低重大临床事件发生率；AMI早期应用此类药物有可能使部分患者尽早达到再通，克服介入治疗需运送或等候所造成的时间延迟；介入治疗前达到再灌注最大限度保护心功能，提高疗效；此外，应用糖蛋白Ⅱb/Ⅲa受体拮抗药可降低介入术后的缺血事件。因此，有学者提出促进性经皮冠脉成形术的概念，即通过联合使用糖蛋白Ⅱb/Ⅲa受体拮抗药和PCI，以达到最佳疗效。

抗凝药物多选用肝素。普通肝素静脉用法为500~1000 U/h，3~5天，凝血时间应保持在正常值的1~1.5倍。由于普通肝素用药繁琐，且出血的发生率高，近年来逐渐被低分子量肝素所取代。

五、限制梗死面积及早期再灌注治疗

1. 硝酸酯类的应用

硝酸酯类可扩张动、静脉血管，降低心脏前、后负荷，降低心肌耗氧量；同时，它还可以扩张冠状动脉，改善心肌供血，改善侧支循环以及有一定的抗血小板聚集作用等。因而对AMI患者，硝酸酯类可缓解疼痛，减少缺血和梗死面积，减少机械性并发症的发生。早期静脉给药具有重要意义。

硝酸甘油是最常用的硝酸酯类药物，发病后可先含服0.3~0.6mg，继以静脉点滴，先从5~10μg/min，直至平均压下降10%（但不低于80mmHg），高血压患者可下降30%（但不低于140/90mmHg）；心率增快在10次/分内。静脉用药3~4天后可改为长效硝酸酯类口服。静脉用药也可选用硝酸异山梨酯（消心痛）静脉点滴。下壁和右室AMI或血容量不足时，硝酸甘油易导致血压下降和反射性心动过速，应慎用或调整血容量后才用。

2. β- 受体阻滞药

β- 受体阻滞药治疗AMI的效应可分成两个方面：即刻效应（指在梗死早期用药）和远期效应（指二级预防）。AMI后早期予以β- 受体阻滞药治疗可缓解疼痛及减少镇痛药的应用，并能限制梗死面积，减少梗死并发症的产生。此外，还可使其住院期间病死率、非致死性再梗死和非致死性心搏骤停的发生率明显减少。研究表明，AMI第1天使用β- 受体阻滞药做早期治疗可减少心脏破裂和心电 - 机械分离的发生。由于β- 受体阻滞药的抗心律失常作用（预防心源性死亡）和预防再梗死作用，故能明显降低AMI的远期病死率。

高血流动力状态的患者（如窦性心动过速、无心衰或支气管痉挛表现的高血压）和AMI发病4小时内就诊的患者，不论是否采用溶栓治疗都适合应用β- 受体阻滞药治疗。如AMI合并持续的或再发性缺血性胸痛、进行性或反复血清酶升高（提示梗死面积扩展）、梗死后早期的心动过速等，也是选用β- 受体阻滞药治疗的指征。只要无禁忌证存在，AMI患者应尽早使用β- 受体阻滞药，并继以长期治疗。虽然拮抗交感神经对心脏的刺激可诱发隐性心力衰竭患者的肺水肿，但通常AMI患者使用这类药物时仅引起肺毛细血管楔压的轻度改变。如选用的患者合适，充血性心力衰竭或完全性心脏传导阻滞的发生率仅为3%，心源性休克的发生率约为2%。如AMI患者合并有中至重度的心衰、传导阻滞或心动过缓、严重慢性阻塞性肺部疾患等则应停用或禁用β- 受体阻滞药。

由于β-受体阻滞药降低 AMI 病死率与减慢心率有关，故应选择无内在拟交感神经作用的制剂。临床研究表明，有内在拟交感神经作用的β-受体阻滞药对 AMI 的即刻效应不仅有限，且在其二级预防中具有不利影响，故对于 AMI 的治疗，不选用具有内在拟交感神经作用的β-受体阻滞药。美托洛尔和阿替洛尔因选择作用于心脏，不增加周围血管阻力和影响后负荷，且不增加支气管阻力，故临床上较常选用。为挽救缺血心肌，静脉注射能更快发挥作用，约在 15 秒内起最大作用。美托洛尔静脉注射 5mg，每 5 分钟间隔，再予用 1~2 次，共 15mg（参考剂量，应通过实践掌握合适剂量），继以口服每 6 小时 25~50mg；阿替洛尔静脉注射 5mg（参考剂量），继以口服 6.25~25mg，1~2 次 / 天。这两种药物均应根据心率和血压调整剂量。也可试用半衰期极短的艾司洛尔以了解患者对β-受体阻滞药的耐受性。美托洛尔急性心肌梗死试验（MIAMI）发现合并糖尿病的患者发病时心率较快，获得的效果最明显，病死率在治疗组和对照组分别为 7.8% 和 15.2%。心肌梗死生存率国际协作研究（ISIS）发现，阿替洛尔静脉注射因能减慢心率、降低心肌收缩力、减少对急性坏死心肌的冲击应力而明显降低了心脏破裂的发生率。

3. 血管紧张素转化酶抑制药（ACEI）

是治疗 AMI 的重要药物。它在心室重建、改善血流动力学及治疗心力衰竭等方面均具有较好的作用。它不仅能降低住院期病死率，而且显著减少充血性心力衰竭的发生。AMI 后长期服用 ACEI，还可减少心肌再梗死和冠脉搭桥手术的需要，提高远期存活率。

ACEI 降低 AMI 患者病死率的效应，与阿司匹林和β-受体阻滞药起相加作用。由于 AMI 病死率及病残率的降低为几种药物的共同结果，ACEI 的疗效仅占其中的一部分，故它不能替代其他有效的药物，而是作为一种辅助用药。在服用阿司匹林，开始再灌注治疗方案并给予合适的患者用β-受体阻滞药后，全部患者均应考虑使用 ACEI 治疗。对高危 AMI 患者，如老年人、前壁 MI、既往有 MI、病情在 Killip Ⅱ级以上，以及虽无临床症状，但检查发现有左室整体、心功能减退表现的患者等，应终身服用 ACEI。

ACEI 的主要禁忌证包括：妊娠、过敏和前负荷适当时的低血压。副作用有：低血压（尤其发生在首次服药后），长期服药可引起严重咳嗽，血管性水肿较少见。

4. 钙拮抗药

尽管试验和临床研究证明钙拮抗剂具有抗缺血功能，但无证据显示其对降低 AMI 病死率和改善长期预后有任何益处。甚至有研究发现，短效的硝苯地平并不能有效地缩小 AMI 范围或防止 AMI 的扩展和控制缺血的再发，且有使 AMI 病死率升高的趋势。在 AMI 急性期使用维拉帕米（异搏定）和地尔硫䓬（硫氮唑酮）虽可控制室上性心律失常，但却没有减少梗死范围的效果。有研究认为，维拉帕米（异搏定）和地尔硫䓬（硫氮唑酮）的早期使用有防止再梗死的益处，但仍缺乏足够的资料。目前，有许多学者提议：在治疗

AMI 时不宜常规使用钙拮抗药。

5. 镁

AMI 时，儿茶酚胺诱发脂肪分解，自由脂肪释放。脂肪细胞内自由镁与自由脂肪酸形成皂苷，因而可利用的镁短缺，加上患者的心肌及尿中镁丢失增多，使机体对镁的需求量增加。镁离子作为一种重要的辅助因子，参与细胞内 300 多种酶的活动，并对维持线粒体功能及能量产生、维持跨膜离子梯度、控制细胞体积、维持静息时膜电位起重要的作用。AMI 早期镁的缺乏可引起多种心律失常。有研究证明，在 AMI 早期补充镁不仅可防治心律失常，且可减少 AMI 范围，预防心肌再灌注损伤引起的心肌顿抑。

对所有收治的 AMI 患者均应检测血清镁浓度。补镁后血清镁浓度应维持在 1.0mmol/L 或更高。早期给予镁剂治疗（最好在胸痛出现后 6 小时内）对于高危患者，尤其是老年患者或不适于再灌注治疗的患者，有一定的益处。对于无并发症、无电解质缺乏的 AMI 患者，若补镁的时间过晚（＞6 小时），则没有什么益处。收缩压如低于 80~90mmHg 的患者，不能使用镁制剂；肾功能衰竭者，由于镁不能正常排出，也不在使用镁范围之内。

6. 早期再灌注治疗

冠心病患者狭窄血管内不稳定斑块的破裂，产生与梗死相关的冠状动脉完全性闭塞，虽然有些 AMI 患者能自发地再灌注，多数患者的冠状动脉血栓性闭塞持久存在，接着发生心肌坏死，从而产生左室扩张、泵功能衰竭及心电不稳定，最终可引起死亡。早期再灌注可缩短冠状动脉闭塞时间，减少左室功能减退和扩张，减少 AMI 患者发生泵衰竭或急性室性快速性心律失常的可能性。晚期再灌注（冠状动脉闭塞发作 6 小时后恢复再灌注）对梗死愈合过程，以及减少左室重构、降低泵功能异常和电不稳定性的发生，都产生有益的作用。再灌注治疗是当代 AMI 治疗的重大进展，使 AMI 的住院病死率进一步下降至 10% 左右，极大地改善了患者长期预后及生活质量。AMI 后的早期再灌注治疗包括以下 3 种：溶栓治疗、急诊经皮冠状动脉腔内成形术（急诊 PCI）和急诊冠状动脉搭桥术（急诊 CABG）。

（1）溶栓治疗：由于绝大多数 AMI 是由冠状动脉内血栓形成引起，并且在冠脉阻塞初期，心肌坏死的范围并不固定，迅速的血管再通会使受损心肌得到挽救。大规模临床研究已证实，AMI 发病早期进行溶栓治疗，可使血栓溶解，梗死血管再通，从而挽救濒死心肌，缩小梗死范围，改善心功能，使 AMI 病死率显著下降。因此，对有溶栓适应证者应立即给予溶栓治疗。

（2）急诊冠脉介入治疗（PCI）：急诊 PCI 可使梗死相关的血管迅速再通，并能消除固有的狭窄，也可用于溶栓失败或溶栓成功后遗留的严重狭窄病变。没有溶栓治疗的出血危险是急诊 PCI 的另一重要优点。

（3）急诊 CABG：急诊 PCI 是实现早期再灌注的方法之一。这些年来由于采用心脏停搏、低温保护心肌等技术进行心内手术以及手术操作已有很大的改进，AMI 施行再灌注手术的短期和长期病死率均明显降低。如能在急性发病的最初 4~6 小时施行手术，则濒死心肌的抢救可获得最大的成功。但由于多数患者是院外发病而不能及时到达医院，且临床检查、冠脉造影、术前准备等需花费许多时间，故目前尚不能将其作为 AMI 的常规治疗方法。如 AMI 患者出现下述指征可考虑行急诊 CABG：施行了溶栓治疗或 PCI 后仍有持续的或反复的胸痛；冠脉造影显示高危冠状动脉解剖病变（如左主干病变）；有 MI 并发症如室间隔穿孔或乳头肌功能不全引起严重的二尖瓣反流。

六、增加侧支循环的治疗

近年来，基础和临床研究已证明，心肌缺血和坏死可促使冠状动脉侧支循环的形成。有动物实验证明，某些血管形成因子如成纤维细胞生长因子、血管内皮生长因子等可显著促进 AMI 后侧支循环的形成，但尚待临床上进一步研究。有研究认为，肝素是成纤维细胞生长因子的低亲和力受体，肝素治疗 AMI 的部分作用与其增加侧支循环的作用有关。

七、并发症及其治疗

AMI 的常见并发症有：心律失常、心力衰竭、心源性休克、乳头肌功能不全和断裂、室间隔穿孔和心室游离壁破裂、室壁瘤形成、血栓形成与栓塞，以及梗死后综合征等。及时诊断和治疗并发症是降低住院病死率及改善预后的重要环节之一。

（一）心律失常

治疗这些心律失常不仅包括抗心律失常药物的应用，而且要注意纠正血浆电解质浓度异常、酸碱平衡的失调、低氧血症、贫血和洋地黄中毒等。而且，必须治疗心包炎、肺栓塞、肺炎或其他感染等。AMI 的心律失常若引起明显的血流动力学改变、心肌耗氧量增加或恶性心律失常如室速、室颤和心搏骤停等则应迅速积极治疗。

1. 快速型室上性心律失常

（1）窦性心动过速：窦性心动过速的治疗首先应针对诱发因素给予镇静、镇痛、补充血容量等。对无明显心功能不全者，可给予 β- 受体阻滞药降低心率，多选用美托洛尔或阿替洛尔。如窦速是继发于心功能不全，治疗上应以处理心力衰竭（如给予利尿药或血管扩张药等，发病最初 1~2 天不宜用洋地黄制剂）为主。

（2）房性过早搏动：房早和其他的房性快速性心律失常多由左心室舒张末压升高导致继发性心房扩张或心包炎合并心房外膜炎引起。其本身不会增加病死率，心输出量亦不受影响，一般无需特殊治疗。需注意的是，频发房早常提示过度的自主神经刺激或心力衰竭的存在，后者可通过体检、胸片和超声检查发现。

（3）阵发性室上性心动过速：其发生率低于10%。因其心室率太快，一旦发生，则需紧急处理。通过按压颈动脉窦提高迷走神经张力可恢复窦性心律。如此法无效，可试用药物来纠正：如患者没有低血压，静脉注射腺苷常迅速有效且安全；用药前无明显心衰者，静脉注射美托洛尔（美多心安）（5~10mg）或维拉帕米（5~10mg）都是合适的治疗方法。有心衰和低血压的患者可用直流电击复律或经静脉心房快速调搏。虽然洋地黄苷可增加迷走神经张力从而终止心动过速，但起效时间较迟。

（4）心房扑动和心房颤动：治疗选择取决于临床病情及心室率的快慢。首先应注意处理诱发心律失常的基础病因，通常是心力衰竭，然后才决定是否应用抗心律失常治疗以恢复和维持窦性节律。心室率不快而无症状者一般无需特殊处理。如心室率较快，但没有明显血流动力学异常及左室功能不全者，首先应降低心室率，理想的方法是用β-受体阻滞药，即美托洛尔5mg缓慢静脉注射，如病情需要5~10秒重复静注1次，总量一般不超过10mg，继之以口服，12.5~25mg，2次/天；也可选用短效的艾司洛尔，10~20mg静脉注射；胺碘酮不仅可减慢心室率，还可纠颤、扩张冠状动脉及改善冠脉循环，也可作为治疗AMI合并房扑、房颤的首选药物，其静脉用量和用法见室性心动过速治疗；维拉帕米因能迅速降低心室率，故也是重要的替代药物，可5~10mg缓慢静脉注射，使用时应注意其负性肌力作用。若房扑、房颤并有左室功能不全者，洋地黄是降低心室率的首选药物。一般常用毛花苷C（西地兰）0.2~0.4mg静脉注射，心室率控制后，可改用地高辛0.125~0.25mg/d口服维持。由于洋地黄制剂起效较迟，且其增强迷走神经张力和延长房室结不应期的效应常被急性期伴有的交感神经兴奋性增高所减弱，应用洋地黄时加小量β-受体阻滞药分次静脉注射（即使有轻度心衰，也可小心使用），能延长房室结的绝对不应期，常能有效地降低心室率。

在心室率较快、药物治疗无效、影响到心功能或引起血流动力学恶化时宜选用同步电复律治疗。治疗房扑时开始可用25~50J，而治疗房颤时开始可用50~100J，若首次电击失败，可逐渐增加能量。复律后可用奎尼丁维持窦性心律。

（5）加速性交界区自主心律：它常出现在AMI发病后48小时内，典型的是逐渐出现和逐渐终止，心率一般为70~130次/分，多为一过性，一般无需特殊处理。加速性交界区自主心律失常出现于急性下壁心肌梗死伴窦房结功能低下时，如出现于前壁MI时则提示预后较差。

2. 快速型室性心律失常

（1）室性期前收缩：曾认为，以下室性期前收缩是心室颤动的先兆：频发室早（＞5次/

分）；多源性室早；R-on-T 型室早；成对或连续的室早。现已清楚，所谓“先兆”性室早在发生心室颤动和不发生心室颤动的患者中出现机会相同。原发性心室颤动可出现于事先并无“先兆”性室早患者，甚至可发生在“先兆”性室早已经控制的患者；而有“先兆”性室早者，也多没有心室颤动的发生。在缺乏心肌应激性时，这种“先兆”性室早可以是无害的。所以，用心电图上的所谓“先兆”性室早来预测心室颤动的发生危险，其敏感性和特异性是很低的。

当 AMI 患者出现室性期前收缩时，首先应确定患者是否存在反复的心肌缺血、电解质紊乱或代谢性异常，并作相应处理。在 AMI 早期并有窦性心动过速时，见到的室性期前收缩常由拟交感肾上腺素能刺激增加诱发，可用 β- 受体阻滞药治疗。而且，在 AMI 早期应用 β- 受体阻滞药能有效地减少心室颤动的发生率。

（2）加速性室性自主心率：多数发作持续时间短暂，可被基础心率加速抑制，一般不影响预后。治疗上可不作特殊处理，如少数加速性室性自主心率引起明显的血流动力学异常或反复心绞痛发作时，可用阿托品提高窦性节律或用利多卡因消除心室异位起搏点。

（3）室性心动过速：AMI 中室速的发生率为 10%~40%，多发生在发病初的 24 小时内，晚期发生的室速多见于有室壁瘤或左室功能不全的患者。持续性室速在心电图上有单形性和多形性两种表现，其重要性在于：前者可能是由心肌瘢痕引起，需积极处理以防再发；后者用改善心肌供血的治疗措施有效。持续性室速能明显增加住院期病死率和远期病死率。

由于低血钾能增加室速的发生率，AMI 患者入院后应立即检查有无低血钾，并及时给予补钾、补镁的治疗。

持续性室速常引起明显的血流动力学异常，并可导致室颤，因此，应迅速消除。当心室率很快（＞150 次 / 分）和 / 或血压呈下降趋势，可先用拳重击心前区，如室速未转复，应迅速选用直流电击复律。快速多形性室速可选择 200J 的非同步电击除颤；单形性室速用 100J，甚至选择更低的能量同步除颤即可。

若血流动力学指标相对稳定，心室率也不快（＜150 次 / 分），可首选药物治疗。常用的药物是利多卡因、胺碘酮和普罗帕酮（心律平）。

利多卡因首剂为 50~75mg 静脉注射，无效时 5~10 分钟可重复 50mg，室速控制后，以 1mg/min 的速度静脉点滴维持。如控制不满意，可加大至 3mg/min。值得注意的是，利多卡因不仅在心衰和低血压患者的代谢缓慢，而且由于其他药物如普萘洛尔（心得安）可使肝内血流减少，故也可使利多卡因的代谢延缓。所以，应仔细调整给药速度以避免药物毒性。利多卡因的毒性主要表现在中枢神经系统的活动亢进、室内和房室传导阻滞以及心肌收缩力减弱。一般连续滴注 3 小时后血管外池中药物饱和。尽管此时静脉给药速度不变，血药浓度还会上升，此时应考虑调低给药速度。

几项较大规模的临床试验证明，胺碘酮不仅能有效地控制AMI后的室性心律失常，还能降低病死率，故这几年胺碘酮在AMI并发快速性心律失常的治疗中应用较为普遍。胺碘酮的常用剂量为首剂50mg静脉注射，然后以0.75~1.0mg/min静脉维持，用药2~3天后改为口服制剂。

普罗帕酮（心律平）首剂为35~70mg，静脉注射无效时10~15秒可重复1次，室速控制后，以1~1.5mg/min速度维持。口服维持量为150mg/次，3~4次/天。

（4）心室颤动：AMI室颤的发生率为7%~11%。它可分为原发性和继发性两种。原发性室颤发生突然，常难以预料，大多数均发生在AMI起病的12小时内，患者可没有或仅有轻微的心功能不全表现。在AMI起病48小时后发生的心室颤动称为继发性室颤，它常常是左心衰竭和心源性休克进行性恶化的最终结果。患者如表现有广泛前壁AMI、并发有室内传导阻滞、持续性窦性心动过速、心房扑动或病程早期心房颤动等，均为继发性室颤的高危患者。

电击除颤仍是公认的最有效的治疗措施，进行越早，成功率越高。由于AMI心搏骤停90%由室颤所致，对突发神志失常、没有大血管搏动且抽搐的患者可立即进行盲目电除颤以争取时间。电击除颤的能量首次为200~300J。若室颤波细小，可给予肾上腺素0.5~1.0mg，使室颤波变大，将有利于除颤成功。有报道，静脉注射托西溴苄铵（溴苄胺）250mg后，也可提高除颤成功率。当心脏代谢环境处于严重或长期的低氧血症、酸中毒、电解质紊乱或洋地黄中毒时，室颤会迅速复发。此时持续的心肺复苏、快速的药物和人工通气设备的应用能纠正上述异常，并迅速重复电击除颤可能会有效。再次除颤能量可加大到300~400J。除颤同时及成功后，可用利多卡因维持一段时间以巩固心律的恢复。

3. 缓慢型心律失常

（1）窦性心动过缓、窦房阻滞和窦性静止：在发病6小时内出现的窦性心动过缓多半与迷走神经张力升高有关。而在6小时以后出现，则常是窦房结和心房缺血引起的窦房结功能低下所致。窦性心动过缓常为一过性，少数患者可遗留持续性窦性心动过缓。

单纯窦性心动过缓，不伴发低血压或室性期前收缩，应先予观察而不必特殊处理。如心率很慢（＜40~50次/分）和/或伴有低血压，则应给予积极治疗。药物治疗常选用阿托品、异丙肾上腺素。对严重的窦性心动过缓而不伴血压低者，可静脉注射阿托品0.5~1.0mg，如30分钟内无效，可重复1~2次，使心率增加至60次/分，通常能消除由窦性心动过缓引起的室性期前收缩。如窦性心动过缓伴低血压，不论其心率为多少，均应使用阿托品，它常能恢复动脉血压和冠状动脉灌注，并可使升高的ST段回落。若阿托品不能显著增加心率，可将异丙肾上腺素 0.5mg 加入葡萄糖中缓慢静脉滴注，使心率维持在 60~70 次 / 分。患者有症状和 / 或低血压，且药物治疗无效，是应用心脏起搏器治疗的指征。

窦房传导阻滞和窦性静止也可见于 AMI 的患者。其治疗与窦性心动过缓相似。

（2）房室传导阻滞和室内传导阻滞：缺血性损伤能够造成房室或室内传导系统任何水平的阻滞，因而可出现房室、束支和室内传导阻滞。各种传导阻滞可同时合并存在。

一度房室传导阻滞在 AMI 的发生率不到 15%。它一般不需特殊处理。如阻滞是因迷走神经张力升高所致，并伴有窦性心动过缓和低血压，给予阿托品可能有效。β- 受体阻滞药延长房室传导，故可引起一度房室传导阻滞。由于在 AMI 情况下停用这类药物有加重心肌缺血和损伤的可能，除非患者的 P–R 间期大于 0.24 秒，否则不能减低 β- 受体阻滞药的剂量。持续心电监测对可能进展为较高度房室传导阻滞的患者是非常重要的。

二度房室传导阻滞在 AMI 时的发生率不到 10%，其中，90% 为二度Ⅰ型房室传导阻滞。二度Ⅰ型传导阻滞的特点是：通常发生在房室结内；QRS 波形一般较窄；多继发于心肌缺血性损伤；较多发生于下壁 MI；持续时间不长，MI 后持续一般不超过 72 小时；很少发展成完全性房室传导阻滞。二度Ⅰ型房室传导阻滞不影响预后，如其心室率不低于 50 次 / 分，且无心室应激性增高、心力衰竭或束支阻滞时，一般不需特殊治疗。必要时可选择阿托品、异丙肾上腺素等。这类患者几乎均不需要临时起搏。二度Ⅱ型房室传导阻滞在 AMI 时少见，仅占二度房室传导阻滞的 10%。其特点为：阻滞部位多在希氏束以下；伴宽大 QRS 波形；多为三束支阻滞；较常见于前壁 MI 时；常突然转变成完全性房室传导阻滞。这类患者常需起搏治疗。

在 AMI 时有 5%~15% 的患者可发生完全性房室传导阻滞，其预后取决于传导系统阻滞的解剖部位和梗死面积的大小。下壁 MI 患者的完全性房室传导阻滞通常由房室结内或结上损害引起，多由一度或二度Ⅰ型房室传导阻滞进展而来；逸搏节律一般较稳定而不会发生心脏停搏，多为交界性逸搏节律，心室率超过 40 次 / 分，70% 的患者心电图上 QRS 波形不宽，其阻滞持续时间不长；无右心室梗死者的病死率约为 15%，而有右心室梗死者的病死率可达 30% 以上。前壁 MI 患者的完全性房室传导阻滞常在 MI 后 12~24 小时突然出现，阻滞部位在希氏束以下，常先有室内阻滞和二度Ⅱ型房室传导阻滞；其逸搏节律不稳定，常小于 40 次 / 分，伴宽 QRS 波群；心室停搏可很快突然发生；此类患者的病死率极高，为 70%~80%。

AMI 患者中室内传导阻滞（即浦肯野纤维系统的三个分支中的一支或多支阻滞）的发生率为 5%~10%。右束支和左后分支有来自左前降支和右冠状动脉的双重血液供应，而左前分支由左前降支起始部的间隔支供血。右束支常引起完全性传导阻滞，而单一的左前或左后分支进展为完全性传导阻滞少见。AMI 时有束支阻滞者的病死率显著升高，尽管左前分支阻滞的病死率也增高，但明显要好于其他分支阻滞者。室内传导阻滞（尤其是右束支传导阻滞）的 AMI 患者的高病死率与心力衰竭及大面积 MI 有关，而与传导障碍的关系较小。

AMI 合并传导阻滞除了可采用阿托品、异丙肾上腺素等药物治疗外，及时安装临时心脏起搏器也是一个常用的重要手段。起搏可避免发生暂时性低血压，减少梗死范围扩大、降低诱发恶性心律失常的危险，防止心脏停搏。尽管目前对这类缓慢性心律失常治疗中起搏器的使用指征尚存有一些争论，但一般认为，有以下情况可考虑安装心脏起搏器：严重的心动过缓经药物治疗无效且有低血压、心绞痛、心衰或晕厥者；持续较长时间的窦性停搏；二度Ⅱ型房室传导阻滞或三度房室传导阻滞；左束支传导阻滞及右束支传导阻滞伴左前分支或左后分支阻滞；心脏停搏。

（二）心力衰竭和心源性休克

AMI 患者可只有收缩功能不全或同时有收缩功能不全和舒张功能不全。左室舒张功能不全导致肺静脉高压和肺充血，而收缩功能不全主要引起心输出量和射血分数下降。左室功能不全的程度是判断 AMI 病死率的重要预测指标。AMI 后的心力衰竭和心源性休克又称泵衰竭，它是当今 AMI 死亡的主要原因。因此，有效地防治泵衰竭是进一步降低其病死率的关键。AMI 后，由于大量心肌坏死可导致心室收缩和舒张功能障碍，AMI 的并发症如乳头肌功能不全或断裂、室间隔穿孔、心室游离壁破裂，以及梗死的扩展、室壁瘤形成、左室重构等均可导致和加重左心功能不全。此外，AMI 的泵衰竭也常被心律失常、电解质紊乱、酸碱平衡失调、低氧血症和使用负性肌力药物所诱发和加重。决定心脏功能状态的最重要因素是坏死和缺血损伤心肌面积的大小。当梗死范围占整个左心室的 20% 时，即可引起心力衰竭；大于 40% 时，就常会造成心源性休克。

1. AMI 时心功能状态的临床分级和血流动力学分型

Killip 是根据临床查体所见将 AMI 患者心功能状态的临床分级和 Forrester 的血流动力学分级。

这两种分类方法相互之间有重叠，但在临床上非常有用。Killip 的临床分级简单而实用，在临床工作中已被广泛采用；Forrester 的血流动力学分型虽有一定的创伤性，但这些血流动力学指标可供临床医生制定更合理的治疗方案。创伤性血流动力学监测对有严重左心衰竭的患者治疗是必须的。血流动力学治疗的目标就是维持左室功能和血压，保护受损害的心肌。由于达到这些目标的措施有时会产生相反效果，因此，在选择最适当的介入性治疗措施时，要根据全面的血流动力学监测资料和临床情况。

2. 心力衰竭的治疗

对 AMI 并发泵衰竭的患者应按其临床表现和血流动力学状况的分类制定相应的治疗。一般治疗包括吸氧、注射吗啡、解除支气管痉挛、消除诱发因素以及对 AMI 并发症的处理等。然后应根据不同情况给予利尿药、血管扩张药、正性肌力药物、扩容、血管再灌注治疗等。心源性休克应及时应用主动脉内球囊反搏。

（1）一般治疗

1）吸氧：泵衰竭时，由于肺瘀血、肺活量减少以及麻醉镇痛药抑制呼吸，均可导致不同程度的低氧血症。缺氧可使已处于梗死边缘的心肌进一步损害，加重心力衰竭而导致恶性循环。因此，应给予吸氧。吸氧的方式通常使用鼻导管和面罩吸氧，经吸氧后 PaO_2 若仍不能达到 60mmHg 以上者，需考虑气管插管和辅助呼吸。

2）吗啡的应用：吗啡可以镇静、镇痛、扩张小支气管和周围血管，减轻心脏前后负荷，特别对急性肺水肿引起的呼吸困难尤为有效。常用剂量为 3~5mg，静脉注射。用此药时，也要注意它对呼吸的抑制作用。

3）解除支气管痉挛：当患者出现哮鸣音时，应选用主要作用于 β_2– 受体的支气管扩张剂，如异丙肾上腺素（喘息定）等，以解除气道痉挛。

4）消除诱因及 AMI 并发症：如治疗心律失常、纠正电解质紊乱及酸碱平衡失调。AMI 的并发症如室间隔穿孔、乳头肌断裂等均应积极处理。

（2）急性肺水肿的治疗：急性肺水肿不伴休克者属较重的 Killip Ⅲ级和 Forrester Ⅱ型患者。其治疗原则是：采取有效措施维持适当的血氧浓度，迅速降低 PCWP，缓解肺水肿症状，减轻心脏前后负荷，保证心肌灌注，有效地去除心衰的诱发因素。

1）利尿药：AMI 并发心衰的患者常对利尿药如呋塞米有良好的反应。利尿药能使 PCWP 降低，从而减轻呼吸困难；它通过减少左室舒张末期容量，降低左室壁张力而使心肌耗氧减少，从而使心肌收缩力改善，射血分数、每搏量和心输出量增加；升高的左室充盈压降低导致冠状动脉灌注阻力降低，结果使心肌氧供增加；肺瘀血的减轻使动脉血氧饱和度得以改善。此外，利尿药对容量血管有一定的扩张作用，在利尿作用发挥前即已产生有益的血流动力学效果。

常用的利尿药为呋塞米，10~40mg，静脉注射，如有需要，可间隔 3~4 小时重复使用。呋塞米在静脉给药后 5 秒见效，30 分钟作用达高峰，持续约 2 小时。用药时注意，利尿勿过度，避免造成低血压和心排血量的下降。

2）血管扩张剂的应用：AMI 患者使用血管扩张剂的指征如下：利尿药治疗无效的心衰；高血压；二尖瓣反流；室间隔穿孔。这些患者用血管扩张剂治疗可使其静、动脉血管扩张，回心血流量减少和血管阻力下降，从而减轻了心脏的前后负荷，降低了 PCWP 和心肌氧耗量，增加了心输出量，改善了心肌供血。对泵衰竭的患者使用血管扩张剂，作血流动力学监测是非常重要的。心脏做功和能量改善需要三方面因素同时作用：左室后负荷减少；为了维持足够的冠状动脉灌注，避免低血压；避免左室充盈压过低使心输出量减少。在 AMI 发病前血压正常者，PCWP 应该维持在约 20mmHg，动脉血压维持在 90/60mmHg 以上。

血管扩张剂治疗对 AMI 并发二尖瓣反流或室间隔穿孔时尤为适用。由于 AMI 患者的病况不稳定，药物剂量需仔细调节，开始最好选用能静脉使用的短效药物，如硝酸甘油、硝普钠等，在血流动力学稳定后逐渐减量至停用，改为口服制剂治疗，首选 ACEI。

虽然硝酸甘油和硝普钠都能使血压、体循环阻力和心率下降，但硝酸甘油使心率、收缩压乘积和左室充盈压下降更为突出，且很少引起“冠状动脉窃血”现象。尽管硝酸甘油使左室充盈压下降，但对严重左心衰患者，其心输出量仍然是增加的。硝酸甘油开始用 10~15μg/min 静脉滴注，每 5 分钟可增加 10μg/min，直到血流动力学改善或胸痛缓解；收缩压下降到 90mmHg，或下降幅度大于 15mmHg，有持续性心力衰竭的 AMI 患者应长期使用 ACEI，此药可减轻心室负荷，减少 MI 后的心室重构，减少心衰的进展和死亡危险。

3）正性肌力药物：对 AMI 患者来说，正性肌力药物是有用的，但不作为首选用药。治疗心衰最有效方法首先是降低前负荷，然后，如有可能再降低后负荷。正性肌力药物可增加非缺血心肌的收缩力使心输出量增加，左室收缩期残留血量减少，降低左室舒张末压，如使用得当，血流动力学效应的改善可抵消由于心肌收缩力增强所增加的心肌耗氧量。常用的药物有洋地黄、β- 受体兴奋剂类和磷酸二酯酶抑制剂。

A. 洋地黄：洋地黄能增加心肌收缩力和正常心肌的氧耗量，但在 AMI 并心力衰竭早期，由于缺血心肌对洋地黄无反应，或循环血液中神经系统释放的儿茶酚胺已对正常心肌的收缩力给以最大的刺激，故洋地黄并不能立即改善心室功能，只有在使用数天后，才显现其强心效果。此外，在 MI 发作后最初几小时内，尤其有低血钾时，洋地黄会增加心律失常的发生率。所以，在 MI 后 24 小时内多不主张选用洋地黄类。对明显肺水肿或心源性休克患者，洋地黄的正性肌力作用太弱，也不能作为主要的心脏兴奋剂。因此，洋地黄只能用作血管扩张剂的辅助治疗药物，用于心衰同时并快速性室上性心律失常或经利尿药和 ACEI 治疗无效的心力衰竭患者。常用药物为毛花苷 C（西地兰），0.2~0.4mg 静脉注射。

B. β- 受体激动药：尽管用了利尿药治疗，如果 AMI 患者的左心衰竭仍很严重，CI ＜ 2L/（min · m^2），PCWP 适当（18~24mmHg）或＞ 24mmHg，就有指征使用 β- 受体激动药。常用药物有多巴胺和多巴酚丁胺。两者用于心输出量减少、左室充盈压增加、肺淤血和低血压的 AMI 患者非常有效。多巴胺是一种内源性儿茶酚胺，是去甲肾上腺素的前体，可作用于β_1、α_1和多巴胺受体，它对血管阻力和动脉压的作用是剂量依赖性的，剂量小于2μg/（kg·min）时，主要作用是减少肾脏、肠系膜和冠状血管床的阻力；剂量为2~5μg/（kg·min）时，则能增强心肌收缩力，增加心排血量，而心率、外周阻力变化不大；剂量达5~10μg/（kg·min）时，会使血压、外周阻力和心率增加，肾血流量减少。治疗心衰的常用剂量为2~6μg/（kg·min）。多巴酚丁胺是人工合成的儿茶酚胺衍生物，主要作用于β_1-受体，正性肌力作用较强，对血压和心率影响较小，用于AMI患者，能改善从酶学指标评价的心肌梗死面积，对血压正常的心衰尤适用。常用剂量为2~10μg/（kg·min）。

C. 磷酸二酯酶抑制剂：常用药物有氨力农和米力农。两者属非儿茶酚胺、非糖苷类的磷酸二酯酶抑制剂，具有正性肌力和扩血管作用。此类药物应用于AMI患者的经验较少。有报道，磷酸二酯酶抑制剂对利尿药无效、血压正常的心衰患者有效，可使其心肌收缩力增加和后负荷降低，如氨力农用于AMI并发心衰时，能减少患者PCWP和体循环血管阻力，使心输出量增加。只有在剂量相对高时才加快心率。

（3）以单纯肺瘀血为主要表现的心力衰竭：此型除常规的一般治疗外，常需应用利尿药和血管扩张剂。其选用方法同肺水肿的治疗。口服制剂常选用ACEI类药物。由于本型心功能不良的情况较轻，经上述治疗常可取得良好效果，很少需要使用正性肌力药物。

（4）不伴肺瘀血的低血压状态：此型为Forrester Ⅲ型。临床表现为皮肤湿冷、尿少、血压低等。这种低血压状态并非是真正的心源性休克。常见原因有：迷走神经张力过高、低血容量和右室梗死。

1）迷走神经张力过高：常见于下壁MI。迷走神经张力过高可导致周围血管扩张、心动过缓、心排血量减少等，出现低血压状态。治疗应给予阿托品1mg静脉注射，同时，应抬高下肢，促进静脉血回流。随着心率加快，这种低血压状态常可以改善。

2）低血容量：常由于AMI后出汗、呕吐、过度利尿等引起。治疗上通过补液，调整血容量，就可安全、迅速地使循环血压动力学得到改善。

在临床上，上述两种情况常可合并存在。

（5）心源性休克：是左心衰竭最严重的临床表现，属Killip分型Ⅳ级和Forrester分型Ⅳ型。大面积的心肌坏死或伴有机械并发症，常是AMI合并休克的主要原因。AMI并发心源性休克的患者多为年老、有MI史或心力衰竭史、或有前壁MI。患者在AMI过程中发生休克，通常意味着梗死扩展。患者的休克状态多是恶性循环的结果。冠状动脉阻塞导致心肌缺血，影响心肌收缩力和心室做功，因而依次减少了心房压力和冠状动脉灌注压，随即导致心肌缺血加重和坏死范围扩大，以致左室收缩功能不足以维持生命。心肌遭受缺血性损害的本质是进行性加重的，反映心肌损伤的特异酶浓度断续或进行性升高。恶性循环也包括低血容量性低血压。任何原因引起的低血压都会降低冠状动脉灌注血量，尤其是在闭塞的冠状动脉灌注区域，结果加重坏死。

如 AMI 患者的收缩压持续＜ 80mmHg、CI ＜ 1.8L/（min · m^2）、PCWP ＞ 18mmHg，则心源性休克的诊断即可成立。在诊断左室功能损害引起心源性休克时，必须排除机械性并发症，如二尖瓣反流、室间隔穿孔和室壁瘤等，其重要性在于这些并发症的主要治疗是立即外科手术。所以，给心源性休克患者做紧急的血流动力学测定、冠状动脉造影和超声心动图检查是很有必要的。

治疗心源性休克除了前述的一般治疗外，还应采取如下措施：

1）联合使用正性肌力药物和血管扩张剂：这样既可改善心脏做功，减轻肺瘀血，增加心排血量，又可保证重要脏器的灌注，而且不增加血管阻力。

2）纠正血容量不足：血容量的绝对或相对不足均可诱发或加重心源性休克，故应及时纠正，特别是在应用血管活性药物时。

3）主动脉内球囊反搏（IABP）：AMI 时出现机械性并发症或严重的左心衰引起心源性休克，经其他内科治疗无效时，就应使用 IABP。将气囊导管从股动脉逆行送入降主动脉，用体外控制系统和心电图同步装置，在心室舒张期向气囊内充气 30~40ml，在左室射血之前放出气体。气囊充气时，可提高舒张期冠状动脉灌注压，增加冠脉血流量；气囊放气时，降低左室后负荷，减少心肌耗氧，增加心排出量。有报道 IABP 可使心源性休克患者心排出量增加 10%~40%，冠脉血流可增加 30%。IABP 在部分功能受损但仍存活的心肌以及 AMI 合并机械并发症，如二尖瓣反流、室间隔穿孔者受益最大。需注意的是，心源性休克患者的血流动力学改善常是暂时的，常出现“气囊依赖性”。单独 IABP 不能提高心源性休克患者的存活率，IABP 与溶栓治疗、急诊 PCI 和 / 或急诊 CABG 等再灌注疗法联合使用，则明显比单独使用效果为好，它可使休克患者的血流动力学稳定，为尽早行血管再通和外科治疗机械并发症赢得一定的时间，使休克抢救成功率明显提高。IABP 的优点是施行迅速、操作简便、并发症少。

4）血管再通治疗：单纯用药和使用 IABP 是暂时性应急措施，而只有早期急诊血管再通治疗可明显降低病死率。急诊血管再通治疗有冠脉内溶栓、急诊 PCI 和急诊 CABG。外科手术治疗心源性休克，除了纠正机械性并发症外，还包括给闭塞的和严重狭窄的血管搭桥。这样，既纠正了异常的血流动力学，又能使缺血缓解，从而明显改善心功能。有报道，早期作 PCI 或 CABG，可使心源性休克的病死率下降 35%。所以，对心源性休克患者，应在药物和 IABP 治疗的同时，尽快施行血管再通治疗。

（三）急性乳头肌功能不全和断裂

1. 急性乳头肌功能不全

它是由乳头肌和邻近的左室肌缺血或梗死发展而来。由它引起的二尖瓣反流量多较小，故一般不导致严重的血流动力学异常。轻度二尖瓣反流患者可无任何症状，体检可于二尖瓣听诊区闻及收缩期反流性杂音。乳头肌缺血所致的反流可呈间断性，缺血缓解后可消失。此并发症的预后较好。治疗以内科为主，旨在减少反流量，增加前向排血量，尽快改善心肌的缺血状态。药物治疗对血压不低者首选血管扩张剂，视病情加以利尿药和/或正性肌力药物等。如条件许可，尽早用溶栓治疗和/或PCI进行再灌注治疗也至关重要。

2. 乳头肌断裂

乳头肌部分或全部断裂虽较少见，但可产生严重的二尖瓣关闭不全，可致肺水肿、休克和死亡。左室有前外和后内两组乳头肌。前外乳头肌由左前降支的对角支和回旋支的缘支双重供血，后内乳头肌多由右冠状动脉单支供血，故临床上左室后内乳头肌断裂最常见，多由下壁MI所致。其次为左室前外乳头肌，常见于前、侧壁MI。右心室乳头肌断裂极为罕见，但能产生大量的三尖瓣反流和右心室衰竭。乳头肌断裂常发生在AMI后第1周。临床特点是：二尖瓣听诊区新近出现的全收缩期杂音及逐渐恶化的心衰，甚至心源性休克，动脉血压下降时，杂音可以减轻或消失。急诊超声心动图检查非常必要，它可及时发现由于部分或完全性乳头肌断裂而引起的二尖瓣反流，并有助于与室间隔穿孔作鉴别。对所有乳头肌断裂的患者均应考虑早期手术，手术治疗是最有效的，虽然内科用血管扩张剂、利尿药加IABP可稳定病情，但改善常是暂时性的。手术方式是二尖瓣成形或瓣膜置换术。

（四）室间隔穿孔和心室游离壁破裂

1. 室间隔穿孔

是AMI的一种严重并发症，其发生率为1%~2%。穿孔部位常在间隔肌部，靠近心尖区并累及左心室壁。室间隔穿孔后即发生心室水平左至右的分流，分流量与穿孔面积成正比。穿孔多发生于AMI后第1周内，可在有AMI或无AMI症状的情况下发病，患者常突感胸痛加重、心悸、气促或不能平卧，约5%的患者迅速出现严重心衰以致心源性休克。查体可在胸骨左缘第三、四肋间闻及新的全收缩期杂音，半数可伴有震颤，常可出现颈静脉怒张、肝肿大及休克表现。

超声心动图检查不但可明确诊断穿孔大小及部位，测定各心腔扩张程度、二尖瓣异常活动，还可发现有无室壁瘤形成，测定心脏功能等。左室造影可明确穿孔部位、大小、分流量，并可鉴别是否存在室壁瘤和二尖瓣关闭不全。冠脉造影可显示冠状动脉狭窄部位、程度等，为CABG创造条件。

室间隔穿孔预后较差，一般保守治疗病死率超过80%。对分流量大且血流动力学不稳定者，应在给予药物治疗的同时，立即给予IABP支持治疗，并迅速行急诊外科修补术。

对分流量小、病情稳定的患者，可尽可能延期至4~6周后再行择期手术治疗，此时患者处于稳定期，穿孔边缘也已充分纤维化，易于直接缝合或补片。室间隔修补术通常与CABG一起进行。

2. 心室游离壁破裂

是AMI少见但极严重的并发症，占AMI住院期病死率的10%以上。它在临床上具有如下特征：常发生在老年患者，女性发生率明显高于男性；高血压患者比血压正常者常见；左室破裂发生率高于右室7倍；通常累及冠状动脉左前降支的终末血供区域的心肌，即左室前壁或侧壁；其发生与相对大面积的透壁性MI有关，梗死面积至少占左室心肌的20%；多见于MI起病后的1~4天；最常见的病因是心室壁局部撕裂或夹层血肿穿破到心肌坏死区；通常发生在梗死范围扩大前，在心肌坏死软化区，有心肌变薄，心腔不成比例地扩张；很少发生在梗死区的中心部位，通常发生在正常心肌与梗死组织交界处；很少发生在增厚的心肌部位或有广泛侧支循环血管的区域；最常发生在无MI史的患者。

左室游离壁破裂时，患者常表现为心前区撕裂样疼痛，任何镇痛药均不能缓解，随之血压下降或测不出，意识模糊或丧失。查体见颈静脉怒张，心界于短时间内扩大，听不到心音，有心脏压塞的表现。心电图多表现为过缓型心律失常，如窦缓、房室传导阻滞、结性或室性逸搏等。心室游离壁破裂的病程经过变化很大，大多数患者常来不及抢救，多在数分钟内迅速死亡。也有的患者呈亚急性经过，其临床表现有恶心、低血压和像心包炎的心前区不适等。患者的存活率取决于对心室壁破裂的及时诊断和血流动力学状况。对亚急性起病者，应迅速行超声心动图确诊，补充血容量的同时迅速抽出心包积血，使心包压力降低，改善循环状态，为手术争取时间。心室游离壁破裂最重要的治疗方法是迅速进行外科修补。深圳市孙逸仙心血管医院曾在1999年底成功救治了一例AMI起病后3小时发生左室前壁破裂的危重患者，当时诊断确立后，即对患者做了上述处理及IABP，并马上进行了急诊外科左心室壁修补和CABG，该患者一直存活至今。

3. 假性室壁瘤

机化血栓和血肿与心包一起封住左室壁的破裂口时，心脏发生不完全性破裂，阻止了大量心包积血的发生。随着时间的推移，机化血栓区域和心包形成一个假性室壁瘤，可维持与左室心腔的交通。假性室壁瘤的壁是由机化的血肿和心包组成，缺乏原来的心肌壁。假性室壁瘤可相当大，甚至相当于真的心室腔，通过狭窄的颈部与心腔相通。假性室壁瘤常含有大量陈旧和新鲜的血栓，血栓的外表部分脱落，引起动脉栓塞。假性室壁瘤在心室每次收缩时容纳部分血液，使心射血功能下降。这类患者常有亚急性心脏破裂的临床经过。超声心动图和心血管造影（如患者条件许可）有助于诊断。由于假性室壁瘤易发生破裂，一经诊断，应及时外科手术。

（五）左室室壁瘤

左室室壁瘤又称真性室壁瘤，是指梗死区坏死的心室壁呈瘤样向外膨出，在收缩期更为明显。它是 AMI 较常见的并发症之一，发生率为 5%~10%。其产生多由于相关血管完全阻塞而又缺乏侧支循环引起。室壁瘤多位于左室前侧壁和心尖部，约占 80%。室壁瘤按病理可分为急性和慢性两种。急性室壁瘤是由于 MI 早期急性心肌坏死部位的心肌收缩力降低或丧失，正常心室壁的心肌收缩代偿性增强，致使收缩期坏死的心肌室壁反而向外膨出。透壁性 MI 后 24 小时即可形成急性室壁瘤。慢性室壁瘤多见于 MI 愈合期，瘤壁为致密的薄的纤维瘢痕，故很少会发生破裂。室壁瘤的主要危害有：由于室壁瘤向外膨出，心腔结构改变，室壁矛盾运动等使心脏射血功能下降，造成心功能不全；室壁瘤周围岛状存活的心肌是恶性心律失常的基础，可反复出现室性心律失常；室壁瘤易形成附壁血栓，脱落后可造成体循环栓塞。

临床表现视瘤体大小而异。较小的室壁瘤可以既无症状又无体征，而较大的室壁瘤常引起顽固性心衰、反复发作的心绞痛、难治的致命性心律失常，以及体循环栓塞的临床表现。

心电图在原有 Q 波 MI 导联上若 ST 段持续抬高 3 个月以上，传统认为提示室壁瘤形成，实际上提示大范围梗死，不一定有室壁瘤存在。胸部 X 线可见在左室外缘凸出，其特异性高，但敏感性低。超声心动图、放射性核素心室造影及左室导管检查加左室造影是诊断室壁瘤的最好方法，前两种方法具有无创、患者易于接受的优点，后者具有一定的创伤性，但可直接显示室壁瘤的大小、部位及有无附壁血栓，精确估测残余有功能的心肌量等。

AMI 早期给予积极有效的处理，包括冠状动脉溶栓治疗，可以降低左室壁瘤的发生率。对临床上无症状的小室壁瘤，无需手术治疗。对伴有顽固性心衰、严重心绞痛、难以控制的心律失常及反复发生周围动脉栓塞的室壁瘤，内科治疗效果不佳，应择期手术。

（六）血栓栓塞

血栓形成是指左心室附壁血栓和静脉血栓形成，附壁血栓脱落后可引起体循环栓塞，而静脉血栓脱落后可造成肺动脉栓塞。MI 急性期的心内膜炎症为左心室提供了致血栓形成的表面，梗死面积大、室壁运动不良或有室壁瘤者更易形成附壁血栓。左心室附壁血栓多见于前壁和心尖部透壁性 MI，广泛室间隔透壁性 MI 的附壁血栓可以覆盖在左右两心室的梗死心肌表面。有报道，前壁及心尖部 AMI 的附壁血栓发生率可高达 30%~60%。附壁血栓本身不产生临床症状，但发生附壁血栓的 AMI 患者，其中有 10% 的患者的血栓会脱落，可造成心、脑、肾、肠系膜和四肢的栓塞，从而产生相应的临床表现。超声心动图是诊断左心室附壁血栓最好的无创性方法，具有以下特征的附壁血栓容易脱落造成栓塞：血栓的活动度高；突入心室腔；在超声心动图的多个切面可见到血栓；位于心室壁收缩减弱区和增强区的交界处血栓。

抗凝治疗可减少血栓的发生率，溶栓治疗对有附壁血栓者有增加致命性栓塞的风险。对有附壁血栓的患者，多数学者提倡用阿司匹林和华法林合用作为长期治疗方法。

有静脉曲张、既往有静脉血栓栓塞史、充血心力衰竭、休克、肥胖和大于70岁的AMI患者较易发生静脉血栓形成。大多数患者的静脉血栓局限在腓肠肌处。静脉血栓脱落后常造成肺栓塞。早期活动可减少静脉血栓形成的发生率。药物治疗多采用抗凝和抗血小板治疗。

（七）心肌梗死后综合征

心肌梗死后综合征又称Dressler综合征。一般于AMI后1~8周出现，可持续数天、数周或数月，其发生率低于4%。其病因尚不清楚，可能与自身免疫反应有关。临床表现有：发热、周身不适、与呼吸和体位有关的胸痛。查体有心包摩擦音，有时伴有胸膜摩擦音。心包摩擦音可持续2周以上。常有白细胞增多和血沉加快。超声心动图可发现小量的心包积液。胸部X线检查可发现胸腔积液。

MI后综合征有别于前述的AMI后早期心包炎。后者一般发生于AMI后1周内，持续2~3天，一般无明显心包积液，也不伴发肺炎。该综合征还应与再发的AMI鉴别，前者在心电图上不出现新的Q波及新的ST-T变化，血液中CK-MB也无明显升高。

MI后综合征一般呈良性过程，一次发作常可自愈，亦可反复发作。大剂量阿司匹林有效。由于糖皮质激素或非类固醇抗感染药物可损害MI后的愈合过程，引起心室破裂和增加冠脉阻力，故最好不要在AMI后4周内使用。

（八）调节血脂和防治梗死后心肌重构

1. 调节血脂

晚近MIRACL随机对照临床试验对不稳定型心绞痛和非ST段抬高型急性心肌梗死早期强化调脂治疗发现，阿托伐他汀早期快速降低总胆固醇和LDL-C可明显降低16周内再发缺血事件，且服药安全。

2. 防治梗死后心肌重构

在正常情况下，间歇性的生理刺激如运动锻炼所诱发的心肌重构过程是适应性的。然而在心肌梗死后，刺激持续存在并且为病理性。重构失调并导致进行性心肌功能障碍。即使心肌梗死范围很小而且并未造成即刻的心肌功能障碍，它仍然会触发重构过程。在很长时间内，心肌结构的改变和心肌功能的损害可以在无任何症状的情况下逐步进行。因此，即使没有临床心肌缺血事件的再次发生，在心肌梗死后数年仍会发生明显的心力衰竭。由于实际上所有的心梗患者均会发生重构过程，因此在梗死后立即采取针对该过程的治疗措施以减轻左室重构过程，能够对心脏功能和临床症状产生有益的作用并延长生命。当心衰发生时，重构过程已经进展到相当严重的程度，如果在重构晚期才开始给予治疗，那么要从根本上改善患者的预后是非常困难的。

引起重构的主要刺激因素是梗死范围、力学超载和神经激素系统的激活，如血管紧张素和交感肾上腺素能系统。心肌的坏死和力学超载激发了神经激素系统的激活及其他重构相关细胞介质。他们协同作用导致了重构事件的发生。因此，梗死范围、力学超载和重构介质是延缓或可能阻断重构过程发展的治疗靶点。

急性再灌注和其他减少心肌坏死程度的措施可以限制 AMI 后心室容积的增加。即使闭塞的冠脉重新开放较晚，也能减轻心室的扩大。在 MI 早期给予血管紧张素转换酶抑制剂（ACEI）治疗有助于梗死区的瘢痕形成，可以减轻心室扩大。

去甲肾上腺素能够诱导重构事件的发生，如诱导胚胎基因的重新表达、心肌细胞的生长、心肌成纤维细胞的 DNA 和蛋白合成增加、钙调基因的下调、肿瘤生长因子的表达和细胞凋亡。β- 受体阻滞药可通过对抗肾上腺素的这些作用而抑制重构。COPERNICUS 表明，用 β- 受体阻滞药治疗无症状性左室收缩功能障碍的梗死后患者，其病死率和病残率均显著下降，而这种下降与 β- 受体阻滞药改善心肌重构的作用有关。

除循环中的肾素 - 血管紧张素 - 醛固酮系统外，心肌中还存在着局部的旁分泌 / 自分泌血管紧张素系统。心肌梗死时该系统被进一步激活，出现血管紧张素转化酶、血管紧张素原和血管紧张素受体的上调。血管紧张素Ⅱ能够通过多种机制导致重构，包括促进心肌细胞蛋白合成、心肌成纤维细胞中 DNA 合成及细胞凋亡。ACEI 和血管紧张素受体阻断剂可以分别通过对抗血管紧张素Ⅱ的合成和阻断血管紧张素Ⅱ对血管紧张素Ⅰ型受体的作用，抑制这些事件的发生。在对发生了重构的大鼠心脏的研究中发现 ACEI 卡托普利和血管紧张素受体阻断药氯沙坦确实能够预防基因表达的改变及随后的亚细胞水平的重构。在临床治疗中，ACEI 能够减轻心肌梗死后的重构。另外，ACEI 能够降低慢性心衰、心肌梗死后心衰和无症状性左室收缩功能障碍的患者的病死率和病残率。然而，尽管抑制了血管紧张素转化酶活性，依然发现还存在着一些血管紧张素Ⅱ的合成和有害作用的表现。因此，有人提出单独应用血管紧张素受体阻断剂或与 ACEI 合用可能更加有效，但尚需临床研究的进一步证实。

醛固酮在心肌纤维化发展中起了非常重要的作用。通过抑制醛固酮的合成和 / 或通过在受体水平阻断醛固酮的作用能够对抗心肌纤维化的发展。ACEI 的一些有益作用很可能是由于抑制了醛固酮的作用。然而，尽管应用了治疗剂量的 ACEI，仍然有相当数量的醛固酮合成。研究表明，在 ACEI 的基础上添加一种醛固酮受体阻断药螺内酯（安体舒通）能够进一步降低慢性心衰患者的病死率。

目前，还有一些药物经试验证明也有一定的减轻心肌重构的作用，如内皮素 -1 受体阻断药、抗氧化剂、细胞因子拮抗药和肽类生长因子抑制剂等，但临床疗效如何，尚须进一步研究。

代谢抗缺血治疗也是 AMI 后防治左室重构的一个新的途径。曲美他嗪对所有的冠心病患者都是有效而安全的，它能减轻左室的重构过程，改善 AMI 患者的预后。

（田首元　张世栋）

第十四章　急性冠状动脉综合征

急性冠状动脉综合征（acute coronary syndrome，ACS）是冠心病的一种严重类型，是指冠状动脉内不稳定的动脉粥样斑块破裂或糜烂、血小板黏附、聚集和释放，凝血系统激活形成血栓，同时可伴血管痉挛，引起血管腔明显狭窄，甚至完全堵塞从而导致心肌急性缺血缺氧的综合征，包括急性ST段抬高心肌梗死（acute ST-segment elevation myocardial infarction，STEMI）与急性非ST段抬高心肌梗死（acute non-ST-segment elevation myocardial infarction，NSTEMI，Q波与非Q波）以及不稳定型心绞痛（unstable angina，UA）。常见于老年、男性及绝经后女性、吸烟、高血压、糖尿病、高脂血症、腹型肥胖及有早发冠心病家族史的患者。

第一节　急性冠状动脉综合征的易损因素

一、急性冠脉综合征主要的易损因素

1. 年龄、性别

本病临床上多见于40岁以上的中、老年人。近年来，临床发病年龄有年轻化趋势。与男性相比，女性发病率较低，但在更年期后发病率增加。

2. 血脂异常

脂质代谢异常是动脉粥样硬化最重要的危险因素。总胆固醇（TC）、三酰甘油（TG）、低密度脂蛋白（LDL）或极低密度脂蛋白（VLDL）增高，相应的载脂蛋白B（ApoB）增高；高密度脂蛋白（HDL）减低，载脂蛋白A（ApoA）降低都被认为是危险因素。此外脂蛋白（a）[Lp（a）] 增高也可能是独立的危险因素。在临床实践中，以TC及LDL增高最受关注。

3. 高血压

血压增高与本病关系密切。60%~70%的冠状动脉粥样硬化患者有高血压，高血压患

者患本病较血压正常者高 3~4 倍。收缩压和舒张压增高都与本病密切相关。

4. 吸烟

吸烟者与不吸烟者比较，本病的发病率和病死率增高 2~6 倍，且与每日吸烟的支数呈正比。被动吸烟也是危险因素。

5. 糖尿病和糖耐量异常

糖尿病患者中不仅本病发病率较非糖尿病者高出数倍，且病变进展迅速。本病患者糖耐量减低者也十分常见。

二、其他的易损因素

1. 肥胖。

2. 从事体力活动少，脑力活动紧张，经常有工作紧迫感者。

3. 西方的饮食方式：常进较高热量、含较多动物性脂肪、胆固醇、糖和盐的食物者。

4. 遗传因素：家族中有在年龄＜ 50 岁时患本病者，其近亲得病的机会可 5 倍于无这种情况的家族。

5. 性情急躁、好胜心和竞争性强、不善于劳逸结合的 A 型性格者。

三、新近发现的易损因素

1. 血中同型半胱氨酸增高。

2. 胰岛素抵抗增强。

3. 血中纤维蛋白原及一些凝血因子增高。

4. 病毒、衣原体感染等。

第二节　急性冠状动脉综合征的危险评估

根据 Braunwald 等的研究修订进行分级。先按照不稳定型冠状动脉疾病（CAD）的症状可能性对患者进行初步危险分级。有中度或高度冠状动脉疾病危险的患者进一步按照主要心脏疾患的危险再分类。该二级分类方式可用于预测鉴别中度或高度危险的患者能否从侵入性方案或更强烈的侵入性抗血小板聚集药和抗凝血酶药物治疗中受益（表 14–1~ 表 14–4）。

表 14-1　心肌缺血病因学和短期危险的可能性（一）

第一部分　非 ST 段抬高胸痛患者：心肌缺血病因学

	A 高危	B 中危	C 低危
	患者符合以下一项	患者无 A 符合以下一任何一项	患者无 A、B 符合以下任何一项
既往史	1. 主诉为胸痛或左臂痛或不适 2. 既往心绞痛、确诊的冠脉疾病，包括 MI	1. 主诉为胸痛或左臂痛或不适 2. 年龄＞ 70 岁 3. 男性 4. 糖尿病	1. 可以缺血性症状 2. 近期可卡因服用史
体格检查	1. 一过性二尖瓣反流 2. 高血压 3. 出汗 4. 肺水肿或肺部啰音	外周血管病	胸部不适因心悸产生
ECG	新出现（或可能新出现）的一过性 ST 段偏离基线（≥ 0.5mm）或 T 波倒置（≥ 2mm）并伴有症状	1. 固定 Q 波 2. 非新出现的异常 ST 段或 T 波	正常 ECG 或 T 波低平或在 R 波为主的导联 T 波倒置
心肌标记物	1.TnT 或 TnI 升高 2.CK-MB 升高	任何 B 中上述一项 + 心肌标记物正常	TnT 或 TnI 正常

表 14-2　心肌缺血病因学和短期危险的可能性（二）

第二部分 可能为高中危或中危缺血性胸痛患者短期致死性或非致死性的危险（第一部分 A 项和 B 项）

	高危	中危	低危
	如果患者具备以下任何一项则为高危	如果患者具备以下任何一项则为中危	如果患者具备以下任何一项则为低危且不符合中高危标准
既往史	心肌缺血症状在前 48 小时内加剧	1.MI 史或 2. 外周动脉疾病或 3. 脑血管病 4.CABG 史或阿司匹林服用史	
	长时间、持续静息痛（＞ 20 分钟）	1. 已缓解的长时间静息痛（＞ 20 分钟）（中高度可能的 CAD） 2. 静息痛（＜ 20 分钟）或休息后或含服硝酸甘油可缓解者	近 2 周内新发生的功能性心绞痛且无静息痛时间延长（非中高度可能的 CAD）
体格检查	1. 心肌缺血后肺水肿 2. 新出现或恶化的 MR 杂音 3. 高血压心动过缓、心动过速 4. S3 分裂或新出现的或加重的肺部啰音 5. 年龄＞ 75 岁	年龄＞ 70 岁	

续 表

第二部分 可能为高中危或中危缺血性胸痛患者短期致死性或非致死性的危险（第一部分 A 项和 B 项）			
	高危	中危	低危
ECG	1. 静息心绞痛伴 ST 段一过性偏离基线（≥ 0.5mm） 2. 新出现或可能新出现束枝阻滞 3. 持续性 VT	1.T 波倒置（≥ 2mm） 2. 非新出现的病理性 Q 波或 T 波	正常或胸部不适时无
心肌标记物	1.TnT 或 TnI 升高 2.CK-MB	任何上述一项 + 心肌标记物正常	正常

根据 Braunwald 等的研究修订 .Circulation，2002，1893-1900

表 14-3　UA 和 NSTEMI 患者 TIMI 危险积分：预测变量

预测变量	变量积分	定义
年龄 ≥ 65 岁	1	
≥ 3 个 CAD 危险因素	1	危险因素： 1. 冠脉疾病家族史 2. 高血压 3. 高胆固醇血症 4. 糖尿病 5. 吸烟
近 7 天使用阿司匹林	1	
近期严重心绞痛	1	近 24 小时内发生心绞痛 ≥ 2 次
心肌标志物升高	1	CK-MB 或特异性肌钙蛋白水平升高
ST 段偏离基线 ≥ 0.05mm	1	ST 段压低 ≥ 0.5mm；＜ 20 分钟的一过性 ST 段抬高＞ 0.5mm 属高危但处理与 ST 段压低 ≥ 0.5mm 者相同；过 20 分钟 ST 段抬高＞ 0.5mm 者则按 STEMI 方案处理
先前冠脉狭窄 ≥ 50%	1	即使无已知信息仍可作为有用的预测因子

表 14-4　TIMI 危险总积分

TIMI 危险总积分	14 天内初级终点积分 * ≥ 1 的危险性	危险度
0 或 1	5%	低危
2	8%	
3	13%	中危
4	20%	
5	26%	高危
6 或 7	41%	

注：* 初级终点积分：死亡、新发生的 MI 或再梗死或需要紧急血运重建的

第三节 急性冠状动脉综合征的院前处理

ACS的预后与治疗是否就地、就近、及时急救有很大关系。及时、迅速、正确的院前处理，可尽早进行血运重建，尽早恢复冠状动脉的血流和增加心肌的灌注，最大限度地提高治愈率、降低病死率。

急性冠脉综合征患者的首要治疗目标：①减少心肌梗死患者发生的心肌坏死量，保护左心室功能，防止心脏衰竭；②预防主要心脏疾患（major adverse cardiac events，MACE）：死亡、非致命心肌梗死和紧急血管再造需求；③治疗急性冠脉综合征的急性、致命的并发症，如室颤/无脉搏室速、症状性心动过缓、不稳定心动过速。

在院外对于所有怀疑有急性冠脉综合征的患者的处置流程包括院前处置识别、初步院前急救（EMS）救护、院前心电图、院前溶栓治疗、分诊和转运、急诊室评估和危险分级、急性冠脉综合征的初步综合治疗、再灌注治疗等方面的内容。

一、急性冠脉综合征院前处理识别

1. ACS诊断标准

有典型的急性心肌缺血症状，同时至少具有下列中的一项：

（1）ECG变化

1）短暂的ST段抬高1mm（即1mV）。

2）ST段压低1mm。

3）新出现的T波倒置。

4）原来倒置的T波出现假性正常化。

5）新出现的Q波（振幅为R波的1/3或时间＞0.04秒）。

6）新出现的V_1导联R波＞S波（后壁心梗）。

7）新出现的左束支传导阻滞。

（2）既往冠脉疾病资料

1）MI、心绞痛、因心肌缺血导致的CHF或心搏骤停后心脏复苏的病史。

2）心肌负荷试验阳性的病史或新出现的阳性。

3）原来或最近心脏导管检查证实冠脉疾病。

4）原来或最近行PCI或CABG。

（3）心肌酶升高

1）CK-MB高于正常上限2倍或总CPK超过正常上限2倍。

2）肌钙蛋白 I 阳性。

3）肌钙蛋白 T 阳性。

2. 急性冠脉综合征院前处理识别

当发生疑似急性缺血性胸痛、胸闷为主诉时，应高度警惕为 ACS，表明可能存在心肌缺血的状况。此时应立即启动院前急救。

二、初步 EMS 救护

1. 立即停止活动、休息，并尽早向急救中心呼救。

2. 建立静脉通道能够为后续治疗创造好的医疗条件。

3. 吸氧：吸氧能纠正低氧血症，维持正常或接近正常的动脉氧分压，有利于缩小梗死面积，改善心脏功能，减少心律失常。

4. 院前急救人员应该监测致命体征和心律，需要心肺复苏者应早期立即进行，通过社区 AED 项目早期使用自动体外除颤器（AED）。

5. 连续心电监护：应常规对怀疑是 ACS 的患者给予院前 12 导联心电图检查。经过培训的非医生可以有效地利用 12 导联心电图辅以计算机 ECG 解读来提供早期诊断并提前通知接诊医院，和 / 或在入院前启动导管室，减少治疗时间的延误，增加接受溶栓治疗、血管成形术和冠脉搭桥术的机会，从而可能会降低死亡率。在多数研究中，减少现场到再灌注治疗的间隔时间范围是 10~60 分钟。EMS 救护员在现场仅增加最短的时间（0.2~5.6 分钟）即可有效获得有诊断质量的心电图并传送给急诊室。

6. 阿司匹林：应该建议对于无阿司匹林过敏史、无活动性或近期胃肠道出血的所有疑似 ACS 的患者服用非肠溶性阿司匹林（150~300mg）咀嚼片。咀嚼片或可溶阿司匹林比吞咽片更快速吸收。

阿司匹林产生一种快速临床抗血小板聚集作用，它完全接近血栓素 A_2（thromboxane A_2）产物抑制剂的作用。还可减少溶栓治疗后冠脉再次梗死和复发缺血事件。在第二次国际梗死生存研究（second international study of infarct survival，ISIS–2）中认为，单独使用阿司匹林可明显减少死亡，并可增强链激酶（streptokinase）的效果。

7. 硝酸甘油：硝酸酯类药物扩张冠状动脉，增加侧支循环血流量，有利于缺血、损伤心肌的恢复和限制梗死面积的扩大，同时扩张周围血管，降低心脏前后负荷，减少心肌耗氧，缓解疼痛，改善心脏功能，减少肺充血，降低病死率。

对于持续发作的症状，如果医生允许且如果患者保持血流动力学稳定（收缩血压（SBP）＞ 90mmHg，或低于基线不超过 30mmHg，心率在 50~100 次 / 分，院前急救人员应该以 3~5 分钟的间隔给予硝酸甘油 0.3~0.6mg 舌下含服，总量不超过 1.5mg。

静注硝酸甘油的指征是左心室衰竭相关的ST段抬高心肌梗死患者有持续胸部不适、控制高血压或肺充血。

8. 吗啡：心肌缺血导致的疼痛不但可引起冠脉痉挛、刺激儿茶酚胺分泌，使心率增快，心脏耗氧加大，导致心律失常，而且剧痛常导致休克。所以在胸痛患者对硝酸甘油无反应时，院前急救人员可给予吗啡。

吗啡对肺血管充血并发急性冠脉综合征的患者有效。吗啡是一种静脉扩张剂，它可减少心室前负荷和氧气需求。为此，不要将其用于可能有低血容量的患者。如果发生低血压，抬高患者的腿，给予扩容剂，并监测肺血管充血恶化体征。开始时静注2~4mg剂量，以5~15分钟间隔时间静注额外2~8mg剂量。

9. 院前溶栓治疗："时间就是心肌，时间就是生命"。临床试验表明，缺血性胸痛伴有ST段抬高心肌梗死或新发、或推测新发左束支传导阻滞（left bundle branch block，LBBB）的患者尽快开始溶栓或介入治疗（PCI）方式，尽可能早地开通梗死相关动脉，可明显降低死亡率、减少并发症、改善患者的预后。

几个前瞻性研究表明，对ST段抬高的心肌梗死并对溶栓药无禁忌的患者在院外给予溶栓药，可以缩短溶栓药给药时间和降低死亡率。尽早地开始溶栓治疗，如果条件具备，可以考虑院前溶栓治疗。《2005国际心肺复苏与心血管急救指南》建议，转运时间大于1小时的患者，要考虑院前溶栓治疗。

三、院前急救治疗效果判断标准

以院前急救人员护送患者到达医疗机构时的病情变化为诊断依据，符合以下标准中的一项即视为院前治疗有效：

1. 胸闷胸痛缓解。

2. 生命体征好转。

3. 心电图表现好转（抬高的ST段回落≥1mm，T波倒置恢复正常，新出现的传导阻滞或者其他类型心律失常恢复正常）。

第四节　急性冠状动脉综合征的急诊处理

一、急诊科评估和危险分层

1. 急诊室立即进行病情评估（＜10分钟）

（1）急诊科评估人员应迅速地对可疑ACS患者进行病情评价。理想的时间范围为达到急诊科10分钟内，急救人员应在连接监护仪和行12（18）导ECG检查（如果入院前未做）的同时，有目的地获取相关病史。应着重根据胸部不适、相关体征和症状、既往心脏病史以及ACS危险因素进行病情评估。由于患者可能为STEMI患者，所以初始评价是有用的：再灌注的目标为，溶栓必须在患者到达30分钟内完成（入院至开用药的时间间隔为30分钟）或者PCI在患者到达90分钟内完成（从进导管室至球囊扩张时间间隔为90分钟）。

（2）监测生命体征：评价氧饱和度。

（3）建立静脉通路。

（4）简洁而有效地询问病史和体格检查。

（5）审核完整的溶栓清单，核查禁忌证。

（6）获取心肌标志物水平、测定电解质和凝血象。

新的心脏生物学标志物肌钙蛋白比心肌肌酸激酶同工酶（CK-MB）更为敏感，可用于诊断、危险分层和预后判断。肌钙蛋白升高与死亡危险增高有关。其上升水平越高预示预后不良的可能性越大。不能因等待检查结果出来而耽搁对STEMI患者作出治疗性决定和再灌注治疗。这些检测也存在很大的局限性，即4~6小时缺乏敏感性。

（7）床边X线检查。

（8）当患者存在ACS的征象时，临床医师应根据ECG结果进行分类：

1）通过2个或多个胸前导联，或者2个或多个肢体导联ST段上抬＞1mm（0.1mV）来判断ST段抬高或可能新出现的LBBB并定为ST段抬高型心肌梗死（STEMI）。

2）缺血性ST段压低≥0.5mm（0.5mV）或T波倒置伴胸痛或胸部不适则定为高危UA或非ST段抬高型心肌梗死（NSTEMI）。非持续性或短暂ST段抬高≥0.5mm（＜20分钟）也属于这一类。

3）正常或非心源性ST段改变或T波倒置者不能完全排除ACS的可能，需要进一步危险分层。其中包括心电图正常患者和ST段偏离基线＜0.5mm（0.5mV）或T波倒置≤0.2mV的患者。一系列心脏研究和功能测试是必要的。

2. 危险分层

危险分层可以帮助临床医师判断NSTEMI和UA患者是否应该进行介入治疗。而冠脉造影可以帮助临床医师确定患者该行PCI还是冠脉搭桥术（CABG）（见表14-3、表14-4）。

大多数ECG正常或非心源性ECG改变的患者并没有患急性冠脉综合征。而即便有这些ECG表现的急性冠脉综合征患者也常常是中低危患者。医师应根据上述方法对患者进行危险分层以便为每个患者作出诊断和提供合适的治疗方案。所制定的策略目标应该是，使高危患者获得更多的益处和避免低危或极低危患者的危险性（如抗血栓治疗和心脏介入治疗）。

3. ST 段抬高型心肌梗死的评估要点

STEMI 通常是由冠状动脉完全闭塞造成。治疗的主要要点是通过溶栓（药物再灌注）或 PCI（机械再灌注）对心肌进行再灌注。急救人员应迅速地对 STEMI 患者作出诊断并很快地核对溶栓或 PCI 治疗的禁忌证和适应证。

假如患者满足溶栓治疗标准，则入院至进针时间应尽量≤ 30 分钟溶栓（进针时间即溶栓剂开始注入的时间）。溶栓治疗或者 PCI 不能因为等待心脏标志物的结果而延误，如果延误则会增加院内死亡率。仅推荐对有争议或不确定的病例等待心脏标志物结果以进一步明确诊断。具备开展血管成形术和 PCI 术的医院应有一明确的方案来指导急诊科对胸部不适患者进行分类和初期处理。不清楚再灌注治疗的方法（即溶栓或 PCI）会延误最终治疗。

4. 非 ST 段抬高型心肌梗死与不稳定型心绞痛（NSTEMI 和 UA）的评估要点

无 ST 段抬高时，胸部不适患者会伴有 ST 段压低或正常或非心源性 ECG 表现。ST 段压低者属于主要不良心血管事件高危人群。伴 NSTEMI 或正常和非心源性 ECG 改变的缺血性胸痛患者不利于溶栓，并且溶栓或许有害。患者肌钙蛋白升高都提示主要不良心血管事件的危险性增加。研究表明对肌钙蛋白升高的患者最好使用小分子 GP Ⅱ b/ Ⅲ a 拮抗剂和早期介入治疗（前提是具备血运重建的心导管室）。肌钙蛋白作为 ECG 的额外和辅助的诊断手段。内科医师必须排除其他原因造成的肌钙蛋白升高，如心肌炎、充血性心力衰竭和肺栓塞。

二、急性冠脉综合征急诊治疗

1. 常规基本治疗

几个初始治疗措施对所有院外或急诊室的急性冠脉综合征可疑患者都是合适可行的。包括即刻氧疗、持续心电监护、静脉通路的建立，以及下面几种措施：

（1）氧疗：为所有明显肺瘀血和血氧饱和度＜ 90% 的患者进行氧疗。对所有 ACS 患者头 6 小时给氧也是可行的。以 4L/min 给氧，维持 SaO_2 ＞ 90%。

（2）硝酸甘油：硝酸甘油对缺血性胸部不适是一个有效的止痛剂。同时具有良好的血流动力学效应，包括扩张冠脉（尤其是缺血区）、外周血管床和静脉容量血管。然而硝酸甘油治疗效果是有限的，并且没有急诊科评估人员应迅速地对可疑 ACS 患者进行病情评价。

绝对的证据支持对 AMI 患者常规使用硝酸甘油（无论是静脉注射、口服或局部用药）。记住在使用这些制剂时应该谨慎，尤其是患者伴有低血压时，此时应考虑使用其他药物，如β-受体阻断剂和血管紧张素转换酶（ACE）抑制剂，现已证实它们有效且可降低发病率和死亡率。

在下列情况下可以静脉滴注硝酸甘油：①持续缺血性胸部不适；②高血压的处理；③肺瘀血的处理。

以下情况不能使用硝酸甘油静脉滴注：①高血压病人SBP＜90mmHg或低于临界值＞30mmHg；②极度心动过缓（＜50次/分）；③心动过速（＞100次/分）患者。

伴有右室心肌梗死时使用硝酸甘油静脉滴注应极其谨慎，因为这些患者需要足够的右室前负荷。

（3）吗啡：静脉滴注硝酸甘油仍有持续胸痛者可选择吗啡作为止痛剂。吗啡具有扩张静脉的作用，可降低心脏前负荷和心脏氧耗。因此，血容量减少患者禁用。开始以2~4mg的剂量静脉注射并根据需要每隔5~15分钟再给2~8mg。

（4）血管紧张素转换酶抑制剂（ACEI）：ACEI可改善AMI患者生存率，尤其是早期应用时。7项大型临床试验、2项Mata分析和10项小规模研究一致认为AMI住院患者无论有无行早期再灌注治疗口服ACEI都能降低死亡率。对伴肺瘀血和LV射血分数＜40%的STEMI患者推荐在症状发生后第一个24小时内使用ACEI。除非有低血压存在（SBP＜100mmHg时）。同时也推荐AMI患者无论有无行早期再灌注治疗均应口服ACEI。而有低血压危险的患者禁止在症状发生后一个24小时内静脉使用ACEI制剂。

（5）β肾上腺素能受体阻滞剂：院内给β-受体阻滞剂可减少未接受溶栓治疗患者的心肌梗死面积、心脏破裂发生率和死亡率。同时也可降低心室重构和室颤的发生率。对已接受溶栓治疗的患者，静脉注射β-受体阻滞剂可降低梗死后心肌缺血和非致死性AMI的发生。梗死后使用β-受体阻滞剂可减少致死性和非致死性梗死的发生率。静脉用β-受体阻滞剂对NSTEMI型ACS也是有益的。应给急诊科的所有ACS患者使用β-受体阻滞剂口服制剂，除非有禁忌证，并且无须考虑是否进行血运重建治疗。在伴有快速型心律失常或高血压时可使用静脉用β-受体阻滞剂。

β-受体阻滞剂禁忌证：①严重左心衰竭或肺水肿、心动过缓（心率＜60次/分）；②低血压（SBP＜100mmHg）；③外周循环障碍；④二至三度房室传导阻滞或反应性气道疾病者。

中、重度心力衰竭患者病情稳定后，应予小剂量β-受体阻滞剂治疗，口服β-受体阻滞剂比静脉制剂更好。

（6）钙离子拮抗剂（CCB）：如果有β-受体阻滞剂使用禁忌或已达到β-受体阻滞剂最大目标剂量，则加用CCB以作为另一或额外的治疗方案。

（7）他汀类：许多研究表明 ACS 发生后数天内开始使用他汀类药物治疗，即可持续减少炎症指标和并发症的发生（如再梗、再发心绞痛和心律失常）。但很少资料认为该治疗在急诊室即可开始，对 ACS 或 AMI 患者早期（发病后 24 小时内）他汀类药物治疗是安全可行的。

（8）极化液（GIK）：尽管理论上 GIK 可通过数种机制降低 AMI 患者死亡率，但新近临床试验发现 GIK 对 STEMI 患者无任何益处。迄今为止，很少有依据证实 GIK 治疗对患者有益。

2. 抗血小板聚集治疗

（1）阿司匹林：应该尽可能地给每一个急性冠脉综合征可疑患者服用非肠溶性阿司匹林。除非有阿司匹林过敏史。阿司匹林可迅速抑制血小板聚集，减少溶栓后冠脉再闭塞和再发心肌缺血的发生。推荐使用标准剂量（150~300mg）。阿司匹林嚼服或水溶制剂比肠溶片吸收更快。推荐对院外或急诊科的急性冠脉综合征可疑患者嚼服单一剂量阿司匹林（150~300mg）。

（2）氯吡格雷：氯吡格雷抑制血小板聚集的机制不同于阿司匹林。

1）对伴心肌生物学标志物升高的 ACS 患者或伴新出现 ECG 改变的持续胸痛非 STEMI 患者，并计划行 PCI 或其他再灌注治疗时应在标准治疗（阿司匹林、UFH 或 LMWH、GP Ⅱ b/ Ⅲ a 抑制剂）的基础上加用氯吡格雷 300mg 负荷剂量口服。

2）对那些有阿司匹林过敏史或胃肠道疾病而不能耐受阿司匹林的可疑 ACS（无 ECG 和心肌标志物改变）者可给氯吡格雷 300mg 负荷剂量。

3）对年龄≤ 75 岁的已接受阿司匹林、肝素和溶栓治疗的急诊 STEMI 患者，可给氯吡格雷 300mg 负荷剂量口服。

（3）GP Ⅱ b/ Ⅲ a 拮抗剂：目前可用的有三种制剂：阿昔单抗、依替巴肽和替罗非班。

3. 抗凝治疗

肝素与低分子肝素。

当肝素作为 STEMI 溶栓的辅助治疗时，推荐先予 60U/kg，静脉推注后 12U/kg 静脉滴注（对体重＞ 70kg 的患者，最大推注剂量为 4000U 和静脉滴注剂量为 1000U/h）。最好保持 AFTT 在 50~70 秒。

与肝素相比，低分子肝素（尤其是依诺肝素）可作为更好的抗栓治疗选择。

4. 再灌注治疗

可以降低死亡率，并且从发病至再灌注时间越短，患者的获益越大；在患者症状出现后 1 小时内进行溶栓治疗则可降低死亡率 47%。

挽救心肌和长期预后的决定因素是：①缩短发病至再灌注治疗的时间；②使梗死相关动脉完全开放达 TIMI 3 级血流；③保证微血管正常血流灌注。

（1）溶栓剂：尽早对可疑患者使用溶栓剂，血管开通时间越早，则挽救的心肌越多。为此，一旦确诊，在救护车上进行溶栓治疗能挽救更多的生命。但院前溶栓需要具备以下条件：急救车上有内科医生；良好的医疗急救系统，配备有传送心电图的设备，能够解读心电图的全天候一线医务人员；有能负责远程医疗指挥的医生。目标是在救护车到达＜ 30 分钟开始溶栓。每一步都必须使这一时间最小化。目前，国内大部分地区尚难以达到上述要求，溶栓治疗多是在医院内进行。

尽管患者持续胸痛且伴两个或多个胸前导联 / 相邻肢体导联 ST 抬高＞ 1mm，但症状发生后＞ 12 小时仍一般不推荐使用溶栓治疗。对症状发生超过 24 小时以及非 ST 段抬高型心肌梗死与不稳定型心绞痛患者禁用溶栓治疗，除非定为后壁 MI 者。

常用的溶栓剂有链激酶、复合纤溶酶链激酶、各种纤维蛋白溶酶原激活剂、瑞替普酶和组织型血浆素原激活剂。具体选择哪种要根据应用的方便、价格和个人喜好。

（2）经皮冠脉介入治疗：单纯冠脉成形术或联合支架植入术是当前最常见的 PCI 方式。许多研究表明在终点事件的发生率方面，PCI 明显优于溶栓。然而。这些结果都是在经验丰富的医疗环境中（有心外科的支持且每年完成 PCI ＞ 200 台），有技术熟练的介入医师（PCI 术每人每年＞ 75 台）的情况下完成的。

STEMI 患者症状发生后 3~12 小时，并且如果能确保从进导管室至球囊扩张的时间≤ 90 分钟或溶栓与球囊扩张的时间差≤ 60 分钟，此时选择 PCI 更好。而对有溶栓禁忌证的患者也应选择 PCI。并且如果 MI 患者伴心源性休克或心力衰竭也考虑采用 PCI 进行心肌再灌注治疗。

而对于症状发生≤ 3 小时的 STEMI 患者，治疗上更具时间敏感性，目前仍没有足够的证据证明哪种方法更好。对于这些发病早期患者，任何 PCI 益处都可能在转运的过程中丧失。

5. 心源性休克、左心功能不全和充血性心力衰竭的治疗

当左室心肌梗死面积≥ 40% 时，常可导致心源性休克并且具有很高的死亡率。对于那些出现休克的患者，伴 ST 段抬高者休克的发生明显早于无伴 ST 段抬高者。

尽管心源性休克和充血性心力衰竭都不是溶栓治疗的禁忌证，但患者在具备 PCI 能力的医院时则应选择 PCI。

ACC/AHA 指南指出对于 MI 36 小时内发生休克者首选 PCI，而休克发生后 18 小时内可考虑行血管重建。如果医院无 PCI 设施。则应迅速溶栓。

约 50% 下壁心肌梗死的患者会并发右室心肌梗死或心肌缺血。对下壁心肌梗死、低血压和肺部无啰音的患者临床医师应考虑到右室心肌梗死的可能。右室心功能不全者院内死亡率为25%~30%。溶栓治疗可减少右室功能不全发生率。同样PCI也是右室心肌梗死治疗的一个选择，尤其是伴有休克者。源于右室心力衰竭的休克患者死亡率与源于左室心力衰竭的休克患者一致。右室心功能不全和右室急性心肌梗死患者依赖右室充盈压（右室舒张末压）来维持心排血量。因为硝酸酯类、利尿剂和其他血管扩张剂可能造成严重低血压，所以应避免使用。快速补液较易纠正低血压。

第五节　ST段抬高心肌梗死的治疗

一、住院后初始处理

所有STEMI患者到院后应立即给予吸氧和心电图、血压和血氧饱和度监测，及时发现和处理心律失常、血流动力学异常和低氧血症，纠正因肺瘀血和肺通气和/或血流比例失调所致的中度缺氧。严重左心功能衰竭、肺水肿或有机械并发症的患者常伴有严重低氧血症，需面罩加压给氧或气管插管并机械通气。血流动力学稳定且无并发症的患者可根据病情卧床休息1~3天，一般第2天可允许患者坐在床旁排便，病情不稳定及高危患者卧床时间可适当延长。

STEMI时，剧烈胸痛使患者交感神经过度兴奋，产生心动过速、血压升高和心肌收缩功能增强，从而增加心肌耗氧量，并易诱发快速室性心律失常。因此，应迅速给予有效镇痛剂，如静脉注射吗啡3mg，必要时重复5分/次，总量不宜＞15mg。吗啡的不良反应有恶心、呕吐、低血压和呼吸抑制。一旦出现呼吸抑制，可每隔3分钟静脉注射纳洛酮0.4mg（≤3次）拮抗。

急性STEMI患者需禁食至胸痛消失，然后给予流质、半流质饮食，逐步过渡到普通饮食。必要时使用缓泻剂，以防止便秘排便用力，导致心律失常或心力衰竭，甚至心脏破裂。

二、溶栓治疗

STEMI急性期行直接PCI已成为首选方法，但由于能开展直接PCI的医院不多，当前尚难以普遍应用。应立即从最初的机构转移到PCI中心，而不应在最初的医院先接受溶栓治疗，如果STEMI患者不能及时转诊至能够进行PCI的医院，可以将接受溶栓治疗和常规转诊进行血管造影作为无法立即转诊进行直接PCI的替代方案。新型溶栓药物的研发提高了血管开通率和安全性。应积极推进规范的溶栓治疗，以提高再灌注治疗成功率。

1. 溶栓获益

溶栓治疗是通过溶解动脉中的新鲜血栓使血管再通，从而部分或完全恢复组织和器官的血流灌注。STEMI 时，不论选用何种溶栓剂，也不论性别、糖尿病、血压、心率或既往心肌梗死病史，获益大小主要取决于治疗时间和达到的 TIMI 血流。若能迅速完全恢复梗死相关动脉血流和梗死区心肌灌注，则溶栓治疗获益最大。在发病＜ 3 小时行溶栓治疗，梗死相关血管的开通率增高，病死率明显降低，其临床疗效与直接 PCI 相当。发病 3~12 小时行溶栓治疗，其疗效不如直接 PCI，但仍能获益。发病 12~24 小时，如果仍有持续或间断的缺血症状和持续 ST 段抬高，溶栓治疗仍然有效。溶栓的生存获益可维持长达 5 年。左束支传导阻滞、大面积梗死（前壁心肌梗死、下壁心肌梗死合并右心室梗死）患者，溶栓获益最大。

STEMI 发生后，血管开通时间越早，则挽救的心肌越多。为此，一旦确诊，在救护车上进行溶栓治疗能挽救更多的生命。但目前，国内大部分地区尚难以达到院前溶栓的条件要求，溶栓治疗多是在医院内进行。

2. 适应证

（1）发病＜ 12 小时到不具备急诊 PCI 治疗条件的医院就诊、不能迅速转运、无溶栓禁忌证的 STEMI 患者均应进行溶栓治疗。

（2）患者就诊早（发病≤ 3 小时）而不能及时进行介入治疗者，或虽具备急诊 PCI 治疗条件，但就诊至球囊扩张时间与就诊至溶栓开始时间相差＞ 60 分钟，且就诊至球囊扩张时间＞ 90 分钟者，应优先考虑溶栓治疗。

（3）对再梗死患者，如果不能立即（症状发作后＜ 60 分钟）进行冠状动脉造影和 PCI，可给予溶栓治疗。

（4）对发病 12~24 小时仍有进行性缺血性疼痛和≥ 2 个胸导联或肢体导联 ST 段抬高＞ 0.1mV 的患者，若无急诊 PCI 条件，在经过选择的患者也可溶栓治疗。

（5）STEMI 患者症状发生 24 小时，症状已缓解，不应采取溶栓治疗。

3. 禁忌证

（1）既往任何时间脑出血病史。

（2）脑血管结构异常（如动静脉畸形）。

（3）颅内恶性肿瘤（原发或转移）。

（4）＜ 6 个月的缺血性卒中或短暂性脑缺血史（不包括＜ 3 小时的缺血性卒中）。

（5）可疑主动脉夹层。

（6）活动性出血或出血素质（不包括月经来潮）。

（7）＜ 3 个月的严重头部闭合性创伤或面部创伤。

（8）慢性、严重、没有得到良好控制的高血压或目前血压严重控制不良（收缩压≥ 180mmHg 或者舒张压≥ 110mmHg。

（9）痴呆或已知的其他颅内病变。

（10）创伤（3 周内）或者持续＞ 10 分钟的心肺复苏，或者 3 周内进行过大手术。

（11）近期（＜ 4 周）内脏出血。

（12）近期（＜ 2 周）不能压迫止血部位的大血管穿刺。

（13）感染性心内膜炎。

（14）5 天至 2 年曾应用过链激酶，或者既往有此类药物过敏史（不能重复使用链激酶）。

（15）妊娠。

（16）活动性消化性溃疡。

（17）目前正在应用抗凝剂，国际标准化比值（INR）水平越高，出血风险越大。

另外，根据综合临床判断，患者的风险 / 效益比不利于溶栓治疗，尤其是有出血倾向者，包括严重肝肾疾病、恶病质、终末期肿瘤等。由于流行病学调查显示，中国人群的出血性卒中发病率高。因此，年龄≥ 75 岁患者应首选 PCI，选择溶栓治疗时应慎重，酌情减少溶栓药物剂量。

4. 溶栓剂选择

（1）非特异性纤溶酶原激活剂：常用的有链激酶和尿激酶。链激酶进入机体后与纤溶酶原按 1∶1 的比例结合成链激酶 – 纤溶酶原复合物而发挥纤溶活性，该复合物对纤维蛋白的降解无选择性，常导致全身性纤溶活性增高。链激酶为异种蛋白，可引起过敏反应，＜ 2 年应避免再次应用。尿激酶是从人尿或肾细胞组织培养液中提取的一种双链丝氨酸蛋白酶，可以直接将循环血液中的纤溶酶原转变为有活性的纤溶酶。无抗原性和过敏反应，与链激酶一样对纤维蛋白无选择性。

（2）特异性纤溶酶原激活剂：最常用的为人重组组织型纤溶酶原激活剂阿替普酶，可选择性激活血栓中与纤维蛋白结合的纤溶酶原，对全身纤溶活性影响较小，无抗原性。其半衰期短，需要同时使用肝素。其冠状动脉开通率优于链激酶。其他特异性纤溶酶原激活剂还有基因工程改良的组织型纤溶酶原激活剂衍生物，溶栓治疗的选择性更高，半衰期延长，适合弹丸式静脉推注，药物剂量和不良反应均减少，使用方便。已用于临床的有：瑞替普酶、兰替普酶和替奈普酶等。弹丸式静脉注射给药更适合院前使用。3 种纤维蛋白特异性溶栓剂均需要联合肝素（48 小时），以防止再闭塞。

5. 溶栓剂剂量和用法

明确 STEMI 诊断后应当尽早用药（就诊至溶栓开始时间＜30 分钟），同时规范用药方法和剂量，以获得最佳疗效。

（1）阿替普酶：有 2 种给药方案：

1）全量 90 分钟加速给药法：首先静脉推注 15mg，随后 0.75mg/kg 在＜30 分钟持续静脉滴注（最大剂量 50mg），继之 0.5mg/kg 在＜60 分钟持续静脉滴注（最大剂量 35mg）。

2）半量给药法：50mg 溶于 50ml 专用溶剂，首先静脉推注 8mg，之后 42mg 于＜90 分钟滴完。近年来研究表明，半量给药法血管开通率偏低。因此，建议使用按体重计算的加速给药法（特别注意肝素的使用不要过量，见抗凝药部分）。

（2）链激酶：150 万 U，＜60 分钟静脉滴注。

（3）尿激酶：150 万 U 溶于 100ml 生理盐水，＜30 分钟静脉滴入。溶栓结束后 12 小时皮下注射普通肝素 7500U 或低分子肝素，共 3~5 天。

（4）瑞替普酶：10U 溶于 5~10ml 注射用水，＞2 分钟静脉推注，30 分钟后重复上述剂量。

（5）替奈普酶：一般为 30~50mg 溶于 10ml 生理盐水静脉推注。根据体重调整剂量：如体重＜60kg，剂量为 30mg；体重每增加 10kg，剂量增加 5mg，最大剂量为 50mg（尚缺乏国人的研究资料）。

6. 溶栓的疗效评估

溶栓开始后 60~180 分钟应监测临床症状、心电图 ST 段抬高和心律变化。血管再通的间接判定指标包括：① 60~90 分钟抬高的 ST 段回落≥ 50%；② TnT（I）峰值提前至发病 12 小时内，CK-MB 酶峰提前到 14 小时内；③ 2 小时内胸痛症状明显缓解；④治疗后的 2~3 小时出现再灌注心律失常，如加速性室性自主心律、房室传导阻滞（AVB）或束支传导阻滞突然改善或消失，或者下壁心肌梗死患者出现一过性窦性心动过缓、窦房传导阻滞伴或不伴低血压。上述 4 项中，心电图变化和心肌损伤标志物峰值前移最重要。

冠状动脉造影判断标准：TIMI 2 或 3 级血流表示再通，TIMI 3 级为完全性再通，溶栓失败则梗死相关血管持续闭塞（TIMI 0~1 级）。

三、经皮冠状动脉介入（PCI）治疗

PCI 可快速有效开通梗死相关动脉，是 STEMI 急性期的首选治疗。

1. 直接 PCI

（1）如果即刻可行，且能及时进行（就诊 - 球囊扩张时间＜90 分钟），对症状发病 12 小时内的 STEMI（包括正后壁心肌梗死）或伴有新出现或可能新出现左束支传导阻滞

的患者应行直接 PCI。

（2）年龄＜ 75 岁，在发病 36 小时内出现休克，病变适合血管重建，并能在休克发生 18 小时内完成者，应行直接 PCI，除非因为患者拒绝、有禁忌证和 / 或不适合行有创治疗。

（3）症状发作＜ 12 小时。伴有严重心功能不全和 / 或肺水肿 Killip Ⅲ级的患者应行直接 PCI。无血流动力学障碍患者，在直接 PCI 时不应该对非梗死相关血管进行 PCI 治疗。发病＞ 12 小时、无症状、血流动力学和心电稳定的患者不宜行直接 PCI 治疗。

2. 转运 PCI

高危 STEMI 患者就诊于无直接 PCI 条件的医院，尤其是有溶栓禁忌证或虽无溶栓禁忌证但已发病＞ 3 小时的患者，可在抗栓（抗血小板或抗凝）治疗同时，尽快转运患者至可行 PCI 的医院。

3. 溶栓后紧急 PCI

接受溶栓治疗的患者具备以下任何一项，推荐其接受冠状动脉造影及 PCI 治疗：

（1）年龄＜ 75 岁，发病＜ 36 小时的心源性休克，适合接受再血管化治疗。

（2）发病＜ 12 小时的严重心力衰竭和 / 或肺水肿（Killip Ⅲ级）。

（3）有血流动力学障碍的严重心律失常。

四、抗栓治疗

1. 抗血小板治疗

（1）阿司匹林：所有患者只要无禁忌证，均应立即口服水溶性阿司匹林或嚼服肠溶阿司匹林 300mg，继以 100mg/d 长期维持。

（2）噻吩并吡啶类：在首次或再次 PCI 之前或当时应尽快服用氯吡格雷初始负荷量 300mg（拟直接 PCI 者最好 600mg）。住院期间，所有患者继续服用氯吡格雷 75mg/d。出院后，未植入支架患者，应使用氯吡格雷 75mg/d，至少 28 天，条件允许者也可用至 1 年。因急性冠状动脉综合征接受支架植入的患者，术后使用氯吡格雷 75mg/d，至少 12 个月。植入药物洗脱支架的患者可考虑氯吡格雷 75mg/d，15 个月以上。对阿司匹林禁忌者，可长期服用氯吡格雷。

（3）GP Ⅱ b/ Ⅲ a 受体拮抗剂：阿昔单抗、依替巴肽、替罗非班等，可选择性用于血栓负荷重的患者和噻吩并吡啶类药物未给予适当负荷量的患者。

2. 抗凝治疗

同前述。

（1）普通肝素。

（2）低分子量肝素。

（3）磺达肝癸钠。

（4）比伐卢定。

（5）口服抗凝剂治疗：STMI 急性期后，以下情况需口服抗凝剂治疗：超声心动图提示心腔内有活动性血栓，口服华法林 3~6 个月。合并心房颤动者；不能耐受阿司匹林和氯吡格雷者，可长期服用华法林，维持 INR 2~3。若需在阿司匹林和氯吡格雷的基础上加用华法林时，需注意出血的风险，严密监测 INR，缩短监测间隔。

五、抗心肌缺血和其他治疗

1. 硝酸酯类

如患者收缩压低于 90mmHg 或较基础血压降低＞ 30%、严重心动过缓（心率＜ 50 次 / 分）或心动过速（心率＞ 100 次 / 分）、拟诊右心室梗死，则不应使用硝酸酯类药物。

2. β– 受体阻滞剂

缩小心肌梗死面积，减少复发性心肌缺血、再梗死、室颤及其他恶性心律失常，对降低急性期病死率有肯定的疗效。无该药禁忌证时，应于发病后 24 小时内常规口服应用。

3. 血管紧张素转换酶抑制剂（ACEI）和血管紧张素受体阻滞剂（ARB）

可减少充血性心力衰竭的发生，降低病死率。如无禁忌证，所有 STEMI 患者均应给予 ACEI 长期治疗。如果患者不能耐受 ACEI，可考虑换用 ARB。

4. 醛固酮受体拮抗剂

对 STEMI 后 LVEF ≤ 0.4、有心功能不全或糖尿病，无明显肾功能不全［血肌酐男性≤ 221μmol/L（2.5mg/dl），女性≤ 177μmol/L（2.0mg/dl）、血钾≤ 5mmol/L］的患者，应给予醛固酮受体拮抗剂。

5. 钙拮抗剂

不推荐使用短效二氢吡啶类钙拮抗剂。

6. 他汀类药物

除调脂作用外，他汀类药物还具有抗感染、改善内皮功能、抑制血小板聚集的多效性，因此，所有无禁忌证的 STEMI 患者入院后应尽早开始他汀类药物治疗，且无需考虑胆固醇水平。他汀类治疗的益处不仅见于胆固醇升高患者，也见于胆固醇正常的冠心病患者。所有心肌梗死后患者都应该使用他汀类药物将低密度脂蛋白胆固醇水平控制在

2.6mmol/L（100mg/dl）以下。

六、CABG

对少数STEMI合并心源性休克不适宜PCI者，急诊CABG可降低病死率。机械性并发症（如心室游离壁破裂、乳头肌断裂、室间隔穿孔）引起心源性休克时，在急性期需行CABG和相应心脏手术治疗。

第六节 非ST段抬高心肌梗死和高危不稳定型心绞痛的治疗

非ST段抬高急性冠状动脉（冠脉）综合征（NON-ST-segment elevation acute coronary syndrome，NSTE-ACS）包括不稳定型心绞痛（UA）和非ST段抬高型心肌梗死（NSTEMI），是临床上最常见的冠心病类型之一，其并发症多，病死率高。因此，此病的及时正确诊断和早期规范治疗，对改善患者的临床预后具有重要意义。

一、NSTE-ACS患者风险评估积分系统

1. 缺血积分

TIMI积分系统包括7项指标：即年龄≥65岁，≥3个危险因素（高血压、糖尿病、家族史、高脂血症、吸烟），已知冠心病（冠脉狭窄≥50%），过去7天内应用阿司匹林（ASA），严重心绞痛（24小时内发作＞2次），ST段偏移≥0.5mm和心肌损伤标志物增高。每项1分，简单易行，但缺点是没有定量每一项指标的权重程度，每项指标的分数也没有差别，且未包括心力衰竭和血流动力学因素（如血压和心率），因此降低了对死亡风险的预测价值（见表14-3、表14-4）。

GRACE积分系统优点在于对多项指标进行评估，但需电脑软件或上网测得。此外，其缺乏血压的分层，且一些指标在分数分配上是否恰当，也值得探讨。

2. 出血评分

NSTE-ACS患者既有缺血风险导致的心血管事件（包括死亡与再梗死），也有因临床合并症或抗栓治疗等引起的出血风险（包括胃肠道和其他重要脏器出血）。出血与缺血对死亡率的影响同样重要。CRUSADE出血积分系统包括基础血球压积、肾功能、心率、性别、糖尿病、外周血管疾病或卒中、收缩压及入院时心力衰竭8个指标（表14-5）。

表 14-5　CRUSADE 出血风险评估

危险因素	积分	危险因素	积分
基线血细胞容积（%）		性别	
＜31.0	9	男性	0
31.0~33.9	7	女性	8
34.0~36.9	3	糖尿病	
37.0~39.9	2	否	0
≥40.0	0	是	6
肌酐清除率（ml/min）		心率（次/分）	
≤15	39	≤70	0
16~30	35	71~80	1
31~60	28	81~90	3
61~90	17	91~100	6
91~120	7	101~110	8
＞120	0	111~120	10
收缩压（mmHg）		≥121	11
≤90	10	心力衰竭体征	
91~100	8	否	0
101~120	5	是	7
121~180	1	外周血管疾病或卒中	
181~200	3	否	0
≥201	5	是	6

注：1mmHg=0.133kPa

二、NSTE-ACS 的治疗

NSTE-ACS 的处理旨在根据危险分层采取适当的药物治疗和冠脉血运重建策略，以调节严重心肌耗氧与供氧的平衡，缓解缺血症状；稳定斑块、防止冠脉血栓形成发展，降低并发症和病死率。

1. 抗血小板治疗

与 STEMI 相似。NSTE-ACS 患者入院后应尽快给予阿司匹林（负荷量 150~300mg），如能耐受，长期持续治疗（75~100mg）。对 ASA 过敏或因胃肠道疾病而不能耐受阿司匹林时，应使用氯吡格雷（负荷量后每日维持量）。

2. 抗凝治疗

与 STEMI 相似。所有 NSTE-ACS 患者在无明确的禁忌证时，均推荐接受抗凝治疗，以抑制凝血酶生成和 / 或活性，减少相关心血管事件。根据缺血和 / 或出血风险、疗效和 / 或安全性选择抗凝剂。

3. 抗心肌缺血和其他治疗

与 STEMI 相似。

药物治疗是 NSTE-ACS 抗心肌缺血的基础措施和最重要的内容之一，不仅可缓解缺血症状，更重要的是改善预后，提高远期生存率。

（1）β- 受体阻滞剂：如无明确的禁忌证（如急性收缩性心力衰竭时）或对 β- 受体阻滞剂不能耐受，NSTE-ACS 患者应常规使用 β- 受体阻滞剂。对心绞痛基本缓解、血流动力学稳定的患者，发病后 24 小时内开始 β- 受体阻滞剂治疗。

（2）硝酸酯类：用于有胸痛或心肌缺血表现的患者。该药通过扩张容量血管，减少静脉回流，降低心脏前负荷和心肌耗氧量，发挥抗心绞痛作用。较大剂量给药时，可以降低外周血管阻力，并扩张冠脉血管。对无禁忌证的 NSTE-ACS 患者应立即舌下含服硝酸甘油 0.3~0.6mg，每 5 分钟重复 1 次，总量不超过 1.5mg，同时评估静脉用药的必要性。静脉给药用于 NSTE-ACS 合并顽固性心绞痛、高血压或心力衰竭的患者。

（3）钙通道阻滞剂（CCB）：CCB 用于 NSTE-ACS 治疗的主要目的是缓解心绞痛症状或控制血压，目前尚无证据显示 CCB 可以改善 NSTE-ACS 患者的长期预后。在应用 β- 受体阻滞剂和硝酸酯类药物后患者仍然存在心绞痛症状或难以控制的高血压，可加用长效的二氢吡啶类 CCB。如患者不能耐受 β- 受体阻滞剂，应将非二氢吡啶类 CCB（如维拉帕米或地尔硫䓬）与硝酸酯类合用。由于短效 CCB 易引起血压波动和交感神经激活，因此禁用于 NSTE-ACS 患者。二氢吡啶类 CCB 对血管亲和力高，对心脏收缩、传导功能的影响弱。但非二氢吡啶类 CCB 对心脏收缩和传导功能有明显的抑制作用。因此，应尽量避免与 β- 受体阻滞剂合用。非二氢吡啶类 CCB 不宜用于左心室收缩功能不良的 NSTE-ACS 患者。

（4）血管紧张素转换酶抑制剂（ACEI）：ACEI 不具有直接发挥抗心肌缺血的作用，但通过阻断肾素 - 血管紧张素系统（RAS）发挥心血管保护作用。因此，除非不能耐受，所有 NSTE-ACS 患者都应接受 ACEI 治疗。对于不能耐受 ACEI 的患者，可考虑应用血管紧张素受体拮抗剂（ARB）。

（5）尼可地尔：兼有 ATP 依赖的钾通道开放作用及硝酸酯样作用，前者通过促进血管平滑肌细胞内钾离子外流使细胞膜超极化，从而关闭细胞膜电位依赖的钙通道，抑制肌浆网钙的释放而使细胞质中钙浓度降低；后者通过活化鸟苷酸环化酶，增加环磷酸鸟苷的合成促进钙泵介导的钙离子外流，并使收缩蛋白对钙离子的敏感性降低。推荐用于对硝酸酯类不能耐受的 NSTE-ACS 患者。

（6）主动脉内气囊泵反搏术（LABP）：当 NSTE-ACS 患者存在大面积心肌缺血或濒临坏死、血流动力学不稳定时，可在血运重建前后应用 IABP，降低心脏负担，改善心肌缺血，提高患者对手术耐受能力，有助于术后心功能恢复。但尚无大规模临床试验证实 IABP 对围术期心血管终点的有益影响。

4. 他汀类治疗

NSTE-ACS 患者应在入院 24 小时内测定空腹血脂水平。如无禁忌证，无论基线低密度脂蛋白胆固醇（LDL-C）水平如何，所有患者（包括 PCI 术后）均应给予他汀类药物治疗，使 LDL-C 达到＜ 2.60mmol/L（100mg/dl），进一步降至＜ 1.82mmol/L（70mg/dl）是合理的。LDL-C 达标后，长期维持治疗，有利于冠心病二级预防。

5. 溶栓治疗

由于发病机制与 STEMI 存在不同，NSTE-ACS 不建议使用溶栓治疗。

6. PCI 治疗

心肌血运重建使 NSTE-ACS 患者缓解症状、缩短住院期和改善预后。其指征和最佳时间以及优先采用的方法（PCI 或 CAGB）取决于临床情况、危险分层、合并症和冠脉病变的程度和严重性。

（1）高危患者：对高危 NSTE-ACS〔包括有血清 cTn 或心电图 ST-T 波变化、糖尿病、肾功能不全［（eGFR ＜ 60ml/（min · 1.73m^2）］、心功能减退（LVEF ＜ 40%）、梗死后早期心绞痛、最近 PCI、以往 CABG 史和中至高 GRACE 危险积分〕的患者主张于症状发生最初 72 小时内行诊断性冠脉造影，然后根据病变情况作血运重建治疗。对心肌缺血极高危患者，即难治性心绞痛伴心力衰竭、危及生命的室性心律失常或血流动力学不稳定，可行紧急侵入性策略（＜ 2 小时）。对 GRACE 积分＞ 140 合并多项其他高危因素（如 cTnT 或 ST-T 波变化）的患者，推荐早期（＜ 24 小时）侵入性策略。

（2）早期稳定患者：对发生临床事件高风险的 NSTE-ACS 患者，如无严重合并症或血运重建禁忌证，应及早冠脉造影或血运重建。对最初稳定的高危 NSTE-ACS 患者，应早期介入（入院 12~24 小时）。对最初稳定且无严重合并症和血运重建禁忌证的 NSTE-ACS 患者，最初可考虑保守治疗，以后的治疗决策（保守或介入）由医生根据病情或患者的意愿决定。

（3）低至中危患者：对低至中危且无症状复发的 NSTE-ACS 患者，行无创性心肌缺血评估。心肌血运重建策略（PCI 或 CABG）应基于临床症状和冠脉病变的严重性。急性 NSTE-ACS 患者 PCI 时，应根据患者的基础临床特征、冠脉解剖和出血危险性，选用药物洗脱支架。对狭窄不严重的病变不主张 PCI。对低危患者，不主张常规侵入性估价。

（4）严重并存疾病患者：肝功能和肺功能衰竭或癌肿患者，不主张行早期诊断性冠脉造影和血运重建。

7. CABG

约 10% NSTE-ACS 患者需行 CABG，常在内科治疗病情稳定数日后进行。NSTE-ACS 患者血运重建策略的选择，原则上应与非 NSTE-ACS 患者相同。左主干或三支血管病变且左心室功能减低（LVEF ＜ 50%）的患者（尤其合并糖尿病时），CABG 后生存率获益优于 PCI；两支血管病变且累及前降支近段伴左心室功能减低（LVEF ＜ 50%）或无创性检查提示心肌缺血患者宜行 CABG 或 PCI；强化药物治疗下持续心肌缺血而不适宜或不能行 PCI 时，可考虑 CABG。

第七节　与缺血、梗死及再灌注相关的心律失常

详见第十二章中的心律失常的治疗（此处略）。

（田首元　张世栋）

第十五章　呼吸系统突发事件及处理

第一节　气道异物梗阻

一、概述

气道异物梗阻是临床常见急症，为异物误入气道所致。异物可存留在鼻咽腔、喉腔、气管和支气管内，引起误吸异物后剧烈呛咳、声音嘶哑、呼吸困难、喘息、喘鸣、发绀等。狭义的气道异物定义是指位于声门下和气管及支气管的异物。

80% 以上的气道异物位于一侧支气管内，由于右支气管较粗短长，故异物易落入右主支气管。气道异物多见于 3 岁以内的婴幼儿，所占比例为 70%~80%，4~7 岁的学龄前儿童约占 20%。男孩发病率高于女孩。气道异物是导致 4 岁以内儿童意外死亡的主要原因。

二、病因

根据异物性质，可分为有机类异物和无机类异物，有机类异物中以花生、西瓜子、葵花籽等植物种子类异物最为多见；无机类异物中则常以玩具配件、纽扣、笔套等多见。

1. 幼儿喜欢抓吃食物，在哭闹或嬉笑时吸入气管。

2. 小儿牙齿发育不完善，咀嚼功能差，不能嚼碎较硬食品，加之喉的防御反射功能差，保护作用不健全。

3. 说笑或工作时口内含有食品或物品，在不经意时或嬉笑时误吸入气管。

4. 全麻或昏迷患者，行气管插管时亦可能将松动牙齿或义齿碰掉而未发现；另外呕吐物清除不及时，均可吸入气管内。

5. 上呼吸道手术中，器械装置不稳，或切除的组织突然滑落气道，或填塞纱布等遗落在上呼吸道。

6. 精神病患者或企图自杀者。

三、临床表现

1. 一般将病程分为四期

（1）异物吸入期：异物经过声门进入气管时，均有憋气和剧烈呛咳。若异物嵌顿于声门，可发生极度呼吸困难，严重者窒息死亡；若异物进入更深的支气管内，除有轻微咳嗽或憋气以外，可没有明显的临床症状。

（2）安静期：异物吸入气管、支气管后，可停留于某一部位，由于刺激性减小，此时患者可无症状或仅有轻微咳嗽，常被忽视。此期长短不一，与异物性质及感染程度有关。如异物堵塞气管引起炎症，则此期很快结束而进入下一期。

（3）刺激期或炎症期：因异物局部刺激、继发炎症或支气管堵塞可出现咳嗽、喘息等症状，以及出现肺不张、肺气肿的表现。患者此期可出现体温升高。

（4）并发症期：随着炎症发展，轻者有支气管炎和肺炎，重者可有肺脓肿和脓胸等。患者有高热、咳嗽、脓痰、胸痛、咯血、呼吸困难等。此期的长短和轻重程度可因异物大小、性质、患者的体质及治疗情况而异。

2. 临床表现

根据异物所在部位不同，可有不同的症状。

（1）喉异物：异物进入咽喉内时，出现反射性喉痉挛而引起吸气性呼吸困难和剧烈的刺激性咳嗽。如异物停留于喉入口，则有吞咽痛或咽下困难。如异物位于声门裂，轻者出现呛咳及声音嘶哑、呼吸困难、喉鸣音等，严重者可出现窒息。如异物为小膜片状贴于声门下，则可仅有声音嘶哑而无其他症状。尖锐异物刺伤喉部可发生咯血及皮下气肿。

（2）气管异物：异物进入气道立即发生剧烈呛咳，面红耳赤，并有憋气、呼吸不畅等症状。随着异物贴附于气管壁，症状可暂时缓解；若异物轻而光滑并随呼吸气流在声门裂和支气管之间上下活动，可出现刺激性咳嗽，闻及特征性的声门下拍击音；气管异物可闻及哮鸣音，两肺呼吸音相仿。如异物较大，阻塞气管甚至声门，可引起呼吸困难或窒息。此种情况危险性极大。

（3）支气管异物：早期症状和气管异物相似，咳嗽症状较轻，一般呼吸窘迫的症状不严重。呼吸困难程度与异物部位及阻塞程度有关。大支气管完全阻塞时，听诊患侧呼吸音消失，常合并阻塞性肺气肿、阻塞性肺不张、肺部炎症。

四、诊断

（一）典型异物吸入史、临床表现及体征

误吸异物后剧烈呛咳是气道异物最重要的诊断依据，其他有咳嗽、呼吸困难、喘息、喘鸣、发绀、发热等。肺听诊可闻及异物侧呼吸音低下，当异物位于声门下时两侧呼吸音对称，但常常可听到特征性的声门下拍击音。呼吸运动度差，肺患侧呼吸音弱，可有肺不张或肺气肿、气胸、或纵隔气肿体征。

（二）辅助检查

1. 胸部 X 线透视、胸片、颈侧位片、CT 扫描等影像学检查。胸片结合胸部 X 线透视检查可以提高早期诊断率，可常规作为首选的检查方法。

（1）胸部 X 线透视：呼吸时纵隔摆动具有较大的诊断意义。

（2）胸片可显示一些提示气道异物的间接征象，如肺气肿、肺不张、肺渗出等。若显示金属类异物可得到直接证据。约有 25% 的患儿显示正常的胸片，但 X 线检查正常也不能完全排除异物的存在，对异物位于气管者更是如此。必要时应及早作支气管镜检查。

（3）颈侧位片有助于发现声门下气道异物。

（4）CT 三维成像技术可以显示第 6~7 级支气管内的异物，研究显示 CT 三维重建检查可以准确地识别异物，检查结果与传统硬支气管镜检查结果的符合率较高。

2. 纤维支气管镜检查：是一种微创的诊断方法，对可疑患儿进行纤支镜检查可以使很多没有异物的患儿避免硬支气管镜检查所带来的创伤和风险。

对于异物史不明确、临床表现和影像学表现不典型的病例，术前进行 CT 三维重建检查以及纤支镜检查是可取的诊断方法。

五、治疗

气管支气管异物有危及生命的可能，而且取出异物是唯一有效的治疗方法。因此，及时明确诊断，尽早行异物取出术，可防止窒息及其他呼吸道并发症的发生。

首先要快速评估患者有无窒息、呼吸窘迫、发绀、意识不清等需要紧急处置的危急状况，如有上呼吸道梗阻、呼吸困难，应立即手术。伴有高热、心力衰竭时，应及时给予内科处理，积极纠正全身状态，必要时在心电监护下，尽早取出异物。

硬支气管镜下取异物仍是目前气道异物取出术最常用的手术方法，其优点是视野好、操作空间大、便于术中通气和吸引，结合支气管内镜视频监视系统更便于取出异物。近年来也有文献报道，经纤维支气管镜钳取气道异物也取得了满意的成功率，但强调必须备有

硬支气管镜以及有经验的人员以备前者失败后的应急之选。

喉罩的应用为纤维支气管镜检查和异物取出术中维持良好的通气和氧供提供了便利。一般认为，对于诊断明确的病例，首选用硬支气管镜检查、定位并取出异物；而对于可疑病例，首选用纤维支气管镜来检查、诊断或排除异物。

虽然早期诊断和早期手术可以提高气道异物取出术的成功率并降低并发症的发生率，但是支气管镜手术是一类风险高、专业性强的手术，需要有经验丰富的耳鼻喉科医生、麻醉医生和护理人员的配合。

第二节　急性喉炎

一、概述

急性喉炎是指发生于喉黏膜及声带的急性特异或非特异性炎症，可因病毒或细菌感染引起，多继发于上呼吸道感染，在小儿也可为某些急性传染病的前驱症状或并发症。男性发病率高于女性。多发于冬春季节。成人多以声音嘶哑、咽喉痛为主要表现，小儿急性喉炎则较紧急，以阵发性犬吠样咳嗽或呼吸困难多见，甚至有吸气性喘鸣和“三凹征”。好发于6个月至3岁的儿童。

二、病因

1. 感染因素

烟酒刺激、受凉、疲劳致机体抵抗力降低时，易诱发本病。可因病毒或细菌感染引起，多继发于上呼吸道感染如普通感冒、急性鼻炎、咽炎。也可继发于某些急性传染病如流行性感冒、麻疹、百日咳等。常见的致病病毒包括：流感病毒、副流感病毒、鼻病毒、腺病毒；常见的致病细菌包括溶血性链球菌、肺炎链球菌、流感嗜血杆菌、百日咳杆菌等。

2. 职业因素

吸入过多的生产性粉尘、有害气体（如氯、氨、硫酸、硝酸等），可引起喉腔黏膜的急性炎症。发声不当或用嗓过度也可以造成急性喉炎，尤其在使用嗓音较多的职业如教师、演员、售货员等。

3. 外伤

喉异物、颈部及咽喉部外伤及检查器械损伤喉部黏膜，也可以造成喉黏膜水肿或黏膜下血肿从而继发急性喉炎。

4. 过敏

特定的食物、气体或药物可引起特异性体质患者喉腔黏膜水肿，造成急性喉炎。

三、临床表现

成人多以声音嘶哑、咽喉痛为主要表现，呼吸困难和全身症状少见。小儿急性喉炎则较紧急，以阵发性犬吠样咳嗽或呼吸困难多见，甚至有吸气性喘鸣和“三凹征”。多有发热。

1. 声音嘶哑：是急性喉炎的主要症状，主要是由于声带黏膜充血水肿所致。严重者发声费力，或仅能作耳语，或完全失声。

2. 喉部疼痛、干燥、烧灼感、异物感，发声时喉痛加重。

3. 咳嗽：小儿喉黏膜炎症时分泌物增多，易发生喉痉挛，表现为阵发性犬吠样咳嗽，若炎症侵及声门下区则成“空、空”样咳嗽声，夜间症状加重。

4. 呼吸困难：小儿急性喉炎多见。小儿声门下区黏膜组织疏松，淋巴管丰富，有炎症时极易发生水肿，可出现吸气性喉喘鸣。病情重者可出现吸气性呼吸困难，患儿鼻翼煽动，胸骨上窝、锁骨上窝、肋间隙及上腹部软组织吸气时下陷（临床上称为三凹征）。

喉梗阻分度：

一度；患儿安静时如常人，仅在活动后才出现吸气性喉鸣及吸气性呼吸困难，听诊呼吸音清晰，心率正常。

二度：安静时即出现喉鸣及吸气性呼吸困难，听诊可闻及喉传导音或管状呼吸音，心率较快，可达 120~140 次 / 分。

三度：除二度症状外还出现阵发性烦躁不安，口唇、指甲发绀，口周发绀或苍白，听诊两肺呼吸音减弱或听不见，心音较钝，心率达 140~160 次 / 分。

四度：由烦躁不安转为半昏迷或昏迷，表现暂时安静，面色发灰，听诊两种呼吸音几乎消失，仅有气管传导音，心音微弱，心律不齐或快或慢。

5. 全身症状：小儿多有发热，呼吸困难严重者可出现烦躁不安、鼻翼煽动，出冷汗，脉搏加快等症状。成人一般全身中毒症状较轻。较重的细菌感染者可伴有发热、畏寒、倦怠、食欲缺乏等全身症状。

四、纤维喉镜或电子喉镜检查

纤维喉镜或电子喉镜检查可见喉黏膜充血肿胀，特点为双侧对称，呈弥漫性。小儿尤以声门下区为重，使声门下区变窄。早期声带黏膜表面由白色变为粉红色或红色，逐渐变成暗红色。黏膜表面有时附有黏液性分泌物。

五、诊断

仔细询问病史，患者一般在感冒、劳累或抵抗力下降后，或在上述诱因出现后声音嘶哑，或/和喉部肿痛、咳嗽、喉部分泌物增多，或伴有全身症状。小儿则起病急，根据有声音嘶哑，"空、空"样咳嗽，甚至出现吸气性喉喘鸣和吸气性呼吸困难应立即想到本病。

纤维喉镜或电子喉镜检查可见声带充血、水肿，喉黏膜亦充血肿胀，声带运动好，闭合有隙，急性喉炎的诊断基本成立。

六、治疗

1. 治疗关键是解除喉阻塞，及早使用有效、足量的抗生素和糖皮质激素以控制感染，消除水肿、减轻喉阻塞症状。常用的口服激素有强的松、甲强龙；也可用地塞米松、氢化可的松等肌注或静脉给药；或用含有糖皮质激素的抗生素溶液进行经口雾化吸入治疗，可使雾状药物直接作用于喉部，有利于消炎消肿，稀化喉部分泌物，减轻喉部疼痛感。

2. 重度喉阻塞或经药物治疗后喉阻塞症状未缓解者，应及时作气管切开术。

3. 声带休息：急性喉炎最重要的治疗措施是声带休息，不发声或尽量减少发声次数及发声强度，减少由于发音造成的双侧声带运动、互相摩擦引起的声带水肿。尽量使患儿安静休息，减少哭闹，以免加重呼吸困难。

4. 对症治疗：对于咳嗽严重者应控制咳嗽引起的声带剧烈震动，应用止咳药物。痰液较多者应用黏液促排剂等。咽喉疼痛可适当应用润喉片及局部喷雾治疗。

第三节　大咯血

一、概述

一次咯血量超过 100ml，或 24 小时内咯血量超过 600ml 以上者即为大咯血。

二、病因

肺脏有两组血管，即肺循环和支气管循环。起于右心室动脉圆锥的肺动脉及其分支为低压系统，提供着肺脏约 95% 的血供。支气管动脉发自于主动脉，为高压系统，一般向肺脏提供约 5% 的血液，主要向气道和支撑结构供血。据统计，在大咯血患者当中 90% 的出血来自支气管循环，而出血来自肺循环者仅占10%左右。呼吸系统大咯血主要见于空洞型肺结核、支气管扩张、慢性肺脓肿。支气管肺癌少有大咯血，主要表现为痰中带血，呈持续或间断性。

三、临床表现与诊断

（一）临床表现

一次咯血量超过100ml，或24小时内咯血量超过600ml以上者。反复咯血可长达数年或数十年，程度不等，从少量血痰到大量咯血不等。需要强调的是，对咯血患者病情严重程度的判断，不要过分拘泥于咯血量的多少，而应当结合患者的一般情况，包括营养状况、面色、脉搏、呼吸、血压，以及是否有发绀等，进行综合判断。

（二）辅助检查

1. 血常规和凝血功能检查。

2. 胸部X线检查：胸部X线片对咯血的诊断意义重大，故应作为常规检查项目。胸片上出现沿支气管分布的卷发状阴影，多提示支气管扩张；液平多见于肺脓肿；实质性病变多考虑肺部肿瘤。值得注意的是，在病灶大量出血时血液可被吸入邻近气道，此种吸入可导致肺泡充盈，形成血液吸入性肺炎。在早期易与肺部实质性病变相混淆，但血液吸入性肺炎常在1周内吸收，故再次摄片将有助于两者鉴别。

3. 胸部CT：是一项非侵袭性检查，对肺功能障碍者较为安全。但对活动性大咯血患者，一般应在咯血停止后进行。与普通X线胸片相比，在发现与心脏及肺门血管重叠的病灶及局部小病灶等方面，CT检查有其独特的优势。在评价稳定期支气管扩张患者方面，胸部CT已基本取代了支气管造影。

4. 支气管镜检查：对大咯血病因诊断不清，或经内科保守治疗止血效果不佳者，目前多主张在咯血期间及早施行支气管镜检查。其依据是：

（1）早期施行支气管镜检查可更加准确地确定出血部位。

（2）可显著提高咯血病因诊断的正确率。

（3）为治疗方法的选择和实施提供依据（如外科手术、支气管动脉栓塞术等）。

（4）可直接对出血部位进行局部止血。

5. 支气管造影：主要用于：①为证实局限性支气管扩张（包括隔离的肺叶）的存在；②为排除拟行外科手术治疗的局限性支气管扩张患者存在更广泛的病变。

6. 血管造影

（1）选择性支气管动脉造影：咯血患者的出血，绝大部分来自支气管动脉系统。选择性支气管动脉造影不仅可以明确出血的准确部位，同时还能够发现支气管动脉的异常扩张、扭曲变形、动脉瘤形成，以及体循环－肺循环交通支的存在，从而为支气管动脉栓塞治疗提供依据。

（2）肺动脉造影：对空洞型肺结核、肺脓肿等疾患所引起的顽固性大咯血；以及怀疑有侵蚀性假性动脉瘤、肺动脉畸形存在者，应在作选择性支气管动脉造影的同时，加作肺动脉造影。

四、咯血与呕血鉴别诊断

1. 咯血

是指喉及喉以下呼吸道任何部位的出血，经口腔排出者。血是咯出的，有喉痒感，血呈弱碱性，泡沫状，色鲜红，常混有痰液，咯血后数天内仍常有血痰咯出，患者通常有肺部疾病或心脏病病史。

2. 呕血

是指上消化道出血时，停于食管或胃内的血液从口中呕出，多呈棕褐色或鲜红或暗红色。血是呕出的，有恶心感，血大多呈酸性，色多暗红或咖啡渣样，可混有食物、易凝成块状，呕血后数天内常排黑便，患者常有胃病或肝病病史。

五、治疗

1. 一般处理，绝对卧床休息

医护人员应指导患者取患侧卧位，并做好解释工作，消除患者的紧张和恐惧心理。咯血期间，应尽可能减少一些不必要的搬动，以免途中因颠簸加重出血，窒息致死。同时，还应鼓励患者咳出滞留在呼吸道的陈旧血，以免造成呼吸道阻塞和肺不张。如患者精神过度紧张，可用小剂量镇静剂。对频发或剧烈咳嗽者，可给予镇咳药。必要时可给予可待因口服。但对年老体弱患者，不宜服用镇咳药。对肺功能不全者，禁用吗啡、哌替啶，以免抑制咳嗽反射，造成窒息。

2. 止血治疗

（1）药物止血

1）垂体后叶素：可直接作用于血管平滑肌，具有强烈的血管收缩作用。用药后由于肺小动脉的收缩，肺内血流量锐减，肺循环压力降低，从而有利于肺血管破裂处血凝块的形成，达到止血目的。对患有高血压、冠心病、动脉硬化、肺源性心脏病、心力衰竭，以及妊娠患者，均应慎用或不用。

2）血管扩张剂：通过扩张肺血管，降低肺动脉压及肺楔压及肺楔嵌压；同时体循环血管阻力下降，回心血量减少，肺内血液分流到四肢及内脏循环当中，起到“内放血”的作用。造成肺动脉和支气管动脉压力降低，达到止血目的。对于使用垂体后叶素禁忌的高血压、冠心病、肺心病及妊娠等患者尤为适用。

3）阿托品、山莨菪碱对大咯血患者亦有较好的止血效果。此外亦有采用异山梨酯及氯丙嗪等治疗大咯血，并取得一定疗效。

4）一般止血药主要通过改善凝血机制，加强毛细血管及血小板功能而起作用。此外尚有减少毛细血管渗漏的卡巴克络（安络血）；参与凝血酶原合成的维生素 K；对抗肝素的鱼精蛋白，以及中药云南白药、各种止血粉等。鉴于临床大咯血多是由于支气管或肺血管破裂所致，故上述药物一般只作为大咯血的辅助治疗药物。

（2）支气管镜在大咯血治疗中的应用：对采用药物治疗效果不佳的顽固性大咯血患者，应及时进行纤维支气管镜检查。其目的：①是明确出血部位；②是清除气道内的陈血；③是配合血管收缩剂、凝血酶、气囊填塞等方法进行有效地止血。出血较多时，一般先采用硬质支气管镜清除积血，然后通过硬质支气管镜应用纤维支气管镜，找到出血部位进行止血。

目前借助支气管镜采用的常用止血措施有：①支气管灌洗；②局部用药；③气囊填塞。

（3）选择性支气管动脉栓塞术：根据肺部受支气管动脉和肺动脉的双重血供，两套循环系统间常存在潜在交通管道，并具有时相调节或相互补偿的功能。当支气管动脉栓塞后，一般不会引起支气管与肺组织的坏死，这就为支气管动脉栓塞术治疗大咯血提供了客观依据。近年来，动脉栓塞术已被广泛应用于大咯血患者的治疗。尤其是对于双侧病变或多部位出血；心、肺功能较差不能耐受手术或晚期肺癌侵及纵隔和大血管者，动脉栓塞治疗是一种较好的替代手术治疗的方法。

栓塞治疗通常在选择性支气管动脉造影，确定了出血部位的同时进行。但当患者 X 线胸片阴性、双侧均有病变或一侧病变不能解释出血来源时，选择性支气管动脉造影将无法进行。这时先行纤维支气管镜检查，常能帮助明确大咯血的原因及出血部位，从而为选择性支气管动脉造影和支气管动脉栓塞术创造条件。一旦出血部位明确以后，即可采用吸收性明胶海绵（明胶海绵）、氧化纤维素、聚氨基甲酸乙酯或无水酒精等栓塞材料，将可疑病变的动脉尽可能全部栓塞。如果在支气管及附属系统动脉栓塞以后，出血仍持续存在，需考虑到肺动脉出血的可能。最多见的是侵蚀性假性动脉瘤、肺脓肿、肺动脉畸形和肺动脉破裂。此时还应对肺动脉进行血管造影检查，一旦明确病变存在，主张同时做相应的肺动脉栓塞。支气管动脉栓塞术治疗大咯血的近期效果肯定，一般文献报道有效率可达 80%

左右。但这毕竟只是一种姑息疗法，不能代替手术、消炎、抗结核等病因治疗。注意当造影显示，脊髓动脉是从出血的支气管动脉发出时，栓塞是禁忌的，因为这有造成脊髓损伤和截瘫的危险。

（4）放射治疗：有文献报道，对不适合手术及支气管动脉栓塞的晚期肺癌及部分肺部曲菌感染引起大咯血患者，局限性放射治疗可能有效。推测放疗引起照射局部的血管外组织水肿，血管肿胀和坏死，造成血管栓塞和闭锁，起到止血效果。

3. 手术治疗

绝大部分大咯血患者，经过上述各项措施的处理后出血都可得到控制。然而，对部分虽经积极的保守治疗，仍难以止血，且咯血量之大直接威胁生命的患者，应考虑外科手术治疗。

（1）手术适应证：24 小时咯血量超过 1500ml，或 24 小时内 1 次咯血量达 500ml，经内科治疗无止血趋势；反复大咯血，有引起窒息先兆时；一叶肺或一侧肺有明确的慢性不可逆性病变（如支气管扩张、空洞性肺结核、肺脓肿、肺曲菌球等）。

（2）手术禁忌证：两肺广泛的弥漫性病变（如两肺广泛支气管扩张、多发性支气管肺囊肿等）；全身情况差，心、肺功能代偿不全；非原发性肺部病变所引起的咯血。

（3）手术时机的选择：手术之前应对患者进行胸片、纤维支气管镜等检查，明确出血部位。同时应对患者的全身健康状况，心、肺功能有一个全面的评价。对无法接受心、肺功能测试的患者，应根据病史、体检等进行综合判断。尤其是肺切除后肺功能的估计，力求准确。手术时机以选择在咯血的间隙期。此期手术并发症少，成功率高。

第四节　危重型哮喘

一、概述

危重型哮喘包括哮喘严重发作持续 24 小时仍不能缓解的哮喘持续状态在内的重度哮喘发作，是引起哮喘患者死亡的主要原因。

二、病因

1. 变应原（过敏源）或其他致喘因素持续存在。

2. 细菌、病毒、支原体、衣原体等引起的呼吸道感染。

3. β_2- 受体激动剂的应用不当和 / 或抗感染治疗不充分。

4. 脱水、电解质紊乱和酸中毒。

5. 突然停用激素，引起“反跳”现象。

6. 情绪过分紧张（情绪紧张也会导致患者病情加重）。

7. 某些理化因素（如气温、湿度、气压变化等）产生的影响。

8. 有严重并发症或伴发症。

三、临床表现与诊断

1. 症状

患者呈极度呼气性呼吸困难、面色苍白、端坐呼吸、语不成句、大汗淋漓、焦虑，严重者可有意识障碍，甚至昏迷。有激素依赖和长期应用 β_2- 受体激动剂的病史。

2. 体格检查

患者神志恍惚或昏迷，胸锁乳突肌收缩，典型三凹征，胸廓过度膨胀，心率＞ 120 次 / 分，奇脉，呼气期双肺满布哮鸣音，有时不用听诊器即可闻及。若病情更加重，哮鸣音可由强转弱，甚至消失，即所谓“沉默胸”，此时提示有广泛的气道阻塞，病情危重。

3. 辅助检查

（1）X 线表现：肺充气过度，有时可见气胸或纵隔气肿。

（2）心电图呈肺型 P 波，电轴右偏，窦性心动过缓。

（3）血气分析：PH ＜ 7.30，PaO_2 ＜ 60mmHg，$PaCO_2$ ＞ 45mmHg。

（4）肺功能检查：初始吸入支气管扩张剂后，最大呼气流量 PEF 占预计值或个人最佳值的百分数常＜ 60%，严重者＜ 30%。

四、治疗

1. 氧疗

危重型哮喘常有不同程度的低氧血症存在，因此原则上都应吸氧。吸氧流量为 1~3L/min，吸氧浓度一般不超过 40%。此外，为避免气道干燥，吸入的氧气应尽量温暖湿润。

2. 解除支气管痉挛

对于重症哮喘患者不宜经口服或直接经 MDI 给药，因为此时患者无法深吸气、屏气，也不能协调喷药与呼吸间的同步。可供选择的给药方法包括：

（1）持续雾化吸入：以高压氧气或压缩空气为动力，雾化吸入 β_2- 受体激动剂或抗胆碱能药物。一般情况下，成人每次雾化吸入喘乐宁吸入溶液 1~2ml，12 岁以下儿童减半，每日 3~4 次。中高档呼吸机一般配备有进行雾化吸入的装置，故对于插管的危重患者，雾化吸入也可经与呼吸机相连的管道给药。

（2）借助储雾器使用 MDI 给药。

（3）静脉给予氨茶碱或舒喘宁：常用方法为：氨茶碱 0.25g 加入 100ml 葡萄糖液中 30 分钟静点完毕，继后予以氨茶碱 0.5g 加入葡萄糖液中缓慢静滴，建议成人每日氨茶碱总量一般不超过 0.8~1.2g，或舒喘宁 0.5mg 皮下注射。以后再将舒喘宁 1mg 加入 100ml 液体中缓慢静滴。

注：患有严重高血压病、心律失常的患者应慎将 β_2– 受体激动剂静脉或皮下使用。对于老年人、幼儿、心肝肾功能障碍、甲亢或同时使用甲氰咪胍、喹诺酮类或大环内酯类抗生素等药物者，最好应监测氨茶碱血药浓度。

3. 糖皮质激素的应用

一旦确诊患者为危重型哮喘，就应在应用支气管解痉剂的同时，及时尽量的从静脉快速给予糖皮质激素。在治疗危重型哮喘的第一瓶液体中往往同时加入支气管解痉剂和糖皮质激素。建议使用琥珀酸氢化可的松或甲基强的松龙。对于危重型哮喘，第一天的使用剂量常在 400~1000mg（以氢化可的松的量进行换算）。

4. 纠正脱水

危重型哮喘由于存在摄水量不足，加之过度呼吸及出汗，常存在不同程度的脱水，使气道分泌物黏稠，痰液难以排出，影响通气，因此补液有助于纠正脱水，稀释痰液，防止黏液栓形成。根据心脏及脱水情况，一般每日输液 2000~3000ml。

5. 积极纠正酸碱失衡和电解质紊乱

危重型哮喘时，由于缺氧、过度消耗和入量不足等原因容易出现代谢性酸中毒，而在酸性环境下，许多支气管扩张剂将不能充分发挥作用，故及时纠正酸中毒非常重要。建议在 $pH < 7.2$ 时可用碱性药物，每次 5% 碳酸氢钠溶液 60~100ml。如果要立即实施机械通气，补碱要慎重，以避免过度通气又造成呼吸性碱中毒。由于进食不佳和缺氧造成的胃肠道反应，患者常伴呕吐，常出现低钾、低氯性碱中毒，故应予以补充。

6. 针对诱发哮喘重度发作的因素进行处理

如及时脱离致敏环境；对于感染导致哮喘加重的患者，应积极地抗感染治疗，包括使用抗生素，但抗生素的使用不能泛滥，除非有较多的证据表明患者可能存在有肺部细菌性感染，否则不提倡患者常规使用抗生素。

7. 机械通气

对上述方案进行积极治疗无效的患者应及时建立人工气道，保证呼吸道通畅并行机械通气治疗。一般说来，哮喘患者插管上机时间短，多在 1~3 天，撤机较容易。因此。对于危重型哮喘，若常规治疗效果不佳，病情有进一步恶化的趋势，表现有呼吸机疲劳倾向，神志恍惚或不清，动脉血二氧化碳分压开始升高，心率＞ 140 次 / 分（成人）或有血压下降时，应及时插管行机械通气，在尽可能保证患者生命安全的情况下，可将患者转移到医疗条件好，技术水平高，特别是拥有呼吸加强医疗病房（RICU）的上级医院进行抢救，以最大限度高质量的抢救患者生命。

第五节　阻塞性睡眠呼吸暂停综合征

一、概述

阻塞性睡眠呼吸暂停综合征（obstructive sleep apnea syndrome，OSAS）是指各种原因导致睡眠状态下反复出现呼吸暂停和 / 或低通气，引起低氧血症、高碳酸血症、睡眠中断，从而使机体发生一系列病理生理改变的临床综合征。病情逐渐发展可出现肺动脉高压、肺心病、呼吸衰竭、高血压、心律失常、脑血管意外等严重并发症。

二、病因

直接发病机制是上气道的狭窄和阻塞，但其发病并非简单的气道阻塞，实际是上气道塌陷，并伴有呼吸中枢神经调节因素障碍。引起上气道狭窄和阻塞的原因很多，包括鼻中隔弯曲、扁桃体肥大、软腭过长、下颌弓狭窄、下颌后缩畸形、颞下颌关节强直，少数情况下出现的两侧关节强直继发的小颌畸形、巨舌症、舌骨后移等。此外，肥胖、上气道组织黏液性水肿，以及口咽或下咽部肿瘤等也均可引起。

三、临床表现

1. 打鼾：睡眠中打鼾是由于空气通过口咽部时使软腭振动引起。打鼾意味着气道有部分狭窄和阻塞，打鼾是 OSAS 的特征性表现。这种打鼾和单纯打鼾不同，音量大，十分响亮；鼾声不规则，时而间断。

2. 白天嗜睡。

3. 睡眠中发生呼吸暂停：较重的患者常常夜间出现憋气，甚至突然坐起，大汗淋漓，有濒死感。

4. 头痛：由于缺氧，患者出现晨起头痛。

5. 性格变化和其他系统并发症：包括脾气暴躁，智力和记忆力减退以及性功能障碍等，严重者可引起高血压、冠心病、糖尿病和脑血管疾病。

四、诊断

根据患者睡眠时打鼾伴呼吸暂停、白天嗜睡、肥胖、颈围粗、上气道狭窄及其他临床症状可作出临床初步诊断。

五、鉴别诊断

1. 单纯性鼾症

睡眠时有明显的鼾声，规律而均匀，可有日间嗜睡、疲劳。多导睡眠图检查 AHI < 5，睡眠低氧血症不明显。

2. 上气道阻力综合征

上气道阻力增加，多导睡眠图检查反复出现 α 醒觉波，夜间微醒觉> 10 次 / 小时，睡眠连续性中断，有疲倦及白天嗜睡，可有或无明显鼾声，无呼吸暂停和低氧血症。食管压力测定可反映与胸腔内压力的变化及呼吸努力相关的觉醒。试验性无创通气治疗可缓解症状。

3. 发作性睡病

主要表现为白天过度嗜睡、发作性猝倒、睡眠瘫痪和睡眠幻觉，多发生在青少年。除典型的猝倒症状外，主要诊断依据为多次小睡睡眠潜伏时间试验时平均睡眠潜伏期< 8 分钟、> 2 次的异常快速眼动睡眠。鉴别时应注意询问家族史、发病年龄、主要症状及多导睡眠图监测的结果。

六、治疗

OSAS 的治疗除侧卧，戒烟酒，肥胖者减重，分为非手术治疗和手术治疗两类。

1. 非手术治疗

（1）经鼻持续气道正压呼吸（CPAP）：此法是目前治疗中重度 OSAHS 最有效的治疗方法，大部分患者通过 CPAP 治疗，都可以达到满意的治疗效果。

（2）口腔矫治器：睡眠时佩戴口腔矫治器可以抬高软腭，牵引舌主动或被动向前，以及下颌前移，达到扩大口咽及下咽部，是治疗单纯鼾症的主要手段或 OSAHS 非外科治疗的重要辅助手段之一，但对中重度 OSAHS 患者无效。

2. 手术治疗

手术治疗的目的在于减轻和消除气道阻塞，防止气道软组织塌陷。选择何种手术方法要根据气道阻塞部位、严重程度、是否有病态肥胖及全身情况来决定。常用的手术方法有以下几种：

（1）扁桃体、腺样体切除术：这类手术适用于有扁桃体增生的成人患者，或腺样体增生所致的儿童患者。一般术后短期有效，随着青春发育，舌、软腭肌发育后，仍然可复发。

（2）鼻腔手术：由于鼻中隔弯曲、鼻息肉或鼻甲肥大引起鼻气道阻塞者，可行鼻中隔成形术，鼻息肉或鼻甲切除，以减轻症状。

（3）舌成形术：由舌体肥大、巨舌症、舌根后移、舌根扁桃体增大者，可行舌成形术。

（4）腭垂、腭、咽成形术：此手术是切除腭垂过长的软腭后缘和松弛的咽侧壁黏膜，将咽侧壁黏膜向前拉紧缝合，以达到缓解软腭和口咽水平气道阻塞的目的，但不能解除下咽部的气道阻塞，因此一定要选好适应证。

（5）正颌外科：正颌外科治疗主要用以因颌骨畸形引起的口咽和下咽部气道阻塞的OSAHS。

第六节　重症肺炎

一、概述

重症肺炎通常指那些肺部炎症病变范围大，或有严重并发症的肺炎，如严重毒血症，并发心肌炎、脑炎、休克、呼吸衰竭、心力衰竭、肾功能不良、电解质和酸碱平衡紊乱等。

二、病因

1. 患者自身原因：患者机体本身的因素是最重要的。由于严重的基础疾病及免疫力低下，使机体的全身或局部防御功能受损，细胞和体液免疫功能障碍，呼吸治疗仪器和技术如气管插管和切开、机械通气和雾化疗法也增加了重症肺炎的发生率和治疗困难。

2. 细菌感染

（1）耐甲氧西林金葡菌（MRSA）：在国内，MRSA 一般占国内金葡菌感染的 20% 左右，但少数地区高达 50%~80%。金葡菌一旦出现耐甲氧西林即具有多重耐药性，对临床常用的抗生素也都耐药。

（2）绿脓杆菌：人们对医院内肺炎病原菌的调查表明，革兰阴性菌约占 60%，其中绿脓杆菌最多见，占阴性菌的 27.2%~56.8%，且耐药性十分严重。

（3）难治菌谱和混合感染：据国内资料，医院内病原菌感染以革兰阴性菌占多数，其次为绿脓杆菌、流感嗜血杆菌、肺炎克雷伯杆菌、大肠杆菌、其他假单胞菌，β 内酰胺酶阳性菌占 75% 以上。

（4）结核或非典型分枝杆菌感染：器官移植普遍开展，免疫抑制剂、激素的广泛应用，艾滋病的流行，以及对结核防治和监控的放松，近年来在全世界范围内结核病的发病率均呈回升趋势。

3. 真菌感染。

4. 巨细胞病毒、卡氏肺孢子虫。

三、临床表现

1. 重症肺炎的一般症状

初有发热、咳嗽、流涕等，然后迅速出现严重的中毒症状，如精神萎靡；面色苍白、灰暗；拒食；呕吐；腹胀。

2. 呼吸系统表现

咳嗽、气喘最为突出，可咳出白色黏痰（病毒性）、脓性痰（细菌性）甚至粉红色泡沫痰（肺水肿时）。体检可见呼吸表浅、频速、鼻煽、吸气三凹征、唇周及四肢末端发绀。听诊闻中、小水泡音或有喘鸣音。

3. 肺炎并呼吸衰竭表现

呼吸困难加重，呼吸浅快，重者转为浅慢，节律改变。三凹征明显或反而不明显，口唇发绀，烦躁或嗜睡、昏迷、惊厥，后期可出现脑水肿、脑疝表现。$PaCO_2 \geq 6.67kPa$（50mmHg）。

4. 心血管系统表现及心衰表现

重症肺炎往往出现循环系统受累，表现为脉搏微弱、心率加快、心音低钝呈奔马律、发绀加重、肺部啰音增多等。严重者可有肝脏肿大、静脉充盈、四肢水肿等心衰表现。出现休克和周围循环衰竭时可见面色苍白、皮肤灰暗湿冷，出现花斑、毛细血管充盈时间延长、血压下降、尿量减少，甚至可有 DIC 合并出现。

5. 神经系统症状

精神萎靡、嗜睡或烦躁、重者意识障碍、视神经乳头水肿、昏迷、惊厥、进而可出现脑疝，患儿因中枢性呼吸衰竭而死亡。并发中毒性脑病时可见高热、头痛、呕吐、烦躁或嗜睡、惊厥和昏迷。脑脊液压力明显增高而不伴其他变化。

6. 消化系统症状

食欲减退、呕吐、腹泻、腹胀，甚至中毒性肠麻痹。

7. 水、电解质及酸碱平衡紊乱

可有脱水或水钠潴留表现，常有代谢性酸中毒表现，严重者可同时有呼吸性酸中毒。

四、诊断

1. 主要标准

（1）需要有创机械通气。

（2）感染性休克需要血管收缩剂治疗。

2. 次要标准

（1）呼吸频率≥ 30 次 / 分。

（2）氧合指数（PaO_2/FiO_2）≤ 250。

（3）多肺叶浸润。

（4）意识障碍 / 定向障碍。

（5）氮质血症（BUN ≥ 20mg/dl）。

（6）血细胞减少（WBC < 4.0×10^9/L）。

（7）血小板减少（血小板< 10.0×10^9/L）。

（8）低体温（T < 36℃）。

（9）低血压，需要强力的液体复苏。

符合 1 项主要标准或 3 项次要标准以上者可诊断为重症肺炎，考虑收入 ICU 治疗。

五、鉴别诊断

1. 干酪样肺炎

由结核杆菌引起的大叶性肺炎，有以下特点：

（1）有结核中毒症状：发冷而不寒战，发热 38℃ ~39℃，很少达 40℃，午后重，盗汗，两颧骨处皮肤发红。

（2）咯血：为鲜血。表现为痰中带血或大口咯鲜血。白灰色痰，痰中有坏死物质。

（3）胸片：右上肺大叶肺炎伴多发小空洞，左上叶、右中叶或下叶也可发生。

（4）痰 PCR 阳性，血结核菌抗体阳性。

（5）抗结核治疗有效，按一般肺炎治疗无效。

2. 肺癌

原发性肺癌从支气管壁生长阻塞管腔引起肺不张和阻塞性肺炎，发冷，寒战，发热，胸痛，片状或大叶状阴影，酷似大叶肺炎。但是仍有以下特点：

（1）由于肺不张，患侧膈肌抬高，气管偏向患侧。

（2）抗生素应用后热退、症状减轻，但是仍咳嗽，甚至有咯血。

（3）胸片显示炎性阴影消退，出现团块，周边有毛刺。

（4）查痰可发现癌细胞。

3. 结核性胸膜炎

（1）发热，无寒战，午后明显，很少超过 39℃，夜间盗汗。

（2）胸腔液呈深黄色，非脓性，比重大于 0.020，蛋白增多，白细胞在几百至 1000，分类淋巴细胞占多数。肺炎的胸水中中性粒细胞居多，白细胞多超过 1000/ml。结核菌 PCR 阳性。

六、治疗

1. 病因治疗

肺炎的病因是微生物，其中细菌、支原体、病毒、真菌多见。要针对致病菌进行选用敏感抗生素治疗。

2. 并发症的治疗

（1）感染性休克

1）纠正休克：①补充血容量；②纠正酸中毒：5% 碳酸氢钠；③应用肾上腺皮质激素：氢化可的松 100mg 或甲基强的松龙 40mg+5% 葡萄糖盐水 200ml，2 次 / 天或每 8 小时一次；④血管活性药的应用：多巴胺 20~40mg+5% 葡萄糖 200ml，静脉点滴，缓慢持续点滴或应用多巴酚丁胺 250mg+5% 葡萄糖 250ml，静脉点滴。

如果四肢厥冷，为革兰阴性菌引起的感染，其内毒素引起周围循环衰竭，可以加用血管扩张药，如阿托品 1~2mg，或东莨菪碱 1.2mg，静脉注射，每 8 小时一次或每 6 小时一次。

2）注意保护心肾功能：并发充血性心力衰竭者应用毛花苷 C 或毒毛旋花子苷 K，维持血压达到基本正常水平；维持正常尿量，防止肾功能衰竭。

（2）并发心肌炎：应用能量合剂、维生素保护心肌。有脓胸者，及时排脓引流和胸腔内注射抗生素。

3. 支持治疗

补充液体每日 2000~3000ml，维持水、电解质平衡。给予高热量、高维生素、高蛋白的饮食。呼吸急促者应该吸氧。注意排痰，保持气道通畅。可用达先片 10mg，3 次 / 天，口服，化痰。加强护理，防止压疮。

第七节 急性肺损伤与急性呼吸窘迫综合征

一、概述

急性呼吸窘迫综合征（ARDS）是指肺内、外严重疾病导致以肺毛细血管弥漫性损伤、通透性增强为基础，以肺水肿、透明膜形成和肺不张为主要病理变化，以进行性呼吸窘迫和难治性低氧血症为临床特征，X 线呈现弥漫性肺泡浸润的急性呼吸衰竭综合征。ARDS 是急性肺损伤发展到后期的典型表现。该病起病急骤，发展迅猛，预后极差，死亡率高达 50% 以上。

二、病因

在许多情况下，创伤者可发生呼吸损害。多发性肋骨骨折、肺挫伤、肺破裂、血胸和气胸等造成胸廓及胸腔内的直接损伤是常见的原因。头部创伤后意识昏迷者，由于血液和胃内容物的误吸或神经源性反射性肺水肿，引起呼吸损害也不少见。近年来，对非胸廓的创伤者发生的急性呼吸衰竭，越来越被注意；如大量输血及输液过多，骨折后的脂肪栓塞，以及创伤后感染，都是造成呼吸窘迫综合征的熟知原因。

1. 休克

创伤者由于大量失血造成的低血容量，可致心输出量降低，同时也造成肺血流量减少。由于肺血容量的减少和源源不断地接受体循环而来的微型栓子，可堵塞肺血管床，致阻碍气体交换的进行。破坏的血细胞和组织分解产物引起的支气管和肺小血管收缩，可使毛细血管通透性增加，引起肺间质充血、水肿，使呼吸阻力加大。因而在持久性休克的基础上，加上其他因素，如大量输液、输血等，即可导致呼吸窘迫综合征。

2. 脂肪栓塞

是多发骨折后常见的并发症。大的脂肪滴可阻塞肺小动脉并使之扩张。小脂肪滴可弥散于很多微小血管，造成广泛性微循环栓塞。同时中性脂肪在脂酶的作用下，分解成游离脂肪酸，它造成的化学性炎性反应，可导致肺水肿和肺出血，临床上表现有低氧血症，是肺功能损害的一个重要指标。

3. 输液过多

在严重创伤者中，由于应激反应，水和盐潴留的反应时间较为持久，常超过 72 小时。因此，伤后大量输液可使几升水潴留在体内，扩大了细胞外液量。同时大量电解质溶液还可稀释血浆蛋白，降低血浆的胶体渗透压，促使肺水肿加重。此外，如果肺脏本身又直接受到各种不同原因的损害，如挫伤、误吸、休克或脓毒症等，则较正常肺脏更易潴留水分。因此，即使是轻微的输液过量，也易造成肺水肿。所以，输液过量在发生急性呼吸窘迫综合征的诸多因素中，是占有相当重要的地位。

4. 严重感染

化脓性感染可使细菌毒素或细胞破溃产物进入肺循环。在内毒素作用下，体内释放出血管活性物质，如 5- 羟色胺、组胺乙酰胆碱、儿茶酚胺等，能使毛细血管通透性增加。感染还可以转移至肺部，从而并发肺功能衰竭。在休克、多发性创伤和大量输液等因素，则容易使患者发生脓毒症。

5. 颅脑创伤

严重颅脑创伤常并发肺水肿。这是因为脑创伤可以激发强烈的交感神经冲动，导致显著的末梢血管收缩，随即迅速发生急性心力衰竭和肺水肿。若预先应用 α 肾上腺素能阻滞药，可防止此种损害。最近发现创伤后肺水肿的积液内蛋白质含量很高，故除高压性水肿外，还可能有通透性水肿因素的存在。

6. 误吸

其作为引起呼吸窘迫综合征的原因之一，近来受到重视。误吸大量的酸性胃内容物是非常严重的情况，小量 pH 低于 2.5 的酸性分泌物，也能造成严重后果，引起化学性肺炎和肺部感染，从而导致呼吸衰竭。

7. 氧中毒

呼吸衰竭时，常用高浓度氧治疗，但长期使用反而造成肺损害。决定氧中毒的主要因素是吸入氧的压力和吸氧时间，吸入氧压力愈大，时间愈长，氧对机体的可能损害就愈大。肺氧中毒时，支气管的纤毛运动可受到明显抑制。100% 氧吸入 6 小时，即可产生无症状的急性支气管炎。Sevitt 通过大量尸检所见，认为透明膜和增生性肺炎为人肺氧中毒的特征。其主要的病理生理改变是通气 – 灌流比例失调，大量血液流过肺的水肿、不张、突变和纤维变的区域，致使肺内生理分流显著增多，形成静脉血掺杂增加，于是产生持续性的低氧血症。晚期则有气体弥散障碍，二氧化碳排出受阻，此时即使吸入高浓度氧，并不能提高动脉氧分压，只能加重对肺的毒性损害，实验中可见动物常死于严重缺氧性心跳停搏。

ARDS 的病因各异，但是病理生理和临床过程基本上并不依赖于特定病因，共同基础是肺泡－毛细血管的急性损伤。肺损伤可以是直接的，如胃酸或毒气的吸入等导致内皮或肺泡细胞物理化学性损伤。而更多见的则是间接性肺损伤。虽然肺损伤的机制迄今未完全阐明，但已经确认它是系统性炎症反应综合征的一部分。在肺泡毛细血管水平由细胞和体液介导的急性炎症反应，涉及两个主要过程即炎症细胞的迁移与聚集，以及炎症介质的释放，它们相辅相成，作用于肺泡毛细血管膜的特定成分，从而导致通透性增高。

三、临床表现

1. ALI/ARDS 多于原发病起病后 5 天内发生，半数发生于 24 小时内。

2. 症状

（1）呼吸增快和窘迫：呼吸困难、发绀、呼吸频数（＞28 次 / 分）是最早最客观的表现。其呼吸困难特点是呼吸深快、费力，患者常感到呼吸窘迫，不能用常用的吸氧疗法改善，亦不能用其他原发心肺疾病（如气胸、肺气肿、肺不张、肺炎、心力衰竭）解释。

（2）咳嗽、咳痰：可出现不同程度的咳嗽；咳出血水样痰是急性呼吸窘迫综合征（ARDS）的典型症状之一。

（3）烦躁、神志恍惚或神志淡漠。

（4）寒战、发热：易误诊为原发病。

3. 体征

（1）发绀：是 ALI/ARDS 的重要的体征。

（2）肺部体征：早期体征较少，中晚期双肺闻及湿啰音。

（3）吸气时肋间隙和锁骨下窝可下陷。

四、诊断

1. 有 ALI/ARDS 的高危因素。

2. 急性起病、呼吸频数和 / 或呼吸窘迫。

3. 低氧血症：ALI 时动脉血氧分压（PaO_2）/ 吸入氧分数值（FiO_2）≤ 300；ARDS 时 PaO_2/FiO_2 ≤ 200。

4. 胸部 X 线检查显示两肺浸润阴影。

5. PAWP ≤ 18mmHg，或临床上能除外心源性肺水肿。

同时符合以上 5 项条件者，可以诊断 ALI 或 ARDS。

五、鉴别诊断

1. 慢性肺疾患

可有呼吸困难、呼吸增速、发绀、低氧血症，但病史长，病情进展缓慢，低氧血症可被常规吸氧纠正，且常伴有 $PaCO_2$ 增高。

2. 左心衰致心源性肺水肿

与 ARDS 的非心源性肺水肿有类似之处，如呼吸困难、呼吸增速、发绀等。但左心衰竭起病急，不能平卧，咯血性泡沫痰，有心脏病病史，体征或心电图等异常。胸片可见典型心源性肺水肿的改变（表 15–1）。

表 15–1　ARDS 与心源性肺水肿的鉴别

临床特点	ARDS	心源性肺水肿
病理生理	肺泡——毛细血管膜通透性	肺毛细血管静水压
起病	多缓和	较急
病史	感染、创伤、休克	心血管疾病
痰液性状	非泡沫性血性痰	粉红色泡沫痰
肺部听诊	早期无啰音，后期为散在啰音	湿啰音多集中分布于双下肺
心脏大小	正常	往往增大
浸润影分布	斑片状，周边多见	肺门周围多见

六、治疗

1. 治疗目标

改善肺氧合功能，纠正缺氧，生命支持，保护器官功能，防治并发症和基础疾病的治疗。

2. 治疗原则

（1）及时去除病因，控制原发疾病。

（2）纠正缺氧。

（3）容量管理。

（4）预防、治疗并发症。

3. 治疗措施

（1）积极治疗原发病，防止发生 ARDS。

（2）氧疗。

（3）机械通气治疗：①呼气末正压通气（PEEP）改善 ARDS 的呼吸功能，主要通过其吸气末正压使陷闭的支气管和闭合的肺泡张开，提高功能残气（FRC）；② PEEP 为 0.49kPa（5cmH_2O）时，FRC 可增加 500ml。通气陷闭的肺泡复张，肺内静动脉血分流降低，通气 / 血流比例和弥散功能亦得到改善，并对肺血管外水肿产生有利影响，提高肺顺应性，降低呼吸功。

（4）维持适量的血容量。

（5）糖皮质激素的应用。

（6）纠正酸碱失衡和电解质紊乱。

（7）预防感染。

（8）营养支持。

第八节　肺栓塞

一、概述

肺栓塞是以各种栓子阻塞肺动脉系统为其发病原因的一组疾病或临床综合征的总称，包括肺血栓栓塞征、脂肪栓塞综合征、羊水栓塞、空气栓塞等。栓子常来源于体循环静脉系统或心脏产生的血栓。老年人长期卧床，手术后卧床，产后和创伤之后易形成静脉血栓和栓子脱落导致肺梗死。本病属重危症，常可发生猝死，本病并非少见，临床易误、漏诊，常从尸检中证实。

二、病因

血栓形成的三个因素，即血流停滞、血液高凝性和血管内皮损伤。目前认为，在静脉血栓形成中内皮损伤起着重要的初始和持续作用。静脉内皮损伤可因机械性创伤，长期缺氧及免疫复合物沉着等引起，使胶原组织暴露，刺激血小板附着和集聚，激活血凝反应链。血液停滞能激活凝血机制，触发血栓形成。血液的高凝状态也是血栓形成的重要机制之一。

三、临床表现

肺栓塞的临床表现多种多样。所见主要决定于血管堵塞的多少，发生速度和心肺的基础状态，轻者 2~3 个肺段，可无任何症状；重者 15~16 个肺段，可发生休克或猝死。但基本有四个临床症候群：

1. 急性肺心病

突然呼吸困难，濒死感、发绀、右心衰竭、低血压、肢端湿冷，见于突然栓塞两个肺叶以上的患者。

2. 肺梗死

突然呼吸困难，胸痛、咯血及胸膜摩擦音或胸腔积液。

3. “不能解释的呼吸困难”

栓塞面积相对较小，是提示无效腔增加的唯一症状。

4. 慢性反复性肺血栓栓塞

起病缓慢，发现较晚，主要表现为重症肺动脉高压和右心功能不全，是临床进行性的一个类型。另外也有少见的矛盾性栓塞和非血栓性肺栓塞，前者多系与肺栓塞同时存在的脑卒中，由肺动脉高压卵圆孔开放，静脉栓子达到体循环系统引起；后者可能是由长骨骨折引起的脂肪栓塞综合征或与中心静脉导管有关的空气栓塞。

四、诊断

肺栓塞的临床症状和体征均是非特异性的。大部分肺栓塞患者生前未能得到正确诊断，根据国内外尸检报道，这一数字高达67%~79%。误、漏诊的主要原因是医师对该病的认识不足和/或诊断技术应用不当。因此，提高肺栓塞的诊断意识和掌握肺栓塞诊断技术是减少误诊、漏诊的关键。肺栓塞的诊断应是综合性的，包括病史询问、体征和实验室检查等。现介绍近年在诊断方法方面的进展：

1. 血浆D-二聚体测定

血浆D-二聚体是交联纤维蛋白特异的降解产物，免疫聚合链反应测定D-二聚体是最有希望的肺栓塞筛选方法。血浆D-二聚体含量异常增高对诊断肺栓塞的敏感性在90%以上，但在一些其他疾病，如外伤、手术和心脑血管病时也增多，故诊断价值有限。$<500\mu g/L$强烈提示无急性肺栓塞，有排除诊断的价值。

2. 血气检查

肺血管床堵塞，15%~20%即可出现低氧血症，发生率约70%，PaO_2可完全正常；93%有低碳酸血症；86%~95% PaO_2增大。后两者正常可能是诊断肺栓塞的反指针。

3. 心电图

对肺栓塞的心电图改变要做动态观察。最常见的改变是窦性心动过速，T波倒置和ST段下降。比较有意义的改变是$S_I Q_{III} T_{III}$型，即Ⅰ导联S波变深（$>15mm$），Ⅲ导联出现深的 Q 波和 T 波倒置；T V_1~V_4 倒置，出现类似“冠状 T”改变，Ⅱ、Ⅲ、aVF 导联也可发生 ST 段、T 波改变；QRS 电轴多数右偏，少数也可左偏（≤ 30°），或出现 $S_I S_{II} S_{III}$ 征和顺时针转位；完全性或不完全性右束支传导阻滞、右室肥厚、低电压、假性心肌梗死图形和肺型 P 波等：也可发生心律失常。

4. 放射线检查

（1）胸部平片：常见的 X 线征象有区域性肺血管纹理稀疏、纤细，部分或一侧肺野透过度增强。至于肺浸润或肺梗死阴影及肺不张影并不多见；膈上外周楔形密影（Hampton 驼峰）提示肺梗死。患侧膈肌抬高；也可出现纵隔和气管向患侧移位；奇静脉和上腔静脉影增宽，胸腔积液；典型的改变是右下肺动脉呈香肠样和威斯特麦克（Westermark）征。慢性肺血栓栓塞患者可见肺动脉段凸出，主肺动脉扩张，右肺下动脉横径增宽（＞ 15mm），其程度与肺动脉高压有一定相关；中心肺动脉扩张与外围纤细形成鲜明的对照征象比较少见，右心室常扩大。

（2）肺动脉造影：仍是诊断肺栓塞的“金标准”，因其有一定的致残率和死亡率，故应慎重。有价值的征象是：①肺动脉内充盈缺损；②肺动脉分支完全阻塞（截断现象）；③肺野内无血流灌注；④肺动脉分支充盈和排空延迟。

（3）螺旋 CT 和电子束 CT 检查：肺栓塞的直接征象有：半月形或环形充盈缺损、完全梗阻、轨道征等；间接征象有：主肺动脉及左右肺动脉扩张、血管断面细小或缺支、马赛克征、肺梗死灶、胸膜改变等。与传统肺动脉造影比较，增强 CT 对肺栓塞诊断的平均敏感性为 90%，平均特异性为 92%。

（4）超声心动图检查：经胸与经食管二维超声心动图检查能间接或直接提示肺栓塞的存在，是有价值的检查方法。①间接征象：肺动脉压增高及其引起的右心阻力负荷增加表现；②直接征象：右心血栓可有两种类型：活动、蛇样运动的组织和不活动、无蒂及致密的组织。

（5）放射性核素肺扫描：多方位的肺灌注扫描是检查肺栓塞简单而安全的无创性方法，已广泛应用于临床。单纯肺灌注扫描对诊断肺栓塞已相当敏感，如扫描结果正常，一般可排除明显的肺栓塞。然而，肺灌注扫描的特异性也有一定限度，为提高肺灌注扫描解释的可靠性，必须密切结合临床，对缺损的意义作出全面的判定。

（6）深静脉检查：肺动脉栓塞的栓子绝大多数来自下肢深静脉，因此静脉血栓形成的发现虽不能直接诊断肺栓塞，但却能给予很大的提示。下肢静脉血栓形成的物理检查近半数正常，因此常需借助其他检查方法加以证实，常用的方法有以下 4 种：①传统静脉造影；②放射性核素静脉造影；③血管超声多普勒检查；④肢体阻抗容积波图。

五、鉴别诊断

需与肺栓塞鉴别的疾病很多，主要有急性心肌梗死、冠状动脉供血不足、肺炎、胸膜炎、肺不张、哮喘、夹层动脉瘤、原发性肺动脉高压和癔症等。

鉴别诊断的思维如下：①症状和体征的特点；②伴随的症状和体征；③相关病史的提示；④有关实验室检查的结果。以呼吸困难为例，肺栓塞的呼吸困难是突然发生的，往往伴有胸痛、咯血、休克或晕厥。如果病史中提示一些危险因素如骨折或长期制动，实验室检查发现下肢静脉血栓，影像学显示肺动脉高压症或右室扩大，甚至发现肺动脉阻塞征，即不难与其他疾病鉴别。

六、治疗

肺栓塞治疗有三方面的目的：①防止新的血栓形成；②防止造成栓塞的栓子进一步增大；③减少和防止因肺栓塞血管闭塞或心肺功能衰竭造成的病变长期存在。对于急性肺栓塞患者，首要治疗目的在于通过清除和溶解肺血管床内的血栓栓子，减轻血流动力学状态改变的病理变化。

（一）药物治疗

1. 抗凝治疗

肺栓塞患者的传统治疗方法是予以肝素进行抗凝治疗。近年来，低分子量肝素的出现在静脉血栓临床治疗方面开辟了一个新的领域。低分子量肝素的主要优点是具有更好的生物活性以及较长的半衰期，使其在通过皮下途径预防血栓形成方面的作用更好。单独采用抗凝治疗时，内源性纤维溶解过程被启动，使肺动脉内血栓溶解。

然而，内源性纤维溶解系统可因纤维蛋白溶解酶原激活剂抑制因子的增加或由于抗血小板因子Ⅲ、C 蛋白以及 S 蛋白的缺乏而受损，故血栓溶解程度有限。抗凝治疗应与溶栓疗法联合应用，以取得好的治疗效果。

2. 溶栓治疗

溶栓药物可以同时清除在深静脉和肺循环中的血凝块。肝素对于出血停止后已经形成的血凝块没有作用，而溶栓药物则可以在血凝块变成完全成熟之前将其溶解。但溶栓药物并不能防止新的血栓再次堆积，因此在进行溶栓治疗的同时应采用全剂量肝素给予抗凝治疗。溶栓治疗药物剂量可为固定剂量（链激酶与重组型组织纤维蛋白酶原激活剂）或由体质量决定（尿激酶）。肺栓塞的溶栓治疗与急性心梗的治疗不同，可以在发病 14 天内安全地进行。发病时间较长的患者对于治疗的反应与发病后即刻接受药物治疗者同样好。美国食品药物管理局（FDA）推荐3种溶栓治疗方案：①链激酶：250000U于30分钟内团块状注入，随后以100000U/h滴注24小时；②尿激酶：4400U/kg，10分钟内团块状注入，随后以4400U/kg持续滴注18~24小时；③重组型组织纤维蛋白酶原激活剂（rtPA，1990）：100mg，在2小时内静脉滴注。3种溶栓药物均可导致血栓溶解，但据报道链激酶疗效稍差，出血性合并症较其他两药为多。尿激酶与rtPA是目前临床上应用最多的溶栓药物。关于给药途径是否可带来治疗效果上的差别，有报道认为通过周围静脉给药与通过肺动脉导管给药无明显差别，但另外一些研究认为，通过肺动脉导管局部给药可以得到更好的疗效。对于动脉循环血栓溶解的实验研究发现，在血栓内部进行溶栓治疗药物灌注似乎是最为有效的方法，不仅可使血栓内药物中浓度增高，而且全身副作用最小。同样，肺内注药可减少药物进入侧支循环所造成的损失，因此可以减少整体剂量。所有这些可以使得血栓迅速溶解，症状减轻，出血性并发症降低，同时可以节约治疗费用。

3. 抗凝治疗与溶栓治疗的适应证

（1）抗凝治疗：一旦临床高度怀疑肺栓塞，应马上对患者给予肝素治疗，而不应一味等待更明确的诊断。如不给予抗凝治疗，急性血栓栓塞后数分钟甚或数秒内，血栓栓子将会发生显著的增殖。在48小时内给予抗凝治疗，可使急性肺栓塞复发的危险性得到显著降低。

（2）溶栓治疗：1980年，国际卫生协会（NIH）推荐在下列情况下对肺栓塞进行溶栓治疗：①肺叶或多个肺段的血流受阻；②出现血流动力学改变时，无需考虑肺栓塞的解剖范围。目前，多数学者的看法是，对于所有确诊为肺栓塞的患者，即使患者初始临床状况处于稳定状态，都应该考虑给予溶栓治疗。溶栓治疗可以被认为是临床高度怀疑肺栓塞患者的最有效的治疗方法。对疑诊为严重的肺栓塞的患者，在患者接近垂死状态时，临床医生应该毫不迟疑地给予溶栓治疗。

（二）介入治疗

1. 经导管置入下腔静脉滤器

若肺栓塞或深静脉血栓栓塞患者因存在禁忌证而不能接受抗凝治疗，可以通过导管向下腔静脉内置入过滤装置，以期在大的血栓进入肺循环前将其捕获。

2. 其他介入治疗方法

曾有文献报道通过经皮经血管成形导管进行经皮经静脉血栓切除术和利用溶栓导丝进行经导管机械溶栓成功。Inoue等报道，经导管血栓抽吸术与机械溶栓的成功率分别为25%和100%。Isoda等对1例急性严重肺栓塞患者，采用经皮腔内成形球囊导管进行机械溶栓获得成功。这些经验表明，介入疗法在肺栓塞的治疗中很有前途，可在药物溶栓治疗失败或存在溶栓治疗禁忌证的情况下选择应用。通过导管进行机械溶栓时，近端大血栓被溶解而消散，使肺部血流灌注量明显提高。在此过程中，小的血栓碎块虽将进入周围肺动脉，有可能引起远端微小肺动脉栓塞，但周围肺血管的体积远较血栓的体积为大，这种微小栓塞并不引起严重后果，而且血栓消散后血管畅通，右心功能得到改善，患者从中得到的益处远胜于微小栓塞可能带来的损失。

3. 外科手术治疗

当确诊为肺栓塞的患者处在不稳定状态下，应立即进行溶栓治疗或急诊外科血栓切除术以清除血栓。在这种情况下，进行治疗的益处远大于相对禁忌证所可能带来的危险。慢性栓塞性肺动脉高压的肺动脉血栓内膜切除术近年来也开展较多。

（1）急诊血栓切除术：封闭式心肺复苏不能使血液通过闭塞的肺循环，因此，肺栓塞引起心脏功能异常是立即进行开胸术的确切指征。按摩肺动脉可清除近端血栓，并且有可能部分减轻右心室流出道的急性梗阻。如果患者存活，就应该进行血栓外科切除术。由于这一手术死亡率很高，故应作为有溶栓治疗绝对禁忌证或患者情况不允许进行溶栓治疗时的最后选择。

（2）建立心肺旁路通道：该方法对于肺栓塞造成的心肺功能衰竭，建立股静脉－股动脉心肺旁路通道是一种很好的方法，因为它可以提供灌注和气体交换，使患者能够等待更进一步的治疗。由于在建立侧支通道时造成的股静脉和动脉导管孔洞，在成功地溶解了血凝块之后，应将患者置于密切监视下，直到全身溶栓效果终止。

（3）慢性栓塞性肺动脉高压行肺动脉血栓内膜切除术：慢性栓塞性肺动脉高压的发病率尚不清楚，过去认为是一种少见的疾病，目前认为比预料的为多，占肺栓塞的1%~5%。慢性栓塞性肺动脉高压可来自急性肺栓塞的后果，更多来自反复的肺栓塞。肺动脉血栓内膜切除术的开展及该手术的死亡率降低，极大地改变了慢性栓塞性肺动脉高压患者的预后，选择手术患者的主要标准是：①静息肺血管阻力至少＞300dyn/(sec·cm)，5或者4个Wood单位；②肺动脉造影和/或血管镜检查确定外科手术可以达到的血栓，如主肺、肺叶和肺段动脉血栓。在此以远的血栓不能做动脉内膜切除术；③无合并严重肝脏疾病、肾脏病、冠心病、血液病、明显的间质性肺疾病或脑血管病，以减少围手术期的死亡率。术前数日需常规安装Greenfield滤器，除非明确除外血栓来自下肢和盆腔的患者。通常需做下肢静脉造影，选择从何侧股静脉途径放置滤器，以避免血栓脱落。

第九节　张力性气胸

一、概述

气管、支气管或肺损伤处形成单向活瓣，与胸膜腔相交通，吸气时活瓣开放，空气进入胸膜腔，呼气时活瓣关闭，空气不能从胸膜腔排出，因此随着呼吸、伤侧胸膜腔内压力不断增高，以致超过大气压，形成张力性气胸，又称高压性气胸。

二、发病机制

由于气体持续进入胸膜腔而不能排出，使胸膜腔内压力持续升高，造成以下改变：①患侧肺脏被完全压缩萎陷，从而完全丧失通气和换气功能；②纵隔持续向健侧移位，纵隔移位使与心脏连接的大血管发生扭曲，影响血液向心流动；③健侧肺脏部分被压迫，影响健侧肺的通气和换气功能。

当胸膜腔内压增高到一定程度，气体通过壁层胸膜或纵隔胸膜进入纵隔或胸壁软组织，产生纵隔气肿或患侧胸部、头、面、颈部的皮下气肿。

三、临床表现

1. 症状

（1）呼吸困难：气胸发作时患者均有呼吸困难，其严重程度与发作的过程、气胸的类型、肺被压缩的程度和原有的肺功能状态有关。

（2）胸痛：常在发生气胸当时突然出现尖锐性刺痛和刀割痛，与肺大疱突然破裂和肺被压缩的程度无关，可能与胸膜腔内压力增高、壁层胸膜受牵张有关。疼痛部位不肯定，可局限在胸部，亦可向肩、背、上腹部放射。明显纵隔气肿存在时，可出现持续的胸骨后疼痛。疼痛是气胸患者最常见的主诉，而且在轻度气胸时，可能是唯一症状。

（3）其他症状：发绀、烦躁、意识障碍、大汗淋漓、休克等。气管移向健侧，颈静脉怒张，多有皮下气肿。

2. 体征

（1）胸部体征：患侧胸廓隆起，呼吸运动减弱，肋间隙增宽，叩诊呈鼓音，听诊患侧呼吸音弱或消失。张力性气胸合并皮下气肿时，可在前胸壁、头面部触及捻发感。

（2）气管向健侧移位。

四、辅助检查

1. X 线表现

胸片是诊断气胸最可靠的方法，可显示肺萎陷的程度、肺部情况、有无胸膜粘连、胸腔积液及纵隔移位等。胸片上显示无肺纹理的均匀透亮区的胸膜腔积气带，其内侧为与胸壁平行的弧形线状肺边缘。大量气胸时，患侧肺被压缩，聚集在肺门区呈球形阴影。在血气胸存在时，可见液气平面；患侧膈肌明显下移，气管、心脏向健侧移位；合并纵隔气肿时，可见纵隔和皮下积气影。

2. 胸部 CT 扫描

能清晰显示胸腔积气的范围和积气量、肺被压缩的程度，在有些患者可以见到肺尖部肺大疱的存在，同时胸部 CT 还能显示胸腔积液的多少。尤其是对含极少量气体的气胸和主要位于前中胸膜腔的局限性气胸，在 X 线胸片上容易漏诊，而 CT 则无影像重叠的弱点，能明确诊断。

五、处理要点

张力性气胸是能迅速致死的危重急症，入院前或院内急救需迅速使用粗针头（18 号针头）立即抽气减压（即从锁骨中线第 2 肋间隙刺入胸膜腔），可见有高压气向外冲出。并外接单向活瓣装置；进一步处理应安置胸腔闭式引流，并应用抗生素预防感染。闭式引流装置可连接负压引流瓶，以加快气体排出，促进肺膨胀。

紧急情况下可在针柄处外接剪有小口的塑料袋、气球或避孕套等，使胸腔内高压气体易于排出，并防止外界空气进入胸腔。

待漏气停止 24 小时后，X 线复查证实肺已膨胀，方能拔除引流管。若胸腔引流管不断有气排出，肺难以膨胀时，往往提示肺、支气管有较大裂口，不能自行愈合，应及早做开胸探查术或电视胸腔镜手术，进行手术修补治疗。

第十节　呼吸道传染性疾病

一、概述

呼吸道传染性疾病是指病原体从人体的鼻腔、咽喉、气管和支气管等呼吸道感染侵入而引起的有传染性的疾病。

二、病因

常见有流行性感冒、麻疹、水痘、风疹、流脑、流行性腮腺炎、肺结核等。

三、临床表现

不同的呼吸道传染病有不同的临床表现。

1. 流感

一般表现为发病急，有发热、乏力、头痛及全身酸痛等明显的全身中毒症状，咳嗽、流涕等呼吸道症状轻。

2. 麻疹

症状有发热、咳嗽、流涕、眼结膜充血，口腔黏膜有麻疹黏膜斑及皮肤出现斑丘疹。

3. 水痘

全身症状轻微，皮肤黏膜分批出现迅速发展的斑疹、丘疹、疱疹与痂皮。

4. 风疹

临床特点为低热、皮疹，以及耳后、枕部淋巴结肿大，全身症状轻。

5. 流脑

主要表现为突发高热、剧烈头痛、频繁呕吐、皮肤黏膜瘀斑、烦躁不安，可出现颈项强直、神志障碍及抽搐等。

6. 流行性腮腺炎

以腮腺急性肿胀、疼痛并伴有发热和全身不适为特征。

7. 肺结核

是一种慢性传染病，主要表现为发热、盗汗、全身不适及咳嗽、咳痰、咯血、胸痛、呼吸困难等。

四、诊断

应当结合患者的流行病学线索和临床症状综合考虑。

1. 流行病学线索

①最近到过呼吸道传染病高发或流行地区旅行；②最近有职业暴露，例如接触具有禽流感症状的动物；③最近与其他呼吸道传染病患者有接触。

2. 临床症状

①患者出现或者死于无原因的急性呼吸系统发热疾病，如发热超过 38℃，伴有咳嗽、气促，或伴有其他不可解释的严重症状，如脑病或腹泻；②同时在已知或怀疑的潜伏期内，符合上述提及的可能引起关注的急性呼吸道疾病的暴露史。

五、处理

1. 应该及时报告所在地的疾病控制部门。

2. 将疑似病例或确诊病例单独隔离，与其他患者分开。

3. 确保所有医务人员在为患者提供医疗服务时获得个人防护装置，并正确使用。

（田首元　张世栋）

第十六章　脑血管疾病

脑血管疾病（cerebrovascular disease，CVD）是由于各种脑血管病变所引起的脑组织病变，是神经系统的常见病与多发病。急性发病并迅速出现脑功能障碍的脑血管疾病，也称脑卒中（stroke），多表现为突然发生的脑部受损征象，如意识障碍、局灶症状及体征。包括脑出血、脑梗死和蛛网膜下隙出血等一组临床综合征。脑卒中的症状与体征呈局灶性，与受累脑血管的血供区域一致；当出现弥漫性的脑血管功能障碍时，如心搏骤停引起的全脑缺血，则不属于脑卒中的范畴。

一、脑血液供应及循环特点

脑的血液供应是由颈动脉与椎基底动脉两个系统完成。脑动脉在脑实质中反复分支至毛细血管，然后汇集成静脉。脑的深、浅静脉先回流至硬脑膜窦，再经颈内静脉等回心。脑血管的最大特点是颅内动脉与静脉不伴行（图 16–1）。

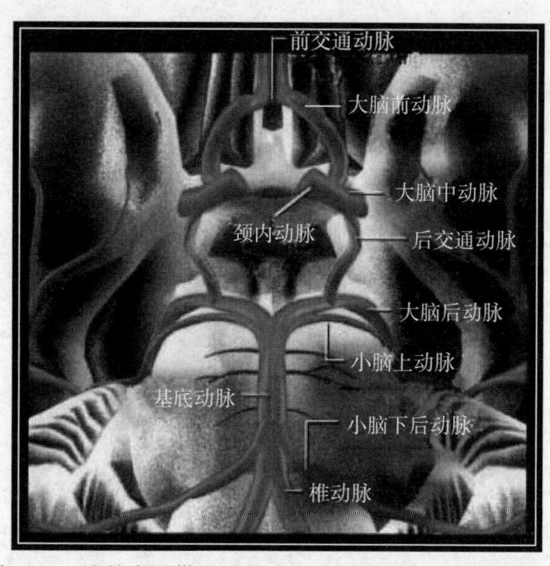

图 16–1　脑的主要供血系统：颈内动脉与椎基底动脉系统

1. 脑的动脉系统

（1）颈内动脉系统（又称前循环）：起自颈总动脉，在甲状软骨上缘或平第四颈椎水平分成颈内动脉和颈外动脉。颈内动脉沿咽侧壁上升至颅底，经颈静脉管至颅腔，通过海绵窦进入蛛网膜下隙。颈内动脉的主要分支有眼动脉（主要供应眼部血液）、脉络膜前动脉（主要供应苍白球大部和内囊后肢、大脑脚、海马结构、视束和外侧膝状体等处）、后交通动脉（沟通颈内静脉和椎－基底动脉两大血流系统的主要动脉）、大脑前动脉和大脑中动脉。颈内动脉系统主要供应眼部和大脑半球前 3/5 部分的血液，故又称前循环。

（2）椎－基底动脉系统（又称后循环）：由椎动脉和基底动脉及其分支构成。两侧椎动脉均由锁骨下动脉根部上后方发出，向上经第 6 颈椎至环椎横突孔，由枕骨大孔入颅，在脑桥下缘合成基底动脉。椎动脉的分支包括脊髓后动脉、脊髓前动脉、延髓动脉、小脑后下动脉；基底动脉分支包括小脑前下动脉、脑桥支、内听动脉、小脑上动脉与大脑后动脉等。椎－基底动脉系统主要供应大脑半球后 2/5 及脑干和小脑的血液，故又称后循环。

（3）脑底动脉环（Willis 环）：位于脑底面下方、蝶鞍上方、下视丘及第三脑室下方，灰结节、垂体柄和乳头体周围，由前交通动脉、两侧大脑前动脉始段、两侧颈内动脉末段、两侧后交通动脉和两侧大脑前动脉始段、两侧颈内动脉末段、两侧后交通动脉和两侧大脑后动脉始段吻合而成（图 16-2）。该环对颈内动脉与椎基底动脉系统之间，特别是两侧大脑半球的血液供应有重要的调节与代偿作用。

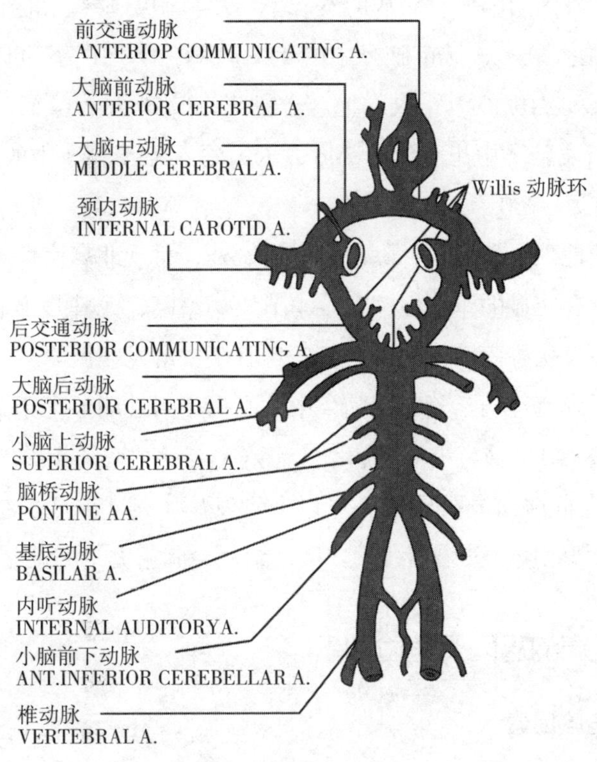

图 16-2　脑的主要供血系统：Willis 环

2. 脑的静脉系统

脑的静脉包括大脑浅静脉与大脑深静脉。大脑浅静脉可分为3组：大脑上静脉、大脑中静脉和大脑下静脉，它们收集脑浅层的静脉血液后流入上矢状窦、海绵窦及横窦。重要的大脑深静脉有大脑内静脉、基底静脉和大脑大静脉（Galen静脉），主要收集深部脑实质、脑室脉络丛及间脑的静脉血液。大脑大静脉主要接受大脑深静脉主干的血流，注入直窦。人的硬脑膜窦可分为后上群与前下群，后上群包括上矢状窦、下矢状窦、左右横窦、左右乙状窦、直窦、窦汇及枕窦等；前下群包括海绵窦；海绵间窦；左右岩上、岩下窦；左右蝶顶窦及基底窦等。脑静脉的回流，主要汇集至硬脑膜窦，再经颈内静脉回流至心脏。

二、脑血管疾病的流行病学

脑血管疾病的发病率、死亡率及致残率均高，它与心脏病、恶性肿瘤均称为人类的三大致死病因。在对脑血管病进行有效治疗的同时，积极开展针对脑血管危险因素的预防更加重要。

脑血管病的流行病学研究是调查疾病的分布状况、相关病因及提出降低人群发病率的对策。近年来我国的流行病学资料显示，脑血管疾病在人口死因顺序中居1、2位。与西方发达国家相比，我国的脑血管疾病的发病率与死亡率明显高于心血管疾病。我国六城市6.32万流行病学调查显示，城市脑卒中的年发病率、年死亡率和时间点患病率分别为219/10万、116/10万和719/10万；农村地区分别为185/10万、142/10万和394/10万。据此估算，全国每年新发脑卒中患者约为200万人；每年死于脑卒中的患者约为150万人；存活的患者人数600万~700万。

我国脑血管病的地理分布表明，除西藏自治区外，呈现北高南低、东高西低的发病趋势。脑卒中的发病具有明显的季节性，寒冷季节发病率高，尤其是出血性卒中的季节性更为明显。关于脑卒中发病昼夜节律的研究，发现脑卒中的发病高峰时间是上午与中午邻近的一段时间。根据国内流行病学资料，脑卒中的发病率男性明显高于女性，男性与女性发病率比值为（1.3~1.7）: 1。脑卒中的发病率、患病率与死亡率随年龄增加，45岁后均呈明显增加，65岁以上人群增加最明显，75岁以上者发病率是45~54岁组的5~8倍。存活者中50%~70%患者遗留瘫痪、失语等严重残疾，给社会和家庭带来沉重负担。

三、脑血管疾病的病因及危险因素

1. 脑血管病的危险因素

与脑血管病发生有密切因果关系的因素称为危险因素，其可以是一种疾病或生理状态，如高血压、糖尿病、高脂血症、心脏病、高半胱氨酸血症、高龄等；也可以是一种生活方式或环境因素，如：吸烟、酗酒、肥胖、抑郁、地理、气候等。

脑血管疾病的危险因素大致可分为两类：可干预与不可干预。

（1）可干预的危险因素：是指可以控制或治疗的危险因素。包括：

1）高血压：是公认的脑血管病最重要的独立危险因素。无论收缩压或 / 和舒张压增高均与脑血管疾病的发病风险呈正相关，并呈线性关系。约 60% 的脑血管病患者是由高血压病所致，长期高血压引起小动脉透明样变、微梗死或微动脉瘤形成，脑卒中的危险性是正常人的 3~6 倍。

2）糖尿病：是缺血性脑卒中独立的危险因素，糖尿病患者发生缺血性脑血管疾病的危险性是普通人群的 2~3 倍。一项流行病学调查发现，糖尿病组缺血性卒中患病率是非糖尿病组的 3.6 倍，但出血性卒中患病率与对照组无显著差异，此外高血糖可加重卒中后的脑损害。血糖过高可引起糖化血红蛋白升高，后者的氧亲和力很强，使组织供氧减少。

3）心脏病：各种心脏病，如心房纤颤、感染性心内膜炎、心瓣膜病、急性心肌梗死均可引起脑血管疾病。心脏病是脑卒中肯定的危险因素，约 75% 的缺血性卒中患者伴有心脏病。此外，心导管和血管内治疗导致脑卒中的风险分别为 0.2% 和 0.3%，围心脏手术期脑卒中的发病率为 1%，心脏起搏器和射频消融等也可引起脑栓塞等并发症。

4）短暂脑缺血发作（TIA）：其既是一种脑血管疾病，也是一种危险因素。30% 的脑梗死患者在发病前曾有过 TIA 的病史，或 33% 的 TIA 患者迟早要发展或再发生完全性卒中。TIA 发作越频繁，发生脑卒中的风险愈大。

5）脂代谢紊乱：可增加血液黏稠度，加速脑动脉硬化进程，是高血压与冠心病的重要危险因素，也是脑血管病的重要危险因素。

6）颈动脉狭窄：是缺血性脑血管病的潜在性危险因素，当狭窄程度加重或发生血流动力学改变时，则发生缺血性脑血管病。

7）脑血管病史：曾患过脑血管病者的复发率明显升高。

8）吸烟：可以增加缺血性脑卒中风险约为 2 倍，并与吸烟量呈正相关。吸烟可使血液黏稠度、血细胞比容增加，尼古丁刺激交感神经可使血管收缩，血压升高。戒烟后 2 年，卒中的危险性即大幅下降；5 年后与不吸烟人群已无明显差异。

9）酗酒：长期大量饮酒可引起脑动脉硬化或颈动脉粥样硬化，最终导致脑血管疾病的发生。饮酒可引起小动脉痉挛，促发脑卒中。饮酒量与卒中的发生率有明显的相关性。

10）肥胖与不良生活方式：肥胖者易患高血压、糖尿病及高脂血症等，研究认为，超过标准体重 30% 是脑梗死的独立危险因素。不良生活方式如缺乏运动、体力活动少、饮食不当（高盐高脂饮食）、药物滥用及脾气暴躁等。此外，感染、眼底动脉硬化和无症状性颈动脉杂音，以及血液病或血液流变学异常导致的血栓前状态也与脑卒中发生有关。

11）口服避孕药：易发生缺血性脑血管病，可能是避孕药中雌激素可引起凝血因子Ⅷ、Ⅸ、Ⅹ、凝血酶原、血小板数目及聚集性增加，纤维蛋白原增加，红细胞变形能力降低，全血黏稠度增加和血流缓慢，并使血管内膜增生，促使血栓形成。

12）同型半胱氨酸血症：与缺血性脑血管病呈正相关，与血叶酸与维生素 B_{12} 水平呈负相关，补充维生素 B_6、维生素 B_{12} 和叶酸可降低血中同型半胱氨酸水平。

（2）不可干预的危险因素：是指无法控制与治疗的危险因素，包括：

1）年龄：是最重要的独立危险因素。如 55 岁以后，每增加 10 岁，脑血管病发病率增加 1 倍以上。

2）性别：男性脑血管疾病的危险度较女性高，并且男性脑血管疾病的病死率也较女性高。

3）遗传：家族中有脑血管病的子女发生脑血管疾病的可能性明显增高。遗传作为脑血管病的危险因素也与家族成员的生活环境与生活方式有关。

4）种族：不同种族间脑血管病的发病率与死亡率差异较大，45~55 岁黑种人的脑血管疾病的发病率明显高于白种人，其死亡率为白种人的 4~5 倍。中国人和日本人的脑血管病的发生率也明显较高。

国内外几乎所有研究证实，高血压是脑出血与脑梗死最重要的危险因素。当前我国高血压患者的数量正在快速增长，并且多数血压控制不理想，这可能是导致我国脑血管病高发的最主要原因。

2. 脑血管疾病的病因

脑血管病变、全身性血管病变及血液系统疾病均与脑血管疾病发生有关，大多数是全身血管病变的脑部表现如动脉粥样硬化、仅有少部分是脑血管病损，如动脉瘤、血管畸形或创伤等。病因可为单一的，亦可为多种病因，常见病因：

（1）血管壁的病变：脑动脉硬化最常见，主要类型是动脉粥样硬化，主要累及动脉和中等管径的动脉，以及高血压性小动脉硬化。其次为动脉炎，包括感染性或非感染性，前者如风湿、结核、梅毒等，后者如结缔组织病性脉管炎、巨细胞动脉炎等。此外，先天性血管发育异常、血管损伤及血栓也是导致脑血管病的重要原因。

（2）心脏病和血流动力学改变：如高血压、低血压、血压急骤波动、风湿性心脏病、心律失常及心功能障碍，特别是心房纤颤易引起心源性栓塞，导致脑卒中。

（3）血液成分及血液流变学改变：包括各种凝血机制异常及高黏血症，以及抗凝剂、服用避孕药等，代谢病如糖尿病可促进高脂血症和动脉粥样硬化等。

（4）其他病因：包括空气、脂肪、癌细胞和寄生虫等栓子，脑血管痉挛、外伤等。药物过敏、中毒促使血液凝固及血管改变。

四、脑血管病的诊断

脑血管病分为动脉血管的病变和静脉血管的病变，动脉血管病变也是临床常见的急性脑血管病，其又可分为两大类：缺血性脑血管病和出血性脑血管病。前者根据发作形式和病变程度分为脑梗死和短暂性脑缺血发作，后者根据出血部位的不同，主要分为脑出血和蛛网膜下隙出血。静脉血管的病变以静脉窦血栓形成常见。

脑血管病的诊断力求查明神经功能缺失的病变部位及病变血管，病变的性质和血管病变的原因，主要依赖于准确的病史采集、临床评估与影像学等辅助检查手段。

1. 临床评估

（1）采集病史：根据临床是否需要对脑血管病患者紧急处理，可采取有针对性的病史采集策略。可直接向患者或目睹患者发病的家属或护送者采集病史，重点询问起病方式、发病表现及演变、症状达到高峰时间、治疗经过及心脑血管病史等。

（2）体格检查：重点发现心脑血管疾病的证据。如在锁骨上窝、颈部、颅外或眼部听诊发现血管杂音提示动脉狭窄、动静脉瘘或者动静脉畸形（AVM），眼底检查了解动脉硬化程度，有无视乳头水肿或出血，神经系统检查发现定位体征等。根据患者的神经系统症状体征，确定脑血管病变的位置，如大脑、小脑或脑干；以及受累的神经结构或传导束等。根据起病形式、临床表现特点，区别缺血性卒中或出血性卒中，并通过 CT 检查确诊。

（3）临床严重程度的评估：准确的记录患者的病情严重程度，是有效的观察患者病情变化的前提。临床上，常采取一些量表来记录患者的病情。如 NIHSS（美国国立卫生研究院卒中量表）是一个省时方便、可信有效，并且内容较全面的综合性脑卒中量表（表 16–1），其评定的神经系统功能缺损范围大，在脑血管的病情判断中被广泛应用。

表 16–1　美国国立卫生研究院卒中量表（简表）

检查项目	名称	反应和评分
1A	意识水平	0——清醒 1——嗜睡 2——昏睡 3——昏迷 / 无反应
1B	定向力提问（2 个问题）	0——回答正确 1——1 个问题回答正确 2——2 个问题都不正确
1C	指令反应（2 个指令）	0——2 个任务执行正确 1——1 个任务执行正确 2——2 个任务不执行

续 表

检查项目	名称	反应和评分
2	凝视	0——水平运动正常 1——部分凝视麻痹 2——完全凝视麻痹
3	视野	0——无视野缺损 1——部分偏盲 2——完全偏盲 3——双侧偏盲
4	面部运动	0——正常 1——轻微面肌无力 2——部分面肌无力 3——完全单侧面瘫
5	运动功能（臂）	0——无漂移 1——不到 5 秒即漂移 2——不到 10 秒即落下 3——不能对抗重力 4——不能运动
6	运动功能（腿）	0——无漂移 1——不到 5 秒即漂移 2——不到 5 秒即落下 3——不能对抗重力 4——不能运动
7	肢体共济失调	0——无共济失调 1——1 个肢体共济失调 2——2 个肢体共济失调
8	感觉	0——无感觉缺失 1——轻度感觉缺失 2——重度感觉缺失
9	语言	0——正常 1——轻度失语 2——重度失语 3——缄默或完全失语
10	发音	0——正常 1——轻度构音障碍 2——中度构音障碍
11	感觉消退或忽视	0——无 1——轻度（丧失一种感觉模态） 2——重度（丧失两种感觉模态）

2. 影像学检查

脑血管病的影像学检查最近几年来，得到快速发展。尤其在急性期，早期、快速的影像学检查对急性脑血管病患者的诊治至关重要。主要的检查方法有：

（1）CT：是评估急性脑血管病最常用的影像学方法，可以立即鉴别出血性脑血管病与缺血性脑血管病，及可准确检出蛛网膜下隙出血和脑实质出血。并且具有检查时间短，检查费用低的优点。多数情况下，可以为急诊医疗的决策提供重要信息。除平扫 CT 外，多模式 CT 还包括 CT 灌注成像（CT perfusion，CTP）和 CT 血管成像（CT angiography，CTA）。CTP 有助于显示梗死区和缺血半暗带。CTA 有助于显示颈内动脉、大脑中动脉、大脑前动脉、基底动脉和大脑后动脉的血管狭窄或闭塞状况，显示颅内动脉瘤和其他血管畸形。

（2）核磁共振成像（MRI）：可早期（数小时）显示梗死灶，无伪影，可清楚显示脑干、小脑及颞叶等腔隙性病灶，可显示血液留空现象，诊断脑血管畸形。但因为限制因素较多，一般不作为检查脑出血的首选。多模式的 MRI 可以提供更多信息，特别是在缺血性脑血管病的诊疗中。多模式 MRI 包括 T_1 加权成像（T_1WI）、T_2 加权成像（T_2WI）、FLAIR、MR 血管成像（MR angiography，MRA）、弥散加权成像（DWI）和灌注加权成像（PWI）。MRA 能显示潜在的脑动脉形态异常，PWI 有助于显示梗死区和缺血半暗带。

（3）超声检查（transcranial doppler，TCD）：可检测颈内动脉颅外段与颅内段、椎－基底动脉血管腔及血流动力学变化，进行栓子监测和治疗评估。

（4）数字减影血管造影（digital subtraction angiography，DSA）：是诊断各种脑血管病的金标准，可清楚显示脑血管的管腔及供血状况，是脑血管疾病手术治疗或血管介入治疗前必备检查。

（5）单光子发射计算机断层扫描（single photon emission computed tomography，SPECT）：可用于缺血性脑血管病的辅助诊断和疗效判定。正电子发射计算机断层扫描（PET）可根据脑组织和动脉血中放射性核素浓度进行脑代谢显像、脑受体显像和脑血流灌注显像等。

3. 其他辅助检查

（1）脑电图（electroencephalogram，EEG）：在脑梗死早期，CT 未显示梗死灶前即可见病灶区 α 节律变慢，波幅减低，出现低波幅 θ 活动，急性脑卒中 EEG 异常率可达 90%。视觉诱发电位（VEP）、脑干听觉诱发电位（BAEP）和体感诱发电位（SEP）也有助于脑卒中的诊断。

（2）腰穿及脑脊液检查：曾是诊断出血性与缺血性卒中的关键方法，现在已被 CT 取代，但少量蛛网膜下隙出血 CT 可呈假阴性，腰穿可发现压力增高和血性脑脊液，有助于确诊。

（3）内皮细胞功能、血小板功能、凝血因子功能、抗凝系统活化检测及纤溶系统活化检测等也被用于脑血管疾病诊断与治疗中。

五、脑血管病的治疗原则

急性脑血管病起病急，变化快，异质性强，其预后与医疗服务是否得当有关，在急性脑血管病的处理时，应注意遵循以下原则：

1. 循证医学（evidence-based medicine，EBM）：与个体化分层相结合的原则。循证医学是通过正确识别、评价和使用最多的相关信息进行临床决策的科学，与传统医学相比，最大的特点就是以科学研究所获得的最新和最有力的证据为基础，开展临床科学实践活动。以循证医学为指导，可以保证临床决策的规范化。但最好的临床证据也不一定适用于所有患者。临床决策的最高原则就是个体化。合格的临床医生应该对研究对象，研究方案，研究结果进行辨证的分析与评价，结合具体病例采用有效、合理、实用和经济可承受的证据。必须真心诚意地服务于患者，临床决策时应充分考虑患者的要求与价值取向。

2. 按照“正确的时间顺序”提供及时的评价与救治措施。急性脑血管病是急症，及时地治疗对于病情的变化影响明显。缺血性卒中溶栓治疗的时间窗非常短暂。脑卒中发病后能否及时送到医院进行救治，是能否达到最好救治效果的关键。发现可疑患者应该尽快直接平稳送往急诊室或拨打急救电话由救护车运送，应送至有急救条件的医院。在急诊室，应尽快完成采集病史、必要的检查、做出正确的判断，及时进行抢救或收入院治疗。通过急诊绿色通道可以减少院内延误。初步评价中最重要的一点，使患者症状出现的时间，不能为了多种的检查，而耽误患者卒中的急诊治疗。

3. 系统性：即整合多学科的资源，如建立组织化的卒中中心或卒中单元系统。卒中单元（stroke unit）是一种多学科合作的组织化病房管理系统，旨在改善住院卒中患者管理，提高疗效和满意度。卒中单元的核心人员包括临床医生、专业护士、物理治疗师、职业治疗师、语言训练师和社会工作者。为卒中患者提供药物治疗、肢体康复、语言训练、心理康复和健康教育。由于脑血管病表现多样，并发症多，涉及的临床问题复杂，所以在临床实践中，卒中单元是治疗卒中的最佳途径。多学科的密切合作和治疗的标准化是产生疗效的主要原因。有条件的医院，所有的急性脑血管病患者都应收入卒中单元治疗。要及时、正确、系统地执行循证医学指南，尚需一系列的持续医疗质量改进措施保证。

六、脑血管病的预防

脑血管病的预防包括一级预防和二级预防。

1. 一级预防

是指发病前的预防，通过早期改变不健康的生活方式，积极主动地控制各种危险因素，从而达到脑血管病不发生或者推迟发生的目的。

（1）防治高血压：高血压是脑出血和脑梗死最重要的危险因素，控制高血压是预防脑卒中发生和发展的核心环节。一项中国老年收缩期高血压的临床随机对照试验结果显示，随访 4 年后，降压治疗组比安慰剂对照组脑卒中的死亡率降低了 58%，两组的差异非常显著。其防治措施包括：限制食盐的摄入量，减少膳食的脂肪含量，减轻体重，进行适当的体育锻炼，戒烟，减少饮酒，保持乐观的心态，和提高应激能力及长期坚持降压药物的治疗。根据 WHO 的标准，血压应该控制在 140/90mmHg 以下。高血压合并糖尿病或肾病的患者，血压要控制在 130mmHg 以下。

（2）防治心脏病：心房纤颤、瓣膜性心脏病、冠心病、充血性心力衰竭、扩张型心肌病及先天性心脏病都可增加脑血管病的危险因素，以心房纤颤最为严重。心脏病常引起栓塞性脑卒中，预防措施主要应用抗凝药和抗血小板药。

（3）防治糖尿病：糖尿病患者的动脉硬化、肥胖、高血压及血脂异常的发生率均高于相应的非糖尿病患者。高血糖是缺血性脑卒中发病相关的独立危险因素，糖尿病患者发生卒中的危险性是普通人的 4 倍，脑卒中的病情轻重与预后同糖尿病患者的血糖水平以及病情控制情况有关。

（4）防治血脂异常：低密度脂蛋白增高是颈部动脉粥样硬化的危险因素，但高胆固醇血症却不是脑卒中的危险因素。防治时强调以控制饮食及体育锻炼为主，辅以药物治疗，如他汀类药物。

（5）戒烟：吸烟是脑卒中的危险因素，烟草中的尼古丁可以使脑血管痉挛、血压升高及加速动脉粥样硬化。提倡戒烟。

（6）戒酒：应加强科学宣传教育，积极劝阻有饮酒习惯的人适度饮酒，可减少脑卒的发生。

（7）控制体重：劝说超重者和肥胖者采用健康的生活方式，增加体力活动等措施减轻体重，成年人的体重指数应控制在 28 以内，或腰臀比小于 1，体重波动范围小于 10%。

（8）颈动脉狭窄：是缺血性脑血管病的重要危险因素，多由动脉粥样硬化引起，狭窄程度超过 70% 的患者，每年卒中的发病率为 3%~4%。应用药物治疗颈动脉狭窄，包括他汀类药物和阿司匹林等，如果颈动脉狭窄程度超过 70%，可行颈动脉内膜剥脱术或其他手术方式。

（9）防治高同型半胱氨酸血症：正常是同型半胱氨酸（hemocysteine，Hcy）为 5~15μmol/L，当 Hcy 含量超过 16μmol/L 时，提示有高同型半胱氨酸血症。一般人以饮食调节为主，对于高半胱氨酸血症患者，应该采用叶酸、维生素 B_6 和维生素 B_{12} 联合治疗。

（10）降低纤维蛋白原水平：血浆纤维蛋白原（fibrinogen，Fg）浓度升高是动脉粥样硬化和血栓及栓塞性疾病的独立危险因素，与TIA和脑卒中密切相关。血压升高与血浆纤维蛋白原水平增加同时存在时，脑卒中的危险性增加更明显。目前主要进行降纤治疗。

（11）适度的体育活动和合理膳食：规律适度的体育活动可以改善心脏功能，增加脑血流量，改善微循环，还通过对血压、血糖和体重的控制而起到保护作用。过多摄入脂肪、胆固醇及食盐可以促进动脉粥样硬化的形成，食物的种类单调也是造成营养素摄入不合理的主要因素。提倡饮食多样化，每日总脂肪摄入量应少于总能量的30%，减少饱和脂肪酸和胆固醇的摄入，每日钠盐摄入少于8g。

2. 二级预防

是针对发生过一次或多次脑卒中的患者，通过寻找卒中事件发生的原因，纠正所有可干预的危险因素，达到降低卒中复发危险性的目的。对已发生卒中的患者选择必要的影像学检查或其他实验室检查以明确患者的卒中类型及相关危险因素。脑卒中的复发相当普遍，卒中复发导致患者已有的神经功能障碍加重，并使死亡率明显增加。首次卒中后6个月是卒中复发危险性最高的阶段，所以在卒中发病后有必要尽早开展二级预防工作。

二级预防的主要目的是为了预防或降低再次发生卒中的危险，减轻残疾程度，提高生活质量。其中包括：病因预防、抗血小板聚集药物的使用、卒中后认知障碍的干预、卒中后抑郁的干预。

对于普通人群、高危人群及患者进行脑血管病的预防时，还应该加强公众的宣传教育，针对不同的危险因素制定个体化的健康教育方案，使患者充分认识脑卒中发病的危险因素，及病变对个人、家庭及社会的危害，从而加强自我保健意识，同时帮助个人建立合理的生活方式，戒烟，减少酒精的摄入量，合理膳食，食用低能量、低脂肪、富含优质蛋白质、糖类、维生素和微量元素的食物、新鲜蔬菜和水果为原则，适当增加体力活动，进行规律的体育锻炼。对于高危患者需定期体检，增加患者对药物的依从性，让患者认识到脑卒中的一些常见危险因素，诸如高血压、糖尿病及心房纤颤等属于慢性疾病，必须长期治疗才能有效控制。

（田首元　张世栋）

参考文献

[1] 饶明俐. 中国脑血管病防治指南. 中华人民共和国卫生部及中华医学会神经病学分会，2005.

[2] 饶明俐，林世和. 脑血管疾病. 北京：人民卫生出版社，2002.

[3] Qureshi AI, Tuhrim S, Broderick JP, et al. Spontaneous Intracerebral Hemorrhage. N Eng J Med, 2001,

344(19): 1450-1460.

[4] Gubitz G, Sanderrock P. Prevention of ischaemic stroke. BMJ, 2000, 32(7274): 1455-1459.

[5] Roger P. Simon, Michael J. Aminoff, David A. Greenberg. Clinical Neurology. 4th ed. 北京：人民卫生出版社，2000.

[6] 高旭光. 卒中病理生理、诊断及治疗，第3版. 沈阳：辽宁科学技术出版社，2001.

第十七章　麻醉意外

麻醉意外的定义：指麻醉和操作均按常规进行，但由于药物的异常作用，或患者对麻醉药或方法的特殊反应，或原有病理改变在常规麻醉和手术刺激下恶化，以及仪器设备故障等所造成意想不到的后果，致使患者残疾、功能障碍甚至死亡。

麻醉意外的发生总是有原因可循的，且绝大多数是可以避免的。除了极少数急、危、重症者外，或是某些罕见病患者外，多数麻醉意外都与当事者缺乏责任心、理论知识、临床经验，科室缺乏必要的人员、设备、药品，缺少协作精神，没有或缺乏质量管理制度和质量保证体系等有关。

第一节　肺栓塞

一、概述

肺栓塞是指肺动脉及其分支由栓子阻塞，使其相应供血肺组织血流中断。栓子的来源，大多数由下肢或盆腔内血管血栓形成后脱落而引起；充血性心力衰竭及心房颤动患者的栓子则可来自右心房或右心室，其他如空气、脂肪、转移性癌、羊水，以及肺动脉血栓形成也都可以造成肺血管的阻塞。

肺栓塞的后果取决于栓子的大小和栓塞部位、范围，若其主要的肺血流被阻断，则迅速引起肺动脉高压、缺氧、心律失常、休克而致死，也可因神经反射引起呼吸或心搏骤停。

二、病因

肺栓塞多发生于中年以上患者，常见于胸部、腹部大手术中或术后短时间内。

1. 血栓

促使静脉血栓形成的因素：①血流缓慢；②创伤及感染，并累及周围静脉；③血液易于凝结的倾向，如老年人、恶性肿瘤等；④血内溶解血栓的作用减弱。如患者有心瓣膜病，充血性心力衰竭，血栓性静脉炎，长时间低血压或因手术体位不当、妊娠、肿瘤的压迫引起下肢静脉回流的瘀滞，均可成为肺动脉血栓栓塞的诱因。

2. 脂肪栓塞

骨盆或长骨骨折偶可发生脂肪进入血循环内，引起肺栓塞。

3. 空气栓塞

多发生在颈、胸、脊髓手术时损伤大静脉，因静脉腔负压而使空气吸入，坐位手术（如颅后窝手术）更易于发生气栓。此外，行中心静脉穿刺术或加压输血时的粗疏也可产生气栓。少量空气进入肺动脉可出现呛咳，或一过性胸闷或呼吸促迫等；若空气量超过40ml，患者即可致死。

4. 羊水栓塞

常见于急产或剖宫产手术时，羊水进入母体血循环，临床所见者症状多属险恶，出现急性呼吸窘迫，继而出现循环衰竭。

三、病理生理

大块栓子可机械性阻塞右心室肺动脉开口处，可致急性肺动脉和右心高压，右心室迅速扩张，左心室排血量明显减少，血压剧降和严重休克、心力衰竭而死亡。75% 患者在发生梗死后 1 小时内死亡，如能存活 1 小时以上者则死亡率显著下降。没有致死的肺栓塞患者，由于改变肺泡通气 / 血液灌流的比值，增加肺无效腔，可引起缺氧和高碳酸血症。

四、诊断

因临床上极易误诊或漏诊，因此对施行大手术或骨折、心脏病患者突然出现胸痛、咯血，原因不明的气急、窒息感，并出现严重休克和意识障碍；或在麻醉时已有足够的通气和给氧的条件下，患者仍呈进展性发绀、低血压、应考虑有发生肺栓塞的可能。临床表现为急性呼吸困难、咳嗽和胸痛，肺部并不常见有阳性体征。心动过速是常见的或是唯一的体征。肺动脉第二心音亢进，偶尔在肺动脉辨区可听到收缩期持续性杂音。正常心电图并不能除外肺栓塞的可能，但典型心电图的表现是电轴右偏，肺型 P 波，快速性心房颤动和心肌供血障碍。胸部 X 线检查，可见肺门充血、纹理增厚，右心扩大；如行肺动脉造影，则可见肺动脉充盈缺损。实验室检查：血清乳酸脱氢酶和胆红素增高，谷草转氨酶（SGOT）正常。脂肪栓塞者在尿、痰内可发现脂肪颗粒，但痰内所见不如尿液更有意义。

五、处理

对急性大面积肺栓塞的治疗原则是进行复苏、支持和纠正呼吸与循环衰竭。主要方法包括吸氧、镇痛、控制心力衰竭和心律失常、抗休克和抗凝治疗。若临床上高度怀疑有急性肺栓塞，且又无应用抗凝药的禁忌，则可应用肝素，或链激酶、尿激酶进行血栓溶解。胸外心脏按压术可致栓子破碎而分散至远端小血管，从而可改善血流。有的患者可在体外循环下进行肺内栓子摘除术。

发生气栓时，应立即置患者于左侧卧头低位，使空气滞留于右心房内，防止气栓阻塞肺动脉，再通过心脏机械性活动使气泡成为泡沫状而逐渐进入肺循环；亦可经上肢或颈部静脉插入右心导管来吸引右心内空气。通过高压氧舱治疗，以促进气体尽快吸收并改善症状。

第二节　支气管痉挛

一、概述

麻醉过程和手术后均可发生支气管痉挛，表现为支气管平滑肌痉挛性收缩，气道变窄，通气阻力骤然增加，呼气性呼吸困难，终致严重缺氧和二氧化碳蓄积，并引起血流动力学改变。

二、病因

1. 患者多有支气管哮喘或呼吸道慢性炎症病史。

2. 应用了具有兴奋迷走神经、刺激呼吸道增加分泌物，和促使组胺释放的麻醉药、肌松药或其他药物。

3. 麻醉或手术操作的刺激，引起反射性支气管平滑肌痉挛性收缩。

三、治疗

1. 明确诱因、消除刺激因素，如与药物有关应立即停用并更换之。

2. 如因麻醉过浅所致，则应加深麻醉。

3. 药物的应用，如肾上腺皮质类固醇类药物，静脉注射氨茶碱，尤以两者同时应用则收效更好。若无心血管方面的禁忌，可以选用异丙肾上腺素稀释后静脉点滴或雾化吸入。

适当应用苯海拉明。如患者伴有高血压，可考虑同时使用易于调节的降压药。

4. 吸氧，施行辅助或控制呼吸。

四、预防

对既往有呼吸道慢性炎症或哮喘史的患者应进行呼吸功能的检查，术前可用激素、支气管扩张药（包括雾化吸入）、抗生素。避免应用诱发支气管痉挛的药物，至于吸入性麻醉药氟烷、安氟醚、异氟醚等，一般认为有解除支气管痉挛的作用，可以选用。哌替啶对支气管平滑肌的影响较吗啡为轻。

第三节　张力性气胸

一、概述

麻醉过程和手术后患者发生张力性气胸，多与手术或麻醉操作的失误，又未能及时处理损伤的胸膜有关。发生气胸的一侧或两侧肺受压而萎陷，使肺通气 / 血液灌流的比率失衡，不仅患者迅速出现极端呼吸困难，且因大量未氧合的血液掺杂于动脉血内，出现显著的发绀和急性呼吸衰竭。同时，由于纵隔被推向健侧，影响腔静脉回流，心脏移位和受压使心排血量进一步下降，发生严重低血压，甚至心搏停止。

二、病因

多与手术和麻醉操作有关，如对肺气肿、支气管扩张或肺大疱患者施加过大压力进行辅助或控制呼吸而引起肺泡破裂，气体逸入血管和支气管周围间隙、肺门、纵隔和颈根、皮下组织及胸膜间隙。又如行锁骨上路臂丛神经阻滞、肋间神经阻滞及椎旁神经阻滞、硬膜外穿刺时伤及胸膜、肺组织而引起张力性气胸。又如手术操作如气管造口术、甲状腺切除术、颈部广泛解剖或经锁骨下静脉置管时直接损伤肺尖；其他如肾、肾上腺切除术；胸廓成形或一侧胸内手术时损伤了对侧胸膜没有及时的发现和修补。

三、临床表现

依空气进入胸腔的速度和积存气量的多少，以及肺受压的程度，表现不同的症状和体征。轻者可无症状，若 1/5 以上肺组织丧失通气功能，患者即可出现呼吸急促和困难、发绀、心动过速等。血压开始可无明显的变化，随着病情进展，如纵隔移位、缺氧加重，可出现低血压，甚至休克、精神恍惚等。体检所见是呼吸幅度减小，语颤和呼吸音降低或消失，有的患者还可见到皮下气肿和纵隔气肿。胸部 X 线检查即可明确诊断。

四、处理

若患者呼吸困难的症状显著，应在灭菌条件下，对患者患侧经锁骨中线第二或第三肋间穿刺抽气。如果抽气后症状仍不能缓解或需进行多次抽气时，则应在胸腔内置管进行闭式胸腔负压吸引，以促进萎陷肺的复张。积极预防感染。

第四节　呕吐、反流误吸

一、概述

反流指由于贲门松弛或胃内压力过高等原因，胃内容物逆流到咽喉腔的现象。误吸指由于患者咽喉反射迟钝或消失，胃内容物进入气道，造成气道阻塞或吸入性肺炎（Mendelson 综合征）。麻醉下反流较呕吐更常见，因为是一种“无声”的动作，不易被发现，更易发生误吸，最常见于麻醉诱导和苏醒期以及牵拉腹腔脏器时。

二、病因

1. 药物：抗胆碱药、麻醉性镇痛药、硫喷妥钠和恩氟烷等。
2. 面罩加压给氧，气体进入胃内。
3. 妊娠，饱胃急症，消化道梗阻如幽门梗阻、肠梗阻等。
4. 术前放置胃管。
5. 手术操作牵拉胃肠道。
6. 低血压。

三、临床征象

1. 呕吐，反流，气道内吸引出胃内容物。
2. 缺氧：发绀，用一般原因不能解释的乏氧及高碳酸血症。
3. 吸入性肺炎：当胃液内 < 2.5、误吸量 $> 25ml$ 时更为严重，表现为呼吸困难，呼吸急促，肺内弥散性哮鸣音和湿啰音。
4. 喉痉挛、支气管痉挛。

5. 通气不足、气道梗阻。

6. 肺水肿、急性呼吸窘迫综合征（ARDS）。

7. 血压下降，甚至心搏骤停。

四、预防

对全身麻醉过程中的呕吐或反流应重视预防，尤其对饱食后急症手术患者、孕妇或肠梗阻等患者应予足够的重视和采取相应的处理。

1. 择期手术，成人应禁食 6~8 小时，小儿禁食 4~6 小时。

2. 饱胃患者术前放置胃管，诱导前尽量将胃内容物吸尽。

3. 术前应用氯丙嗪、异丙嗪或氟哌利多（氟哌啶）等。

4. 术前或术中应用甲氧氯普胺 10~20mg，静脉注射。

5. 组胺 H_2 受体拮抗剂：术前晚口服或术前 1 小时肌肉注射西咪替丁 0.4mg，或雷尼替丁 300mg，或法莫替丁 40mg。

6. 清醒时气管插管。

7. 快速诱导插管时采用头部稍抬高和后仰体位，并使用 Sellick 手法：插管前用拇指和食指压迫环状软骨 – 食道，完成气管插管后，立即将气管导管套囊充气，再松开手指。

8. 减轻或消除内脏牵拉反应：应用抗胆碱药物、局麻药腹腔神经丛封闭等。

五、处理

关键在于及时发现和采取有效的措施，以减轻呼吸道和肺的损害。

1. 停止手术操作。

2. 调整体位：头低侧卧位。

3. 保持呼吸道通畅：清理吸引咽喉及气管内分泌物。

4. 支气管吸引或冲洗：经气管导管插入细导管，因此注入无菌生理盐水 10~20ml 后，立即吸出和给氧，反复多次直至吸出的盐水为无色透明为止。

5. 纯氧吸入。

6. 加深麻醉：防止诱发喉痉挛和 / 或加重呕吐误吸。

7. 面罩轻度 CPAP 或 IPPV 通气，并行环状软骨加压。

8. 环状软骨加压下静脉注射琥珀胆碱 1.0~1.5mg/kg 和阿托品 0.5mg/kg 后行气管插管。

9. 药物：氨茶碱 0.25g+ 葡萄糖液 20ml 缓慢静脉注射；地塞米松 5~10mg，每 6 小时一次，静脉注射。依据患者的病情进展，以血流动力学的监测结果，必要时可给以强心苷类药物和利尿药。

10. 纤维支气管镜下取固体呕吐物。

11. 保留气管导管回麻醉恢复室或ICU。

12. 喉痉挛和支气管痉挛的处理。

13. 抗生素的应用，以治疗继发性感染。

14. 其他支持疗法，如保持水和电解质的平衡，纠正酸中毒等。

第五节　急性心肌梗死

一、概述

麻醉期间和手术后发生急性心肌梗死，多与术前潜在有冠状动脉供血不足有关。通过手术或麻醉等因素进一步影响到心肌耗氧与供氧之间的平衡，任何导致耗氧量增加或心肌缺氧均可使心肌受损，心内膜下区尤易受累。如果急性心肌梗死的范围较广，势必影响到心脏功能，排血量锐减，终因心泵衰竭而死亡。特别是新近（6个月以内）发生过心肌梗死的患者，更易于出现复发性心肌梗死。

二、病因

诱发心肌梗死的危险因素，①冠心病患者；②高龄；③有动脉硬化患者；④高血压（收缩压大于150mmHg，舒张压大于95mmHg）患者，其心肌梗死发病率为正常人2倍；⑤手术期间有较长时间的低血压；⑥长时间手术；⑦手术的大小。心血管手术的发生率为16%，胸部为13%，上腹部8%；⑧手术后贫血。

三、处理

1. 麻醉期间或手术后心肌梗死的临床表现很不典型，主要依据心电图的提示和血流动力学的改变，宜及时请心血管专科医师会诊和协同处理。

2. 必不可少的血流动力学监测如平均动脉压、中心静脉压、体温、尿量，以及漂浮导管的置入，以便进一步了解肺动脉压（PAP）、肺毛细血管楔压（PCWP）和左室舒张末压力（LVE-DP）等。

3. 充分供氧，必要时应用机械呼吸。

4. 应用变力性药物如多巴按、去甲肾上腺素以保持冠状动脉的灌注。用血管扩张药如硝普钠，不仅可降低心肌氧耗量，且将提高心脏指数和降低已升高的 LVEDP。

5. 其他对症治疗。

第六节 脑血管意外

全身麻醉下发生脑血管意外，当时多不易于发现，只在麻醉后出现苏醒延迟方引起重视和确诊。麻醉下发生脑血管意外，主要有如下几种情况：

一、脑栓塞

脑栓塞系指脑血管被血流中所带来的固体、气体或液体等栓子所阻塞。脑栓塞的栓子，主要是来自不同原因的心脏病，可以是风湿性心脏病或细菌性心内膜类，由于瓣膜上风湿性或细菌性赘生物脱落，坠入血流而成为栓子或者心腔内壁脱落的血栓或心脏手术时产生的栓子而发生脑栓塞。栓子还可以来自大动脉（如主动脉弓及颈动脉）壁上的粥状硬化斑，以及某些肺部疾患（如肺结核、支气管肺癌、肺静脉血栓形成等）也可以产生脑栓塞；特别是下肢的静脉血栓形成所脱落的栓子经脊椎静脉丛或经房室间隔缺损而出现静脉或动脉脑栓塞；还有颅脑、胸部手术时易于出现空气栓子，以及骨折或骨髓内手术时的脂肪栓子。脂肪栓子多先有肺栓塞的临床表现，如胸痛、咳嗽、血痰、呼吸困难、体温增高等，随后才出现脑的症状。

脑栓塞所表现的神经系统症状，取决于被梗阻的血管解剖部位，以及所累及的脑组织范围。如被梗阻的是脑动脉主干，则可迅速出现意识障碍、昏迷。也可以出现偏瘫、癫痫、失语和病理性反射等。通过脑超声波、脑血管造影，或 CT 断层扫描等检查，则有助于诊断。

二、脑血栓形成

一般认为脑动脉粥样硬化是脑血栓形成的重要因素之一。血液成分的改变（如血小板增多症）、血管痉挛、血压降低（如休克）、血流缓慢（如严重脱水）等均可促使发生脑血栓形成。

由于脑血栓形成的血管部位不同，其临床表现和预后也不相同。如大脑中动脉血栓形成，一般起病较缓慢，也可较为迅速，或伴有意识障碍。其他如大脑前动脉、颈内动脉、椎 - 基底动脉血栓形成等，则出现其相应的局限性神经症状。脑血栓形成一般都无血压、脉搏、呼吸等生命体征的异常。与脑栓塞的鉴别，主要是后者一般起病急骤，从病史及临床检查中常可提示栓子的来源，有时也很难加以区别。

三、脑出血

脑出血多发生于高血压动脉硬化或脑血管畸形或脑动脉瘤患者，因麻醉或手术中血压异常增高使脑血管破裂。此外，有血小板减少性紫癜、凝血障碍患者也易于发生脑出血。常表现有呼吸深、偏瘫、昏迷等，通过腰椎穿刺多为血性脑脊液。

四、脑血管痉挛

脑血管痉挛其脑症状明显，可以是一过性表现，若处理及时则预后较好，但易于复发或发展为脑梗死。

脑血管意外的预防和处理，重点在于对有高血压动脉硬化或糖尿病，以及有脑血管意外既往史的患者进行积极预防。如麻醉过程中避免发生血压明显的波动，血压过高或血压过低都是不适宜的。保持呼吸道通畅，充分给氧；若疑有颅内压增高时，可采用过度通气，应用甘露醇等药物。但要注意鉴别脑出血或脑栓塞，以免发生处理失误；同时要邀请有关科室共同研究和处理。

第七节　苏醒延迟

采用现代麻醉方法，多数患者能在手术后不久即可清醒，如全麻后 2 小时意识仍不恢复，即可认为是苏醒延迟。

一、苏醒延迟的原因

1. 麻醉药物过量：不论是单位时间内过量或总剂量过大，是麻醉后苏醒迟缓的多见原因。但常见者为相对过量，如患者因肝功能障碍致使药物不能正常降解，肾功能障碍者则呈排泄能力低下，使药物在体内蓄积。或因患者对麻醉药的高敏反应，以及对药物的耐受性差也可导致苏醒延迟。

2. 麻醉中低氧，这是苏醒慢的常见原因。老年人对低氧耐受力差，婴儿较强，且与体温有直接关系。手术中常见的低氧原因，①低血压：若血压低于 60mmHg 患者可呈烦躁不安，低于 50mmHg 时即可引起意识障碍。对伴有动脉硬化的高血压患者，术中如发生低血压，更易于出现苏醒延迟；②吸入低浓度氧、呼吸抑制、呼吸道部分梗阻或慢性低氧。当动脉血氧分压低于 60mmHg 时，或血氧饱和度降至 75% 以下时，可致脑低氧和意识障碍；

③贫血：若急性血红蛋白降低至 2~5g/dl，即可出现意识障碍；慢性贫血时脑耐低氧能力虽较强，但其术后苏醒多呈延缓。

3. 导致苏醒迟缓的其他诱因

（1）糖代谢紊乱。

（2）严重的水、电解质紊乱。

（3）脑疾患，因各种原因所致的脑水肿和脑血管意外（如脑出血、脑栓塞等）。

（4）肾上腺皮质功能衰退，病理性垂体功能减退，黏液性水肿，以及医源性原因也可延缓苏醒时间。

（5）其他，如尿毒症、酸中毒或碱中毒，血氨增高，低温等也均可引起苏醒延迟。应明确诊断，及时予以纠正。

二、处理

应根据具体情况分析意识不恢复的原因，有针对性地进行处理。如系麻醉药所引起的，一般预后较好，加强护理，维持呼吸道通畅和血流动力学稳定，则多可恢复。如因麻醉镇痛药物所致则可用其拮抗剂对抗。但要注意排除其他并存的原因，否则盲目性处理是危险的。如代谢紊乱、水电解质和酸碱失衡等应根据化验结果进行纠正。脑血管意外，则要与其他有关科室共同研究处理。

第八节　椎管内麻醉的意外

椎管内麻醉的意外是指罕见的不良反应，对身体产生严重危害性，生理干扰急骤强烈，对其发生常不能预料，亦难以有效预防。椎管内麻醉的并发症是指药物作用或操作技术给机体带来的不良影响，有一定发生率，有的属不可避免，其机理已被认识或基本认识，有一定的预防方法，但尚不能完全被控制。意外及并发症之间无明确界限，在起病时间上，意外总发生在椎管内麻醉的即刻，并发症则多发生于麻醉后，但也可能立即发生（如低血压）；在严重程度上也甚少差别，都有可能引起患者死亡。意外有可能转变为并发症。

一、脊麻后头痛

头痛是脊麻后最常见的并发定之一，是脊麻后患者最感苦恼的问题。

1. 症状及体征

多数发病于脊麻后 1~3 天，也有起病于 1~5 个月或更长，这种罕见现象确难理解。头痛常于患者术后第一次抬头或离床活动时突然出现，75% 病例持续 4 天后消失，10% 持续一周。个别病例可迁延 1~5 个月或更长。

疼痛多位于枕部或顶部，也可发生于额部或颈项。疼痛特点是受体位改变影响，抬头或坐起时加重，平卧减轻或消失，有时颈部肌肉出现痉挛性疼痛，重者伴有眼痛、昏眩及畏光，以致患者常闭双目，偶尔伴有听力或视觉障碍。若出现颈项强直，喷射状呕吐，脑脊液内淋巴细胞和白细胞增多，提示存在假性脑膜炎，可能为药品化学性刺激或穿刺损伤引起脑脊液内血液浸染。若患者体温升高，应警惕化脓性脑膜炎或蛛网膜炎的可能。

2. 发生率

一般说脊麻后头痛发生率在 3%~30%。发病的直接原因是腰椎穿刺。脊麻后头痛的平均发生率，外科手术为 13%，妇产科为 18%。与穿刺针口径的关系，脊麻后头痛的主要原因系脑脊液经穿刺孔漏出所引起，故穿刺针粗细与头痛发生率明显相关。穿刺针粗者头痛发生率高。如用 20G 穿刺针，头痛发生率 14%，而 25G~26G 穿刺针的头痛发生率为 1%。但 27G 穿刺针与 26G 相比，头痛发生率不再下降，且应用过细的穿刺针脑脊液流出不畅，增加鉴别针斜面是否已进入蛛网膜下隙的困难，故选用细穿刺针以 25G~26G 为宜。穿刺时若患者背脊部过度弯曲，硬膜绷得过分紧张，穿破硬膜便会遗留较大穿孔。若背部采取自然弯曲，硬膜便具有一定弹性，穿刺孔可能较小。穿刺针斜面与脊柱长轴平行时，便与硬膜的纤维结构平行，穿破硬膜时切断的纤维较少，若针斜面与纤维垂直时，切断纤维多，穿刺孔较大，脑脊液漏出量增多。

3. 脊麻后头痛的原因

真正的脊麻后疼痛是低压性疼痛，主要由腰穿引起。硬膜里血管较少，血供应差，穿刺留下的针孔，需时两周才能愈合，闭合前脑脊液不断流失。当脑脊液损失量大于生成量时，脑脊液量减少，压力降低，颅内压下降，因而引起颅内血管扩张，小血管周围水肿，血管扩张产生的刺激引起血管性头痛。若刺激所产生的部位在小脑幕以上，通过第 5 对颅神经传递，疼痛表现在头前部；若在小脑幕以下，通过第 9 及第 10 对颅神经传递，则反映在头后部疼痛；也可通过颈 $_{1\sim3}$ 脊神经传递而出现颈项部疼痛。

穿刺过程如将致热原、滑石粉、消毒溶液带入蛛网膜下隙，或因穿刺损伤出血，因化学性刺激发生假性脑脊膜炎，脑脊液生成增快，颅内压升高，临床表现为严重头痛，并有反复喷射状呕吐及颈项强直，此种类型的头痛乃高压性头痛。

4. 治疗

（1）轻微头痛：经卧床休息 2~3 天即自行消失。

（2）中度头痛：患者平卧或采用头低位，冰袋敷头部，每日输液，2500~4000ml，可应用镇静药安定 10mg，或肌注小剂量镇痛药如哌替啶 50mg。

（3）严重头痛，除上述治疗措施外，还可以用其他特殊治疗方法，如①蛛网膜下隙注入生理盐水，用细穿刺针刺入蛛网膜下隙，分次注入生理盐水，每次 5ml，在注入 15~20ml 可立即解除头痛；②硬膜外间隙注入生理盐水 10~15ml，也可以从骶裂孔注入，对解除脊麻后头痛有效；③硬膜外间隙注入自体血：先抽取自体血 10ml，在 10 秒内注入硬膜外间隙，注后患者平卧 1 小时，有效率达 97.5%。

二、背痛

脊麻后腰背部痛发生率为 2%~5%，麻醉后腰背痛并非脊麻特有，其他各类麻醉后也可能发生，尤以女性盆腔手术后更多见。原因系麻醉时肌肉松弛，而患者又长时间处于平卧，背部肌肉及韧带劳损；盆腔手术常借牵开器显露手术野，牵开器放置不当是腰背痛发生率较高的原因。当然椎管内麻醉，尤以硬膜外阻滞，穿刺损伤腰背部韧带也是发生背痛的原因之一。

预防措施应着重于安置好患者体位，平卧时在患者头后放一薄枕（5cm 厚），使颈部肌肉松弛；腰背处垫一薄枕，是防止术后背痛的主要措施；膝关节后也垫一薄枕，平卧时保持正常弯曲度，避免异常牵拉。

椎管内麻醉穿刺时动作不应粗暴，穿刺困难时，应冷静寻找原因，切忌盲目滥行穿刺，以免损伤背部软组织。

三、感染

脊麻引起的局部感染，主要是消毒不彻底（包括穿刺部位皮肤及脊麻用具）；穿刺时未严格执行无菌技术；穿刺部位及邻近有感染灶；全身性感染尤其有菌血症时施行椎管内麻醉，均可引起局部感染。

四、神经并发症

发生的原因：脊麻所致脊神经损害的原因有，局麻药的组织毒性、意外地带入的有害物质及穿刺损伤。

1. 假性脑脊膜炎

也称无菌性或化学性脑脊膜炎，发生率为 1∶2000，多在脊麻后 3~4 天发病，起病急骤，临床表现主要是头痛及颈项强直，克尼格征阳性，时有复视、眩晕及呕吐。所幸病情不致继续恶化，治疗方法与脊麻后头痛相似，但须加用抗生素，症状即可消失。

2. 粘连性蛛网膜炎

急性脑脊膜炎反应多为渗出性变化，若刺激严重则继发地出现增生性改变及纤维化。此种增生性改变称粘连性蛛网膜炎。脊麻后约经数周或数月出现症状，若间隔期一年以上出现者，应考虑与脊麻无关的致病原因。

粘连性蛛网膜炎的症状是逐渐出现的，先有疼痛及感觉异常，以后逐渐加重，进而感觉丧失。运动功能的改变从无力开始，最后发展到完全性弛缓性瘫痪。尸检可以见到脑脊膜上慢性增生性反应，脊髓纤维束及脊神经腹根退化性改变，硬膜外间隙及蛛网膜下隙粘连闭锁。这类反应并不一定由麻醉药引起，脊麻过程带入的具有刺激性异物及化学品，高渗葡萄糖、蛛网膜下隙出血均可引起。

3. 马尾神经综合征

发生原因与粘连性蛛网膜炎相同。患者于脊麻后下肢感觉及运动功能长时间不恢复，神经系统检查发现腰骶神经受累，大便失禁及尿道括约肌麻痹，恢复异常缓慢。

4. 脊髓炎

此类脊髓的炎性反应并非由细菌感染所引起，而是局麻药对含髓磷脂组织的影响。患者表现为感觉丧失及弛缓性麻痹。患者可能完全恢复，也可能有一定进步，也可能终身残废。

第九节　硬膜外阻滞的麻醉意外

一、穿破硬膜

施行硬膜外间隙穿刺时，穿破硬膜并不少见，穿破率为 0.27%~0.6%。若穿破率超过 1%，必存在技术问题，或是使用不合适的穿刺针，主要的原因是无经验或操作方法错误。

连续硬膜外阻滞，由于穿刺针粗，穿破硬膜后头痛发生率较脊麻高，为 30%~76.5%，但更为严重的意外是穿破硬膜未及时发现，大量局麻药误入蛛网膜下隙而发生全脊麻，由于此原因引起全脊麻的发生率约为 0.2%，但发生率也有低至 0.01% 者，足见穿刺时慎重仔细，不但可以降低穿破率，也能最大限度地减低全脊麻的发生率。

穿破后处理：①一旦穿破硬膜，最好改用其他麻醉方式，可审慎用脊麻；②病情需要者，可改在上一棘突间隙穿刺，由于硬膜外间隙压力低于脑脊液压力，只要注药速度缓慢，每次注入药量不超过 20ml，所注入药物一般不会进入蛛网膜下隙，但应注意穿刺针尖端开口不能正对着硬膜穿破处。

二、穿刺针或导管误入血管

硬膜外间隙有丰富的血管丛，穿刺针或导管误入血管并不罕见，发生率在0.2%~2.8%。尤以足月妊娠者，硬膜外间隙静脉怒张，更容易刺入血管。误入血管会因鲜血滴出而被发现，少数病例因导管开口处被小凝血块阻塞而不见出血，当注药时小凝血块被推开，局麻药直接进入血管而发生毒性反应。

预防穿刺针或导管刺入血管内的措施有：①导管宜从背正中置入，导管前端不要过于尖锐；②注入局麻药前应抽吸验证有无回血；③常规地通过导管先注入试验剂量局麻药；④导管及盛有局麻药的注射器内如有血染，应警惕导管进入静脉的可能性。

三、导管折断

导管折断在连续硬膜外阻滞常见，发生率为0.057%~0.2%。

1. 导管折断原因

①遇导管尖端越过穿刺针斜面后不能继续进入时，正确的处理是将穿刺针连同导管一并拔出，然后再穿刺，若错误地仅将导管拔出，则已进入硬膜外间隙的部分可被锐利的斜面切断；②导管质地不良或多次使用后导管变脆，导管留置时间过久，易在皮肤或皮下裂断。因此，导管的留置不宜超过72小时，若需长期保留者，每3天更换导管一次；③椎板或脊椎韧带将导管夹住，出现拔管困难，若强力拔出会拉断导管，此时应让患者再处于原先穿刺时相同的体位，慢慢外拔，若椎旁肌群强直者可用热敷或在导管周围注射局麻药，这些措施有利于导管拔出；④置管过深，导管在硬膜外间隙过长，易于圈绕成结，一旦圈结很少能拔出，须切开各层组织直至圈结部位才能取出。强力拔管必然拉断导管。预防措施是插管长度以3~5cm为准，可避免圈结。

2. 导管折断的处理

传统的原则是体内存留异物应尽可能取出，但遗留的导管残端不易定位，即使用不透X线的材料制管，在X线平片上也难与骨质分辨，致手术常遭失败。对待残留导管的态度是：若导管的化学性不活泼，导管断留部分较短，位置较深，可暂不取出，继续随访观察。若不出现神经系统症状，可继续任其留置；若出现神经症状，则应手术取出。若导管断端在皮下，可在局麻下作小切口取出；若有一长段导管遗留体内，即使位置稍深，也应考虑手术取出。

四、广泛硬膜外阻滞及全脊麻

硬膜外阻滞时，常量局麻药引起异常广泛地阻滞现象，约有三种可能性：①局麻药误注入蛛网膜下隙产生全脊麻；②局麻药误注入硬膜下间隙引起的广泛阻滞；③局麻药在硬膜外间隙出现异常广泛的阻滞。

1. 全脊麻

硬膜外阻滞时，穿刺针或硬膜外导管误入蛛网膜下隙而未能及时发现，超过脊麻数倍的局麻药注入蛛网膜下隙，可产生异常广泛的阻滞称为全脊麻，发生率为0.24%。临床表现为全部脊神经支配的区域均无痛觉、低血压、意识丧失及呼吸停止。全脊麻的症状及体征多在注药后数分钟以内出现，若处理不及时可能发生心搏骤停。处理原则是维持患者循环及呼吸功能。患者神志消失，应行气管插管进行人工通气，加速输液及使用血管收缩药，升血压，若能维持循环功能稳定，30分钟后患者可以清醒。若在注入局麻药20分钟内施行灌洗，可清除一部分尚未与组织固定的局麻药，有助于患者恢复，超过20分钟便无实际意义。但是全脊麻时病情紧急，维持呼吸与循环功能稳定为首要措施，待病情初步稳定时往往已超过20分钟，故此措施甚少能及时施行。

预防全脊麻的措施包括：①预防穿破硬膜；②强调注入局麻药前先注入试验剂量，观察5~10分钟有无脊麻表现，改变体位后若须再次注药也应再次注入试验剂量。

2. 异常广泛阻滞

注入常量局麻药后，出现异常广泛地脊神经阻滞现象，但不是全脊麻，因阻滞范围虽广，但仍为节段性。广泛性阻滞总是延缓地发生，多出现在注完首量局麻药后20~30分钟，常有前驱症状如胸闷、呼吸困难、烦躁不安等。

异常广泛的脊神经阻滞有两种：硬膜外间隙广泛阻滞及硬膜下间隙广泛阻滞。

（1）异常的硬膜外间隙广泛阻滞：是由于局麻药在硬膜外间隙扩散的异常。在某些病理生理改变下，如：硬膜外间隙静脉丛怒张，硬膜外有效容积减小，老年动脉硬化，椎间孔闭锁，常用量局麻药阻滞平面扩大。足月妊娠比正常情况麻醉平面扩大30%，老年动脉硬化患者扩大25%~42%。对此类病例应相应的减少局麻药的用量，有时减少至正常人用量的1/3~1/2。

（2）硬膜下间隙阻滞：其临床特点为①延缓发生的广泛阻滞，但阻滞范围是节段性的；②由于局麻药在硬膜下间隙的背部扩张，动脉压变化相对较小；③患者可能没有引起硬膜外广泛阻滞的诱因（如足月妊娠、老年、糖尿病及严重动脉硬化等）。

3. 误注药液入硬膜外间隙

误将其他药液当做局麻药注入硬膜外间隙，有时会造成神经损害，确有因此致死者。

所注药物的化学性刺激有别，局部的伤害亦有轻重，可以引起神经纤维脱髓鞘，硬膜外间隙阻闭，小动脉炎或静脉栓塞，增生性及粘连性蛛网膜炎。

误用药品主要的原因是粗心大意，多发生在工作忙乱之中。平时工作制度不严，药品标记不清又随便置放，用药时不作查对，是造成误用药品的原因。由于这种错误的性质及其严重后果难以取得患者及其家属的谅解，加上法律上的追究，麻醉人员应充分认识其严重性，予以杜绝。

4. 硬膜外麻醉后神经并发症

硬膜外麻醉后严重神经并发症，致病原因有损伤、药物化学性刺激、感染以及脊髓血管病变等。发生率：暂时性轻瘫为 0.1%，永久性截瘫为 0.02%。

（1）损伤：穿刺针及导管都有可能损伤脊神经根或脊髓。

1）神经根损伤：硬膜外阻滞均在背部进行，脊神经根损伤主要在后根。临床表现主要是“根痛”，即受损神经根的分布区疼痛，如损伤胸根为“束带样痛”，四肢则呈条形分布；有感觉减退或消失。根痛症状的典型伴发现象是“脑脊液冲击征”，即咳嗽，喷嚏或用力憋气时疼痛或麻木加重。根痛以损伤后 3 天以内最剧，然后逐渐减轻，2 周内多数患者缓解或消失，遗留片状麻木区数月以上，采用对症治疗，预后均较好。

2）脊髓损伤：脊髓损伤有轻有重，导管插入脊髓或局麻药注入脊髓，可造成严重损伤甚至横贯性伤害，患者立即感剧痛，偶有一过性意识障碍，患者即刻出现完全弛缓性截瘫，部分患者因局麻药溢入蛛网膜下隙而出现脊麻或全脊麻，暂时掩盖了截瘫症状。脊髓横贯性伤害时血压偏低而不稳定。严重损伤所致的截瘫预后不良，患者多死于并发症，侥幸未死者终生残废。

脊髓损伤早期与神经根损伤的鉴别之点：①神经根损伤当时有“触电”或痛感，而脊髓损伤时为剧痛，偶伴一过性意识障碍；②神经根损伤以感觉障碍为主，有典型的“根痛”，很少运动障碍；③神经根损伤后感觉缺失仅限于 1~2 根脊神经支配的皮区与穿刺点棘突的平面相一致；而脊髓损伤的感觉障碍与穿刺点不在同一平面，颈部低二节段，上胸部低二节段，下胸部低三节段。

因继发性水肿使其临床表现比实际损伤的程度要严重得多。若早期采取积极治疗，可能不出现截瘫，即使出现截瘫，恰当治疗也可以使大部分功能恢复。治疗措施包括脱水治疗，可减轻水肿对脊髓内血管的压迫，减少神经元的损害；皮质类固醇能防止溶酶体破坏，减轻脊髓损伤后的自体溶解。

脊髓损伤后病情严重，应强调预防为主，腰$_2$以上穿刺尤应谨慎小心，遇异感或疼痛，应退针观察，切忌注入局麻药或插管，避免扩大损伤范围。及时鉴别神经根损伤与脊髓损伤，若鉴别困难时宜按脊髓损伤处理，早期治疗会得到较好效果；即使出现截瘫，积极治疗也能收到较好效果，切勿放弃争取恢复的一切努力。

（2）硬膜外血肿：硬膜外间隙有丰富的静脉丛，穿刺出血率为2%~6%，但形成血肿出现神经并发症发生率仅0.0013%~0.006%。形成血肿的直接原因是穿刺针尤其是置入导管的损伤；促使出血的因素如患者凝血机制障碍及抗凝血治疗。硬膜外血肿虽然罕见；但在硬膜外麻醉并发截瘫的情况中占首位。

临床表现：开始是背痛，短时间后出现肌无力及括约肌障碍，发展至完全截瘫。诊断主要依靠脊髓受压迫所表现的临床症状及体征，脑脊液检查除蛋白含量、无更重要的发现；椎管内造影对于诊断及明确阻塞部位很有帮助。

预后取决于早期诊断和及时手术。手术延迟者常致永久残废，尽快手术减压为治疗的关键。凝血障碍及正在使用抗凝治疗的患者，应避免应用椎管内麻醉。对一般患者硬膜外穿刺及置管总应细致轻柔，切忌反复无限度的穿刺。

（3）感染：以硬膜外间隙及蛛网膜下隙感染引起的神经并发症为最严重。

1）硬膜外间隙感染：病原菌以葡萄球菌为最多见，细菌侵入途径有：①污染的麻醉用具或局麻药；②穿刺针经过感染组织；③身体其他部位的急性或亚急性感染灶，细菌经血行播散感染硬膜外间隙。

硬膜外脓肿的典型表现，一般经过1~3天或更长的潜匿期后出现头痛、畏寒及白细胞增多等全身征象；局部重要症状是背痛，其部位常与脓肿发生的部位一致，疼痛很剧烈，咳嗽、弯颈及屈腿时加剧，并有叩击痛。在4~7天出现神经症状，开始为神经根受刺激出现的放射状疼痛，继而肌无力，最终截瘫。具有典型症状及体征者诊断并无困难，但应重视早期表现，如运动无力、感觉减退及括约肌障碍等脊髓受压的体征。椎管内造影对确诊及定位很有帮助，诊断性硬膜外穿刺有脓液溢出者也可确诊。

脊髓损害的严重程度不仅取决于硬膜外间隙的压力大小（即脊髓受压程度），而且因为硬膜外间隙感染常伴有脊髓血流供应锐减及血栓形成，故不宜等待脊髓受压迫的体征很明显时才作出诊断，而应重视早期病情的细致观察，及时切开椎板引流，决不能寄望于抗生素的疗效上，以致错失良机。预后取决于手术的早晚。

一般说硬膜外脓肿强调预防为主，麻醉用具及药品应严格灭菌，遵守无菌操作规程，穿刺针经过的组织有感染者禁行硬膜外阻滞。

2）蛛网膜下隙感染：多在硬膜外阻滞后4小时左右出现脑脊膜炎症状，寒战、头痛、发热及颈项强直。脑脊液浑浊，白细胞增多，涂片常难发现细菌，但经青霉素、链霉素治疗后迅速恢复。

（4）化学性损伤：是造成粘连性蛛网膜炎的主因，致病原因可能由于化学剂（洗涤剂或消毒剂）污染麻醉用具被带入硬膜外间隙，也可能由于局麻药所引起。

（5）脊髓前动脉综合征：系由于脊髓前动脉的血流障碍，引起被供应区域（脊髓的前侧角）缺血性坏死及空洞形成所致。临床表现为以运动功能障碍为主的神经症状。

诱发脊髓前动脉综合征的因素：①血管原有病变致管腔狭窄，血流不畅；②局麻药中肾上腺素浓度过高，引起血管持久收缩；③麻醉期间有较长时间的低血压状态；④脊髓前动脉血栓形成；⑤手术操作也可能引起，如阻断主动脉血流时间过长，损伤肋间血管等。

（赵　军　郭长红　张世栋）

参考文献

[1] 王凤学，陈兴华，张铁铮.麻醉风险与防范.麻醉与监护论坛，2003，10：50-52.
[2] 姚尚龙.麻醉相关医疗事故的防范与处理.麻醉与监护论坛，2003，10：134-135.

第十八章　水、电解质与酸碱平衡紊乱

水和电解质广泛分布在细胞内外，参与体内许多重要的功能和代谢活动，对正常生命活动的维持起着非常重要的作用。体内水和电解质的动态平衡是通过神经、体液的调节实现的。临床上常见的水与电解质代谢紊乱有高渗性脱水、低渗性脱水、等渗性脱水、水肿、水中毒、低钠血症和高钠血症、低钾血症和高钾血症等。正常人血液的酸碱度即 pH 值始终保持在一定的水平，其变动范围很小。血液酸碱度的相对恒定是机体进行正常生理活动的基本条件之一。酸碱平衡的调节，依赖缓冲体系、肺和肾、离子交换等调节作用，把过剩的酸或碱给予消除，使体内酸碱度保持相对平衡状态。体内酸性或碱性物质过多，超出机体的调节能力，或者肺和肾功能障碍使调节酸碱平衡的功能障碍，均可使血浆中 HCO_3^- 与 H_2CO_3 浓度及其比值的变化超出正常范围而导致酸碱平衡紊乱，如酸中毒或碱中毒。水、电解质代谢、酸碱平衡失常在临床上十分常见。许多器官系统的疾病、一些全身性的病理过程、外界环境的某些变化、某些医源性因素如药物使用不当等，都可导致水、电解质代谢、酸碱平衡失常。如果得不到及时的纠正，可使全身各器官系统，特别是心血管系统、神经系统的生理功能和机体的物质代谢发生相应的障碍，严重时常可导致死亡。

第一节　水代谢紊乱

人体水平衡紊乱分为两种基本类型：水过少和水过多。水过少临床上称为脱水，主要是由水摄入量不足和 / 或水丢失过多引起的；水过多则是由于水的入量超过机体的排水能力而引起的，包括水中毒和全身性水肿。

一、脱水

脱水是指体液容量减少，并出现一系列功能、代谢紊乱的病理过程。由于机体水的丢失主要是细胞外液的丢失，而钠离子是细胞外液中最主要的阳离子，因此脱水常伴有钠的丧失。根据水和钠丢失的比例及体液渗透压的改变，可将脱水分成低渗性脱水、高渗性脱水和等渗性脱水三类。

（一）低渗性脱水

低渗性脱水的特征是失钠多于失水，血清钠浓度＜135mmol/L（或 mEq/L），血浆渗透压＜280mOsm/L。

1. 病因和发生机制

某些原因使机体丢失等渗性或低渗性体液，通常先发生等渗性或高渗性脱水。由于机体的代偿性反应，如引起口渴时大量饮水；低血容量使肾小球滤过率降低、近曲小管对水、钠重吸收增多，加上 ADH 分泌增多使远端肾单位重吸收水增加，其结果可使脱水"减轻"，并存在使细胞外液转变为低渗的倾向；对于各种原因引起的体液丧失，在治疗上只补水（如只予以饮水或输入葡萄糖液）而未注意补钠，也容易造成失钠比失水更多的状况。这些是导致低渗性脱水的基本原因与机制。使体液丢失的原因为：

（1）肾外性原因：①消化液大量丢失（呕吐、腹泻或胃、肠吸引术）；②体液大量在体腔内积聚（大量胸腔积液、腹腔积液形成）；③经皮肤大量失液，如大量出汗（丢失低渗性体液）或大面积烧伤使血浆大量渗出（丢失等渗性体液）。

（2）肾性原因：①水肿患者往往须限制钠盐摄入，在长期、大量使用排钠利尿药（如氯噻嗪、速尿、依他尼酸等）时，利尿的同时抑制了髓襻升支对氯化钠的重吸收，使钠随尿液排出过多；②肾脏疾病，如慢性间质性疾病，当髓质结构破坏和髓襻升支功能障碍，钠随尿丢失增多；急性肾功能衰竭多尿期，肾小球滤过率开始增加而肾小管功能未恢复，水、钠排出增多；所谓失盐性肾炎，因肾小管上皮细胞病变，对醛固酮反应性降低，钠的重吸收减少，肾排钠过多；③肾上腺皮质功能不全，如 Addison 病，因醛固酮不足，使肾小管钠重吸收减少；④过度渗透性利尿，如严重糖尿病或大量使用高渗葡萄糖、甘露醇、山梨醇等，水、钠经肾丧失过多。

以上原因在导致钠水丢失的情况下，如临床补液时不注意补钠，则可引起低渗性脱水发生。

2. 低渗性脱水对机体的影响

低渗性脱水时机体的基本变化是细胞外液明显减少和渗透压降低。由于细胞内液渗透压相对较高，水由细胞外向细胞内转移，使细胞外液更加减少，细胞内液增多，因而有发生细胞水肿的倾向；由于血液浓缩，血浆蛋白浓度增加，细胞间液被重吸收进入血管内的量增多，这虽有补充血容量的作用，但是使细胞间液的减少更加明显，患者有明显的脱水貌。

低渗性脱水对机体的影响表现为：

（1）易出现循环障碍甚至休克：其机制为①低渗性脱水在原发病因作用下，体液大量丢失；②体液向细胞内转移，使细胞外液进一步减少；③细胞外液低渗抑制 ADH 分泌，使尿量增加或不减少。由于上述三方面原因，使血容量明显减少，很易引起循环功能障碍，发生休克（静脉塌陷、血压降低、脉搏细速、神志异常、尿量减少，甚至发生肾功能衰竭、氮质血症等）。

（2）脱水体征明显：低渗性脱水时体液减少最明显的部位是细胞间液，因此患者较早出现皮肤弹性降低，眼窝下陷等体征（脱水外貌）。在婴幼儿由于中毒性消化不良发生低渗性脱水时，可有“三凹”体征，即囟门凹陷、眼窝凹陷和舟状腹。

（3）其他表现：低渗性脱水按失钠程度分成轻、中、重度三类。轻度低渗性脱水，血容量未明显减少，因细胞外液渗透压低，ADH 分泌减少，故尿量无明显降低；当血容量明显降低时，尽管细胞外液渗透压低，ADH 分泌以“血容量优先”原则可明显增加，使肾脏重吸收水增多，故出现明显少尿。低血容量所致肾素－血管紧张素－醛固酮系统（RAAS）激活和血钠降低，都可使肾上腺皮质球状带分泌醛固酮增加，因而除了由肾性原因而失钠者（尿钠可大于 20mmol/L）之外，一般地说，低渗性脱水时尿钠量很少（尿钠小于 10mmol/L）或无。低渗性脱水早期可无口渴（细胞外液低渗），中、后期当血管紧张素Ⅱ（AGT Ⅱ）水平增高时，患者也会有口渴。重症低渗性脱水有神志淡漠、嗜睡、昏迷等中枢神经系统症状，这与休克、酸中毒、脑细胞水肿引起的中枢功能障碍有关。

（二）高渗性脱水

高渗性脱水的特征是失水多于失钠，血清钠浓度＞ 145mmol/L（或 mEq/L），血浆渗透压＞ 310mOsm/L。

1. 病因和发生机制

机体失水或丢失低渗体液是引起高渗性脱水的主要原因。通常情况下，细胞外液渗透压升高及容量减少可刺激渴感中枢，机体饮水后可使渗透压和容量恢复正常，因此仅仅因水或低渗液的丢失不易引起高渗性脱水发生。然而在一些特定条件下，如水源断绝、患者不能或不会饮水或患者的渴感丧失，由于机体不能及时补充丢失的水，才会形成失水多于失钠的状况，导致血浆渗透压升高。

高渗性脱水的病因有：

（1）单纯失水：①经肺失水，见于各种原因引起的过度通气；②经皮肤失水，见于发热或甲状腺功能亢进时，皮肤不感蒸发水分增多；③经肾失水，见于中枢性尿崩症（ADH 产生和释放不足）及肾性尿崩症（肾远曲小管和集合管对 ADH 缺乏反应）。

（2）丧失低渗体液：①经胃肠道丧失低渗液，见于呕吐大量丢失胃液或婴幼儿慢性腹泻排出大量钠浓度低的水样便；②大量出汗；③反复使用甘露醇或高渗葡萄糖引起渗透性利尿，使水丢失过多。

2. 高渗性脱水对机体的影响

（1）机体的代偿性反应：①口渴求饮（渴感障碍者除外），渴感发生是由于血浆渗透压增高；血容量减少使 RAAS 系统激活，AGT Ⅱ刺激口渴中枢；脱水使唾液分泌减少，口腔咽喉部干燥使产生口渴；②尿少而比重高（尿崩症患者除外），系细胞外液渗透压增高使 ADH 分泌增多所致；③高渗性脱水时细胞内液渗透压相对较细胞外液低，细胞内水分向细胞外转移，使体液丢失以细胞内液更明显。这三方面反应使细胞外液渗透压有所回降，也使脱水早期血容量不容易降低到发生休克的程度。另外，慢性高渗性脱水时，机体可能发生代偿适应反应，脑细胞内大分子物质分解，与之结合的钾、镁离子解离，使细胞内渗透压高于正常。对这一点，治疗时应注意不能大量、快速输入等渗葡萄糖液，避免引起脑水肿。

（2）临床表现及其机制：高渗性脱水严重程度不同，其临床表现也有所不同。

轻度高渗性脱水（早期），细胞外液渗透压增高而血容量减少不明显，故醛固酮分泌无明显增加，ADH 则增多。结果肾小管重吸收水大于钠，尿钠浓度偏高。中、重度脱水，血容量和肾血流量明显降低时，醛固酮分泌增加则尿钠浓度减低。

当严重高渗性脱水使细胞内液明显减少时，因脑细胞脱水和脑压降低，可出现严重程度不同的中枢神经系统症状；严重的脑组织细胞脱水因牵拉作用，可引起脑静脉破裂出血及蛛网膜下隙出血，检查可有血性脑脊液。血容量降低使皮肤血管收缩，细胞内液减少也使汗腺分泌减少，机体散热功能降低。在小儿易引起体温调节中枢功能减弱，体温升高，导致“脱水热”。严重高渗性脱水使血容量明显降低则可引起循环功能障碍，血压降低，出现休克症状。晚期发生肾功能严重障碍，血中非蛋白氮（NPN）升高。

（三）等渗性脱水

等渗性脱水的特征是水和钠以等渗比例丢失，或失液后经机体调节血浆渗透压仍在正常范围，血清钠浓度为 135~145mmol/L，血浆渗透压为 280~310mOsm/L。

1. 病因和发生机制

等渗性脱水的常见病因是呕吐、腹泻，大量丢失接近等渗的消化液；大量胸腔积液、腹腔积液形成；大面积烧伤和严重创伤使血浆丢失等。

2. 对机体的影响

等渗性脱水常兼有低渗性及高渗性脱水的临床表现。大量丢失等渗性体液首先引起细胞外液和血容量的减少，容易发生血压降低和外周循环衰竭，尿量减少。可存在体温升高和明显脱水外貌。血容量减少，RAAS 系统激活，AGT Ⅱ水平增高；或者患者因不感蒸发或严重呕吐、不能饮水等情况使失水相对较多，故存在向高渗性脱水转变的倾向，都可使患者产生较明显渴感。必须指出，如果等渗性脱水在处理上只补水而不注意补钠，也可使之转变为低渗性脱水。

二、水中毒

（一）概述

当水的摄入过多，超过神经－内分泌系统调节和肾脏的排水能力时，使大量水分在体内潴留，导致细胞内、外液容量扩大，并出现包括稀释性低钠血症在内的一系列病理生理改变，被称为水中毒。

（二）病因与发生机制

1. 摄入或输入过多不含电解质的液体

由于肾脏具有强大的调节水平衡的能力，因此正常人摄入较多水时，一般不会发生水潴留，更不会引起水中毒。然而，口渴中枢受刺激所致饮水过多或精神性饮水过多，超过肾脏排水能力的最大极限时（1200ml/h），也可能发生水中毒。尤其是婴幼儿，由于其水、电解质的调节功能尚未成熟，过多给予不含电解质的液体更易发生水中毒。

2. 急、慢性肾功能不全

肾功能不全时，肾脏的排水能力降低，容易发生水中毒，特别是急性肾功能衰竭少尿期或慢性肾功能衰竭晚期对水的摄入未加控制者。在这种情况下，有功能的肾单位太少，不能排出每日的水负荷，因此即使摄入正常水量也可引起水中毒的发生。

3. ADH 分泌过多

ADH 分泌过多使肾远曲小管和集合管重吸收水增强，肾排水能力降低，若一旦摄入水稍多，就会引起明显的水中毒症状。这里的 ADH 分泌过多不是指因血浆渗透压增高或血容量降低等生理性刺激引起的 ADH 分泌增多，而是指在某些病理条件下发生的 ADH 异常分泌。其原因为：

（1）ADH 分泌异常增多综合征（SIADH）：常见于①可引起丘脑下部 ADH 分泌增加的疾病，中枢神经系统疾病如脑炎、脑肿瘤、脑脓肿、脑血栓、脑出血等；急性精神病；药物如环磷酰胺、长春新碱等；肺部疾病如肺炎、肺结核、肺脓肿、肺不张等；② ADH 异位分泌，见于多种肿瘤如肺燕麦细胞癌、胰腺癌等。

（2）其他原因：主要有①疼痛、恶心和情绪应激；②肾上腺皮质功能低下，糖皮质激素不足，对下丘脑分泌 ADH 的抑制功能减弱；③某些药物如吗啡、氯磺丙脲等的作用。上述因素也通过与渗透压和血容量无关的刺激使 ADH 分泌增加，氯磺丙脲在刺激 ADH 分泌的同时，又能增强肾小管对 ADH 的敏感性；④外源性 ADH，如加压素、催产素。

4. 某些特殊病理状态

心力衰竭、肝性腹水等可引起有效循环血量减少，使肾小球滤过率下降、肾排水减少，这时如果增加水负荷，就易引起水中毒；使用抗利尿激素、口渴中枢受刺激所致饮水过多和精神性饮水过多等，也是水中毒的常见原因。

低渗性脱水时机体处在水缺失的状态，但是由于存在细胞内液增多的情况，因此，此时如大量补充不含电解质的液体，则可能在增加细胞外液的基础上导致更大量的水进入细胞内，从而引起水中毒的发生。

根据水中毒发生的快慢，有急性和慢性水中毒的区分。通常在急、慢性肾功能衰竭患者，其肾小球滤过率显著减少致排水功能大大降低，这种患者水负荷稍有所增加，就可能很快发生严重的水中毒，称为急性水中毒。

（三）水中毒对机体的影响

细胞内液容量增大或细胞水肿是水中毒的突出表现。这是由于水中毒时，细胞外液量明显增多，且细胞外液的低渗状态又促使大量的水分进入细胞内所致。

由于细胞内液容量两倍于细胞外液，水潴留时往往有 2/3 水进入细胞内，因此轻度水中毒时细胞内、外液量增加可不明显，轻度和慢性水中毒的症状也不明显。可有乏力、头晕、嗜睡、记忆力减退、恶心、呕吐和肌肉挛痛，有时有唾液、泪液过多等。

急性重度水中毒（血钠＜ 120mmol/L，血浆渗透压＜ 250mOsm/L）主要引起脑细胞水肿和颅内压增高，可危及患者的生命。各种神经精神症状出现较早，如头痛、恶心、呕吐、昏睡、昏迷、惊厥等，症状与血钠下降速度有关。患者可突然发生脑疝导致心跳、呼吸骤停。此外，水中毒尚能因循环血量增加使心血管系统负荷增大而引起肺水肿或心力衰竭。

第二节　钠代谢紊乱

一、低钠血症

低钠血症是指血清钠浓度低于 135mmol/L。如果血清钠浓度＜ 120mmol/L，且发展很快，则可威胁患者生命。

（一）低容量性低钠血症

低容量性低钠血症其特征是以失 Na^+ 为主，血清 Na^+ 浓度＜ 135mmol/L，血浆渗透压＜280mOsm/L，伴细胞外液量减少。

1. 发病原因

（1）经肾丢失

1）长期使用可抑制肾小管髓襻升支重吸收 Na^+ 的高效利尿药（如呋塞米、依他尼酸等），造成尿 Na^+ 持续丢失。

2）某些慢性间质性肾疾患，可损害肾髓质结构和髓襻升支功能，使尿 Na^+ 排出增多。

3）肾上腺皮质功能不全时，醛固酮分泌减少，肾小管重吸收 Na^+ 的能力减弱。

（2）肾外丢失。

1）经皮肤丢失：如出汗或大面积烧伤随汗液或皮肤创面渗液丢失的 Na^+ 十分明显。

2）经消化道丢失：由于消化液含 Na^+ 较多，剧烈呕吐或腹泻时 Na^+ 可随消化液大量丢失。

2. 对机体的影响

低容量性低钠血症时，ECF 容量减少，渗透压降低，一方面造成水分从 ECF 向渗透压相对较高的 ICF 转移，使血容量进一步减少，容易较早发生低血容量性休克。轻者出现直立性低血压，严重时有脉搏细速、四肢厥冷等周围循环衰竭的症状。另一方面可抑制渗透压感受器，使患者早期无渴感而不思饮水，又致 ADH 分泌减少，肾小管重吸收水相应减弱，产生早期多尿和低渗尿。由于 ECF 减少最为明显的部分是组织间液，故患者的脱水征（皮肤弹性降低、眼窝下陷等）出现较早。

3. 治疗

（1）积极治疗原发病，防止采用不适当的输液疗法。

（2）合理补钠：输液原则一般以补充等渗的含钠溶液为主，轻、中度者静脉滴注生理盐水即可，极少数重度者可补高渗盐水。若有休克，则按休克处理原则积极抢救。

（二）等容量性低钠血症

等容量性低钠血症见于 ADH 分泌异常增多综合征（SIADH）或渗透调定点重设。

（三）高容量性低钠血症

高容量性低钠血症其特点为细胞外液容量明显增多，血钠下降，血清 Na^+ 浓度＜135mmol/L，血浆渗透压＜280mOsm/L，且体钠总量正常或增多。

1. 原因与发病机制

（1）肾排水功能障碍：如急性肾功能衰竭少尿期及慢性肾功能衰竭晚期，肾排水功能严重损害，一旦入水量控制不严，增加水负荷，则易导致本型低钠血症。

（2）重度低容量性低钠血症：患者体内 ICF 已明显增多，若再大量补水而未补钠，很易转化为本症。

（3）ADH 分泌过多：一些恶性肿瘤（如肺癌、胰腺癌）、肺疾患（肺结核、肺脓肿）、中枢神经系统疾病（脑肿瘤）、某些药物（吗啡、氯磺丙脲）及应激反应（疼痛、情绪应激）等均可引起 ADH 大量分泌，肾小管对 H_2O 的重吸收明显增多，从而形成水潴留。此时若再过多摄水，则会促发典型的水中毒。

2. 对机体的影响

高容量性低钠血症时呈低渗状态的细胞内、外液容量均增多，不仅在细胞外使血液稀释，形成稀释性低钠血症。而且，在细胞内造成水分过多聚集，产生细胞内水肿，尤其是脑水肿加重时可导致颅内压升高，出现头痛、恶心、呕吐、记忆力下降、神志不清、嗜睡、昏迷，甚至死亡等中枢神经系统症状。

3. 防治的病理生理基础

（1）积极防治原发病：严格限制一些患者（如急性肾功能衰竭少尿期、慢性肾功能衰竭晚期）的摄入水量；应用正确的输液方法治疗重度低容量性低钠血症患者。

（2）合理限水和补液：轻度患者可采取停止或限制摄入水量的方式治疗。重度患者应严格禁水和应用甘露醇、呋塞米等利尿剂（加快排出体内的水分）等措施治疗，必要时可输入高渗盐水（快速减轻脑水肿）。

二、高钠血症

高钠血症是指血清钠浓度高于 145mmol/L。

（一）低容量性高钠血症

低容量性高钠血症特征是以失水为主，血清 Na^+ 浓度＞145mmol/L，血浆渗透压＞310mOsm/L，伴细胞内、外液容量减少。

1. 发病原因

（1）摄水减少：多见于水源断绝、吞咽困难、昏迷及渴感丧失等情况。

（2）丢水过多

1）经消化道丢水：如呕吐、腹泻及胃肠道引流可丢失大量低渗体液。

2）经呼吸道丢水：各种原因所致的过度通气均可通过增强呼吸道的不感蒸发而丢失大量水分。

3）经肾丢水：如中枢性尿崩症（ADH 生成和释放不足）或肾性尿崩症（肾远曲小管和集合管对 ADH 缺乏反应）时，因肾保水功能障碍，大量水分以低渗尿形式丢失。

4）经皮肤丢水：高热、甲亢和大汗时，可经皮肤丢失大量低渗液体（如发热患者的体温每升高1.5℃，其皮肤的不感性蒸发每天约增加500ml）。

2. 对机体的影响

本型高钠血症因以失水为主，造成ECF减少，渗透压增高。结果导致：①直接刺激口渴中枢产生渴感而寻求饮水，此为机体重要的代偿保护机制；②可促使水分从ICF向ECF大量转移，以致细胞脱水和ICF丢失最多；③能反射性地激活肾素－血管紧张素－醛固酮系统（RAAS），使醛固酮分泌增加。同时，刺激渗透压感受器，引起ADH分泌增多，从而明显增强肾小管对Na^+、水的重吸收，从不同途径有助于血容量的恢复。于是，患者可出现口渴、尿少、尿相对密度增高甚至脱水热（小儿）。以及烦躁、嗜睡、肌肉抽搐、昏迷等脑细胞重度脱水所致的神经精神症状。

3. 治疗

（1）积极防治原发病，消除病因。

（2）合理应用输液疗法，视病情分别采取饮水，静脉滴注5%葡萄糖溶液和适量生理盐水进行治疗。

（二）等容量性高钠血症

等容量性高钠血症其特征是血钠升高，不伴血容量的改变，见于有中枢神经系统损害病史者，可能因下丘脑损伤使渗透压感受器阈值升高，渗透压调定点上移，血浆渗透压明显增高时才可刺激ADH释放，因而可产生慢性血钠升高，渴感减退或消失等症状。防治时应积极治疗原发病和适当补充水分。

（三）高容量性高钠血症

高容量性高钠血症：特点是血容量和血钠均增高。主要发病原因与机制：盐摄入过多或盐中毒。见于盐摄入过多：如治疗低渗性脱水时给予过多高渗盐溶液，纠正酸中毒时给予高浓度碳酸氢钠等；原发性钠潴留：见于原发性醛固酮增多症和Cushing综合征患者。

第三节　钾代谢紊乱

一、低钾血症

1. 定义

血清钾浓度低于3.5mmol/L（或mEq/L），称为低钾血症。血清钾浓度降低，除了由体内钾分布异常引起者外，往往伴有体钾总量的减少。

2. 发病原因

引起低血钾的最常见原因有：①钾摄入减少；②由胃肠道丢失（腹泻、使用泻药），由肾脏丢失（高醛固酮血症、排钾利尿药、羧苄青霉素、青霉素钠、两性霉素 B）；③钾细胞内转移（碱中毒或血 pH 升高）；④营养不良。

3. 临床症状

低钾血症引起的功能代谢变化及其严重程度与血钾降低的速度、幅度及持续时间有关。血钾降低速度越快，血钾浓度越低，对机体影响越大。一般当血清钾低于 3.0mmol/L 或 2.5mmol/L 时，才出现较为明显的临床表现。慢性失钾者，尽管血钾浓度较低，临床症状也不很明显。但这种影响在不同个体之间存在较大差异。

低钾血症的临床症状主要是神经肌肉方面的症状和心脏症状。神经肌肉方面主要表现为肌无力、肌麻痹、腹胀和麻痹性肠梗阻。心脏方面主要为心律失常、容易诱发洋地黄中毒，并有相应的心电图异常。另外，低钾血症还可引起酸碱平衡紊乱、肾损害和细胞代谢障碍。

心电图（ECG）变化包括：①传导性降低可引起心电图 P–R 间期延长，QRS 复合波增宽，分别反映房室和室内传导阻滞；② 2 期 Ca^{2+} 内流加速，促进了一时性 K^{+} 外流，引起复极化 3 期加快，ECG 上表现为 S–T 段压低；③ 3 期钾外流减慢，复极化 3 期延长，心肌超常期延长，引起 T 波低平、增宽、倒置，U 波明显，Q–T 间期延长等 ECG 变化。

以上 ECG 变化中，S–T 段压低和 T 波后出现明显 U 波是低钾血症较具特征性的改变。

4. 治疗

低钾血症的治疗包括：减少钾离子的进一步丧失，并给予补钾。当发生心律失常或严重低钾血症（血钾＜ 2.5mmol/L）时应静脉补钾。在急诊情况下可以根据经验紧急补充钾，有指征时，最大静脉补钾量可达 10~20mmol/h，同时予以连续的心电图监测。可由中心或周围静脉补钾，如果使用中心静脉补钾，溶液中钾离子浓度可以较高，但应注意输液导管的尖端不能插入右心房。如因低钾血症发生了心源性猝死（如恶性室性心律失常），应该迅速补钾，先按 2mmol/min 输注，随后按 10mmol/L 静滴 5~10 分钟。快速静脉补钾应使危及生命的低钾血症得以改善。一旦患者病情稳定下来，逐渐减少静脉补钾的速度和剂量。血清钾每减少 1mmol/L，则总钾丢失量为 150~400mmol。该范围的低值对肌肉总量减少的老年妇女较为适宜，而高值则对肌肉发达的年轻人较适宜。除非患者临床状况不稳定，我们推荐逐步纠正低钾血症而不是快速的补充。

二、高钾血症

1. 定义

血清 K^+ 浓度大于 5.5mmol/L 称为高钾血症。

2. 发病原因

高钾血症常由于细胞释放钾增多或肾脏排泌钾障碍所致，终末期肾功能衰竭患者通常由于严重的高血钾而表现出如明显乏力、心律失常等临床症状，医源性因素通常是造成高钾血症的主要原因，特别在肾功能障碍情况下。通常为了防止低钾血症而进行补钾治疗者会导致高钾血症；使用保钾利尿剂会造成高钾血症；使用血管紧张素转换酶抑制剂（ACEI）类药物（如卡托普利）也可造成血清钾升高，特别在同时口服补钾剂时；服用非甾体类抗感染药物可通过对肾脏的直接效应而形成高钾血症。

3. 临床症状

高钾血症的临床症状有：①心电图改变；②乏力；③上行性瘫痪和呼吸衰竭。

反映高血钾的心电图变化有：① T 波高尖（帐篷样）；② P 波低平；③ P–R 间期延长（一度房室传导阻滞）；④ QRS 波增宽；⑤ S 波加深，S 波与 T 波融合；⑥室性异位节律；⑦形成正弦波；⑧心室纤颤（室颤）或心源性猝死。T 波高尖呈帐篷样改变是最明显的早期心电图改变，如不加以治疗，高钾血症进展可致心功能不全，出现正弦波，直至心脏停搏。

4. 防治

（1）防治原发病，及时去除病因。

（2）降低血清钾浓度

1）静脉滴注葡萄糖和胰岛素，促使 K^+ 进入细胞。同时可静脉输入 $NaHCO_3$ 溶液，通过升高血浆 pH，达到促 K^+ 入细胞之目的。

2）口服阳离子交换树脂，加速肠道排 K^+。进行腹膜透析经腹膜排 K^+。或经血液透析来降低血清 K^+ 浓度。

（3）拮抗高 K^+ 对心肌的毒性作用：即可静脉输入钙剂（如葡萄糖酸钙）和钠剂（如乳酸钠或 $NaHCO_3$ 溶液），发挥 Ca^{2+}、Na^+ 对 K^+ 的拮抗效应，使高 K^+ 对心肌的毒性作用减轻或消除。

第四节 镁代谢紊乱

一、低镁血症

1. 概述

在临床上，低镁血症较高镁血症更常见，低镁血症是指血清镁浓度< 1.3mmol/L。低镁是由于镁吸收减少或排出过多所致，可以通过肾脏或肠道排出（腹泻）。甲状旁腺激素的变化和一些药物（如利尿剂、乙醇）亦可导致低镁血症，哺乳期妇女是发生低镁血症的高危人群。

2. 发病原因

胃肠道丢失：肠切除、胰腺炎、腹泻；糖尿病酮症酸中毒；肾病；甲状腺功能亢进或低下；饥饿；磷酸盐缺乏；药物：利尿剂、庆大霉素、地高辛、乙醇；烧伤；败血症；低体温；哺乳；高钙血症。

3. 症状

肌肉震颤、自发性收缩、眼球震颤、手足抽搐、精神活动异常为其主要症状。其他可以出现的症状包括：共济失调、眩晕、癫痫发作和吞咽困难。低镁血症可以干扰甲状旁腺激素的效应，导致低钙血症，同时亦可引起低钾血症。

心电图改变有：① Q-T 和 P-R 间期延长；② ST 段压低；③ T 波倒置；④胸前导联 P 波低平或倒置；⑤ QRS 波增宽；⑥尖端扭转型室性心动过速；⑦难治性心律失常；⑧洋地黄中毒。

4. 低镁血症的治疗

治疗应根据低镁血症的程度和患者的临床情况而定。严重及有症状者可给予 $MgSO_4$ 1~2g 静注 15 分钟以上。如果存在尖端扭转型室速，可给予 $MgSO_4$ 2g 静注 1~2 分钟。如果存在癫痫发作，可给予 $MgSO_4$ 2g 静注 10 分钟以上。补充葡萄糖酸钙（1g）对低镁血症是适宜的，因为大多数低镁血症患者同时存在低钙血症。

二、高镁血症

1. 概述

血清镁浓度> 1.1mmol/L 称为高镁血症，维持镁平衡的调节系统与钙离子基本相同。另外，对血清钾有影响的疾病和因素也会影响镁的平衡。因此，镁平衡与钙和钾平衡有密切的联系。

2. 发病原因

最常见原因是肾功能衰竭。高镁血症也可由医源性因素所致（过多地给予镁剂），或出现内脏穿孔仍继续饮食，以及应用含有镁的缓泻药或抗酸药（是老年人高镁时的重要原因）。

3. 症状

高镁血症的神经症状有肌肉无力、瘫痪、共济失调、嗜睡和意识混乱，胃肠道症状包括恶心和呕吐。轻度高镁血症可引起血管扩张，严重高镁血症可致低血压。特别严重的血清镁升高可引起意识不清、心动过缓、通气减少及呼吸心跳停止。

高镁血症心电图表现有：① P–R 间期和 Q–T 间期延长；② QRS 波时限延长；③ P 波振幅减低；④ T 波峰减低；⑤完全性房室传导阻滞，心脏停搏。

4. 治疗

停止摄入镁，并应用钙剂拮抗治疗，在血镁浓度下降前需要进行心肺功能支持。给予氯化钙（2.5~5.0mmol 静注）通常能够防治致命性的心律失常，如需要可重复使用。透析是治疗高镁血症的方法之一，透析前如果肾功能正常，心血管功能状态良好，静注氯化钠和利尿剂（速尿 1mmol/kg）可以加速镁从体内排除。然而，这种利尿剂同时亦可加速钙的排出，如果发生低钠血症则可使高镁血症的症状和体征更加恶化。

第五节　钙代谢紊乱

钙是体内含量最多的矿物质，是维持骨骼和神经、肌肉功能，影响心肌收缩功能的重要元素之一。细胞外液中 1/2 的钙离子与白蛋白结合，另一半则是具有生物学活性的离子形式。血清钙离子水平与血清 pH 和血清白蛋白水平关系密切，钙离子水平随 pH 改变而改变。碱中毒时钙与白蛋白结合增多，因而离子钙水平下降，而酸中毒时离子钙水平升高。血清白蛋白与血清总钙水平呈正相关，但离子钙却与血清白蛋白的变化方向不一致。在低白蛋白血症时，血清总钙水平亦下降，但离子钙水平可以正常。在细胞膜上，钙可以拮抗钾和镁的效应，因此，钙剂是治疗高钾血症和高镁血症的有效方法。钙浓度受甲状旁腺激素和维生素 D 的严密调控，如果该调节系统出现障碍则会出现一系列的临床问题。

一、低钙血症

1. 概述

低钙血症：血清钙浓度＜ 2.13mmol/L（或离子钙水平＜ 1.05~1.20mmol/L）称为低钙血症。

2. 发病原因

低钙血症可以发生于中毒休克综合征时、血清镁异常、肿瘤溶解综合征。钙交换有赖于钾和镁的浓度，因此治疗过程中这三种电解质均参与。

3. 症状

当血钙离子水平＜ 0.63mmol/L 时会出现下列症状：四肢和面部感觉异常、随后肌肉痉挛、腕足痉挛抽搐、喘鸣、手足抽搐和癫痫发作。低钙血症患者通常会出现反射亢进，Chvostek 和 Trousseau 征阳性。心脏症状表现为收缩力下降和心力衰竭，低钙血症可以加重洋地黄的毒性。

低钙血症的心电图改变表现为：① Q–T 间期延长；② T 波末端倒置；③心脏阻滞；④心室纤颤。

4. 治疗

对急性、症状性低钙血症应给予质量分数为 10% 的葡萄糖酸钙，90~180mg 静注 10 分钟以上，随后将 540~720mg 钙离子溶于 500~1000ml 质量分数为 5% 的葡萄糖中静滴，静滴速度可控制在 0.5~2.0mg/（kg·h），并每 4~6 小时复查 1 次血钙，使血清总钙维持于 1.75~2.25mmol/L，同时必须纠正镁、钾和 pH 的异常，否则低钙血症的治疗效果差。

二、高钙血症

1. 概述

高钙血症：血清钙浓度＞ 10.50mmol/L（或离子钙水平＞ 4.20~4.80mmol/L）称为高钙血症。

2. 发病原因

90% 以上的高钙血症是由原发性甲状旁腺功能亢进和其他恶性疾病所致。

3. 症状

高钙血症出现症状时，一般血清总钙浓度已≥ 3.00~3.75mmol/L。血钙升高较低时出现的神经症状包括：抑郁、疲软、乏力、意识模糊。血钙继续升高时可出现幻觉、定向力障碍、低渗和昏迷。高钙血症可以影响到肾脏对尿的浓缩功能，导致脱水的发生。高钙血症时消化系统症状包括：吞咽困难、便秘、消化性溃疡和胰腺炎。对肾脏的影响是尿浓缩功能下降而多尿，致钠、钾、镁、磷酸盐等丧失。而钙重吸收的恶性循环更加重了高钙血症。血钙升高时心血管系统症状的变化很大，在钙＜ 3.60~4.80mmol/L 时心肌收缩力增加，超过此水平则心肌收缩功能受到抑制，自律性降低，心室收缩期缩短，发生心律失常。另外，很多高钙血症患者同时发生低钾血症，这时更易发生心律失常。

心电图改变有：① Q–T 间期缩短（通常血钙＞ 3.25mmol/L）；② P–R 间期和 QRS 时限延长；③ QRS 波电压增高；④ T 波低平、增宽；⑤ QRS 波出现切迹；⑥房室传导阻滞（当血钙＞ 3.75~5.00mmol/L 时逐渐发生完全性传导阻滞，直至心搏骤停）。

4. 高钙血症的治疗

如果高钙血症是由恶性疾病所引起的，应判断患者的预后与当时状况，如果患者已是濒死期，高钙血症无须治疗。而在其他情况下，应马上给予干预治疗。一般对有症状的高钙血症患者进行治疗（通常血钙浓度在 3.00mmol/L 左右），如果血钙＞ 3.75mmol/L，无论有无症状均应治疗。应立即采取措施使尿中钙排出增多，对心血管功能和肾功能基本正常的患者以 300~500ml/h 的速度静滴生理盐水，直至脱水状态纠正，产生多尿（排尿量≥ 200~300ml/h）。液体补充足够后，生理盐水输液速度减至 100~200ml/h。多尿过程会进一步降低血钾和血镁浓度，增加高钙血症诱发心律失常的危险性，因此应严密监测并维持血钾和血镁水平。在心力衰竭和肾脏功能不全患者，血液透析是快速降低血钙的有效方法之一，在严重情况下还可以使用螯合剂（如 50mmol PO_4 8~12 小时以上或乙二胺四乙酸 10~15mg/kg 滴注 4 小时以上）。

第六节　酸碱平衡紊乱

体内酸性或碱性物质过多，超过机体的调节能力，或肺、肾脏的调节酸碱平衡功能发生障碍时，即可引起机体酸碱平衡失调。此外，电解质代谢紊乱也可以同时伴有酸碱平衡失调。任何一种酸碱失调发生之后，机体都会通过代偿机制以减轻酸碱紊乱，使体液 pH 值尽量恢复至正常范围。根据机体代偿纠正程度之不同，分为部分代偿、代偿及过度代偿。

一、代谢性酸中毒

代谢性酸中毒是临床上酸碱平衡失调中最常见的一种类型，由于体内 HCO_3^- 原发性减少所引起。

1. 根据阴离子间隙的改变，可将造成 HCO_3^- 减少的原因分为两类

（1）AG 正常型代谢性酸中毒，常见原因有：①碱性物质丢失过多；②肾小管泌 H^+ 功能障碍和 HCO_3^- 的再吸收障碍；③含氯的酸性药物摄入过多。

（2）AG 增大型代谢性酸中毒：其常见原因有：①体内有机酸形成过多；②肾功能不全；③水杨酸中毒。

2. 病理生理

代谢性酸中毒时，血浆中 HCO_3^- 减少，H_2CO_3 相应增多，$HCO_3^-/H_2CO_3 < 20:1$，机体将进行代偿调节。①血中增多的 H^+ 被 HCO_3^- 缓冲，形成 CO_2 由肺排出，而 HCO_3^- 不断被消耗；②血液中 H^+ 浓度升高，刺激颈动脉体化学感受器，反射性兴奋延髓呼吸中枢，使呼吸加深加快，CO_2 排出增多，CO_2 降低；③肾小管上皮细胞中的碳酸酐酶和谷氨酰酶活性增高，增加 H^+ 和 NH_3 的生成，使肾小管泌 H^+ 增加，HCO_3^- 重吸收增多，尿液 pH 值降低；④组织细胞的缓冲。血浆 pH 值保持在正常范围，称为代偿性代谢性酸中毒；如果 HCO_3^- 丢失过多或体内固定酸量不断增加，虽然经机体的代偿调节仍不能维持血浆 HCO_3^-/H_2CO_3 的正常比值时，则 pH 值降低，称为失代偿性代谢性酸中毒。

3. 临床表现

轻度代谢性酸中毒症状不明显，且常被原发病的症状所掩盖。较重的代谢性酸中毒主要有下述表现：

（1）呼吸的改变：最突出的表现是呼吸深而快，呼吸辅助肌有力地收缩，呼吸频率有时可达每分钟 50 次，呼出气体带有酮味。

（2）神志变化：常表现为疲乏无力，眩晕，感觉迟钝或烦躁，重者嗜睡、神志不清、昏迷，甚至死亡。

（3）胃肠系统症状：轻度腹痛、腹泻、恶心、呕吐、食欲缺乏等，其原因甚为复杂。

（4）循环系统的变化：代谢性酸中毒可降低心肌收缩力和周围血管对儿茶酚胺的敏感性，出现面部潮红、口唇樱红、心率加快、心律不齐、血压偏低等，严重时可发生休克和急性肾功能不全。另外，患者可有对称性肌张力减退，腱反射减弱或消失，常伴有严重缺水、缺钠的症状。

4. 诊断

根据患者有导致代谢性酸中毒的病因，又有深而快的呼吸，即应考虑本病的存在。血气分析可以明确诊断，并可了解代偿情况及酸中毒的严重程度。失代偿时，血液 pH 值和 HCO_3^- 明显下降，PCO_2 正常；部分代偿时，血液 pH 值、HCO_3^- 和 PCO_2 均有一定程度的降低。CO_2CP 明显下降，若不低于 15mmol/L 为轻度，15~8mmol/L 为中度，8mmol/L 以下时为重度酸中毒。尿可呈强酸性，尿酮体可呈阳性。血清 Na^+、K^+、Cl^- 的测定，也有助于判定病情。如果代谢性酸中毒持续时间过长，因 HCO_3^- 减少，肾脏重吸收 HCO_3^- 也减少，使 HCO_3^- 下降更明显。

5. 治疗

（1）病因治疗：治疗原发疾病，消除发生代谢性酸中毒的原因当属治疗的首位。同时注意补充血容量，恢复肾功能，使机体能更大限度地发挥代偿功能。轻度代谢性酸中毒经输液纠正缺水后，常可自行得到纠正，一般不需要应用碱剂治疗。

（2）补充碱性溶液

1）常用的碱性液有碳酸氢钠。临床上也可按5%碳酸氢钠1mg/kg（体重）可提高CO_2CP 1mmol/L估算。若无条件或来不及测CO_2CP及HCO_3^-时，首次剂量可按5%碳酸氢钠2.4ml/kg补给。5%碳酸氢钠为高渗液体，输入过快可致高钠血症，血渗透压升高。

2）乳酸钠：由于乳酸必须在有氧条件下才能转化为CO_2，所以在肝功能不良、组织缺氧等情况下，尤其在乳酸性酸中毒时不宜采用。

3）三羟甲基氨基甲烷（THAM）：在体液中可与CO_2结合或与H_2CO_3起反应生成HCO_3^-，提高体液的pH值。它是一种不含钠的强力碱性缓冲剂，作用较碳酸氢钠为强。而且可透过细胞膜，能在细胞内、外液同时起作用，既能纠正代谢性酸中毒，也能纠正呼吸性酸中毒。使药物进入体内后很快从尿中排出，有利尿作用，有利于排出酸性物质。但大剂量快速滴注时，可迅速降低血浆H^+和HCO_3^-，并对呼吸中枢有直接抑制作用，还会产生低血压、低血糖、低血钙及低血钾等不良反应。

二、代谢性碱中毒

代谢性碱中毒主要由体内HCO_3^-增多引起。

1. 病因

（1）酸性胃液丧失过多：是外科患者中发生代谢性碱中毒最常见的原因。如幽门梗阻及胃肠减压等，大量丧失酸性胃液，实际上是H^+、Cl^-的大量丧失，同时也丧失了Na^+细胞外液。由于胃液的丧失，肠液中的HCO_3^-不能被中和而被重吸收入血，使血液中HCO_3^-增高；胃液中Cl^-的丢失使肾近曲小管的Cl^-减少，代偿性地对HCO_3^-重吸收增加；H^+的丢失也导致肾脏K^+和Na^+及H^+和Na^+的交换增加，引起H^+和K^+丧失过多，造成低钾血症和碱中毒。

（2）碱性物质摄入过多：长期服用碱性药物，胃酸被中和而减少，进入肠内后，不能充分中和肠液中的HCO_3^-，以致HCO_3^-被重吸收入血。大量输注库存血，抗凝剂入血后可能转成HCO_3^-，引起碱中毒。

（3）低钾血症：血钾浓度低时，细胞内的K^+代偿性地转移至细胞外，每3个K^+从细胞释出，即有2个Na^+和1个H^+进入细胞内，因而细胞外液H^+浓度降低，引起细胞内酸中毒和细胞外碱中毒。

（4）某些利尿剂的作用：速尿和利尿酸能抑制肾近曲小管对Na^+和Cl^-的再吸收，但不影响肾远曲小管内Na^+与H^+的交换。

（5）某些疾病：甲状腺功能减退常可使肾小管重吸收HCO_3^-过多，原发性醛固酮增多、肾素瘤亦是造成代谢性碱中毒的病因。

2. 病理生理

代谢性碱中毒时，血浆中 HCO_3^- 增高，H_2CO_3 相对地降低，$HCO_3^-/H_2CO_3 > 20:1$，血 pH 升高。H^+ 浓度的降低对呼吸中枢有抑制作用，呼吸运动变浅变慢，CO_2 排出减少，使 HCO_3^-/H_2CO_3 比值上升。肾的代偿是肾小管上皮细胞中的碳酸酐酶和谷氨酰酶活性降低，H^+ 的排泌和 NH_3 生成减少，HCO_3^- 的再吸收减少，从而使血 HCO_3^- 减少。碱中毒时，氧合血红蛋白的解离曲线左移，氧合血红蛋白不易释出氧，因此患者的氧含量和饱和度虽仍正常，但组织仍可发生缺氧。

3. 临床表现

轻度代谢性碱中毒的症状常被原发疾病的症状所掩盖。较严重的患者可表现呼吸变浅变慢，或精神神经方面的异常，如烦躁不安、精神错乱和谵妄等，严重时可因脑或其他器官的代谢障碍而发生昏迷。因血 pH 值升高，血浆中的游离钙浓度降低，神经肌肉的应激性升高，可表现面部和肢体肌肉抽动、手足抽搐及惊厥等症状。若患者伴有明显的低钾血症，出现肌肉无力或麻痹时，可暂不出现抽搐，但当低钾血症被纠正后，抽搐症状即可发生。碱中毒时常伴有低钾血症和低氯血症。

4. 诊断

除依据病史及临床症状外，血气分析可确定诊断及其严重程度。

5. 治疗

（1）积极治疗原发病，消除产生碱中毒的原因。

（2）因丧失胃液所致的代谢性碱中毒，应补充生理盐水或葡萄糖盐水，恢复细胞外液量和补充 Cl^-，纠正低氯性碱中毒。

（3）伴有低钾血症时，应同时补给氯化钾以纠正细胞内外离子的异常交换和终止从尿中继续排酸。

（4）盐酸精氨酸：用于重症碱中毒，既可补充 Cl^-，又可中和过多的 HCO_3^-，尤其适用于肝功能不全者。

（5）盐酸稀释溶液：用于治疗严重的代谢性碱中毒（血浆 HCO_3^- 40~50mmol/L，pH > 7.65），可迅速中和细胞外液中过多的 HCO_3^-。

三、呼吸性酸中毒

1. 概述

呼吸性酸中毒系指肺泡通气及换气功能减弱，不能充分排出体内生成的 CO_2，以致血液中 CO_2 增高引起的高碳酸血症。

2. 病因

常见原因有全身麻醉过深、镇静剂过量、中枢神经系统损伤、心搏骤停、气胸、急性肺水肿、支气管痉挛、喉痉挛和呼吸机使用不当等，显著地影响呼吸，使通气不足，引起急性高碳酸血症。另外，肺组织广泛纤维化、重度肺气肿等慢性阻塞性肺部疾患，有换气功能障碍或肺泡通气－灌流比例失调，引起 CO_2 在体内潴留，导致高碳酸血症，$PaCO_2$ 持久性升高。

3. 病理生理

呼吸性酸中毒系血浆 H_2CO_3 浓度原发性增高，$PaCO_2$ 升高，血 pH 值下降。机体的代偿调节是通过血液的缓冲系统，血液中的 H_2CO_3，Na_2HPO_4 结合，形成 $NaHCO_3$ 和 NaH_2PO_4，还可通过肾脏代偿，肾小管上皮细胞中的碳酸酐酶和谷氨酰酶活性增高，H^+ 和 NH_3 生成增加，H^+ 与 Na^+ 交换，与 NH_3 形成 NH_4^+，使 H^+ 排出增加，$NaHCO_3$ 的再吸收增加。机体对呼吸性酸中毒的代偿能力有限。

4. 临床表现

患者可有胸闷、全身乏力、呼吸困难、气促、躁动不安、头痛等。随着酸中毒的加重，可有血压下降、谵妄、昏迷等。脑缺氧可致脑水肿、脑疝，甚至呼吸骤停。

5. 诊断

患者有呼吸功能受损的病史，结合上述临床表现，即应考虑有本病的可能。动脉血血气分析可帮助诊断。急性呼吸性酸中毒时，pH 值明显下降，$PaCO_2$ 升高，HCO_3^- 可正常。慢性呼吸性酸中毒时血 pH 值下降不明显，$PaCO_2$ 及 HCO_3^- 均升高。

根据 $PaCO_2$、PaO_2、SaO_2（血氧饱和度）可判断呼吸性酸中毒的严重程度，一般来说 PaO_2 大于 60mmHg 为安全界限（正常值为 80~100mmHg），低于 60mmHg 为危险界限，低于 20mmHg 为死亡界限。

6. 治疗

由于机体对呼吸性酸中毒的代偿能力较差，而且常同时存在缺氧情况，故病情危重，需尽快治疗原发病和改善患者的通气功能。必要时行气管插管或气管切开术，应用呼吸机，有效地改善通气及换气。引起慢性呼吸性酸中毒的疾病大多难以治愈，一般有针对性地采取控制感染、扩张小支气管、促进排痰等措施，以改善换气功能和减轻酸中毒的程度。

四、呼吸性碱中毒

1. 概述

呼吸性碱中毒系指肺泡通气过度，体内生成的 CO_2 排出过多，以致血 $PaCO_2$ 降低引起的低碳酸血症。

2. 病因

引起通气过度的原因很多，有癔症、精神过度紧张、发热、创伤、疼痛、感染、中枢神经系统疾病、低氧血症、肝功能衰竭及使用呼吸机不当等。

3. 病理生理

呼吸性碱中毒是血浆 H_2CO_3 浓度原发性减少，$PaCO_2$ 降低，血 pH 值升高。病初虽可控制呼吸中枢，使呼吸减慢变浅，CO_2 排出减少，血中 H_2CO_3 代偿增高，但这种代偿很难持久。肾脏逐渐发挥代偿作用，如能维持 HCO_3^-/H_2CO_3 比值为 20∶1，则血浆 pH 值在正常范围，称为代偿性呼吸性碱中毒；如经代偿调节，HCO_3^-/H_2CO_3 比值仍＞20∶1，血浆 pH 值上升，则为失代偿性呼吸性碱中毒。

4. 临床表现

患者感觉头晕、胸闷，呼吸由快深转为浅促，间以叹息样呼吸。继而出现意识障碍甚至肌肉强直。危重患者发生急性呼吸性碱中毒，常提示预后不良或将发生急性呼吸窘迫综合征。

5. 诊断

一般根据病史和临床表现可作出呼吸性碱中毒的诊断。血气分析显示血 pH 值升高。

6. 治疗

首先应积极治疗原发病。增加呼吸道无效腔，可减少 CO_2 的呼出，以提高血 $PaCO_2$。也可给患者吸入含 5% CO_2 的氧气。有手足抽搐者，应静脉注射葡萄糖酸钙以消除症状。如系呼吸机使用不当所造成的通气过度，应调整呼吸机。

五、混合性酸碱平衡失调

1. 概述

混合型酸碱平衡紊乱指两种或两种以上原发性酸碱平衡紊乱同时并存。两种原发性酸碱平衡紊乱同时并存为双重性酸碱失衡，三种原发性酸碱平衡紊乱同时并存为三重性酸碱失衡。根据同时并存的原发性酸碱平衡紊乱的性质，双重性酸碱紊乱又分成两类，即相加型酸碱失衡和相抵消型酸碱失衡。

2. 双重性相加型酸碱失衡

（1）代谢性酸中毒合并呼吸性酸中毒：常见于：①Ⅱ型呼吸衰竭，即低氧血症伴高碳酸血症型呼吸衰竭，因缺氧产生代谢性酸中毒，又因 CO_2 排出障碍产生呼吸性酸中毒；②心跳和呼吸骤停，因缺氧产生乳酸酸中毒，又因 CO_2 呼出受阻发生呼吸性酸中毒；③急性肺水肿；④一氧化碳中毒。

（2）代谢性碱中毒合并呼吸性碱中毒：常见于：①肝硬化患者因过度通气发生呼吸性碱中毒时，若发生呕吐，或接受利尿剂治疗引起低钾血症，可发生代谢性碱中毒；②颅脑外伤引起过度通气时又发生剧烈呕吐；③严重创伤因剧痛可致通气过度发生呼吸性碱中毒，若大量输入库存血则可因抗凝剂枸橼酸盐输入过多，经代谢后生成 HCO_3^- 过多而发生代谢性碱中毒。

3. 双重性相抵消型酸碱失衡

（1）代谢性酸中毒合并呼吸性碱中毒：代酸合并呼碱时，血浆 pH 变动不大，甚至在正常范围。血浆 HCO_3^- 浓度和 $PaCO_2$ 均显著下降。SB、AB、BB 均降低，BE 负值增大。

（2）代谢性碱中毒合并呼吸性酸中毒：代碱合并呼酸时，血浆 pH 可以正常，也可以略降低或略升高。血浆 HCO_3^- 浓度和 $PaCO_2$ 均显著升高。SB、AB、BB 均升高，BE 正值增大。

（3）代谢性酸中毒合并代谢性碱中毒：代酸合并代碱时，血浆 pH、HCO_3^-、$PaCO_2$ 可以是正常的，也可以是升高或降低的。

4. 三重性酸碱失衡

有三种原发性酸碱平衡紊乱同时并存为三重性酸碱失衡。三重性酸碱失衡只存在两种类型：①呼吸性酸中毒合并 AG 增高型代谢性酸中毒和代谢性碱中毒；②呼吸性碱中毒合并 AG 增高型代谢性酸中毒和代谢性碱中毒。

需要指出的是，无论是单纯型酸碱平衡紊乱或是混合型酸碱平衡紊乱，都不是一成不变的，随着疾病的发展，治疗措施的影响，原有的酸碱失衡可能被纠正，也可能转变或合并其他类型的酸碱平衡紊乱。因此，在诊断和治疗酸碱平衡紊乱时，一定要密切结合患者的病史，观测血 pH、$PaCO_2$ 及 HCO_3^- 的动态变化，综合分析病情，及时作出正确诊断和适当治疗。

（赵　军　郭长红　张世栋）

参考文献

[1] 曾伊萌，赵文娇．肺心病合并电解质紊乱的临床分析．实用心电学杂志，2006，15（4）：284-285．

[2] 骆合德，冯金忠．心电图简明教程．军事医科出版社，2007.

[3] 高鸿霞，王朝辉．急性脑血管病合并水电解质紊乱 120 例临床观察．北华大学学报（自然科学版），2014，15（1）：66-68.

［4］ 吴怀柱.127 例低钾血症临床分析．中国现代药物应用，2014，8（1）：49-50.
［5］ 申翊，谭介恒，凌文龙．甲状腺术后低钙血症 78 例临床分析．中国实用医药，2013，8（24）76-77.
［6］ 许瀛，金正贤，姚树桐，等．镁离子和钙离子对实验性家兔心肌毒性作用的研究．泰山医学院学报，2011，32（12）：903-907.
［7］ 张家骧，史延芳．酸碱平衡和酸碱平衡紊乱．人民卫生出版社，2008.

第十九章　脑复苏

心搏骤停（Cardiac arrest）是指心脏机械活动停止，收缩功能衰竭导致心脏突然丧失有效地排血能力，自主血液循环停止的病理生理状态。心搏骤停可导致细胞缺氧死亡。脑组织发生缺氧或氧供应减少，可立即引起患者意识消失和呼吸停止。针对心搏骤停所采取的一切抢救措施，称为“心肺复苏”（cardiopulmonary resuscitation，CPR）。但衡量心肺复苏成功与否的最终标准是患者脑功能是否恢复，因此将脑复苏纳入心肺复苏中，发展为“心肺脑复苏”（Cardiopulmonary cerebral resuscitation，CPCR）。脑复苏的目的在于防止缺血期的脑损伤和再灌注损伤后的继发脑损害及其造成的恶性循环。良好的 CPR 可以为脑提供足量的血流，促进脑循环的再灌注，加强氧与能量的供给。脑保护应尽快开始，积极预防脑损伤，纠正继发性脑损害的病理因素，从多方面综合采取措施。

第一节　脑循环生理与代谢特点

正常人的脑重约为 1500g，占体重的 2%~3%，每分钟有 750~1000ml 富含氧与葡萄糖的血液流经脑循环，约占每分钟心搏量的 20%，这表明脑血液供应十分丰富，代谢极为旺盛。

脑组织耗氧量占全身耗氧量的 20%~30%，能源主要依赖于糖的有氧代谢，几乎无能源储备。维持正常人的脑功能需要持续地供应氧和葡萄糖，脑灰质组织血流量较白质高，以每分钟每克脑组织血流量计算，脑灰质约为 0.8ml，脑白质为 0.20~0.23ml。心搏骤停 10 秒内可发生意识消失，若阻断脑血流 6 秒神经元代谢受影响，阻断 2 分钟脑电活动消失，5 分钟后脑组织不可逆损伤。因此足够的脑部血液供应对于保持正常的脑部功能极为重要。

一、脑血流量的影响因素

影响脑部血流因素包括动脉压、动静脉压力差、颅内压、脑血管阻力、化学因素和血液流变学等。脑血流量与脑灌注压成正比，而与脑血管阻力成反比，用公式表示如下：

$$Q=(MAP-ICP)/R$$

其中Q为脑血容量，MAP为平均动脉压，ICP为颅内压，R为脑血管的阻力，MAP-ICP为有效的灌注压。

脑血管阻力 $R=8\eta\times L/\pi r^4$，则公式为：

$$Q=(MAP-ICP)\pi r^4/8\eta\times L$$

其中 η 为血液黏稠度，r为血管口径，L为血管长度。

脑血流量与血管口径成正比，与血液黏稠度成反比，与血管长度成反比。血液流变学异常即血液的流动性、凝聚性、血细胞变形性和聚集性等也会影响脑血流。

脑血流量的化学调节因素包括氧气、二氧化碳、脑脊液的pH值等。脑动脉与毛细血管血液 CO_2 分压（$PaCO_2$）改变非常敏感，正常时 $PaCO_2$ 约为40mmHg，波动范围2.6~6.0mmHg，$PaCO_2$ 每变动1mmHg可引起12ml脑血流量改变。过度通气使 $PaCO_2$ 降至15~20mmHg时，脑血管收缩，脑血流量降低75%。肺部疾病时由于 CO_2 潴留，$PaCO_2$ 增高可引起血管强烈扩张，导致脑水肿与颅内压增高。氧对脑血流的作用与 CO_2 相反，正常动脉血 O_2 分压（PO_2）约为100mmHg，与年龄有关，当 PO_2 降至80mmHg以下时脑血流开始增加，降至35mmHg时脑血流增至最大，是人类耐受缺氧的最低阈值，若进一步下降，则会出现意识障碍或死亡。

二、脑血流量的自动调节

脑血流量（cerebral blood flow，CBF）有完整的自动调节机制，正常情况下，当平均动脉压介于8.0~21.3kPa（60~160mmHg）时，脑血管的平滑肌可以随着血压的变化相应的收缩或扩张，从而维持CBF的稳定，这就是脑血流量的自动调节作用，称Bayliss效应。当平均动脉压低于8.0kPa（60mmHg）时，脑小动脉舒张达最大限度，血管阻力继续降低，导致CBF的降低；相反，当平均动脉压高于21.3kPa（160mmHg）时，脑小动脉收缩达最大限度，血管阻力不能继续增加，导致CBF增加。高血压患者的脑血流量自动调节的范围上、下限均上移，对低血压的耐受能力减弱，因此在急剧降压后会诱发脑缺血发作。

关于脑血流量自动调节机制包括四种学说，①肌源性机制：颈动脉分支随血管腔内压力升高而收缩，随着血管腔内压力降低而扩张，使活体状况下血流量维持恒定；②生化机制：正常状态下如脑血流减少，血管活性物质如 CO_2、乳酸及其他代谢物等也减少，小动脉扩张增加血流量，腺苷是强力脑血管扩张剂，对脑血流调剂起重要作用；③神经源性机制：脑动脉上的去甲肾上腺素能、多巴胺能和胆碱能神经网络，与脑血流自动调节有关，确切机制尚不明确；④肽能机制：已证实脑血管内有15种肽，但调节脑血流作用不明，血管活性肠肽（VIP）是调节脑血管阻力的重要递质。

第二节　心搏骤停脑损伤的病理生理

脑重占体重的2%~3%，而血流量占全身的15%，耗氧量占全身的20%~25%，脑耗氧量多，代谢高，而能量储备有限。脑血流是维护正常脑功能的决定性的因素，脑不能耐受缺血，一旦血流中断10秒，即可引起大脑缺氧而昏迷，2~4分钟后大脑的葡萄糖及糖原储备耗尽，4~5分钟三磷酸腺苷（ATP）耗竭。

葡萄糖是脑细胞代谢的唯一基质，氧供充分时，葡萄糖代谢成丙酮酸盐，自二磷酸腺苷（ADP）及无机磷（Pi）产生ATP，自辅酶Ⅰ（NAD）产生NADH，丙酮酸盐进入三羧酸循环，产生更多的NADH，线粒体将NADH转化成NAD，间接地使ADP及Pi产生ATP。每个NADH分子产生3个ATP，每个葡萄糖分子产生38个ATP。当缺氧时，线粒体不再产生ATP，也不自NADH形成NAD。缺血缺氧时，丙酮酸盐代谢成乳酸，再产生NAD及氢离子，使细胞内的pH值降低。无氧酵解时，每个葡萄糖分子代谢仅产生2个ATP分子，ATP缺乏，细胞膜的钠钾泵和钙泵功能受损，造成细胞内钾离子外流，钠离子、氯离子、钙离子内流而致神经元和间质水肿，胶质细胞肿胀，扩大氧与代谢基质的弥散距离。当细胞外钾离子浓度大于20mmol/L时，使血管平滑肌去极化而收缩。钙离子内流导致细胞内钙离子超载，并启动一些级联反应，使磷脂酶和游离脂肪酸增加，促进前列腺素合成而导致细胞膜完整性丧失，引起细胞死亡。并且产生氧自由基，对脑有损害作用。钙离子超载是诱发脑缺血再灌注损伤的重要原因（图19-1）。

酸中毒在脑缺血和再灌注阶段均可发生。脑缺血时葡萄糖无氧代谢导致的乳酸产生过多及CPR期间肝肾缺血对乳酸的清除能力降低，是引起乳酸酸中毒的主要原因。当动脉血乳酸大于5mmol/L并且pH小于7.25时称为乳酸酸中毒。乳酸酸中毒可明显抑制心肌收缩力、提高除颤阈值、降低心肌对儿茶酚胺的反应，不利于缺血期间自主循环的恢复。乳酸酸中毒不仅促使再灌注期间低灌注现象的形成，同时促进溶酶体的破坏，损害线粒体的组织结构与功能，影响ATP的合成。

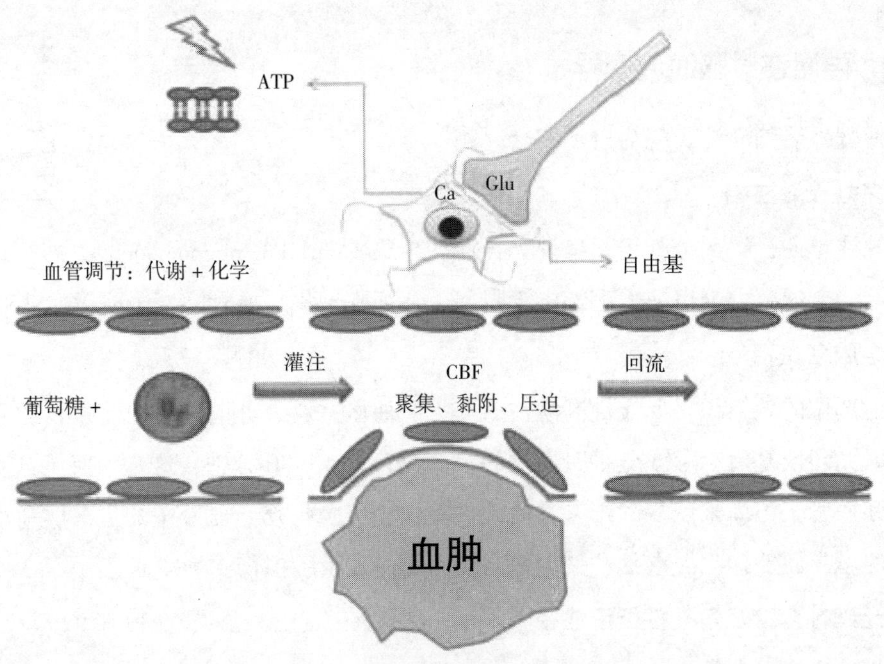

图 19-1　脑缺血的病理生理示意图

脑缺血时脑细胞易受损害，脑细胞损害存在区域性差异，有些脑细胞群易受损害，在中枢神经系统，越是进化，高级的脑组织越易受损；反之，耐受性好。脑细胞的易损性按照神经元＞少突神经胶质细胞＞星状胶质细胞＞内皮细胞的顺序排列。神经元中，海马CA1 细胞 CA4 细胞，小脑的浦肯野细胞，纹状体的小及中型细胞，大脑皮层的 3、5、6 层细胞特别容易受损。神经细胞的受损及坏死是在再灌注后 6~72 小时才出现。细胞群不同，出现损害的时间也不同，如纹状体中型细胞损害在 6~24 小时后加重，海马、大脑皮质损害在 72 小时后才加重。

第三节　心肺复苏后脑组织缺血再灌注和再灌注损伤的病理生理机制

恢复循环后，脑组织重新获得血流灌注和氧供，但各种功能和生化代谢过程并不能同步恢复到正常状态，脑缺血性损伤可能进一步加重而造成再灌注损伤。脑的再灌注损伤在系统恢复灌注后可以持续 2~12 小时。目前关于脑再灌注损害的机制研究有很多，对于提高脑复苏的成功率有指导意义。

一、再灌注时脑血流变异

心搏骤停后脑灌注表现为以下四个时相：

1. 多灶无灌注相

再灌注早期，一部分脑组织呈现无再灌注现象（noreflow phenomenon），即在脑缺血后再灌注开始，这部分脑组织因毛细血管阻塞（红细胞聚集、血管痉挛）而无血液灌注。

2. 全脑多血相

其他部位的脑组织呈反应性高灌注，与无灌注区并存，此时脑总血流量可能会高于正常，一般循环恢复后 10~15 分钟时发生，可持续存在 15~30 分钟，这是脑血流自动调节功能衰竭和血管张力尚未恢复的结果，由此加重血脑屏障损伤，血液中的蛋白质和水随血管静水压的增高而外漏，加重脑水肿，增高颅内压而加重脑损伤。

3. 迁延性全脑及多灶性低灌注相

该相发生在再灌注 25~90 分钟后，可持续 6 小时以上，导致低灌注的原因如下：

（1）血液黏稠度增加，毛细血管红细胞聚集。

（2）组织水肿压迫毛细血管引起毛细血管狭窄。

（3）毛细血管痉挛，低灌注是再灌注脑损伤的重要原因。

4. 转归相

脑血流可能逐渐改善而与脑细胞的氧耗相匹配，也可能持续低灌注或高灌注，或者脑血流持续减少至零（脑死亡）。低灌注与高灌注是脑血流与脑代谢匹配不良的两个极端，都会使脑细胞进一步的受损。因此，中断和防止这种匹配不良，乃是脑复苏需要重点解决的问题之一。

二、脑细胞内钙离子超载

各种原因引起的细胞内钙浓度增多并导致细胞结构损伤和功能代谢障碍的现象称为钙超载（calcium overload）。正常情况下，细胞内外钙离子存在相当的浓度梯度，在中枢神经系统，细胞内钙浓度＜ 0.1μmol/L，而细胞外液的钙离子浓度＞ 1mmol/L，两者的浓度相差 1 万倍以上。生理情况下，此浓度梯度依赖细胞膜对钙相对无通透性且将钙从细胞内主动排出来维持，这一过程需要能量，缺血缺氧后细胞膜的通透性增加，ATP 供应不足，钙泵衰竭，并且钙通道开放。细胞外的钙大量进入细胞内。脑缺血后谷氨酸、天冬氨酸等兴奋性氨基酸释放增多，激活 N- 甲基 -D- 天冬氨酸（NMDA）受体，使受体依赖性钙通道开放从而导致更多的钙离子进入细胞内。胞浆内的钠离子浓度增高，Na^{+}/Ca^{2+} 交换增加，

造成 Ca^{2+} 流入胞浆增加。细胞内的钙增加，引起血管收缩，血流量下降，引起神经细胞功能和代谢的改变，严重的可导致细胞死亡。细胞内钙增加的毒性有：

1. 激活磷脂酶，水解膜磷脂，磷脂酶是钙依赖性，其中磷脂酶 A_2 分布在突触膜和线粒体膜，它的激活使膜磷脂水解，细胞膜通透性增加，Ca^{2+} 内流增加，同时使 Na^+–K^+–ATP 酶灭活，使 Na^+ 离子内流而 K^+ 外流。其代谢产物溶血卵磷脂酶有神经细胞毒性，能破坏细胞膜，抑制 ATP/ADP 跨线粒体的交换，损害能量代谢。

2. 促进游离脂肪酸释放，游离脂肪酸抑制 Na^+–K^+–ATP 酶，破坏血脑屏障，促进脑水肿形成，并使线粒体氧化磷酸化脱耦联，使 ATP 生成减少，促进无氧代谢，加重酸中毒。ATP 减少，使胞膜钙泵功能进一步降低，胞浆与线粒体钙积聚更多，加重线粒体结构和功能的损害。（图 19–1）花生四烯酸是游离脂肪酸之一，其代谢产物有血栓素（TXA_2）、前列腺素（PGI_2）和白三烯，血栓素使血管收缩和血小板凝聚，前列腺素使血管扩张，它们之间的失衡可影响血流的通畅和组织的灌注。白三烯使血管收缩和血小板凝聚，是造成延迟性低灌注的重要原因之一。

3. 引发氧自由基反应：下文详述。

4. 增加神经递质的释放：钙增高使兴奋性氨基酸、儿茶酚胺、腺苷增加，儿茶酚胺增高、促进糖酵解，使乳酸增加损害神经元。

三、自由基产生增加和脑组织脂质过氧化

脑缺血时脑内次黄嘌呤的浓度由于 ATP 大量分解而升高，钙离子激活的蛋白酶将黄嘌呤脱氢酶转化为黄嘌呤氧化酶，而磷脂酶 A_2 使脑内的花生四烯酸含量增高。再灌注期氧供恢复，使黄嘌呤氧化酶、脂氧化酶和环氧化酶分别催化为次黄嘌呤和花生四烯酸，两者代谢产生大量氧自由基和脂质过氧化物。此外，缺血时脑组织还原型辅酶Ⅱ（NADPH）蓄积，再灌注后产生大量氧自由基，自由基（free radical）是指外层电子轨道含有一个或多个不配对电子的原子、原子团或分子的总称。氧自由基包括氧阴离子自由基（O_2^-）、过氧化氢（H_2O_2）、羟自由基（HO^-）等，氧自由基可以破坏脂质细胞膜，破坏蛋白质和酶，破坏核酸与染色体，破坏细胞间质。氧自由基的损害作用是通过细胞膜的脂质过氧化反应进行的，脑组织的不饱和脂肪酸含量高，脂质过氧化速度快，铁离子作为催化剂参与其中。脂质过氧化后，钠钾泵失活，妨碍细胞两侧离子梯度的维持，引起脑水肿。钙通道开放，细胞内钙离子增加，氧自由基明显抑制线粒体的呼吸活性。氧自由基抑制前列腺素合成酶，使 PGI_2 生成减少，而 TXA_2 作用相对占优势。花生四烯酸通过脂质过氧化产生氧自由基和白三烯，白三烯收缩血管并增加血管通透性，进一步使脑血供减少。脑微循环障碍使红细胞破裂，释放铁离子，加速氧自由基和脂质过氧化物产生，加重脑损害，甚至细胞死亡。

四、兴奋性氨基酸释放

兴奋性氨基酸（excitatory amino acids，EAAs）谷氨酸和天冬氨酸是中枢神经兴奋性突触的主要神经介质，参与很多神经功能，在病理情况下，有神经毒害作用。EAAs受体分为NMDA受体与非NMDA受体。离体实验发现EAAs神经毒性分为两个过程，由于非NMDA受体过度兴奋引起快速神经损伤，钠离子通道开放，细胞膜去极化，Na^+进入细胞内，Cl^-及H_2O被动内流，形成细胞水肿，可在脑缺血的数小时发生。而NMDA受体过度兴奋引起去极化，激活钙离子通道，钙离子内流，激活第二信使系统，使胞内的钙储存释放，胞浆内游离钙过度增高，激活蛋白酶、脂酶，产生脂肪酸及自由基，线粒体失活，能量耗竭，最终导致神经元死亡，常在数小时或数天内发生，称延迟性损伤。研究发现，易受损的脑细胞群EAAs受体分布多，同时高钙离子传导区，海马CA1区锥状细胞明显坏死前已有钙离子聚集，提示EAAs激活可引起脑损害，早期引起细胞内钠离子过多，造成渗透性损害，中晚期由于钙超载造成损害。

五、复氧损伤级联反应

缺血组织再灌注将激发一系列的生化反应导致组织损伤。复氧作为细胞功能恢复的前提，会启动涉及离子、氧自由基、EAAs和儿茶酚胺在内的生化反应，从而引起细胞膜脂质过氧化。在全脑缺血的再灌注/复氧损伤中自由基生成增加的同时超氧化物爆发产生，后者通过激活超氧化物依赖化学趋化剂，启动中性粒细胞的渗出。氧自由基攻击细胞的生化功能，最主要的目标是脂肪、蛋白质和核酸。细胞膜脂质最先接触氧自由基，也是最常受到损害的部分，细胞受伤或溶解后生成更多的毒性产物。随后发生中性粒细胞聚集。氧化剂的形成有助于中性粒细胞表面黏附结构的表达，促进白细胞黏附于缺血后的组织。中性粒细胞还参与释放多种酶，参与活性氧代谢。组织损伤后，导致氧自由基的进一步的释放，由此引起恶性循环。

六、脑内酸中毒与脑水肿

全脑缺血后产生乳酸酸中毒，可导致细胞损害。凡缺血时间长，血糖浓度较高者，再灌注脑损害出现越早，程度越重，组织水肿和离子失衡也越显著。酸中毒抑制线粒体再生ATP，能量代谢衰竭而致细胞膜功能衰竭，钠钾泵及钙泵功能受损，致使细胞内钙、钠、氯化物和水潴留而形成脑细胞肿胀，为细胞毒性脑水肿。当缺血达一定程度，脑血管内皮损伤，血脑屏障（BBB）受损，脑毛细血管的通透性增加，血浆蛋白与水分外溢，脑细胞外液增加且以脑白质的神经纤维水肿为主，表现为血管源性脑水肿；此时为混合性脑水肿。缺血期脑水肿并不充分体现，再灌注后因酸中毒，脑血管的自动调节机制丧失，加上缺氧、二氧化碳积聚，加重脑水肿发展，导致颅内压升高，脑灌注下降，使缺血缺氧加重。细胞外脑水肿加重微循环障碍，此外血流瘀滞、红细胞聚集、微血栓形成、血管通透性增加等原因又加重脑水肿与脑肿胀，形成恶性循环。当颅内压达到一定程度，可形成脑疝，使病情恶化。

七、分子水平机制

从分子水平探讨脑缺血损害机制是目前研究的热点。已有的研究表明脑缺血损伤时，神经细胞有多种基因 / 蛋白表达异常，如极早期基因 c-fos、c-jun 及热休克蛋白等表达明显增加，而微管相关蛋白、微管运动蛋白等结构蛋白表达下降，基因以及相应的功能蛋白的表达改变可能是脑缺血损害的分子基础。最近研究发现，CPR 后 3 小时，丘脑等缺血易损区凋亡相关配体 FasL 表达明显上调，这可能是这些区域易发生损伤的原因之一。

神经元的损伤是多种因素共同作用的结果，有的因素还相互作用，例如钙内流引起兴奋性氨基酸释放，而兴奋性氨基酸激活受体需要钙内流。并且细胞内钙超载与兴奋性氨基酸释放造成氧自由基大量产生。心搏骤停后的脑灌注异常、组织缺血缺氧是脑损害的启动因素，而随之的能量代谢障碍和触发的瀑布样细胞损害效应是整个连锁反应的核心。以上多种因素作用，最终导致细胞死亡。从分子水平的研究有助于进一步阐明心搏骤停后脑损害的发生机制。

第四节 脑复苏的治疗措施

近年来为纠正完全性脑急性缺血的恶性循环，脑复苏的治疗主要有以下几方面：①降低脑细胞代谢；②加强氧和能量的供给；③促进脑循环再通；④纠正可能引起的继发性脑梗死的全身和颅内的病理因素。多种治疗手段并施，其关键在于尽量缩短脑循环停止的绝对时间；实施确实有效的支持治疗，为脑复苏创造良好的颅外环境；在降低颅内压与脑代谢，改善脑循环的基础上，采取特异性脑复苏措施或打断病理生理进程，促进脑功能恢复。

一、实施有效的 CPR，缩短脑循环停止时间

近年来由于非专业医务人员可以及时实施 CPR，使得院外心搏骤停患者的脑复苏率较以前有所提高。因此，推广普及 CPR 技术至关重要。院内心肺复苏的患者，实施体外心

肺转流，可以控制循环、氧合、血液成分和温度，提高可靠的循环复苏，同时减少僵硬心肌做功，促使患者自主循环尽快恢复，对提高脑复苏的成功率有重要意义。

二、维持血压

由于脑缺血再灌注开始后还有部分脑组织得不到血液供应，随着再灌注的持续，可发生迟发型低灌注现象。心脏复跳后，心排血量均不足，为了使脑得到较好的灌注，应在灌注后尽快提升血压，以维持适当的脑灌注压和脑血流。血压以维持在正常或稍高水平，除补充血容量外，还可用升压药如多巴胺等静脉输注维持血压。将收缩压提高到150~200mmHg能够恢复脑灌注，但同时导致心脏负荷增加，需要连续血流动力学监测。

三、通气支持

心搏骤停后的最初24小时应进行机械通气，保证最佳氧气供应，以重建细胞内ATP以来的能量代谢过程。过度通气可引起正常血管收缩，但对受损血管几乎没有作用，增加脑缺血的可能，故维持$PaCO_2$在正常水平。

四、低温

低温可以减少ATP耗竭，减轻乳酸酸中毒，减少游离脂肪酸产生，提高葡萄糖的利用率，减少异常离子流，降低氧需要量，减少活性毒性产物，抑制自由基反应和酶促反应；稳定细胞膜，因此低温是脑复苏的一项重要技术。随着基础与临床试验的开展，在脑复苏的集束化治疗中，亚低温技术已经成为研究的热点。

近年来开展的研究证实了低温治疗的有效性，并且并未出现早期研究者所担心的严重不良反应。国际复苏学联络委员会（ILCOR）2003年发表声明：院外心搏骤停和初始心律为室颤意识丧失的患者，应予32℃~34℃的低温治疗12~24小时，对于院内心搏骤停及其他初始心律的患者，这一治疗同样有效。2005年与2010年的国际心肺复苏指南均突出了低温治疗在院外心搏骤停患者的必要性。虽然2015新版心肺复苏指南不建议入院前在患者恢复自主循环后对其快速输注冷静脉输注液降温作为常规疗法，但是降温可能预防复苏后发热产生的危害。

1. 亚低温的治疗概念

国际上一般按照体温高低将低温治疗分为以下4类：①超深低温：4℃~16℃；②深度低温：16℃~28℃；③中度低温：28℃~33℃；④轻度低温：33℃~35℃，并将后两者统称为亚低温。由于28℃以下易引起低血压与心律失常等并发症，因此国内外在临床多采用32℃~34℃亚低温治疗各种疾病。有研究表明，只要降低温度，不一定非要达到目标温度，也可以改善心肺复苏患者的预后。

2. 亚低温治疗的策略

目标温度的管理对决定亚低温治疗的成败至关重要。低温治疗的每一个阶段都有其特殊性，无论应用何种降温设备都确保亚低温治疗安全有效地实施。

（1）治疗时间窗：时间窗是指实施亚低温治疗的时机。临床研究和试验证实：不同时间窗对脑损伤的疗效和临床预后不同。据目前大部分动物试验报道，亚低温治疗实施越早就越有利于复苏成功及神经功能的恢复。由于多种因素限制，临床上实施亚低温治疗时机较晚，多于自主循环恢复后开始，所以降低了在动物试验中取得的疗效。

（2）治疗时程：即亚低温治疗的持续时间。目前权威看法是，如果无严重并发症，不伴有颅高压的患者，24小时为其适宜时程；而伴有颅高压患者，亚低温治疗应该持续到颅内压正常24小时以后。

（3）复温速度：研究发现复温过快会加重脑损害，但也不宜过慢，过慢也会增加并发症的发生概率。目前多主张自然复温，也就是停止亚低温治疗以后，每4小时复温1℃，在12小时以上复温到37℃左右。

3. 常用降温技术

（1）冰袋、冰帽：传统的体表降温是将冰袋、冰帽置于头部、颈部、腋窝、腹股沟等大血管搏动处，这种降温方法操作简单，但缺乏温度反馈系统，降温效果不可靠，且常导致皮肤冻伤，已逐渐被更先进的降温技术所取代。

（2）头部贴敷式脑低温法：本方法使用HDB-01贴敷式局部亚低温脑保护仪，头部皮肤与制冷装置之间采用具有高导热系数的材料作为头部与仪器之间的传热递质，克服了依赖空气进行热传导的弊端，并以计算机控制温度变化。实验证实该仪器可以在15~20分钟使头部的温度达到亚低温水平。

（3）电脑控温半导体制冷降温毯：是将温度可控的循环水降温毯覆盖于身体表面，毯子与皮肤中间有吸水凝胶有助热传导，辅助设备维持循环水温在目标温度范围内。这种降温设备温度可控，且少见皮肤损伤。

（4）血管内导管降温：采用介入技术，将循环水导管插入到大静脉（一般选择股静脉），通过调节循环水温度达到降温效果，可主动控制性复温且并发症较少，是目前比较有前景的一种新型的降温方法。

（5）人工体外循环降温：Holzer等通过动/静脉穿刺，建立体外循环，将血液引到体外进行降温、复温，而且还可通过血液滤过装置清除血液中的一些有害物质，其降温高效可靠，但其操作复杂，且需要高级医疗设备，只有在大型医疗中心才能完成。

4. 温控监测

亚低温有良好的脑保护作用，但是低于32℃，并发症会显著增加（如肺部感染、低血压、心律失常、电解质紊乱、凝血功能障碍等），故需实时准确监测。目前多采用以下方法进行温控：①中心温度，将热敏探头置于肺动脉内测量血流温度；②口腔温度；③鼓膜温度，采用红外线光谱分析仪监测鼓膜温度；④肛温；⑤膀胱温度，将热敏探头装置于尿管内监测膀胱内尿液温度。

五、防治脑水肿

心搏骤停后，由于脑组织严重缺氧可引起脑水肿，颅内压增高及循环障碍。当颅内压高达一定程度时进一步干扰脑循环，加重脑组织损害，并可使患者再度出现呼吸、循环障碍而危及生命。因此，积极进行心搏骤停病因治疗的同时有效地控制颅内压，对挽救和延长患者的生命起到关键性的作用。

1. 脱水的要求

脑缺氧、心搏骤停常可导致程度不同的脑水肿和颅内压增高。临床脱水标准：患者两眼稍下陷，眼球张力降低，压力很软，皮肤弹性仍未减低，血压及血球压积等基本维持正常水平，并继续维持此状态直到临床脑水肿基本缓解为止。抬高头位，为控制颅内压力（ICP）的增高，对神经外科患者常采用20°~30°头高位，经过ICP监测研究，头位每增高10°，ICP平均下降0.13kPa。

2. 常见的高渗性脱水剂

（1）甘露醇：甘露醇进入循环后可提高血浆渗透压。多数人认为有效剂量是每次1~2g/kg，亦有人提出0.25g/kg为宜，并强调尽可能小剂量用药。甘露醇使用时间一般限于急性期3~5天，研究证明应用甘露醇8次和4次对病灶侧脑水肿的治疗效果一样。

（2）甘油果糖：为10%甘油和5%果糖的高渗注射液，渗透压为人体血浆的7倍，静脉给药2~3小时可分布全身组织。由于它有透过BBB的作用，并可缓慢进入脑组织和脑脊液，在血浆和脑组织之间形成的渗透压梯度，使水分从脑组织向血浆渗透，起到降低颅内压的作用。目前常用量250~500ml，每日1~2次静滴，250ml应在1小时内滴入；500ml在2~3小时滴入。对有遗传性果糖代谢病、糖尿病、严重心肾功能不全者禁用。

3. 利尿剂

利尿剂能增加肾小球的滤过率，减少肾小管的重吸收和控制肾小管的分泌作用，使尿量增加，使机体脱水，间接地降低颅内压。速尿为常用药物，静脉注射5分钟后可产生利尿作用，1小时达高峰，维持2~4小时，20~40mg/次，肌注或静脉注射，每日2~3次，或

120mg 溶于 250ml 林格液中静滴，1 小时内滴完。此药尤其适合脑水肿和左心衰竭。主要作用是纠正电解质的紊乱，尤其是低钾。

4. 胶体脱水剂

血清白蛋白能提高血浆胶体渗透压，补充白蛋白，增加血容量，为血容量扩充剂。由于白蛋白有使血浆胶体渗透压升高而脱水作用，因而可使颅内压降低，对脑水肿伴低蛋白血症的患者更为适宜。成人每日 1 次，10% 白蛋白 100ml 或 25% 20ml、50ml 静脉滴注。

六、高压氧治疗

高压氧作为一种特殊的治疗手段用于完全性脑缺血患者的脑复苏取得了一定的成果。高压氧治疗是一种短期、间歇性、高剂量吸氧治疗。对于完全性缺血患者一般采用 40~60 次长疗程，平均 50 次，压力 2.5~3 大气压。高压氧治疗脑损伤其可能的机制为增加血氧含量，改善脑缺氧的状态；增加脑组织的储氧量和脑脊液的含氧量；氧分压高可以收缩脑血管，使脑体积缩小；对脑电活动有保护作用。但高压氧也有不利的一面，易导致肺部感染扩散，并有氧中毒的风险。如无高压氧的条件，可在常压下吸氧，氧分压也可提高，从而纠正组织缺氧。

七、促进脑内血流再通

复苏早期尽量维持血压正常或稍高于正常，可促进脑内血流再流通。血液稀释可减低血液黏稠度、血细胞压积、红细胞及血小板凝聚性，使心排血量增加，末梢血管阻力下降，因此脑血流量增加。动物实验发现低血容量及等容量血液稀释联合人工高血压使得脑灌注更加均匀一致，并能改善心搏骤停后的氧气运输。

目前等容血液稀释的实验及临床中用到的扩容剂有以下几种：

1. 平衡液

循环血量停止后，随着脑血流量恢复时间的长短，脑血管的自身调节和血脑屏障的完整性会出现程度不同的损害。故给平衡液会增加血容量，加重脑水肿，升高颅内压。所以对脑损伤的患者尽量避免使用。

2. 低分子右旋糖酐

该药是传统的扩容剂，多年来临床上一直作为血液稀释和扩容的首选药。鉴于低分子右旋糖酐在脑缺氧时的不良代谢，故在心搏骤停脑损伤急性期尽量不用。

3. 自体血浆

自体血经过分离出细胞成分，然后将血浆回输给患者，此方法简单易行，效果尚可，值得临床应用中继续研究。

4. 羟乙基淀粉（HES）

此药属淀粉类胶体扩容剂。当用 10% 溶液时，对血液流变学指标中的 Hct、BV、RBC 聚集性和血液黏度的改善作用与低分子右旋糖酐类似，持续应用 7~10 天以上 HES 仍可使血液黏度和 RBC 聚集性下降。

5. 氟碳液

是一种人造血，具有扩容、降低血液黏度和携氧三方面的功能，是目前较理想的扩容剂。Peerless 等人研究的结果提示氟碳微粒（平均粒径 100nm）可穿过微循环，带氧进入脑缺血组织，证明了其对脑缺血性损伤的组织有保护作用。

八、预防和控制惊厥

心搏骤停复苏后的患者由于神经元和神经胶质缺血的存在，易发生惊厥抽搐。脑缺血缺氧时，抽搐不仅增加全身氧耗量，而且影响呼吸并使体温升高，加重脑缺氧，对神经元的恢复不利，因此必须使用药物制止抽搐，苯妥英钠在安全剂量内血浆浓度能迅速达到治疗水平，还能通过降低细胞渗透性和加速钠钾泵转运对神经元具有保护作用，是控制惊厥抽搐的首选药物之一。

九、脑血管神经保护剂的应用

为了减轻脑缺血再灌注损害，可应用药物进行脑保护，药物应用的原则是维持 ATP 水平，阻滞钙通道，阻滞兴奋性氨基酸，阻滞游离脂肪酸的形成，阻滞血管痉挛性物质的产生，应用氧自由基清除剂或预防氧自由基的产生。但是值得注意的是迄今还没有证实一种药物能确实有效的减轻脑缺血再灌注损伤。

1. 脑代谢激化剂与觉醒剂

脑代谢激化剂是一类能改善全脑代谢的药物，有减轻脑损害、保护脑功能的作用。目前常用的脑代谢剂和觉醒剂包括：

（1）ATP：ATP 直接为脑细胞代谢提供能量，能减轻由 ATP 缺乏导致的代谢改变。ATP 可以恢复钠泵功能，有助于减轻脑水肿。精氨酸能增加钾离子内流，促进钠离子流出，ATP 与精氨酸配合使用，作用更好成人 40mg 加入 5% 或 10% 葡萄糖 250ml 注射液中静滴，每日 1 次。

（2）辅酶 A：成人 100U 加入 5% 或 10% 葡萄糖 250~500ml 中静脉滴注。肌肉注射 50U，每日 1~2 次，7~14 天为一疗程。若与细胞色素 C 及 ATP 合用效果更显著。

（3）细胞色素 C：为细胞呼吸激活剂，在细胞呼吸过程中对氧化还原酶具有激活作用。成人 30mg 加入 5% 或 10% 葡萄糖 250~500ml 液体中静脉滴注，滴速宜慢。滴注前必须做过敏试验，无过敏者方可使用。

（4）钠洛酮：盐酸钠洛酮为羟二氢吗啡酮衍生物，是阿片受体纯拮抗剂而无激动活性，与阿片受体的亲和力是吗啡的 16 倍，内阿片肽的 2~3 倍。2015 年心肺复苏指南特别指出对所有可能和阿片类药物相关的危及生命的紧急情况的无反应患者可辅以肌肉注射或者鼻内给药。常用剂量为 0.4mg 肌肉注射或 2mg 鼻内使用或 0.1~0.2mg/kg 静注均可，无反应可隔 3~5 分钟重复使用，也可 4mg 加 5% 葡萄糖 250ml 静脉滴注。

2. 钙通道阻滞剂

细胞内钙离子超载是脑缺血再灌注损伤的重要发病机制。钙通道阻滞剂可能对心搏骤停患者有潜在的脑保护作用。通过抑制 Ca^{2+} 进入神经元，钙通道阻滞剂能够抑制缺血引起的代谢紊乱，抑制血管平滑肌收缩，稳定红细胞膜。临床常用的药物如下：

（1）尼莫地平：易通过血脑屏障而聚集于脑组织中，阻止脑细胞 Ca^{2+} 内流，成人 30mg/ 次，每日 2~3 次口服，亦可 2~6mg 加入 5% 葡萄糖 250~500ml 中静脉滴注，每日 1 次，7~10 天为一疗程，滴速 40 滴 / 分以下，注意观测血压。个别患者有面部潮红、发热感，一旦滴速减慢或输注 2 次后症状即可消失，对症状加重者应停药或减量。

（2）氟桂嗪：为最新选择性钙拮抗药，对血管平滑肌的扩张作用较突出，可扩张冠状动脉和脑血管，改善冠状循环和脑循环。适用动脉硬化性脑血管疾病和内耳眩晕、偏头痛、间歇性跛行等。成人剂量：5~10mg/ 次，每日 1~2 次。副作用有胃肠反应和嗜睡及皮疹，停药后可自行消退。

但是有Ⅱ期临床试验发现钙通道阻滞剂不能改善心搏骤停患者的神经结局，反而会增加低血压和复发性室颤的风险，使得钙通道阻滞剂在心搏骤停脑损伤患者的应用存有顾虑。

3. 肾上腺皮质激素

皮质激素可以减低毛细血管的通透性，维持 BBB 的完整性，使脑脊液形成减少，从而减轻脑水肿。常用的药物包括：

（1）地塞米松：抗脑水肿作用强，具有抗感染、抗过敏及机体免疫调节作用。水钠潴留和排钾作用极弱，对垂体 – 肾上腺皮质的抑制作用较强。首次 10~15mg，以后每 4~6 小时给予 5mg，静脉滴注或静脉注射均可，用药后 12~36 小时起作用，4~5 天作用效果达高峰，脑水肿症状减轻或病情稳定后减量停药。

（2）氢化可的松：对糖代谢及抗感染作用较强，为可的松的 1.25 倍，还具有免疫抑制、抗休克等作用，也有一定的留水留钠及排钾作用。常用量为 200~400mg，加入 5% 葡萄糖溶液 250~500ml 中静脉滴注，每日 1 次。

4. 自由基清除剂

通过减少和清除自由基，增强宿主抗氧化的能力，预防中性粒细胞增强的组织损伤，从而将自由基介导的损伤降至最低。主要介绍以下几种：

（1）维生素 E：直接提供电子，还原自由基，100mg，每日 3 次，口服。

（2）银杏叶：银杏叶的主要成分是黄酮苷和银杏叶内酯，注射剂金钠多 20ml，加 5% 葡萄糖液 250ml，每日 1 次，静脉滴注。

（3）中药类：如丹参、川芎等都具有氧化清除自由基的作用，口服或静注均可，视病情酌情应用。

（4）螯合剂：酸性环境下，自由离子能加速自由基的生成，继而损伤细胞膜。通过影响离子代谢，提高宿主的抗氧化能力。去铁胺能有效地扣押铁离子，阻止其参与氧自由基的形成。研究发现，去铁胺可显著降低兔脑缺血 20 分钟后再灌注 4 小时大脑皮质的脂质过氧化物，明显改善大脑皮层超微结构变化。

5. 其他药物

利多卡因可抑制缺血脑细胞钾外流及游离脂肪酸释放，对缺血脑再灌注后脑型肌酸激酶也有抑制。利多卡因阻滞钠通道，脑缺血时可保持神经膜稳定，神经外科麻醉时应用利多卡因，有脑保护作用。大鼠心跳停止以利多卡因股动脉注射能延长存活时间，提高存活率。异丙酚对脑电、脑血流、脑氧耗量、颅内压的作用与硫喷妥钠相同，但脑功能恢复快，适用于神经外科麻醉。依托咪酯降低脑代谢，有脑保护作用。

十、全身支持疗法和重点护理

1. 严格控制发热

心搏骤停后发热，尤其高烧，可造成二次脑损害。体温超过 37℃就可增加重残、昏迷和永久性植物状态的危险性，对预后不利。因此，心搏骤停后给予低温治疗非常必要。无条件进行低温治疗的患者，使用退热药物，采用体表或深部物理降温，都可作为脑保护的常规措施，确保体温低于 38℃。

2. 控制高血糖

众所周知，长年高血糖不加以控制，可诱发脑血管病变；病重期间明显高血糖不利于感染并发症控制，影响患者预后。已经证明，对危重症患者，强化胰岛素治疗，严格控制高血糖能改善预后。但是，在控制高血糖的同时，也要避免发生低血糖，因为长时间明显低血糖，对脑功能的损害更严重，要控制血糖水平在适当范围。

心搏骤停后全脑缺血的机制复杂，常有各种因素参与，治疗不能单依赖于某种特殊治疗，而是采用综合的治疗手段，目前国内常用的治疗以低温，脱水为主，控制高热，高血糖配合前述的各种药物与措施的综合疗法，疗效较好。

第五节 脑复苏的转归

心搏骤停后全脑缺血经上述治疗，脑功能的恢复基本符合自尾端向上发展的规律，其恢复的顺序大致分为心跳－呼吸－对光发射－吞咽反射－角膜反射－咳嗽反射－痛觉反应－头部转动－四肢活动－听觉反应－意识恢复－视觉恢复。凡心跳恢复后，自主呼吸迟不出现，瞳孔持续扩大，肌肉无张力，对光反射、咳嗽反射均消失，循环依靠高浓度升压药维持，多提示预后不良。

根据脑受损的程度和心肺脑复苏的效果，脑复苏的最终结果根据 Glasgow–Pittsburgh 总体情况分级可分为 5 个等级：

Ⅰ级：脑及总体情况良好。清醒，健康，思维清晰，能从事日常工作和正常生活，可有轻度精神及神经障碍。

Ⅱ级：轻度脑和总体残疾。清醒，可自理生活，能在有保护的情况下参加工作，或伴有其他系统的中度功能残疾，不能参加竞争工作。

Ⅲ级：中度脑和总体残疾。清醒，但有脑功能障碍，依赖他人料理生活，轻者可行走，重者痴呆或瘫痪。

Ⅳ级：植物状态（或大脑死亡）。昏迷，自己不能移动，不能进食，大小便失禁，对指令不能思维，可自主睁眼但视物不能识别，发音无语言意义。具有上述表现，经各种治疗无效，病程超过 3 个月以上者，称为植物状态。

Ⅴ级：脑死亡指全脑功能的不可逆转的丧失。全脑包括所有的中枢神经系统和第一颈髓。全脑功能停止的表现为：①意识丧失；②脑干反射消失；③脑电活动停止；④呼吸停止。

其诊断标准为深昏迷，对外界刺激无反应；无自主呼吸；无自主运动，肌肉无张力；脑干功能和脑干反射消失，体温调节紊乱；脑电等电位；上述体征持续 72 小时且排除低温、镇静药、肌松药及复杂的内科情况。

（孙艳霞　郭长红　张世栋）

第二十章　儿科心肺复苏

第一节　概论

一、小儿定义

小儿年龄范围自出生到青春期。出生后1个月以内为新生儿，1岁以内为婴儿，1~3岁为幼儿，3~7岁为学龄前儿童，7岁至青春期前为学龄期儿童，青春期的范围一般从10~20岁。8岁以上儿童心肺复苏和方法与成人相同，则不再单独讨论。

二、小儿解剖特点

1. 呼吸系统

（1）小儿舌体相对较大，颈短。鼻腔较小，鼻道狭窄，鼻咽部黏膜柔嫩淋巴组织丰富。会厌狭长并向后倾斜，插管时小儿用直喉镜即可。小儿喉部呈漏斗形，喉腔较窄，声门狭小，环状软骨是婴儿上气道最狭窄部位，故一般不用带套囊的气管导管。小儿上气道呈圆锥形。喉头位置高，在第3~4颈椎平面。环甲膜很窄，一般不能摸清，行环甲膜切开术较困难。

（2）婴儿及新生儿气管短，直径小，黏膜柔嫩血管丰富，如气管黏膜水肿，气管阻力则成倍数增加。婴儿支气管分叉位置较高，左支气管细长，右支气管短粗。新生儿肺泡数目少且表面积小，肺含血量多而含气量少，故新生儿呼吸储备有限。

（3）婴儿肋骨呈水平位，胸廓呈桶状。胸部肌肉不发达，肺扩张受限且膈肌位置较高，故小儿呼吸以腹式呼吸为主，容易引起呼吸抑制。

2. 循环系统

小儿心脏前负荷相对较小，心肌收缩力及储备功能远小于成人，而按体重计算心排血量高于成人，以满足代谢增高的需要。小儿心脏代偿能力较差，心排血量的维持主要依赖足够快的心率，小儿的心率具有重要意义，若新生儿心率小于100次/分，则要严密监测。

三、小儿呼吸心搏骤停原因

1. 新生儿

新生儿出生后不能建立有效的自主呼吸出现窒息是新生儿呼吸心跳骤停的常见死亡原因。导致新生儿窒息的产前因素包括产妇有糖尿病、妊娠期高血压、产妇患有慢性疾病、妊娠中后期出血、感染、羊水过多或过少、胎膜早破、过期妊娠、多胎妊娠、孕妇用药或吸毒、胎儿畸形、胎儿活力减弱、无产前检查、产妇年龄小于 16 岁或大于 35 岁等。产时因素包括急性剖宫产、产钳或吸引器助产、臀先露或其他异常先露、早产或急产、绒毛羊膜炎、胎膜早破、产程延长、胎心减慢、子宫强直收缩、羊水胎粪污染、脐带脱垂、胎盘早剥、前置胎盘等。产前评估、充分准备及迅速采取措施是新生儿窒息复苏成功的关键。

2. 婴幼儿及儿童

小儿心搏骤停原因不同于成人，具有年龄特点。成人常常是心肌梗死或心律失常造成“突发”事件。而小儿多为休克、呼吸衰竭等“继发”事件，常常是呼吸或循环功能逐渐恶化的后果。任何疾病所致的心搏骤停均表现为严重的心律失常。所有小儿心律失常中，心脏停搏占 78%，心动过缓占 12%，室性心律占 10%。

一般 1 岁以内婴儿常见原因为呼吸系统疾病、败血症、神经系统疾病、婴儿猝死综合征（sudden infant death syndrome，SIDS）、捂热综合征和气道阻塞，包括气道异物。1 岁以后意外和创伤导致心跳呼吸骤停明显增多。

小儿院内、院外呼吸骤停的原因也不同。院外呼吸心搏骤停的原因为 SIDS、外伤、溺水、中毒和自杀等各种意外事件，且院外呼吸心搏骤停的复苏效果差，存活率低，所以强调预防的重要性。应该加强安全措施、注意照看小儿，防止意外发生，加强对父母、家属、保育人员等宣教。SIDS 是指通过病史不能预知、且死亡后彻底检查，包括对尸体解剖、死亡背景调查及病史回顾均不能解释其原因的婴幼儿突然死亡。在发达国家，SIDS 是婴儿死亡的常见原因，通常占 1 个月至 1 岁婴儿死亡数的 40%~50%。

院内呼吸心搏骤停的主要原因为呼吸衰竭和休克。任何原因引起的肺部通气障碍均可导致低氧血症，如中枢神经系统病变、神经肌肉病变、气道阻塞、肺实质病变、代谢紊乱、药物中毒和心律失常等。低氧血症可进一步引起心律失常和中枢神经系统损害，导致低氧性心动过缓及呼吸心搏骤停。感染、失血、心功能不全及其他原因引起的休克，均可因毛细血管灌注不足而致组织细胞缺氧、代谢异常和脏器功能损害，最终心跳呼吸停止。

重症监护室的患儿由于病情不稳定，各种治疗操作多，如镇静、吸痰、鼻饲、各种穿刺、气管插管、放置各种导管等，都易导致呼吸心搏骤停。因重症监护病房的呼吸支持措施，因此心跳呼吸骤停更常见。充分认识呼吸窘迫及休克的早期症状和体征，识别通气、氧合、灌注和中枢神经功能等威胁生命的异常情况，并及时采取有效方法干预，是发现和尽早处理小儿即将出现心跳呼吸骤停的关键。单纯呼吸停止的复苏较心跳停止者效果好。

四、临床表现

小儿心搏呼吸骤停常常是呼吸衰竭或休克逐渐加重的结果。充分认识呼吸窘迫及休克的早期症状和体征，识别通气、氧合、灌注和中枢神经系统功能方面威胁生命的异常情况，并及时采取有效方法干预这些异常，是发现和处理即将出现的心搏呼吸骤停的关键。

临床中可从气道、呼吸、循环三方面快速评估心肺功能，发现异常情况及时采取措施。

1. 气道功能评估

自行保持通畅或需要辅助才能保持通畅。

2. 呼吸功能评估

包括呼吸频率、节律、三凹征、呼吸音、辅助呼吸肌、鼻翼煽动、气体进入胸廓起伏度、喘鸣、喘息、矛盾呼吸运动、皮肤颜色。

3. 心血管功能评估

包括心律、血压、中心脉搏、周围脉搏、皮肤灌注状况、皮肤温度、皮肤颜色、皮肤花斑、神经系统灌注状况、认知、肌张力、瞳孔大小、姿势等。

低血压是休克晚期失代偿的表现，有时在即将发生心搏骤停时出现，低血压的标准有：

0~28 天足月新生儿收缩压＜ 60mmHg。

1~12 个月婴儿收缩压＜ 70mmHg。

1~10 岁小儿收缩压＜［70+（2× 年龄）］mmHg。

10 岁以上青少年收缩压＜ 90mmHg。

应注意，该标准与正常血压值有重叠。

五、心搏呼吸停搏后的临床表现

1. 突然昏迷意识消失：一般停搏 8~12 秒出现。

2. 大动脉搏动消失。

3. 心音消失或心动过缓：心音消失或心音微弱。心率缓慢，年长儿心率＜ 30 次 / 分，新生儿心率＜ 80 次 / 分，均需要胸外按压。

4. 呼吸停止或严重呼吸困难：心搏停止 30~40 秒后立即出现呼吸停止。可有胸腹式呼吸运动消失，听诊无呼吸音，面色灰暗或发绀。要严加注意过于浅弱、缓慢或呈倒气样的呼吸也无法进行有效气体交换。

5. 心电图常呈等电位线或室颤：有心电机械分离者预后更差。

6. 瞳孔扩大：心搏停搏后 30~40 秒开始扩大，对光反射消失。瞳孔大小反映脑细胞受损程度。要区别一些复苏药物，如阿托品对瞳孔的影响。

7. 眼底变化：眼底血管血流缓慢或者停止，血细胞聚集呈点彩样改变，提示脑血流已中断，脑细胞即将死亡。

第二节　新生儿复苏

因新生儿复苏流程与小儿复苏流程有一定差别，故分别阐述。新生儿窒息为出生后不能建立规则有效的自主呼吸，是新生儿最常见死亡原因。一般 90% 的新生儿出生后能很快建立自主呼吸而不需要提供任何帮助，足月、羊水清澈、能够呼吸或啼哭，以及有好的音色的新生儿只需要清除呼吸道分泌物和保温。10% 新生儿需要提供不同程度的帮助，其中只有 1% 需要提供全部的复苏步骤及手段。窒息是中枢神经系统细胞损伤的重要原因，可导致新生儿死亡或复苏后脑瘫或智力障碍，因此需要正确评估和进行有效复苏措施。

一、复苏前准备

充分准备、正确评价、迅速采取措施是新生儿成功复苏的关键。

1. 人员准备

每次分娩都应该有熟练掌握新生儿复苏技能训练的专业人员在场，需要产科和儿科医生、助产士及手术护士严密配合、分工明确。掌握有关新生儿复苏的基础理论和复苏技术，包括：

（1）面罩 – 气囊加压给氧及呼吸机的使用。

（2）胸外按压术。

（3）新生儿气管插管术。

（4）复苏急救药物的使用。

对于重度窒息新生儿复苏至少需要两位熟练复苏人员在场，既要保证通气，必要时行气管插管，又要监测心率，必要时立即行胸外按压。复苏小组应由三人或更多人员组成，其中一人为组织者，并且需要每人职责明确，配合默契。多胎分娩时每个新生儿都需要单独一组医护人员进行复苏。

2. 器械和用品的准备

产房应具备整个复苏过程所必需的、功能良好的全部器械，并保持设备及用品处于可使用状态，要定点放置以便随时取用。所用器械用品包括：

（1）保暖设备：辐射保暖台或辐射热床，需要预热到32℃~35℃，早产儿应达到35℃。

（2）吸痰器械：负压吸引球或负压吸引器、吸痰管（5F、6F、8F、10F和12F）、鼻饲管（8F）、胎粪抽吸器。

（3）面罩－气囊正压给氧器械：配有压力释放阀或压力表的新生儿复苏气囊，足月儿及早产儿型号的面罩，最好边缘配有软垫，早产儿及足月儿型号的口咽管，配有流量表和管道的氧气设备。

（4）气管插管器械：带直叶片（0号和1号）的喉镜，检测喉镜是否有电可用，喉镜备用灯泡及电池，气管导管（2.5mm、3.0mm、3.5mm、4.0mm），管芯，剪刀。有条件情况下备有T组合管、呼吸机和呼气末二氧化碳检测仪。

（5）其他辅助器械：听诊器、心电监护仪、血氧饱和度检测仪、胶布、无菌手套、注射器（1ml、2ml、5ml、10ml、20ml、50ml）、针头（18号、21号、25号）、酒精棉球、脐静脉导管（3.5号、5号）、脐静脉插管盘、脐带胶布、三通、5号鼻饲管。

3. 药物准备

肾上腺素（1∶10000，0.1mg/ml），扩容剂（生理盐水）。目前除有相关指征，不推荐使用纳洛酮、白蛋白及碳酸氢钠。

二、快速评估

快速、正确评估是决定采取何种复苏措施的重要依据。出生后要立即用快速评估，包括：

1. 胎儿是否足月？

2. 羊水是否清亮？

3. 是否有哭声或自主呼吸？

4. 皮肤颜色和肌张力是否良好？

以上任何一项为“否”，则需要进行初步复苏。

2015年心肺复苏指南将评估的顺序变为：（1）是否足月妊娠？（2）张力是否良好？（3）是否有呼吸或啼哭？

三、初步复苏

多数新生儿在初步复苏之后可恢复良好的自主呼吸，无需进行心肺复苏。处理措施包括：

1. 保温：产房保持适宜温度，出生时就应该记录温度，作为结果预测指标和质量指标。无窒息的足月儿可放置于预热好的辐射热台或辐射床中，温度应维持在36.5℃至37.5℃，极低出生体重儿（＜1500g）或胎龄＜28周早产儿推荐使用在热辐射源下从脚趾到肩部放置于透明薄塑料袋中保温，同时严密监测体温。体温对低出生体重儿及窒息儿均有很大影响。若不注意保温，新生儿很容易因蒸发、对流、传导和辐射散热而遭受寒冷刺激。每蒸发1g水需要散失约21J（0.5kacl）热量。即使是足月的新生儿，在寒冷的环境中产热能力也很有限，特别在出生12小时内。新生儿主要依靠化学产热来维持体温恒定，热量主要来自棕色脂肪，血氧低的婴儿产热能力更差。新生儿在热量散失时代谢率增高，氧消耗量明显增加，并妨碍有效复苏。同时应避免体温过高（温度高于38℃），因为可能带来其他风险。

2. 摆放体位，必要时方便清理呼吸道。将新生儿头轻度仰伸体位、使头部略后仰，可保持呼吸道最佳开放状态。要注意防止颈部过度仰伸。婴儿娩出后用吸球或吸痰管先从口咽后鼻轻柔吸去分泌物，吸引时压力设置为100mmHg以下，吸引时间不小于10秒。吸口腔时要注意抽吸的强度及吸管的插入深度（5cm）。须注意初生儿分钟内刺激咽后壁会引起迷走反射，导致严重心动过缓和呼吸暂停。

现不再推荐对羊水胎粪污染的新生儿采取头娩出后、肩娩出之前，由新生儿口咽和鼻咽部进行吸引的方法。羊水胎粪污染无活力的新生儿（无呼吸或喘息样呼吸，肌张力低下，心率＜100次/分）出生后可行气管插管吸引胎粪。目前认为如果羊水被胎粪污染，则应立即置于辐射台上进行初步复苏，可在直视下吸出咽后部残留的胎粪，甚至插入气管插管从气管内吸出胎粪。

3. 擦干全身，给予刺激。用干毛巾擦干全身，多数新生儿在以上的步骤后足以诱发自主呼吸。部分患儿的呼吸仍不足情况时，可短暂的提供额外的刺激，包括：①拍打足底或弹足跟；②快速而有力的摩擦背部。对于原发性呼吸暂停的新生儿，拍打足底或摩擦背部1~2次常能引起呼吸。若患儿仍无呼吸，应立即正压通气。

4. 必要时可供氧：需要复苏的新生儿常常存在低氧血症。对于自主呼吸的新生儿伴有发绀，心动过缓或其他窘迫症状时，应给予吸氧。在刺激新生儿时，要尽可能用面罩或导管进行常压给氧。面罩或导管距离口鼻不同所得氧气浓度不同。如氧源为100%氧，氧流量为5L/min，氧气管距新生儿口鼻1cm处给氧时，氧浓度可达到80%；距2.5cm时，氧浓度为 60%；距 5.0cm 时氧浓度为 40%。面罩紧贴面部时，给氧浓度为 60%~80%；不紧贴面部者，氧浓度约 40%。开始吸氧时，氧浓度在 30% ~40%（2015 年心肺复苏指南建议从 21%~30% 的氧浓度开始），根据氧饱和度和皮肤颜色调整给氧浓度，使氧饱和度达到目标值。若在停氧后又出现发绀，则应该持续吸氧，浓度应选择能维持面色红润的最低氧浓度。需注意持续给氧应预热并湿化，以防失热和气道黏膜干燥，并注意监测吸入氧浓度及动脉血氧饱和度仪器的链接应良好。

以上步骤为初步复苏，时间为 30 秒以内，如果这些努力无效，需要评估新生儿，继续进行其后的复苏操作。

四、评价新生儿

评价新生儿的主要依据为三项重要体征：呼吸、心率、皮肤颜色。

1. 呼吸

正常新生儿出生后可建立规则的自主呼吸，使皮肤转红及心率大于 100 次 / 分。喘息或呼吸暂停都提示需要辅助通气。

2. 心率

正常新生儿心率应大于 100 次 / 分。心率常通过心前区听诊或脐动脉根部触诊确定。脐动脉的搏动较颈动脉和外周动脉容易触及，且不需要中断通气。心率增加或减慢是病情好转或恶化的指标。

3. 皮肤颜色

正常新生儿未吸氧时皮肤黏膜应为粉红色。中心性发绀时颜面、躯干、黏膜发绀，周围性发绀在出生时为正常现象，并不提示缺氧。要注意鉴别两者。皮肤苍白可能是由于心排出量下降、严重贫血、低血容量、低体温和酸中毒导致。

五、正压通气给氧

评价新生儿后若上述任何一项重要体征未达到正常，则应立即进行复苏，最重要的步骤为正压通气。面罩气囊加压给氧操作简单方便，多数新生儿经过此法即可获得好转而无须其他处理，也可避免气管插管延误时间导致窒息加重。

1. 正压通气指征

新生儿娩出后，经擦干、保暖、摆正体位、清理呼吸道和触觉刺激后仍存在以下情况，应开始气囊面罩正压通气：

（1）呼吸暂停或喘息样呼吸。

（2）心率低于 100 次 / 分。

（3）虽有自主呼吸、心率大于 100 次 / 分，但使用了 100% 浓度的常压给氧后仍然有持续的中央型发绀，提示患有严重的肺部疾病或青紫型心脏病。

2. 复苏囊

有两种类型的复苏气囊，麻醉气囊和自动充气式气囊。两种气囊均可以通过面罩或气管导管进行人工呼吸。目前常使用的为自动充气气囊。新生儿气囊型号应小于 750ml，人工呼吸时每公斤体重需要气量为 6~8ml，足月儿每次只需要 25ml，多数新生儿复苏囊容量在 250ml 以内。供氧充足，新生儿正压呼吸初始阶段的氧浓度要求 90%~100%，麻醉气囊可直接提供高浓度氧，自动充气式气囊应配有储氧袋。无论哪种气囊，其前方应有性能良好的减压阀，当压力超过时可将气流截断。有条件可配备压力表。

每次分娩前都应对复苏囊的功能状态进行检查。

3. 操作

（1）位置：使用时操作者可站在患儿左侧或头侧，既可方便使用复苏气囊及把面罩固定于患儿面部，又可使操作者直视新生儿的胸腹运动，心肺复苏时也不影响另一位操作者的操作。

（2）面罩放置：新生儿处于轻度仰伸状态，选择合适大小面罩覆盖于鼻与口，下颌下缘放置于面罩之内。先颌下缘后鼻子完全覆盖。解剖形面罩需要把尖的一段盖在鼻根上，拇指、食指、中指压住面罩，无名指把面罩下缘固定于颌下缘，轻柔地把下颌向上推向面罩，形成密闭空间。不可过分用力，以免压伤患儿面部、头部。不可压迫颈部、患儿眼部。

（3）保证密闭性：防止气体进入腹部，不能误认为有效呼吸。若挤压气囊，胸廓不扩张或扩张不足，应检查原因，包括：面罩 – 气囊加压给氧要保证面罩与患儿之间的密闭性。安放好面罩后，挤压气囊，观察胸廓是否起伏。起伏正常，双肺可闻及均匀的呼吸音。若胸廓呈深呼吸状，说明用力太大，肺充气过量，有可能造成气胸，应减小捏气囊力量。要①面罩密闭不良，常见于鼻梁与面颊间有漏气；②体位不当或口咽鼻内有黏液阻塞，导致气管受阻；③压力不足。纠正和解除故障后常可达到要求。

（4）速度及压力：新生儿人工呼吸速率为 40~60 次 / 分。胸外按压时为 30 次 / 分。压力则需要根据胸廓扩张程度、出生体重，肺的顺应性三个因素决定。新生儿开始的几次呼吸需要用较高的压力并且维持更长的时间来扩张肺叶，开始压力为 30~40cmH_2O，以后只需要 20~25cmH_2O 即可。适度的胸廓起伏运动比单纯的压力表读数更便捷有效。

4. 插入胃管

在进行面罩 – 气囊人工通气时，会有部分气体进入食管。为防止胃扩张妨碍肺叶扩张，防止胃内容物反流误吸，通气时长超过 2 分钟，应插入胃管吸净胃内容物，并留置胃管直到正压呼吸结束。经口插入的胃管深度为从鼻尖至耳垂至剑突距离，用注射器吸净胃内容物后，使胃管外端保持开放，固定于柔软的颊部。可使上腹部不再胀气，面罩也可紧贴面部不漏气。

5. 通气有效指标

有效指标为心率增加，皮肤黏膜转红润。心率大于 100 次 / 分，有自主呼吸。如果复苏囊正压通气 30 秒之后，效果不理想，必须要进行矫正通气步骤，包括：检查面罩大小及复苏囊是否漏气，是否摆正了体位，是否有分泌物及羊水阻塞呼吸道，应用压力是否合适。

矫正通气后继续通气，若有效通气后自主呼吸仍然不足，或心律小于 100 次 / 分，则继续面罩正压给氧；若心率小于 60 次 / 分，除继续正压给氧，要立即开始胸外按压，并根据情况考虑插入喉罩或气管插管。

六、胸外按压

胸外按压为有节奏的压迫胸骨，借用外力对心脏进行挤压以保证维持生命所需的血液循环，直到复苏成功或放弃。胸外按压同时要保证足够人工呼吸，两位操作者的位置应互不影响。

是否做心外按压需要评估，正压通气是最有效的新生儿复苏的手段，胸外按压可能会对抗有效的通气，因此在建立有效的通气前不应使用胸外按压。

1. 胸外按压的指征

100% 浓度氧正压呼吸 30 秒后，心率仍然低于 60 次 / 分，或介于 60~80 次 / 分且无上升趋势。

2. 按压部位

新生儿胸外按压着力点在胸骨下 1/3，两乳头两线中点下方，注意不要用力于剑突上。

3. 按压方法

按压时可用双指法和拇指法，双指法包括双指按压法及双手环抱按压法。双指按压法现已不再主张使用，一般使用双手环抱按压法：右手食、中指尖放在胸骨上，左手支撑背部。注意不要用全手挤压胸部，否则会造成胸骨骨折或气胸。该操作方法容易，不易疲劳，按压效果良好。拇指法按压时双手拇指端压胸骨，根据新生儿体型不同，双拇指重叠或并列，双手环抱胸廓支撑背部。此法容易控制下压深度，并有较好的挤压心脏收缩和增加冠状动脉灌流的效果。

按压时要用足够的压力使胸骨下陷的深度约为胸廓前后径的 1/3，产生可触及的动脉搏动，但不强调按压深度的绝对数值。一次按压包括一次胸廓下陷及一次胸廓松开弹回，在按压－放松过程中着力手指不能离开胸骨按压部位，以防按压位置改变，造成胸廓及胸腔内脏器损害，如肋骨骨折，气胸及刺伤肝脏，而且重新定位也需要一定时间。按压节律和深度还要保持恒定，循环才能正常进行。

胸外按压与正压通气应相互协调，避免同时进行。按压与通气比为 3∶1，即每分钟胸外按压 90 次，正压通气 30 次，每一次循环需时 2 秒，每分钟约 120 个动作即 90 次按压和 30 次正压通气。每次人工通气后第一次按压时呼气。按压 30 秒后应该核查心率，若心率低于 60 次 / 分，继续胸外按压和 100% 浓度氧人工通气，持续监测心率。若心率大于 60 次 / 分，停止胸外按压，继续正压呼吸至心率大于 100 次 / 分且患儿能自主呼吸。

新生儿复苏流程图：

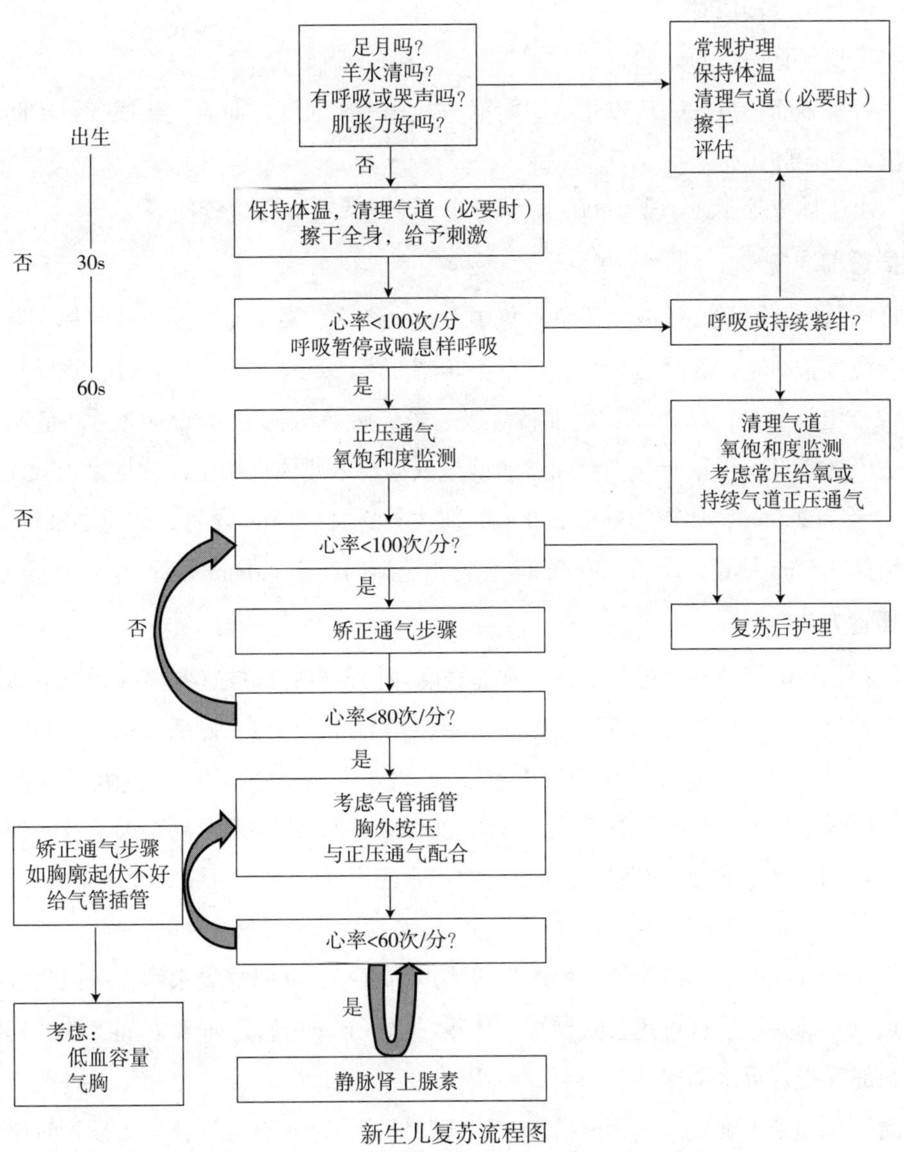

新生儿复苏流程图

七、新生儿气管插管术

新生儿复苏所有技能中，气管插管是必须熟练掌握的技术。虽然面罩气囊复苏可以治愈大部分需要人工呼吸的窒息儿，但气管插管的位置和疗效是无可替代的。

1. 气管插管指征

（1）需要气管内吸引：如果羊水被黏稠或颗粒样胎粪污染，必须插管，将气管内胎粪吸净。乳汁吸入或气管内有异物者也需插管。

（2）面罩 - 气囊正压通气无效或需要持续时间较长：面罩 - 气囊人工呼吸无效时，胸廓不扩张，或心率持续过低，要改用气管插管。

（3）进行胸外按压时。

（4）需要气管内给药。

（5）可疑膈疝：可疑膈疝患儿不用面罩 - 气囊正压通气，而需气管插管，以防止空气进入胃里，妨碍肺扩张。

（6）出生体重等于或小于 1000g 的早产儿，出生后应立即气管插管。

2. 插管前准备

气管插管所有器械必须放置于急救盘中，每个产房、新生儿室及急救室都应有一整套器械。喉镜预备状态，选择适当叶片，早产儿用 0 号，足月儿用 1 号叶片，将叶片装置于把柄。检查电池、灯泡状态正常。准备好吸引器，吸痰压力为 100mmHg。高危胎儿事先准备好适当插管设备很重要，气管插管的型号依据新生儿体重决定，体重≤ 1000g 的新生儿导管内经为 2.5mm，体重 1000g~2000g 的新生儿选择 3.0mm 导管，体重 2000~3000g 的新生儿选择 3.5mm 导管，体重 >3000g 的新生儿选择内经为 4.0mm 导管。

3. 插管方法

操作者熟悉解剖结构。患儿平卧、颈部轻度仰伸，肩胛部放置薄垫有利于颈部仰伸。

操作者位于患儿头侧，右手稳住患儿头部，左手持喉镜自右侧插入患儿口角，将舌推向左侧，喉镜片沿中线进入，顶端达到会厌谷，轻柔上抬镜片，不可压迫患儿牙龈。充分暴露声门后轻柔置入合适的气管插管。若未能暴露声门，在协助者的帮助下及时纠正错误操作。若声门紧闭，需要协助者用食指、中指在患儿胸骨体下 1/3 处深压 1.5~2.0cm，使之呈人工呼气状态可迫使声带张开。

导管的插入深度为：使导管上的声带线达声门水平，此时导管末端在声门与气管隆突连线中点上。插入深度也可用公式计算：体重（kg）+6= 口唇处厘米（cm）数，实际深度应根据肺部呼吸音听诊调整。

判断气管插管正确置入气管内指标：呼气期导管内是否有雾气；置入插管时患儿心率

是否增加，皮肤颜色是否改善，反应是否好转；加压通气时患儿胸廓是否起伏；听诊两肺是否有呼吸音；金标准为呼气末 CO_2 探测仪，探测结果为阳性。但新生儿出生时肺膨胀不完全、肺血流量少、潮气量小，也会影响呼末 CO_2 监测结果。气管插管后必须对气管内导管的位置进行确定，特别是对心率慢的患儿插管后心率没有增加。呼气末 CO_2 的探测可以帮助确定气管导管的位置。在心脏停搏时，如不能探测到呼气末 CO_2，应经喉镜直接确定气管内导管的位置。

若需要气管内吸引，则连接吸引器，边退边进行吸引直至吸净。

为减少和避免发生低氧血症、心动过缓、呼吸暂停、气胸和损伤等并发症，插管动作应该迅速、准确，争取在 20 秒之内完成，切忌暴力操作。20 秒内操作未完成应停止操作，用面罩加压给氧后再重新操作，若气管插管不成功或不可行建议使用喉罩。

八、复苏药物治疗

关于药物治疗的重点为应该用何种药物以及常规应用的途径。新生儿复苏期间极少需要应用药物。可能用到的药物为肾上腺素和扩容剂。个别时期需要使用缓冲液、麻醉拮抗剂或升压药物。

1. 用药目的

（1）刺激心脏收缩。

（2）增加组织灌注。

（3）纠正酸碱紊乱。

2. 用药指征

多数窒息儿经过一般复苏过程都能够很快复苏，只有极少数重度窒息儿经 100% 氧有效正压通气和胸外按压 30 秒之后，心率仍然小于 60 次 / 分时需要考虑用药。对于临产前有胎心，出生后无心跳患儿，需要在正压呼吸和胸外按压的同时立即给药。

原则上新生儿心率减慢时可考虑使用肾上腺素，心率正常但脉搏弱，给氧保暖之后仍然苍白，复苏效果不明显，应考虑到血容量不足，有急性失血并低血容量时可给予扩张剂。母亲在分娩前使用过麻醉药品，新生儿出生后无呼吸者可使用纳洛酮。吸毒孕妇的新生儿不建议使用纳洛酮，可使新生儿出现戒断症状。心跳停止时间过长，其他治疗不佳，肺部通气良好情况下可使用碳酸氢钠。上述努力之下新生儿无明显改善，仍处于休克状态，可考虑给予多巴胺。

3. 用药途径

脐静脉、气管内、外周静脉、骨髓内。

（1）脐静脉：窒息新生儿脐静脉建立血管通路最容易、易定位、易插入，是产房给药最佳途径。

（2）气管内：肾上腺素及纳洛酮可经气管导管注入，起效快。注入药物后应立即加压呼吸，帮助药物弥散至各支气管内。目前认为经气管导管给肾上腺素可能达不到静脉给药时的血药浓度，通过气管导管给予更高剂量（$>$ 0.1mg/kg）是可以接受的。但还未对应用大剂量肾上腺素的安全性进行考证。

（3）外周静脉：头皮或四肢静脉可以用于给药或补液，但难于穿刺成功，特别在复苏过程中。

（4）骨髓内给药：新生儿娩出时脐静脉通道易建立，骨髓腔小且穿刺时易引起骨折，因此骨髓内给药使用不多。但当其他途径不能建立时，骨髓内通道可以作为复苏时的给药途径。

4. 常用药物

（1）肾上腺素：1∶10000 浓度，每次 0.1~0.3mg/kg，首选脐静脉注入，也可经脐静脉导管给药，穿刺困难条件下可经气管滴入。必要情况下可 3~5 分钟重复使用。大剂量肾上腺素在动物实验中可增加颅内出血及心脏损害，不宜应用于新生儿复苏中。

（2）扩容剂：常选用等张晶体液如生理盐水。失血时可使用洗涤红细胞或全血。一般先 10ml/kg 于 5~10 分钟缓慢静脉推注，必要时根据病情重复给予。早产儿容易发生颅内出血，给扩容剂时要慎重。

（3）碳酸氢钠：碳酸氢钠渗透压高并且可以产生 CO_2，可加重心脏及脑功能的损害，新生儿复苏时一般不推荐使用。在复苏时间长、其他方法无效并保证有效通气下可考虑使用。剂量为 1~2mmol/kg 缓慢推注（$>$ 2 分钟）。5% 碳酸氢钠张力高，有增加颅脑出血风险，一般需要稀释成等张液体。

（4）多巴胺：可增加心肌收缩力，增加心排出量，升高血压。应持续静脉滴注，开始 5μg/（kg・min），然后根据具体情况调整剂量。

九、支持治疗

1. 温度

早产儿降低体温和死亡率增加有关。目前推荐对出生的极低体重儿复苏时可采用塑料袋保温，对早产儿护理时，注意有体温过低的风险。保证所有复苏过程在适当控制温度下进行，并严密监测保温下的新生儿。

2. 呼吸系统

复苏后可并发吸入性肺炎、感染性肺炎、胎粪吸入综合征、呼吸衰竭、呼吸窘迫综合征、肺出血等，需要相关处理。呼吸评分对复苏后监护观察有帮助。在生后 12 小时内每4小时评定一次，以后的24小时每8小时评定一次，最后在出生48小时再评一次。总分≥8分或分数逐步升高者，预后良好；≤7分或分数逐步下降者，预后不良。

3. 心血管系统

监测心率、心律、心音强弱、心电图有无ST段及T波改变，有无心力衰竭，监测血压及末梢循环。

4. 其他系统

中枢神经系统要监测意识状态、肌张力、抽搐、各种反射等、囟门张力、颅缝宽度。可B超或CT检查有无颅内出血及缺血缺氧性脑病。监测尿量、尿常规，监测泌尿系统状况。消化系统要注意有无呕吐、腹胀等。中毒窒息儿需要推迟开奶。定期监测血小板、血常规，防止低血糖、低血钙及酸中毒。

第三节　小儿复苏

2010年新的小儿心肺复苏国际指南对小儿心肺复苏作出了修改：将复苏步骤“开放气道（A）–人工呼吸（B）–胸外按压（C）”改为“–胸外按压（C）–开放气道（A）–人工呼吸（B）”，即心肺复苏从心脏按压开始，强调心脏按压的重要性。

心肺复苏的过程：检查复苏环境是否安全，若患儿没有反应应呼叫旁人帮助或者通过移动通讯设备启动应急反应系统并检查是否有反应和呼吸：无反应或无呼吸或只有喘息样呼吸，立即启动紧急反应系统，获取自动体外除颤仪（AED）或除颤仪，若一人施救者目击患儿猝倒，则应立即启动紧急反应系统，获取AED或除颤仪；检查是否有脉搏：有脉搏应每3~5分钟1次人工呼吸，充分给氧后若心率仍低于60次/分，开始胸外按压，每2分钟检查脉搏一次。若无脉搏或无法确定，则开始胸外按压和人工呼吸，若有2名施救者，按压呼吸比率为30∶2，只有一名施救者比率为15∶2。2分钟后可启动应急反应系统，获取AED或除颤仪，获取之后立即使用。检查心律，确定是否可以电击。如需要则进行一次电击，再继续心肺复苏，每2分钟检查心律；若无需电击，则继续心肺复苏，每2分钟检查心律。

一、气道与呼吸支持

儿童呼吸停止和低氧血症可以使病情急剧恶化导致心搏骤停，气道通畅是有效复苏第一步。

一般首先防止小儿舌后坠，可使用仰头提颏法或推下颌法打开气道。及时发现咽部或气管异物，及时去除。

呼吸支持最有效便捷方法为口对口或口对口－鼻人工呼吸。一岁以下婴儿可使用口对口－鼻方法。1~8 岁小儿可采用口对口方法，经口吹起同时应保持气道通畅并用拇指与食指捏住鼻子。

开始人工呼吸时应连续吹气 2~5 次，每次持续 1~1.5 秒。要至少保证 2 次有效通气。吹气可使患儿胸廓抬起又不会导致胃部膨胀。若胸廓抬起困难要检查气道是否通畅，手法是否正确，是否有气道异物。

一般频率为 12~20 次 / 分。潮气量以胸部抬起为度，不可过快过猛。可适当压迫环状软骨减少进入胃内气体量。

二、循环支持

气道通畅并提供两次有效人工呼吸后要决定是否实行胸外按压。

触摸脉搏：1 岁以上小儿，颈动脉搏动最易触及。1 岁以下小儿由于颈部短粗圆胖，可触及肱动脉或股动脉。若 5~10 秒未触及动脉或脉搏小于 60 次 / 分伴有循环欠佳，立即开始胸外按压。

有效的按压先置患儿于坚硬的平面上。按压部位为胸骨下 1/2 处，两乳头连线中点下 1 指宽处。按压深度为婴儿胸廓前后径的 1/3，大约相当于婴儿 4cm、儿童 5cm，但不超过 6cm。按压力度适中，节奏均匀。按压频率 100~120 次 / 分，每按压 30 次给予 2 次有效通气，双人复苏时按压与通气比为 15:2。

1~8 岁小儿可使用单掌按压法。8 岁以上小儿可与成人相同。双手按压法。进行 5 个循环的 CPR 后应重新评价患儿的自主呼吸和循环状态。

三、高级生命支持

1. 吸氧

对于气道通畅的患儿可使用鼻导管或面罩吸氧。合适的口咽通气道还可防止舌后坠引起的上气道阻塞，但对于清醒患儿不适合。鼻咽通气道可用于清醒患儿。

2. 面罩－气囊正压通气

选择患儿合适大小的面罩，为了提供合适潮气量，小儿所用复苏气囊容积至少为 450ml。

操作者使用 E–C 手法固定面罩于患儿口鼻，另一手气囊加压使患儿胸廓起伏。

3. 气管插管

是最有效、最安全的辅助通气方法。可保持呼吸道通畅；可控制吸气时间和吸气压力；可提供足够的通气与氧供；有利于气管内吸引；防止胃膨胀及胃内容物进入肺部；可保证胸外按压有效进行；可使用呼气末正压。不同年龄使用不同导管型号及插入长度。8岁以下儿童一般用无套囊导管，8岁以上需要使用带套囊导管。2岁以上患儿导管内径可用公式:（年龄/4）+4计算。

准备导管时应准备三根连号的导管。可经鼻或经口进行气管插管。操作者左手持喉镜，从患儿右口角进入，舌推向左侧，暴露会厌声门，轻柔置入气管导管。使管端位于气管隆突上1~3cm。小儿声带下环状软骨是气道最狭窄部位，是气管导管最难通过的地方。插管操作时间不应超过20秒。若心率变慢或小儿面色不好应立即停止插管动作，面罩正压通气给氧。

插管完成后注意听诊呼吸音，双肺呼吸音清楚对称。避免插管误入右侧支气管。

4. 建立输液通道

（1）小儿静脉通道不易建立，应选择最大和最容易穿刺的静脉。可选择股静脉、颈内静脉、颈外静脉或外周静脉。

（2）也可使用骨髓内通道，可用骨髓针穿刺或标准18号针在胫骨粗隆内侧以下1~1.5cm处穿刺。急救药物、液体和血液可经此通道给予。

（3）气管内通道，可经此通道给予脂溶性药物。缺点为剂量不好掌握，优点为给药方便快捷。

（4）心内注射，因损伤大不常用。

5. 复苏药物治疗

心肺复苏最重要的治疗是仔细观察，反复评估氧合、通气、循环是否适宜。如果上述处理不能恢复则考虑药物治疗。

（1）肾上腺素：心搏骤停时使用肾上腺素的首次剂量为0.01mg/kg，静脉或骨内给药，若首次无效，每隔3~5分钟可重复一次，剂量可与首次一样，也可使用大剂量肾上腺素。肾上腺素最好经中心静脉给予，若药物渗入组织可造成局部缺血和形成溃疡。可引起心动过速和室性异位节律，大剂量可产生过度血管收缩，使肠系膜和肾血流量减少。

（2）阿托品：不作为气管插管常规用药，小剂量阿托品可引起反常的心动过缓，推荐剂量为0.02mg/kg，最小单剂量为0.1mg，儿童最大剂量为0.5mg，青少年最大剂量为1.0mg，5分钟可重复一次。拮抗迷走神经的最大剂量：儿童1.0mg，青少年为2.0mg。插管期间使用阿托品，可掩盖低氧血症所致的心动过缓，这时需要检测经皮氧饱和度。

（3）其他：可使用钙离子提高心肺复苏的成功率，它在心肌兴奋收缩耦联中起到重要作用。镁离子是细胞内重要的阳离子，可以抑制钙通道，降低细胞内钙浓度，使平滑肌松弛。可用于治疗重症哮喘及扭转型室性心动过速。葡萄糖：婴儿体内葡萄糖储存较少，葡萄糖需要较多，在需要高能量时可出现低血糖。

6. 新生儿除颤

除颤是指使用非同步电流使大多数心肌细胞同时去极化，以终止室速及室颤的方法。当室颤突然发生，除颤效果好，如果持续时间长，或除颤无反应，应注意通气、给氧、胸外按压及药物治疗，以改善心肌代谢情况。除颤对心脏停搏无效，应进行胸外按压和使用肾上腺素注射后出现室性纤颤时，才可使用电击除颤。

成人电极板通常直径为 8~10cm，可用于 10kg 以上小儿，体重小于 10kg 的婴儿需要用儿科电极板。在电极板和胸壁之间涂以导电胶或浸有盐水的薄纱布垫，或是专门的自动黏附除颤垫，不要用裸露的电极板直接接触皮肤；酒精垫导电性能差且可以引起皮肤烧伤，禁用。电极板置于胸部要施以适当的压力，一个电极板置于右侧胸部锁骨下，另一个置于左侧胸部乳头外侧面。

小儿除颤的最合适电能尚无结论性意见。建议首次剂量为 2J/kg，如室颤持续存在可增加至 4J/kg，如仍无效果，可以再用一次 4J/kg，应密切注意每次除颤后的复律情况，若有需要应迅速进行下一次操作。连续三次除颤仍无效，要注意纠正酸中毒、低氧血症和低体温，给予肾上腺素后再用 4J/kg 除颤。若第四次除颤仍无效，可给予胺碘酮、利多卡因或大剂量肾上腺素，在每种用药后 30~60 秒用 4J/kg 除颤。每次给药后可除颤一次。

7. 停止抢救

总的来说，若 10min 时 Apgar 评分仍然 0，则患儿的死亡率极高，因此可以将 Apgar 评分作为小儿死亡率和病死率的强预测因子，但是是否继续或终止复苏需要视个体情况而定。

我国儿童脑死亡的使用标准为：

（1）持续深昏迷，无自主运动，对外界刺激无反应。

（2）经反复停机试验证实无自主呼吸，停机试验：在充分供氧，停止机械通气，并使二氧化碳分压大于 60mmHg 时，观察患儿无自主呼吸表现。停机观察时间约 3 分钟。若心率明显减慢应立即终止试验。

（3）瞳孔扩大、固定，对光反射消失，角膜反射消失。

（4）心率固定，对任何刺激无反应，包括静脉注射阿托品。

（5）排除低温（肛温≤ 30℃）、麻醉剂、肌肉松弛剂、大剂量镇静剂、严重代谢和内分泌紊乱等所致假象。

（6）有条件可作以下检查：①娃娃眼试验，脑死亡时为阴性；②前庭冷水试验：每侧耳内注入 100ml 4℃冰水不能引起眼球震颤；③脑电图持续 30 分钟呈等电位，及时增益 4 倍亦无脑波出现；④脑电流图出现反向血流。

在观察 24~48 小时，以上改变均存在，再做最后确诊判断是否放弃治疗。

参考文献

[1] Barrett CS, Bratton SL, Salvin JW, et al. Neurological injury after extra-corporeal membrane oxygenation use to aid pediatric cardiopulmonary resuscitation[J]. Pediatr Crit Care Med, 2009, 10(4): 445-4451.

[2] 陈永强 .2005 心肺复苏指南概要 [J]. 中华护理杂志，2006，41（8）：760-763.

[3] Jindal A, Jayashree M, Singhi SC. Pediatric cardiopulmonary resuscitation and stabilization[J]. Indian J Pediatr, 2011 Sep, 78(9): 1109-1117.

[4] López-Herce J, Carrillo A. A survey on training in pediatric cardiopulmonary resuscitation in Latin America, Spain, and Portugal[J]. Pediatr Crit Care Med, 2011, 12(5): e200-e204.

[5] Schleien CL. Pediatric cardiopulmonary resuscitation outcomes: is bigger always better[J]? Crit Care Med, 2012, 40(11): 3084-3085.

[6] Szarpak L, Czyżewski L, Truszewski Z, et al. Comparison of Coopdech®, CoPilot®, Intubrite®, and Macintosh laryngoscopes for tracheal intubation during pediatric cardiopulmonary resuscitation: a randomized, controlled crossover simulation trial[J]. Eur J Pediatr, 2015, 21. PMID: 25994245.

[7] Topjian AA, Berg RA, Nadkarni VM. Pediatric cardiopulmonary resuscitation: advances in science, techniques, and outcomes[J]. Pediatrics, 2008, 122(5): 1086-1098.

[8] 徐建洪，柳翠萍，刘江，等 .A、B、C 理念及基本技能在小儿院前急救中的意义 [J]. 中国当代医药，2014，21（20）：191-193.

[9] 中华医学会儿科学分会急诊学组中华医学会急诊分会儿科学组 . 儿童心肺复苏指南 . 中国小儿急救医学，2012，9（2）：1-11.

第二十一章　特殊情况下的心肺复苏

特殊情况下的心跳呼吸停止，需要复苏者调整方法进行复苏。这些情况包括：卒中、低温、溺水、创伤、触电、雷击、妊娠等，在这些条件下出现的心跳呼吸停止，急救人员要仔细注意在各类情况的复苏强度和技术的不同点。

一、卒中

它是脑血管梗死和出血引起的疾病，近 75% 的患者是缺血：在血管内发生的或由远处转移来的栓子（如心脏）迁移到脑所引起的血管阻塞。出血性卒中是脑血管破裂进入脑室膜系统（蛛网膜下隙出血）或进入脑实质（脑内出血）。

对于任何一个突发的有局灶性神经功能损伤或意识变化者都有要怀疑到卒中的可能。如果出现昏迷状态，气道梗阻是急性卒中的最大问题，因为低氧和高碳酸血症可以加重卒中，因此，开放气道是最为关键的措施，必要时行气管内插管。同时要注意不适当的通气或误吸。

二、低温

严重事故低温（体温＜ 30℃）有明显的脑血流、氧需下降，心排量下降，动脉压下降，患者由于脑和血管功能抑制，表现为临床死亡，但完整的神经功能恢复是可能的。

1. 电除颤

如果患者无呼吸，首先开始通气，如果 VF 被确诊，急救人员要给予 3 次电除颤。如果 VF 在除颤后仍存在，就不要再除颤了，除非体温达到 30℃以上。之后要立即 CPR 和复温。因为核心体温＜ 30℃，电除颤往往无效。

2. 复温

由低温引起的心跳停止的治疗与常温下心搏骤停十分不同。低温心脏对药物、起搏刺激、除颤无反应，药物代谢减少。肾上腺素、利多卡因、普鲁卡因酰胺可以积蓄中毒。对无心跳或无意识而心率较慢的患者给予主动的中心复温是第一步的医疗措施。

三、溺水

最严重的后果就是低氧血症，缺氧时间的长短是预后的关键。因此，恢复通气和灌注要尽快地同时完成。

溺水早期治疗包括：口对口呼吸，使用潜水面罩，口对面罩呼吸或浮力帮助可由特殊训练的复苏者在水中完成通气。胸外按压：水中不要进行胸外按压，除非受过特殊训练。出水后，要立即确定循环情况，因为溺水者外周血管收缩，心排血量降低，很难触及脉搏。无脉搏时，立即胸外按压。

立即给予进一步高级生命支持。在到医院路上 CPR 不能中断，对冷水中溺水者同时要做好保温措施。

四、创伤

受伤后患者发展到心跳呼吸停止的治疗与原发心脏和 / 或呼吸骤停的治疗不同。

在现场对明显严重致死性创伤，无生命体征、无光反射或不能除颤者，不要进行复苏抢救。

对一个要进行复苏的患者，有准备的快速运送到有条件地区进行确定性创伤救治。创伤后无脉搏患者要立即使用简易导联的心电监测，并完成通气和呼吸评价。

对创伤后发生心跳停止，胸外按压的价值仍不确定。

对无脉搏的创伤患者，胸外按压只有在除颤和气道控制之后才可进行。

在开放的胸部伤，如果呼吸音不对称或出现任何气道阻力增加时。要仔细检查和封闭任何形式的开放气胸，要监测和治疗张力性气胸。

如上述原因的创伤患者发展到心跳停止时，要立即开始确定性治疗。有 VF 患者需要即时除颤，必要时行气管插管或切开。

当多人受伤时，急救人员要优先治疗危重创伤患者，当数量超过急救系统人员力量时，无脉搏者一般被放弃，允许在院前宣布死亡。

五、电击

心跳停止是电击伤致死的首要原因，室颤和室性停搏可由电击直接造成。

呼吸停止可继发于：①电流经过头部引起延髓呼吸中枢抑制；②触电时破伤风样膈肌和胸壁肌肉的强直抽搐；③长时间的呼吸肌瘫痪。

触电后呼吸 / 循环立即衰竭。在电源被移去后，复苏者立即确定患者状态。如果无自主循环及呼吸，就按本指南开始急救。如果电击发生在一个不易迅速接近的地点，尽快把触电者放到地面，心跳停止时要立即通气和胸外按压。燃烧的衣服、鞋、皮带要去除，避免进一步的烧伤。如果有任何的头颈部损伤，及时运送医院并进行 ACLS。

六、雷击

雷击致死的基本原因是心脏停跳。雷电的作用为瞬时强大的直流电击，当即心肌全部去极化，并引起心脏停跳。在许多情况下，心脏的自律性可恢复，同时窦性心律恢复。然而，伴随着胸部肌肉痉挛的呼吸停止和呼吸中枢抑制可在自主循环恢复后持续存在，如果不给予辅助通气支持，低氧可以再度引起心脏停跳。

心跳停止的患者，BLS 和 ACLS 要立即建立，直到心脏恢复跳动。呼吸停止的患者仅需要通气以避免继发低氧血症引起的心跳停止。

七、中毒

中毒引起心跳呼吸停止的原因和病理生理机制常因毒物和药物种类的不同而有很大不同。有的是通过毒物对靶器官的直接毒性。如汽油、苯等刺激 β 肾上腺素受体，能突然导致原发性心室纤维颤动而死亡。氯仿、氟乙酸、氟乙酰胺等严重中毒时，也可因直接作用于心肌而发生心室纤维颤动而死亡。钡、氯化汞等可引起低血钾，诱发严重心律失常而猝死。高浓度氯气吸入，可因迷走神经的反射增强而导致心搏骤停。有的是通过细胞膜或细胞内的蛋白质受体的作用以体内神经递质、激素或其他内源性生物活性物质为介导，从而引起一系列生理生化反应，表现为细胞或组织器官功能的过度兴奋或抑制，引起猝死。受体有高度的特异性。如乙酰胆碱结合的受体，称为“胆碱能受体”。受体还可有其亚型。如胆碱能受体分成毒蕈碱型和烟碱型两类，后者又分为 1 型和 2 型两类。已知的受体有胆碱能受体、肾上腺素能受体、多巴胺受体、5- 羟色胺受体、吗啡受体、组胺受体和各种激素的受体。具有受体结合的亲和力，又具有内在活性的药物可以与受体结合后激动相应受体发生一系列反应。没有内在活性的药物可与受体结合占据受体，甚至可以阻滞激动剂与受体结合。中毒过程分为 3 个时相：接触相、药物动力相及毒效相。急性中毒救治原则为急性中毒病情发展急骤、变化快，如不及时抢救很快危及患者的生命，抢救的步骤和原则为：①迅速确定诊断，估计中毒程度；②立即心肺复苏，进行现场急救；③切断毒源，清除毒物；④应用特效解毒药，迅速解毒；⑤对症和支持治疗。

八、怀孕

由于孕期妇女心血管和呼吸生理的变化，即正常妊娠时心排量、血容量增加 50%，心率、每分通气量、氧耗增加；肺功能残气量、全身和肺血管阻力、胶体渗透压、胶渗压/肺毛压均下降；这些紊乱使孕妇对损伤易感、耐受力下降。当她们仰卧时，子宫可压迫内脏血管、腔静脉、腹主动脉，引起低血压和心排量下降25%。因此，孕期妇女的CPR是独特的。

孕期妇女心跳停止的突发事件包括：肺栓塞、创伤、临产、出血导致的低血容量状态、羊水栓塞、先天性或获得性心脏病、产科治疗并发症（包括心律失常、充血性心衰和心肌梗死等）。

当孕期妇女发生心脏停跳进行胸外按压时，为了减少妊娠子宫对静脉和心排量的影响，可以将一个垫子（如枕头）放在右腹部侧方，臀部下面，把子宫移到左侧腹部后方实施CPR。肾上腺素、去甲肾上腺素、多巴胺在临床有指征时应及时使用。

如果胎儿有潜在成活的可能性，要考虑迅速完成产前专科手术。如果首先要CPR，向左移动子宫恢复血容量，持续使用ACLS程序。不能恢复有效循环时，应在4~5分钟紧急剖宫产术，以增大母亲和婴儿的生存机会。婴儿的娩出可以排除动脉压迫和允许静脉回流入心脏，有利于CPR的成功。

九、异物卡喉窒息的急救

异物卡喉窒息多见于小儿，AHA建议：

1. 婴幼儿

意识清醒——Heimlich手法（图21-1）：

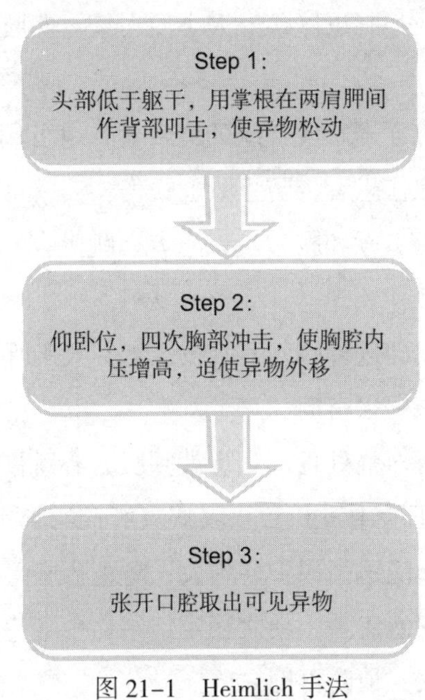

图21-1　Heimlich手法

2. 儿童

意识丧失——腹部冲击法（图 21–2）

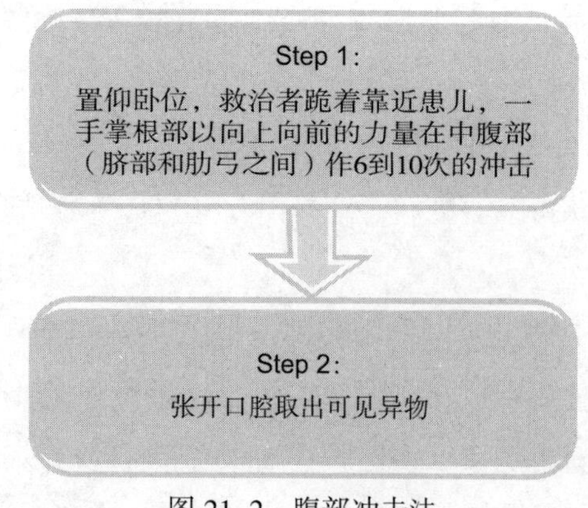

图 21–2　腹部冲击法

十、自缢

自缢指颈部受外力作用而气管被压扁，甚至完全闭塞。此时，患者无法呼吸，气体进出通道被切断，造成患者严重缺氧甚至死亡。

自缢致死的原因是身体的重力压迫颈动脉使大脑缺血缺氧，也可刺激颈动脉窦反射引起心搏骤停，导致死亡。

患者自缢后的严重程度与自缢时间的长短、缢绳粗细有关。患者自缢时间短暂，其面色发绀、双眼上翻、舌微外吐、呼吸停止、全身软瘫、小便失禁，可有微弱心跳。随着时间延长，患者不仅呼吸停止，心脏也停跳、大小便失禁、四肢变凉，抢救将十分困难。

治疗原则：

1. 一旦发现患者自缢，应立即解脱自缢的绳带套，也可用刀切断或剪刀剪断。如患者悬吊于高处，解套时要同时抱住患者，防止坠地跌伤。

2. 将患者就地放平，解松衣领和腰带。如患者心跳尚存，可将患者的下颌抬起，使呼吸道通畅，并给氧气吸入。

3. 如心跳已经停止，应立即进行胸外心脏按压术和人工呼吸。

4. 及时吸氧及酌情应用中枢兴奋剂。

5. 根据患者生命体征进行对症处理。如患者呼吸、心跳恢复，但仍昏迷，应按昏迷护理常规护理。复苏后期要纠正酸中毒和防止因缺氧所致的脑水肿，并给予其他支持治疗。如患者意识模糊、躁动不安，应适当保护性约束，防止坠床。

6. 患者清醒后，应劝导安慰患者，使之稳定情绪。少数患者对自缢行为不能记忆，也应予以理解，但均应严密观察，慎防再度自杀。

参考文献

[1] 张艳，宿英英。神经内科住院医师诊治重症卒中临床能力培训的探索 [J]. 中国卒中杂志，2014，9（9）：803-804.

[2] 李秋泉，蒋龙元 . 急性脑卒中院前急救早期识别工具的研究应用 [J]. 岭南急诊医杂志，2013，18（6）：487-489.

[3] Middleton R, Neumann J, Ward SM. Successful use of Alteplase during cardiopulmonary resuscitation following massive PE in a patient presenting with ischaemic stroke and haemorrhagic transformation[J]. BMJ Case Rep, 2014. PMID: 25362185.

[4] Chalkias A, Stroumpoulis K, Xanthos T. Cardiac arrest and cardiopulmonary resuscitation after ischemic stroke[J]. Am J Emerg Med, 2012, 30(7): 1311-1312.

第二十二章　心肺复苏的并发症及其处理

第一节　心肺复苏时及恢复自主循环后的并发症

心脏停搏的患者经过心肺复苏抢救，重新建立自主循环，显示患者恢复了基本生命活动。但这只是复苏成功的开端，它并不预示在心脏停搏与心肺复苏期间患者发生的多器官病理生理变化亦随之消失或者停止，并且心肺复苏的各种操作措施还可能出现各种并发症。因此，在恢复成功后的初期，应对患者进行认真、全面的评估，以准确判断患者的呼吸、心血管和神经系统的功能状况，并确定患者是否在复苏过程中造成的常见并发症，如肋骨骨折、胸骨骨折、血气胸、急性心脏压塞、气管插管移位，以及腹腔内器官损伤等。所以，患者自主循环恢复后的治疗就成为巩固并且扩大复苏成果、保证复苏最终成功的基础。复苏后治疗的即刻目标包括：①进一步改善心肺功能和体循环灌注，特别是对大脑的灌注；②将院前心搏骤停患者及时转至医院的急诊室，再转至设备完善的ICU病房；③力求明确心搏骤停的可能原因；④采取相应治疗措施，预防复发；⑤完善措施，改善远期预后，尤其是神经系统的完全康复。

一、体温

1. 体温过高

大脑组织的局部代谢率，决定着大脑局部的血流需求量。脑组织的代谢率，与机体环境的温度有着十分密切的关系，一般来说，体温每升高1℃，脑组织代谢约增加8%。因此，心肺复苏成功以后，若患者的体温升高至正常水平以上，则将会产生脑组织对氧的供需关系的严重失衡，从而加重脑组织的损伤程度，并且阻碍大脑功能的恢复。复苏后使用退热剂或降温技术将体温控制至“正常水平”，其效果尚未得到相应研究证实。因为发热可能是脑损伤的症状，故常规退热剂难以奏效。很多脑损伤动物模型研究表明，心搏骤停时或之后如伴有体温或脑局部温度升高会加重脑损伤程度。还有研究表明，人脑缺血损伤如伴有体温升高可使神经系统功能恶化，使脑卒中患者脑损伤进一步加重。所以，心搏骤停复苏后，应积极观察体温变化，避免高热。

2. 体温过低

体温升高增加脑组织代谢率，反之，体温降低则抑制大脑的代谢活动，减少脑组织对氧的需求量。因此，一定程度的低体温对缺血状态的脑组织有保护作用。然而，体温过低则会产生一些不利于复苏后机体功能恢复的副作用。例如，体温过低会加重心功能损害，降低心排血量，诱发各种心律失常；过低体温使血液黏滞度增加，导致凝血、栓塞等并发症发生。因此，应该使复苏后的患者处于一种适度的低温状态，一定程度上降低机体的代谢率，减少氧耗，又不加重脏器损伤。已有研究表明，体温在 34℃左右既对缺血大脑有保护作用，同时又不会产生明显的损伤副作用。《国际心肺复苏指南 2000》指出，对于血流动力学稳定的心脏停搏复苏后患者，如果其已经处于轻度低温状态，即体温不低于 33℃，则不必采取保暖复温措施，轻度低体温可能会对神经系统功能的恢复产生有益作用，但对于心跳骤停患者复苏后不要过于积极去诱导产生低温的状态。

二、复苏后综合征

复苏后综合征是近年来提出的一个全新概念，指发生心跳呼吸骤停的患者，在采取有效的心肺复苏措施后，虽然自主循环恢复，但仍会存在意识障碍和伴有多器官功能障碍的一组综合征。其发生主要与机体缺血－再灌注损伤密不可分，心肺复苏过程其实就是一个缺血－再灌注过程。复苏后综合征的本质实际上还是机体的缺血－再灌注损伤，其表现形式则为多器官功能损害的延续。复苏后综合征是多器官功能障碍综合征的特殊类型，两者之间有许多共同点，这包括：缺血－再灌注损伤是其共同的基本发病因素；发病前期均表现为全身炎症反应综合征；发病环节中均存在广泛的内皮细胞炎症反应；低血流灌注导致的肠黏膜屏障功能减低引起肠道细菌与内毒素移位，以及能量代谢紊乱，都在其发病与发展的过程中起着重要的作用等。但是，复苏后综合征与多器官功能障碍综合征也有不同之处，例如在器官功能损害发生时间的早晚与易受累器官方面，两者之间存在一定差异。复苏后综合征发生以后，早期即可出现心脑血管的损害，并且这种损害一般都会延续甚至恶化而持续存在。但是，其他原因引发的多器官障碍综合征中，肺、肾与肝脏损害以及血液系统损害一般较早发生，并且损伤程度较为严重，而心脑血管功能损害出现的时间相对较晚而且程度也比较轻微。

心肺复苏后的多器官功能障碍综合征，即复苏后综合征的整个病理过程可以简单概括为：原发疾病引致心脏停搏→心肺复苏→复苏成功→绝对或者相对性低血流灌注→缺血－再灌注损伤→组织氧供与氧需失去平衡→组织缺氧→全身炎症反应综合征→多器官功能障碍综合征→多器官功能衰竭。从复苏后综合征的病理演变过程可以看出，全身炎症反应综合征、复苏后综合征，以及多器官功能衰竭并非心脏停搏患者心肺复苏以后独立并列的两种病理状态，而是整个病理改变过程中的两个不同的发展时期与阶段。

自主循环恢复后，经常会发生心血管功能和血流动力学的紊乱，常见有：低血容量性休克、心源性休克和与全身炎症反应综合征相关的血管扩张性休克。多种致病因素均可导致复苏后综合征的发生，如无再灌注、再灌注损伤、缺血后代谢产物引起的脑中毒及凝血障碍等等。

自主循环恢复后，组织器官缺血的程度和时间决定了其是否会发生复苏后综合征的四期病理变化：

1. 复苏后综合征患者，其死亡发生于发病后 24 小时内约占 50%。这是因为在恢复自主循环后，心血管功能仍处于不稳定状态，12~24 小时后才可逐渐趋向稳定。同时由于多部位缺氧造成的微循环功能障碍，使体内产生的有害的酶和自由基快速释放至脑脊液和血液中。并且随着体内代谢紊乱的进一步进展，大脑和微血管异常状态将持续存在。

2. 1~3 天后，全身情况和心功能将有所改善，但由于肠道的渗透性增加，易于发生脓毒血症。如多个器官同时均有严重的功能损害，特别是有肝脏、胰腺和肾脏的损害，则会导致多器官功能障碍综合征的发生。

3. 最终，在心搏骤停数日后，患者经常会发生严重的感染，此时患者极易迅速发展为多器官衰竭。

4. 发生死亡。

完全地恢复局部器官和组织的血液再灌注是心肺复苏后主要的治疗目标，但单纯改善组织的气体交换和恢复血压，并不能有效提高患者复苏后的生存率。值得注意的是，这些观测指标并不能表明周围器官组织复苏的成功和血供的有效，特别是对于内脏和肾脏血液循环的恢复，而这些器官对缺血缺氧、心搏骤停后导致 MODS 起到十分重要的作用。

多数情况下，血液灌注和足够的通气恢复后，心搏骤停后出现的酸血症可以自行纠正。而只有经特殊的监测方法和恰当治疗方可发现及确定一直没能引起注意的内脏血流低灌注的情况。目前，指导内脏复苏的，除应用尚有争议的有创肺动脉导管监测血流动力学外，还可以应用定量测定胃黏膜 PCO_2 梯度。

心肺复苏后治疗的近期目标有：①提供心肺功能的支持，以满足组织灌注，特别是对大脑的灌注；②将院前心搏骤停患者及时转至医院的急诊室，再转至设备完善的 ICU 病房；③及时明确诊断心搏骤停可能的原因；④完善治疗措施，如可给予抗心律失常药物治疗，以免心律失常再发。

心肺复苏后，患者的机体状况会发生很大变化。有的患者可能完全康复，大脑功能和血流动力学恢复正常。然而，有的患者经过复苏后可能仍处于昏迷状态，心肺功能仍不能恢复至正常水平。对所有患者都需仔细、反复地评估其一般状况，包括呼吸功能、心血管功能和神经系统功能。临床医生还应该及时发现复苏时的各种并发症，如肋骨骨折、血气胸、心脏压塞、腹内脏器损伤和气管插管异位等。

目前尚无系统的复苏后死亡的具体原因研究。院前早期阶段的死亡原因很可能是反复室性心律失常，或因复苏后心肌功能衰竭造成的血流动力学不稳定所致。而住院期间死亡的可能因素有：①心力衰竭；②心搏再停；③缺血性脑病；④继发感染；⑤以上因素同时存在。

心肺复苏后，由于各脏器、各系统血液灌注不足和缺氧，必然会引起组织细胞不同程度功能损害或再灌注损伤。常可出现心、肺、脑、肝、肾和消化道等器官功能不全或衰竭，甚至发生 MOF。因此加强复苏后续治疗，及时发现问题、解决问题，对于稳定各脏器功能、降低死亡率显得尤为重要。

三、复苏后各器官功能障碍

自主循环恢复后，患者可能在相当长的一段时间内始终处于昏迷状态。此时，自主呼吸可能没有恢复，呼吸机辅助呼吸治疗十分必要。血流动力学处于不稳定状态，可伴有异常的心率、心律、体循环血压和组织器官低灌注。低氧血症和低血压可加速脑组织损伤，因此一定要注意避免其发生。患者也可能处于昏迷状态或表现为反应能力降低，当有足够的通气和血流再灌注后，多数心搏骤停导致的酸血症可以自行缓解，而无需缓冲液的治疗。

1. 复苏后心肌功能障碍

对于心脏停搏和成功复苏后发生的心脏功能障碍的第一个具体描述源自 Pittsburgh 大学的 Safar 复苏研究中心。利用犬的室颤心脏停搏模型，研究者在体温正常条件下对复苏前和复苏后 7.5 分钟、10 分钟、12.5 分钟无灌流期的心脏充盈压和心排出量进行研究，发现中心静脉压在心脏停搏复苏后 3 个时段的最初反应均升高，在 1 小时后恢复到心脏停搏前的基线水平。肺毛细血管楔压在心脏停搏复苏后 3 个时段的最初反应均升高约 40%，但是只有在 12.5 分钟不进行治疗的心脏停搏组 6 小时后仍保持升高状态。复苏后 4 小时心脏指数在所有组平均减少 25%，但是只在 12.5 分钟不进行治疗的心脏停搏组中复苏后 6 小时仍保持低水平。左室每搏做功指数在复苏后 2~6 小时也降低 25%~30%。复苏后的治疗使对数据的解释变得混乱，这些治疗包括复苏后最初 2 小时内使用去甲肾上腺素治疗低血压，然后在 2~24 小时使用多巴胺、芬太尼和潘可龙。复苏后心肌功能障碍也有过相关临床报道，众多的病例报道提示在成功复苏后可发生一过性左室功能障碍。几个复苏的临床研究已经注意到复苏后的心肌功能障碍这一问题。复苏后心肌功能障碍的组织影响主要包括以下几点：①未经处理的心脏停搏的持续时间；②复苏持续时间；③血管收缩药物的应用；④缓冲剂的应用；⑤高能量除颤的应用；⑥除颤波的类型（单向波或双向波）。

2. 复苏后中枢神经系统功能障碍

心搏骤停复苏后的早期阶段所出现的神经系统表现各种各样，从反应完全正常到无自主呼吸的昏迷。但是早期出现的神经表现并不代表最终的脑功能恢复结果，有很多最初表现为昏迷的患者最终活下来，并未留下任何神经系统后遗症。真正使患者恢复正常的脑功能和其他器官功能应是心肺脑复苏的基本目标。众所周知，血液循环停止 10 秒便可因大脑缺氧而出现神志不清，2~4 分钟后大脑储备的葡萄糖和糖原将被耗尽，4~5 分钟后 ATP 耗竭。随着低氧血症或高碳酸血症的发展或在两者的共同作用下，大脑血流的自动调节功能将消失，此时脑血流状态是由脑灌注压所决定，脑灌注压等于平均动脉压与颅内压之差（CPP=MAP−ICP）。随着患者自主循环的恢复，由于微血管功能不良，在开始充血期结束后，将出现脑血流的减少（无复流现象）。此时，脑血流减少甚至在脑灌注压正常时也可以发生。任何导致颅内压升高或体循环平均动脉压减少的因素均可以减少脑灌注压，从而进一步减少脑血流。

远期的结果可以在 72 小时后根据床旁对脑干及皮质功能的判断得到比较准确的预测。Edgren 等人报道，在复苏后 72 小时，GCS $<$ 5，无痛觉反射或瞳孔对光反射的患者，人们可以百分之百地预测他们最终会成为持续的植物状态；对口头指令有反应的患者，可以预计其脑功能会恢复至中度或较好的程度。关于“脑功能恢复结果较差”的早期预测指标包括：脑电图描记显示有 θ 波或 γ 波，而没有 α 波；有低电压的 γ 波；单态无反应的 α 波为主的波形（如 α 昏迷）或脑电图呈低水平（或等电位状态）。当脑电图出现爆发抑制，CT 上表现为脑水肿及梗死；皮层上出现缺血性神经学改变时，则预示有广泛的肌阵挛，其预后极差。尽管年龄的增加与长期存活可能性的下降之间有一定的相关性，但那些存活着的脑功能状态则与年龄无关。

标准的心肺复苏常常允许 ROSC 恢复，但是不能避免复苏后发生脑部损伤。脑部血流中断几分钟后，灌注恢复即可启动一系列细胞紊乱，导致持续的神经元损伤。在心脏停搏导致的缺血和再灌注酸中毒、循环氧和过程中触发了细胞能量衰竭。在心脏停搏引起的大脑半球缺血发生后，组织的再灌注和重新氧和对恢复能量代谢、细胞的生存力以及清除代谢产物十分必要。再灌注尽管对恢复能量代谢和细胞的生存非常有效，但是也释放兴奋性氨基酸、NO 和炎性介质，增加细胞内钙质，造成很多其他的细胞水平紊乱。所有这些创造了复苏后综合征发生的组织环境。心脏停搏超过 10 分钟后再灌注可产生大脑复苏后综合征或缺血缺氧性脑病，这个综合征包括一系列复杂的组织系统紊乱，使心脏停搏后患者恢复血压、血气及维持血容量在正常水平产生了障碍。

正常情况下，在较大的范围内的平均动脉压以内，脑的自我调节功能使脑血流保持在每分钟 50ml/100g。尽管脑灌注压不断变化，脑血流也可以维持正常。脑灌注压由平均动脉压和颅内压的乘积代表，维持在 50~150mmHg。脑细胞需要氧和葡萄糖这两个重要的脑代谢底物的持续供应。高能量的硫酸盐主要由葡萄糖的有氧代谢产生。大量 ATP 通过 Na^+-K^+-ATP 酶和与合成、再摄取、神经介质代谢有关的通道作用，维持跨越神经细胞膜的离子平衡。当脑灌注压低于 50mmHg 时，脑血流（CBF）开始减少。当脑灌注压减少到低于 40~50mmHg 时，脑部自我调节贮备耗竭，脑血流减少，氧的输出最大。在不完全缺血时，如标准心肺复苏、CPP 低于 30mmHg、整体脑血流低于每分钟 15ml/100g 或脑静脉 PO_2 低于 20mmHg 时，正常的神经元很容易受损。脑在 10% 正常脑血流状态比无血流或者细小血流状态（$<$每分钟 5ml/100g）更能耐受。细小血流通常指非常低的血流状态，足以为无氧糖酵解提供充分的葡萄糖供应，但只能支持非常有限的氧化磷酸化。在心脏停搏时，自我调节右移或者缺失时，CBF 视 CPP 而定。一定要将平均动脉压保持在较高水平，而不是仅期待能够在复苏中维持足够的脑灌注，这已经在动物模型中得到证实，即心肺复苏延迟 6 分钟比心肺复苏在室颤发生后即开始需要更高的 CPP 来维持脑血流和 ATP。

3. 呼吸功能障碍

在心搏骤停过程中，肺不是缺血再灌注损伤的主要靶器官。然而，在进行 CPR 时造成的一些并发症确容易累及肺，如在建立人工气道，胸外按压时损伤肋支架及胸腔脏器，误吸胃内容物导致继发性肺炎等。

自主循环恢复后，患者可有不同程度的呼吸系统功能障碍，部分患者可能仍然需要机械通气和吸氧治疗。进行详细临床检查，并检查胸部 X 线片都很重要。此时，需要特别注意心肺复苏潜在的并发症，如气胸和气管插管异位。机械辅助通气可根据患者动脉血气分析结果、呼吸频率和呼吸做功的程度来进行调节。当自主呼吸变得更加有效时，机械辅助通气应逐渐减少，直至完全变成自主呼吸（减少间断控制的频率）。如果需要高浓度氧气患者方可稳定时，要注意检查是否存在心、肺功能不全情况。呼气末正压通气（PEEP）对肺功能不全合并左心衰的患者可能很有帮助，但需注意此时血流动力学是否稳定。如果合并心功能不全，对心肌的支持治疗则十分重要。临床上可以依据一系列动脉血气结果和或无创监测来调节吸氧浓度、PEEP 值和每分通气量。为便于采集动脉血气标本，放置动脉导管十分必要。动脉导管也可以精确的、持续的监测动脉血压的变化。

最近研究表明，持续性低碳酸血症可能会加重脑缺血。心搏骤停后，血流的恢复可以导致持续 10~30 分钟反应性的一过性充血，之后，经常伴随持续长时间的低血流状态。在这段低灌注时间内，较少的血流（低携氧）和较高的氧代谢将出现矛盾。如果患者在这段时间内给予高通气量治疗，由低 PCO_2 产生的额外的脑血管的收缩作用将进一步减少脑血流量，进一步加重脑缺血。

4. 肾功能障碍

心搏骤停患者自主循环恢复后由于血流动力学不稳定、休克、肾血管痉挛可导致急性肾功能障碍，因此，在未发生肾功能损害时即应注意保护肾功能，积极有效地复苏和增加肾脏血液灌注。留置导尿是必须的，这样才可能以每小时计算尿量和精确计算出量（出量包括胃液引流液、腹泻、呕吐物和尿量等）。对于少尿患者，肺动脉嵌压和心排血量的测量，以及尿沉渣、电解质、滤过钠排泄分数的测量可能对于鉴别肾脏功能障碍很有帮助。对于进行性加重的肾功能障碍以逐渐增高的血清尿素氮和肌酐为标志，并经常伴有高血钾的患者，其死亡率和发病率都很高，需要经常进行血液透析治疗。

5. 胃肠道功能障碍

复苏后由于组织血液灌注不良，缺血、缺氧、营养不良和其他应激因素均会使胃肠道成为受损的靶器官，致使胃肠屏障功能衰竭，肠道细菌内毒素移位，继而导致肠源性感染，表现为腹部胀气、肠鸣音消失、麻痹性肠梗阻、应激性溃疡。对于肠鸣音消失和机械通气伴有意识障碍的患者，应该留置胃管。

6. 血液系统功能障碍

DIC 可以是 MODS 的病因，也可以是 MODS 的结果，需要及早检查和监测。一旦发生要尽快治疗，肝素主要用于高凝期，给予 50mg 静滴，密切监测凝血因子；在纤溶期有广泛的出血时可使用 6– 氨基已酸进行治疗。

7. 营养及水、电解质紊乱

复苏后由于体内儿茶酚胺、肾上腺皮质激素、胰高血糖素等激素分泌增加使代谢亢进，呈负氮平衡状态，导致难治性高血糖症和内源性脂肪利用障碍。因此在治疗上应用适量胰岛素有利于糖和脂肪的代谢；对中度至重度的应激患者应每日补充白蛋白和氨基酸，对于维持肠黏膜完整和预防细菌移位均有作用，鼓励口服进食、经口补充谷氨酰胺等氨基酸，胃肠外营养虽很重要但不能完全代替胃肠营养。同时注意补充各种 B 族维生素、维生素 C 及镁等各种微量元素；并注意纠正水电解质紊乱、维持其平衡。

8. 全身炎症反应综合征（SIRS）和脓毒性休克

在长时间的心肺复苏后也可以发生全身炎症反应的表现，尤其是当感染作为原因时，该综合征可以明显地表现为脓毒血症。此时，患者发生的 MODS 常伴有血管舒张，导致相对的和绝对的血容量不足。

第二节　再灌注损伤

持续不断的氧和代谢底物输送到人体各个器官是维持生命活动的最重要因素。血液灌注丧失将导致高能磷酸键的急骤减少，造成身体各器官、组织、细胞结构与功能进行性损伤。心搏骤停后随之进行的复苏是抢救心肺脑急骤缺血的重要措施。复苏的目的是用再灌注疗法迅速恢复重要脏器的血液灌注和有效的循环血容量，但在 CPCR 最后数小时至恢复血液循环后的一段时间内，可使本有可能恢复的缺血缺氧细胞完全失去恢复能力，并可产生大量的组织损伤，称为再灌注损伤。实验表明，大部分的组织损伤发生在心跳停止后组织再灌注的前 5~15 分钟。与再灌注损伤的有关因素包括：①复苏过程中未能保证各组织最低程度的血供（正常血流的 25%~30%），使产生的各种有害物质滞留于组织内，这种情况与两方面的因素有关，其一是从心搏骤停到进行复苏的时间较长；其二是目前临床上各种心肺复苏方法效果有限，往往达不到所需要的 25%~30% 的血流，而 10% 以下的血流可增加脏器损伤，加速组织细胞的死亡过程；②未能阻止大量 Ca^{2+} 的胞内聚积，从而加重损伤作用。有效的灌注可使细胞可逆性损伤逐渐恢复，而无效的再灌注则会加速细胞的死亡。

灌注的丧失和体内储存的高能磷酸键的耗竭，导致细胞和组织的死亡，如能迅速恢复有效的灌注，就可能逆转细胞内外酸中毒、离子梯度紊乱、膜稳定性下降、细胞和线粒体的水肿。但在各器官如心肌在达到不可逆损伤之前尚未建立循环或循环血量不足以使高能磷酸键恢复，则会导致不可逆的细胞中毒性死亡。

关于再灌注造成组织细胞可逆损伤的机制，比较成熟的有如下三个面：① Ca^{2+} 内流是造成细胞死亡的最后途径，同时也是激活其他反应的始动因素；②自由基的作用；③涓细血流，复苏的关键在于恢复器官、组织、细胞的血流灌注和氧合，血流恢复的多少直接关系到组织细胞和器官功能恢复的多少。心肌细胞在涓细血流（低于正常血流的 10% 以下）灌注 30 分钟后，心肌收缩力恢复不到 15%，并出现不可逆的心肌不协调运动，这种损伤可能与无氧代谢和组织低灌注所致的乳酸堆积有关。

减少再灌注损伤，增加细胞生存的关键在于通过复苏改善器官和组织的血液灌注，通过药物维持细胞 ATP 水平和保护细胞膜结构的完整。包括：①一般方法：积极有效的 CPR、纠正酸中毒、增加二磷酸果糖、ATP 及镁离子的补充等；②钙拮抗剂：目前尚处研究阶段；③自由基清除剂：如 SOD、甘露醇、维生素 C、维生素 E 等；④前列腺素抑制剂：如吲哚美辛（消炎痛）、阿司匹林、丹参、PGI_2。

一、缺血－再灌注损伤的发生机制

缺血－再灌注损伤的发生机制尚未完全阐明。目前认为缺血－再灌注损伤的重要环节与自由基损伤作用、细胞内钙超载、白细胞与微血管功能障碍有关。

（一）自由基损伤作用

1. 自由基具有活泼的化学特性

自由基（free radical）是外层电子轨道上含有单个不配对电子的原子、原子团和分子的总称，也称游离基。自由基的外层电子轨道的不配对电子状态使其极易发生氧化（失去电子）或还原反应（获得电子），特别是其氧化作用很强，可引发强烈的氧化应激（oxidative stress）反应，损伤细胞，最终导致细胞死亡。自由基的种类很多，可分为：

（1）氧自由基：由氧诱发的自由基称为氧自由基（oxygen free radical，OFR），如超氧阴离子（O_2^-）和羟自由基（OH^-）。

（2）脂性自由基：指氧自由基与多价不饱和脂肪酸作用后生成的中间代谢产物，如烷自由基（L）、烷氧自由基（LO）、烷过氧自由基（LOO）等。

（3）氮自由基：在分子组成上含有氮的一类化学性质非常活泼的物质，也称活性氮（reactive nitrogen species，RNS）。目前对氮自由基的研究主要集中在一氧化氮（NO）、过氧亚硝基阴离子（$ONOO^-$）。NO 是一种具有保护和损伤双重作用的气体自由基，本身是一种氧化剂。缺血 – 再灌注时，在细胞因子和氧自由基的作用下，iNOS 和 eNOS 合成增多，催化底物 L- 精氨酸生成大量 NO，NO 能与 O_2^- 快速反应生成强氧化剂 $ONOO^-$，其反应亲和力是 Mn^{2+}/Cu^{2+} SOD 清除 O_2^- 反应的三倍以上，$ONOO^-$ 具有很强的细胞毒性，在偏酸条件下极易自发分解生成 NO_2^-。和 OH^-。

（4）其他如氯自由基（Cl）、甲基自由基（CH）等。

单线态氧（O_2）及过氧化氢（H_2O_2）虽不是自由基，但氧化作用很强，与氧自由基共同称为活性氧（reactive oxygen species，ROS）

2. 自由基的代谢

在生理情况下，自由基的产生与清除维持一个动态的平衡，氧通常是通过细胞色素氧化酶系统接受 4 个电子还原成水，同时释放能量。但也有 1%~2% 的氧接受一个电子生成 O_2^-，O_2^- 被称为“第一代 ROS”，主要产生于线粒体电子传递过程。O_2^- 接受一个电子生成 H_2O_2 或再接受一个电子生成 OH。O_2^- 与 NO 反应生成 $ONOO^-$，$ONOO^-$ 进一步分解生成 NO_2 和 OH。

此外，在血红蛋白、肌红蛋白、儿茶酚胺及黄嘌呤氧化酶等氧化过程中也可生成 O_2^-。生理情况下，体内两大抗氧化防御系统，酶性抗氧化剂和非酶性抗氧化剂可以及时清除它们，自由基的产生与清除维持一种动态平衡，所以对机体并无有害影响。在病理条件下，由于自由基产生过多或抗氧化防御功能下降，则可引发自由基损伤作用。

3. 缺血－再灌注时自由基产生增多的机制

（1）黄嘌呤氧化过程产生大量自由基：生理情况下，黄嘌呤氧化酶（xanthine oxidase，XO）和黄嘌呤脱氢酶（xanthine dehydrogenase，XD）主要存在于毛细血管内皮细胞内，以10% XO、90% XD的形式存在，XD转化XO的过程是需Ca^{2+}参与的过程。缺血时，细胞ATP代谢为次黄嘌呤，次黄嘌呤在缺血组织大量堆积。ATP减少，细胞膜Ca^{2+}泵功能障碍，Ca^{2+}转运异常，大量胞外Ca^{2+}进入细胞内，细胞内Ca^{2+}增多，激活Ca^{2+}依赖性蛋白酶，促使XD大量转变为XO；再灌注时，大量氧分子随血液进入缺血组织，黄嘌呤氧化酶在催化次黄嘌呤转变为黄嘌呤并进而催化黄嘌呤转变为尿酸的两步反应中，都同时以分子氧为电子接受体，产生大量O_2^-和H_2O_2，通过Fenton反应生成更为活跃的OH^-。因此，缺血导致的次黄嘌呤大量堆积、黄嘌呤氧化酶形成增多，再灌注时氧分子的大量涌入是自由基产生增多的主要途径。特别是再灌注开始的几分钟内，再灌注组织内ROS迅速增加，从而发生损伤作用。

（2）中心粒细胞在呼吸爆发过程产生大量自由基：缺血、再灌注过程引发大量炎症介质释放、补体系统激活，使中性粒细胞、嗜酸性粒细胞、单核细胞、巨噬细胞等向缺血组织趋化、浸润，激活了细胞内NADPH/NADH氧化酶系统，催化氧分子，特别是再灌注时涌入的氧分子，产生大量氧自由基，即呼吸爆发（respiratory burst）或氧爆发（oxygenburst），造成组织细胞损伤。近年来研究发现血管内皮细胞和平滑肌细胞也拥有NADPH/NADH氧化酶系统，其在缺血－再灌注损伤的作用仍在探索中。

（3）线粒体电子传递链受损是自由基的主要来源之一：线粒体电子传递链是ATP的主要来源。生理情况下，在能量传递过程中，有1%~3%的电子过早泄漏O_2，形成O_2^-，并立即被SOD催化成H_2O_2，H_2O_2被谷胱甘肽过氧化酶转化为O_2和H_2O。缺血时，细胞ATP减少，Ca^{2+}进入线粒体增多，细胞色素氧化酶系统功能失调，电子传递链受损，以致进入细胞内的氧经单电子还原而形成的ROS增多，超出了抗氧化系统的清除能力，同时，Ca^{2+}进入线粒体内使Mn^{2+}–SOD对O_2^-的清除能力降低，进而使ROS产生与清除失平衡，ROS增多。

（4）儿茶酚胺代谢过程中产生大量自由基：任何原因引起的缺血－再灌注过程对于机体来讲都是一种应激刺激，在应激反应过程中，交感－肾上腺髓质系统兴奋，机体内儿茶酚胺释放增多，儿茶酚胺在发挥其重要代偿调节作用的同时，在单胺氧化酶催化下发生自身氧化产生大量具有细胞毒性的氧自由基，如肾上腺素代谢过程中有O_2^-产生，参与了缺血－再灌注损伤。

（5）NOS参与了缺血再灌注过程中自由基的释放：近年的研究发现，存在于血管内皮细胞的eNOS，催化L–精氨酸合成的少量NO是维持血管正常功能的保护因子。四氢生物蝶呤（tetrahydrobiopterin，BH_4）是 NOS 的必要辅助因子，影响 NO 和氧自由基的生成。BH_4 充足时，NOS 催化底物 L- 精氨酸合成 NO；BH_4 缺乏时，NOS 则发生脱耦联，主要催化 O_2^- 产生。再灌注早期，内皮细胞受损，eNOS 催化产生的 NO 减少，而 O_2^- 产生增加。另外，在 L- 精氨酸缺乏时，iNOS 也能催化 O_2^- 产生。

4. 自由基引起缺血 - 再灌注损伤的机制：自由基活泼的化学特性使其极易与各种细胞结构成分，如膜磷脂、蛋白质、核酸等发生反应，造成细胞结构损伤和功能代谢障碍。

（1）膜脂质过氧化反应是自由基损伤细胞的早期表现，膜脂质微环境的稳定是保证膜结构完整和膜蛋白功能正常的基本条件，自由基同膜脂质不饱和脂肪酸作用引发脂质过氧化反应（lipidperoxidation），使膜结构受损、功能障碍。表现为：

1）破坏膜的正常结构：膜的主要成分是极性磷脂和膜蛋白，膜磷脂含有较多的不饱和脂肪酸，极易与 ROS 发生脂质过氧化反应，使膜不饱和脂肪酸减少，不饱和脂肪酸 / 蛋白质的比例失调，使膜的完整性受损，流动性降低及通透性升高，Ca^{2+} 内流增加。

2）间接抑制膜蛋白功能：脂质过氧化使膜脂质发生交联、聚合，间接使存在于其间的膜蛋白（受体酶、离子通道等）的活性下降，如 Ca^{2+} 泵、Na^+ 泵及 Na^+/Ca^2 交换蛋白等的功能，导致胞浆 Na^+、Ca^{2+} 浓度升高，造成细胞肿胀、钙超载；膜成分的改变影响信号传导分子在膜上和膜内的移动，抑制受体、G 蛋白与效应器的耦联，造成细胞信号转导功能障碍。同时 ROS 也可直接使膜蛋白变性失去活性。

3）促进自由基及其他生物活性物质生成：膜脂质过氧化可激活磷脂酶 C、磷脂酶 D，进一步分解膜磷脂，催化花生四烯酸代谢反应，在增加自由基生成和增强脂质过氧化的同时，形成多种生物活性物质如前列腺素、血栓素、白三烯等，促进再灌注损伤发生。

4）减少 ATP 生成：线粒体膜脂质过氧化导致线粒体膜结构受损，功能抑制，ATP 生成减少，细胞能量代谢障碍加重。

（2）自由基与蛋白质发生氧化反应，使蛋白质丧失原有的结构与功能。ROS 与蛋白质多肽链上的巯基、氨基酸残基发生氧化反应，改变蛋白质结构，引起蛋白质变性、降解、功能丧失，其主要表现：

1）蛋白质变性：自由基与蛋白质的氨基酸残基氧化反应引起肽链断裂。巯基是许多酶的活性中心的重要组成部分，自由基与巯基的氧化反应破坏了酶的活性中心，引起酶的活性下降或丧失。变性的蛋白质容易聚集，使分子量增大，形成不可溶性沉淀。

2）蛋白质降解：变性的蛋白质对水解酶系统敏感性增强，除了 ATP 依赖的蛋白质水解酶系统和 Ca^{2+} 依赖性蛋白水解系统外，变性的蛋白质，因为其二级和 / 或三级结构在 ROS 的作用下发生了随机构象，使其对可溶性蛋白水解酶敏感位点暴露，在泛素降解系统（ubiquitin degradation system）的参与下，变性蛋白质被水解酶迅速水解。

（3）自由基可破坏核酸及染色体：OH^- 易与脱氧核糖核酸及碱基发生加成反应，使核酸碱基改变或 DNA 断裂，染色体畸变。

自由基除直接造成细胞多种结构物质氧化外，还可通过改变细胞功能引起组织损伤。例如：ROS 损伤组织释放的大量趋化因子和炎症介质等可使白细胞聚集、激活，加重缺血－再灌注损伤；O_2^- 可通过催化 NO 生成 $ONOO^-$，减少 NO，影响缺血－再灌注组织血管舒缩反应；ROS 可促进组织因子的生成和释放，加重 DIC 等。可见，自由基是缺血－再灌注损伤极为重要的发病学因素和环节。

（二）钙超载

正常时细胞外 Ca^{2+} 浓度高出细胞内约万倍，这种细胞内外的 Ca^{2+} 浓度差的维持是由于：①细胞膜对 Ca^{2+} 的低通透性；②细胞内 Ca^{2+} 与特殊配基形成可逆性复合物；③细胞膜能量依赖性钙泵逆电化学梯度和通过细胞膜 Na^+–Ca^{2+} 交换，将胞浆 Ca^{2+} 转运到细胞外；④肌浆网和线粒体膜上的 Ca^{2+} 泵和 Na^+–Ca^{2+} 交换将胞浆 Ca^{2+} 贮存到细胞器内等。再灌注损伤发生时，再灌注区细胞内 Ca^{2+} 浓度迅速增高，且 Ca^{2+} 浓度升高的程度往往与细胞受损的程度呈正相关。各种原因引起的细胞内 Ca^{2+} 含量异常增多并导致细胞结构损伤和功能代谢障碍，严重者可造成细胞死亡的现象，称为钙超载（calcium overload）。

1. 缺血－再灌注时钙超载的发生机制

细胞内钙超载主要发生在再灌注期，主要原因是钙内流增加，而不是钙外流减少。再灌注时钙超载的发生机制尚未完全阐明，可能与下列因素有关：

（1）生物膜损伤使其对 Ca^{2+} 的通透性增加，Ca^{2+} 内流增加，细胞内发生钙超载：细胞和细胞器膜性结构完整是维持膜内外离子平衡的重要基础。生物膜损伤可使其对 Ca^{2+} 通透性增强，Ca^{2+} 顺浓度差进入细胞，细胞内 Ca^{2+} 增加。

1）细胞膜损伤：①缺血造成细胞膜正常结构的破坏；②再灌注时，大量自由基的产生引发细胞膜的脂质过氧化反应，进一步加重膜结构的破坏；③磷脂酶被细胞内增加的 Ca^{2+} 大量激活，使膜磷脂降解加速，破坏了膜结构。上述机制共同增加了细胞膜对 Ca^{2+} 的通透性，使 Ca^{2+} 内流增加，细胞内 Ca^{2+} 大量增加。

2）线粒体膜与肌浆网膜损伤：自由基的损伤作用及膜磷脂的降解可造成线粒体膜和肌浆网膜损伤，膜上 Ca^{2+} 泵功能障碍，对 Ca^{2+} 摄取减少，使线粒体和肌浆网对细胞内 Ca^{2+} 浓度的缓冲作用丧失，细胞内 Ca^{2+} 浓度升高。

3）细胞内游离 Ca^{2+} 增加，在心肌细胞中，高钙引起微管和微丝收缩过度，导致心肌细胞间闰盘损伤，Ca^{2+} 顺浓度差进入心肌细胞，细胞内 Ca^{2+} 增加。

（2）线粒体 ATP 合成功能障碍是细胞内钙超载的关键因素：生理情况下，ATP 依赖性 Ca^{2+} 泵逆电化学梯度将 Ca^{2+} 转运到细胞外，或摄入到肌浆网、线粒体内，细胞膜上其他 ATP 依赖性离子泵，Na^+-K^+-ATP 酶也参与细胞内 Ca^{2+} 浓度的调节。缺血缺氧使线粒体 ATP 合成减少；另一方面，缺血及再灌注过程中自由基的损伤及膜磷脂的降解可引起线粒体膜受损，抑制氧化磷酸化，使 ATP 合成减少，ATP 依赖性离子泵功能障碍，促进钙超载的发生，在缺血期间细胞内 Ca^{2+} 开始增高，再灌注时除了上述机制加重细胞 Ca^{2+} 转运障碍，又随血流运送来大量 Ca^{2+}，使细胞内 Ca^{2+} 迅速增多，最终导致细胞内钙超载。

（3）Na^+/Ca^{2+} 交换蛋白反向转运增强是缺血－再灌注损伤时 Ca^{2+} 进入细胞的主要途径。Na^+/Ca^{2+} 交换蛋白（Na^+/Ca^{2+} exchanger）是一种非 ATP 依赖的双向转运蛋白，有三个亚型。在跨膜 Na^+、Ca^{2+} 梯度和膜电位驱动下对细胞内 Na^+、Ca^{2+} 进行双向转运，交换比例为 $Na^+:Ca^{2+}=3:1$。生理情况下，Na^+/Ca^{2+} 交换蛋白以正向转运的方式将细胞内 Ca^{2+} 转移至细胞外，与肌浆网和细胞膜钙泵共同维持细胞静息状态时的低钙浓度。病理情况下，如细胞内 Na^+ 明显升高或膜正电位时，Na^+/Ca^{2+} 交换蛋白则以反向转运的方式将细胞内 Na^+ 排出，细胞外 Ca^{2+} 摄入细胞，导致细胞内钙超载。

细胞内 Na^+ 浓度增高直接激活 Na^+/Ca^{2+} 交换蛋白反向转运，导致细胞内钙超载：① Na^+-K^+-ATP 酶活性降低：Na^+-K^+-ATP 酶承担着大部分 K^+ 内流，Na^+ 内流的功能，有研究表明，Na^+-K^+-ATP 酶的活性至少要保持在正常值的 60% 以上，才能维持 Na^+、K^+ 跨膜的正常分布。缺血时，ATP 合成减少，无氧糖酵解引起的代谢性酸中毒及缺血－再灌注时的自由基损伤均导致 Na^+-K^+-ATP 酶活性降低，细胞内 Na^+ 含量明显升高；②缺血时，无氧糖酵解使 H^+ 生成增多，pH 降低，细胞内外酸中毒。再灌注时，细胞外液 H^+ 浓度迅速下降，形成细胞内外显著的 pH 梯度差，激活了细胞膜的 H^+-Na^+ 交换蛋白（H^+-Na^+exchanger），促进细胞内 H^+ 排出，细胞外 Na^+ 内流，细胞内 Na^+ 增加。细胞内高 Na^+ 除激活钠泵外，还迅速激活 Na^+/Ca^{2+} 交换蛋白，以反向转运的方式加速 Na^+ 向细胞外转运，同时将大量 Ca^{2+} 摄入胞浆，导致细胞内钙超载。

（4）儿茶酚胺增多是促进细胞内钙超载的原因之一，缺血及再灌注过程中，内源性儿茶酚胺释放增多，心肌细胞 α_1 和 β- 受体密度增大。① α_1 肾上腺素能受体激活会激活 G 蛋白－磷脂酶 C（PLC）介导的细胞信号转导通路，促进质膜上 4,5- 二磷酸磷脂酰肌醇（PIP_2）分解，生成三磷酸肌醇（IP_3）和二酰甘油（DG）。其中 IP_3 与内质网上的 IP_3 配体门钙通道结合，开启钙通道，促进肌浆网向胞内释放 Ca^{2+}；DG 经激活 PKC 促进 H^+-Na^+ 交换，进而增加 Na^+-Ca^{2+} 交换，细胞内 Ca^{2+} 浓度增高；② β 肾上腺素能受体，通过激活受体门控性钙通道和 L 形电压门控性钙通道的开放，从而促进胞 Ca^{2+} 内流，进一步加重细胞内钙超载。

2. 钙超载引起缺血－再灌注损伤的机制

细胞内钙超载引起再灌注损伤的机制目前尚未完全阐明，可能与以下因素有关：

（1）细胞内钙超载促进ROS产生：细胞内Ca^{2+}增多可通过增强钙依赖性蛋白酶活性，促使XD转变XO，从而使ROS产生增多。因而在缺血－再灌注损伤中，自由基产生增多与钙超载是一对互为因果的损伤因素。

（2）细胞内钙超载可激活钙依赖性生物酶，导致细胞结构受损，甚至细胞死亡：细胞内有很多生物酶是Ca^{2+}激活酶，细胞内游离Ca^{2+}浓度升高，可激活：①某些ATP水解酶，加速ATP的水解，使ATP减少，同时释放出大量H^+，加重细胞内酸中毒；②磷脂酶类：促使膜磷脂降解，造成细胞膜及细胞器膜结构受损。此外，膜磷脂降解产物花生四烯酸、溶血磷脂等增多，亦可加重细胞功能紊乱；③钙依赖性降解酶和钙蛋白酶，促进细胞膜和细胞骨架结构蛋白（如α-fodrin、ankyrin）的分解，使细胞肌纤维挛缩和断裂；④核酸内切酶，促进核酸分解，染色体损伤，引发细胞凋亡。

此外，细胞内增加的Ca^{2+}与缺血时增加的Na^+导致细胞内渗透压升高，升高的渗透压与细胞损伤共同引起细胞水肿，甚至细胞胀亡（oncosis）。细胞胀亡是以细胞膜及膜上离子泵和通道蛋白结构和功能障碍为主要原因，如Na^+-K^+-ATP酶，导致大量细胞外液进入细胞内，细胞质肿胀、核溶解、细胞体崩解死亡。启动细胞胀亡的因素既可以是生理性，也可以是病理性，如通过细胞胀亡的方式实现了胚胎发育中指趾蹼消失、骨组织重构等。一些病理情况下，如缺血、缺氧可直接引发细胞胀亡。近期研究发现：细胞胀亡是一种可逆性的细胞死亡方式，但与细胞凋亡过程中的形态学、生物化学变化不同，细胞胀亡是一种低耗能，甚至不耗能过程，且细胞胀亡可以引起周围组织的炎症反应。

（3）线粒体功能障碍既是钙超载的原因也是钙超载的损伤结果：线粒体的渗透性钙转运孔道（mitochondrial permeability transition pore，mPTP）在线粒体内钙超载中发挥重要作用。有研究表明，mPTP开放与细胞内Ca^{2+}浓度、pH、ROS有关。一般认为，Ca^{2+}是启动mPTP开放的首要因素。Ca^{2+}浓度在50~200μm可直接启动mPTP开放，缺血时造成的代谢性酸中毒会抑制mPTP开放，而灌注时pH恢复、Ca^{2+}浓度升高及ROS产生激活了mPTP开放。大量Ca^{2+}进入线粒体，线粒体内钙超载。Ca^{2+}与含磷酸根的化合物结合，形成不溶性磷酸钙，干扰线粒体的氧化磷酸化，ATP生成减少。同时，在缺血－再灌注早期，聚集在细胞内的Ca^{2+}被肌浆网、线粒体摄取过程中消耗大量ATP，使细胞总体能量供应下降，线粒体、细胞离子稳态破坏，引起线粒体、细胞肿胀、细胞坏死。因而，钙超载导致了线粒体功能障碍、线粒体功能障碍，进一步促进了钙超载，从而形成了恶性循环。

（4）Na^+/Ca^{2+}交换形成的暂时内向电流是引起心律失常的主要因素：心肌细胞内钙超载，通过Na^+/Ca^{2+}交换形成一过性内向电子流，称为暂时性内向电流，在心肌细胞动作电位后形成短暂的后除极，有的称之为动作电位的“第二平台”。后除极达到阈电位水平，引起新的动作电位称之为触发激动，它是再灌注诱发心律失常的主要原因之一。此外，心肌细胞内钙超载，还可以引起心肌纤维过度收缩，心肌细胞损伤。

总之，钙超载既是缺血－再灌注损伤的机制，又是缺血－再灌注损伤的结果，也是导致细胞死亡的主要的病理过程。

（三）白细胞损伤作用

研究发现，缺血－再灌注组织内白细胞（主要是中性粒细胞）明显增加，引发炎症反应，其机制尚未完全阐明，可能与下列因素有关：

1. 缺血时产生的大量趋化因子

是激活白细胞向缺血组织中游走、聚集、活化的启动因素，缺血组织细胞受损，细胞膜磷脂降解，花生四烯酸代谢产物增多，如白三烯（LT）、血小板活化因子、补体及缺血组织损伤产生的激肽、细胞因子等，具有很强的趋化作用，能吸引大量白细胞进入缺血组织或黏附于血管内皮细胞。同时，这些物质激活白细胞和血管内皮细胞，激活的细胞本身也可释放许多具有趋化作用的炎性介质，如 LTB_4 等，使缺血微血管中白细胞进一步增加。

2. 黏附分子生成增多

是缺血组织白细胞大量聚集、浸润的主要因素，缺血－再灌注损伤过程中生成的大量炎症介质、趋化因子，激活白细胞、血小板、血管内皮细胞表达大量的黏附分子（adhesion molecule），如整合素（integrin）、选择素（selectin）、细胞黏附分子（intercellular adhesion molecules，ICAM）、血小板内皮细胞黏附分子（platelet-endothelial cell adhesion molecules，PECAMs）等，促进白细胞与血管内皮细胞之间广泛黏附、聚集。而激活的中性粒细胞又可分泌肿瘤坏死因子（TNF-α）、IL-1、IL-6、IL-8 等细胞因子。导致血管内皮细胞和中性粒细胞表面的黏附分子暴露，促使中性粒细胞穿过血管壁，使白细胞在缺血－再灌注组织中浸润增多。

大量增多的白细胞，对坏死组织细胞清除的同时，也产生了大量的 ROS，加剧了再灌注组织的损伤此外，白细胞的聚集、黏附也导致微循环障碍。

（四）微循环障碍

实验与临床观察发现，在缺血原因去除后，缺血区并不能得到充分的血流灌注，此现象称为无复流现象。这种无复流现象不仅存在于心肌，也见于脑、肾、骨骼肌缺血后的再灌注过程。无复流现象是缺血－再灌注损伤中微循环障碍的主要表现。

1. 增多、激活的中性粒细胞与血管内皮细胞之间的相互作用，改变了微血管内血液流变学。生理情况下，血管内皮细胞与血液中流动的中性粒细胞的相互排斥作用是保证微血管血液灌流的重要条件。缺血－再灌注过程中，增多、激活的白细胞在黏附分子参与下，黏附在血管内皮细胞上，而且不易分离，极易嵌顿、堵塞微循环血管。此外，在细胞因子与 P- 选择素的作用下，大量血小板在缺血组织中聚集、黏附，形成血小板栓子和微血栓等，加重了组织无复流现象。

2. 激活的中性粒细胞与血管内皮细胞之间的相互作用，造成微血管结构损伤。激活的中性粒细胞与血管内皮细胞可释放大量的致炎物质，如 ROS、蛋白酶、溶酶体酶等，引发自身的膜结构、骨架蛋白降解等，甚至细胞死亡，从而导致微血管结构损伤。造成：①微血管管径狭窄：缺血 – 再灌注损伤早期，细胞内 Na^+、H^+、Ca^{2+} 增加引起的细胞内渗透压升高与细胞膜结构损伤、膜离子泵、离子通道蛋白功能障碍，共同导致的血管内皮细胞肿胀，导致了微血管管径狭窄；②微血管通透性增高：微血管结构损伤，使其通透性增高，能引发组织水肿，又可导致血液浓缩，进一步促进缺血 – 再灌注组织的无复流现象发生。同时，白细胞从血管内游走到细胞间隙，释放的大量致炎物质也造成周围组织细胞的损伤。

3. 内皮细胞功能障碍导致微血管收缩 – 舒张功能失调。微血管的收缩 – 舒张平衡是维持正常的微循环灌注的基础，它依赖于作用于微血管的血管收缩物质和扩张物质的调控，血管内皮细胞和平滑肌细胞在调节这种平衡中发挥重要作用。实验与临床观察发现，缺血 – 再灌注损伤组织的微循环障碍可持续 4~12 周。在缺血 – 再灌注时，一方面，激活的中性粒细胞和血管内皮细胞可释放大量缩血管物质，如内皮素、血管紧张素Ⅱ、血栓素 A_2（TXA_2）等。而另一方面，因血管内皮细胞受损而致扩血管物质如 NO、前列环素（PGI_2）合成释放减少。如前面的自由基产生机制中所述，自由基损伤使内皮细胞 eNOS 催化产生的 NO 减少，同时产生的少量的 NO 与 O_2^- 快速反应生成 $ONOO^-$，使 NO 进一步减少。PGI_2 主要由血管内皮细胞生成，除了有很强的扩血管作用外，还能抑制血小板的黏附、聚集。TXA_2 主要由血小板生成，其不仅是一个很强的缩血管物质，而且也是一种引起血小板黏附、聚集的因子，因此是一个很强的致血栓形成的物质。缺血缺氧时，一方面因血管内皮细胞受损而致 PGI_2 生成减少。另一方而在儿茶酚胺等因素刺激下，血小板释放 TXA_2 增多，PGI_2 和 TXA_2 调节失衡，因而发生强烈的血管收缩和血小板聚集并进一步释放 TXA_2，从而促使血栓形成和血管堵塞，有助于无复流现象的发生。

二、缺血 – 再灌注损伤时机体的功能、代谢变化

缺血 – 再灌注损伤表现为再灌注组织器官的代谢紊乱、功能障碍及结构损伤的变化。而损伤的程度因缺血程度、再灌注条件及组织器官的不同而异。研究发现，机体内许多器官，如心、脑、肾、肝、肺、胃肠道、骨骼肌等都可发生缺血 – 再灌注损伤，其中，心肌缺血 – 再灌注损伤最为常见。

（一）心肌缺血－再灌注损伤的变化

缺血－再灌注损伤时，心肌功能、代谢和结构均发生明显变化。

1. 心功能变化

（1）心肌舒缩功能降低的主要临床表现为心肌顿抑。临床发现，恢复缺血心肌的供血后，在一段较长时间内再灌注心肌处于功能降低状态，经过数小时或数天后可恢复正常功能，具体表现在心室舒张末期压力（ventricular end diastolic pressure，VEDP）增大，心室收缩峰压（ventricular peak systolic pressure，VPSP）降低，心室内压最大变化速率（±dp/dtmax）降低。这种缺血心肌在恢复血液灌注后一段时间内出现可逆性收缩－舒张功能降低的现象，称之为心肌顿抑（myocardial stunning）。心肌顿抑是缺血－再灌注损伤引起心功能障碍的主要表现。主要发生机制是自由基和钙超载损伤。

（2）心律失常是缺血－再灌注损伤导致死亡的主要原因。心肌再灌注损伤的另一个表现是心律失常，缺血心肌再灌注过程中出现的心律失常，称为再灌注性心律失常（reperfusion arrhythmia）。发生率高，且以室性心律失常多见，如室性心动过速和心室颤动等。影响其发生的因素是：

1）再灌注区有可逆性功能损伤的心肌细胞存在，这种心肌细胞数量与心律失常发生率呈正相关。

2）缺血时间的长短决定再灌注性心律失常的发生率，缺血时间过长或过短，其发生率都很低，缺血时间过短，心肌损伤不明显，缺血时间过长，心肌丧失电活动，二者均不宜出现缺血－再灌注性心律失常。

3）缺血心肌的数量、缺血的程度及再灌注恢复的速度是影响心肌再灌注损伤的重要因素。缺血心肌数量多、缺血程度严重、再灌注恢复快，心律失常的发生率就高。

再灌注性心律失常的发生机制尚未阐明，目前认为：缺血－再灌注过程中ROS等导致的心肌细胞膜结构损伤；ATP生成减少而导致的ATP依赖离子泵功能障碍；心肌细胞内钙超载；缺血时的代谢性酸中毒等共同因素是引发心肌细胞膜内外的离子转运失控、心肌电生理特性异常、再灌注性心律失常的主要原因。另外，缺血－再灌注时，交感－肾上腺髓质系统分泌的大量儿茶酚胺，提高了心肌细胞的自律性，进一步促进再灌注性心律失常的发生。近年来研究证明，再灌注性心律失常的发生与体内NO降低也存在一定的相关性。

2. 心肌能量代谢变化

心脏是一个高耗能、低耐受的器官。缺血时，心肌细胞ATP、磷酸肌酸含量迅速降低，如缺血时间短，程度轻，再灌注心肌获得O_2后，ATP含量可较快恢复正常。若缺血时间长，程度重，再灌注后心肌细胞因 ROS、钙超载等损伤作用，ATP 含量不仅不回升，反而可能进一步降低，加重心肌功能障碍。

3. 心肌超微结构变化

研究发现，再灌注损伤可使心肌细胞的超微结构发生严重改变：基底膜部分缺损，质膜破坏；肌原纤维出现严重收缩带、肌丝断裂、溶解；线粒体极度肿胀，嵴断裂、溶解，空泡形成；基质内致密物增多等，严重的结构损伤最终导致心肌细胞死亡，目前研究认为再灌注损伤引起心肌细胞死亡的方式有坏死、凋亡、胀亡。总之，心肌再灌注损伤的始动环节是能量代谢障碍，而直接损伤因素是 ROS，其结果导致细胞内钙超载，并形成恶性循环。

（二）脑缺血 – 再灌注损伤的变化

脑是对缺血缺氧最敏感、耐受能力最差的器官，也是最容易发生缺血 – 再灌注损伤的器官之一。脑再灌注损伤最主要表现是脑水肿和脑细胞坏死。脑的能量储备低，主要依赖于葡萄糖的有氧氧化。因而，缺血时，脑组织 ATP 迅速减少，膜上能量依赖的离子泵功能障碍，细胞内高 Na^+、高 Ca^{2+} 等促使脑细胞水肿、脑组织间水肿发生。脑组织是一个富含磷脂的器官，再灌注后 ROS 大量生成，在脑组织中发生了较强的脂质过氧化反应，使膜结构破坏，线粒体功能障碍，细胞骨架破坏，细胞凋亡、细胞坏死。

此外，有实验研究证明，缺血 – 再灌注损伤可使脑组织内神经递质性氨基酸代谢发生明显变化，即兴奋性氨基酸（谷氨酸和天冬氨酸）随缺血 – 再灌注时间延长而逐渐降低，抑制性氨基酸（丙氨酸、γ – 氨基丁酸、牛磺酸和甘氨酸）在缺血 – 再灌注早期明显升高。

（三）肺缺血 – 再灌注损伤的变化

肺缺血 – 再灌注期间，光镜下可见：肺不张伴不同程度肺气肿，肺间质增宽、水肿，炎症细胞浸润肺泡内较多红细胞渗出。电镜下观察到：肺内毛细血管内皮细胞肿胀，核染色质聚集并靠核膜周边分布，胞核固缩倾向，核间隙增大；Ⅰ型肺泡上皮细胞内吞饮小泡较少；Ⅱ型肺泡上皮细胞表面微绒毛减少，线粒体肿胀，板层小体稀少，出现较多空泡；肺泡间质水肿，肺泡隔及毛细血管内炎症细胞附壁，以中性粒细胞为主。

（四）肠缺血 – 再灌注损伤的变化

临床上，许多情况都可以导致肠缺血，如各种因素导致的应激、休克等病理过程中，机体自我代偿时的血液重新分布。肠缺血时，毛细血管通透性增高，形成间质水肿；再灌注时，肠壁毛细血管通透性更加升高，肠黏膜损伤加重，并出现广泛上皮和绒毛分离，上皮坏死，固有层破损，肠壁出血及溃疡形成。同时，肠腔大量有毒物质，如内毒素、氨、硫醇等，经肠壁吸收增多。

（五）肾缺血－再灌注损伤的变化

肾缺血－再灌注损伤常见于肾移植及临床各种因素导致的休克，如大失血。肾脏作为一个内脏器官，与肠组织一样，在机体自我代偿行为中，血液重新分布，肾脏供血减少，肾缺血。病因解除时，再灌注会导致肾脏功能障碍，甚至功能衰竭。临床表现为血清肌酐浓度明显增高，肾小管上皮细胞线粒体高度肿胀、变形、嵴减少，排列紊乱，甚至崩解，空泡形成等，以急性肾小管坏死最为严重，可造成急性肾衰竭或导致肾移植失败。

（六）肝缺血－再灌注损伤的变化

肝脏缺血－再灌注损伤多发生于休克、肝脏外科手术中肝蒂血流的阻断，如肝移植、肝脏分叶切除等。肝脏因其结构和功能特点，使其在缺血－再灌注时，极易发生自由基损伤和无复流现象。肝脏内巨噬细胞（又称 kupffer cell）和大颗粒淋巴细胞（NK 细胞）在再灌注时明显增多，产生大量的 ROS，使再灌注时肝组织损伤较单纯缺血明显加重。主要表现为：光镜下，肝细胞肿胀、脂肪变性、空泡变性及点状坏死；电镜下，线粒体高度肿胀、变形、嵴减少，排列紊乱，甚至崩解，空泡形成等；内质网明显扩张；毛细胆管内微绒毛稀少等。肝功能严重受损，表现为血清谷丙转氨酶、谷草转氨酶及乳酸脱氢酶活性明显增高。

（七）骨骼肌缺血－再灌注损伤变化

临床上许多情况如：创伤、动脉栓塞、原发血栓形成、动脉移植术、断指再植、筋膜间隙综合征、应用止血带时间过长等，都可以使再灌注区骨骼肌发生缺血－再灌注损伤。一般认为，在缺血－再灌注过程中，自由基生成增多，脂质过氧化增强；钙超载造成骨骼肌细胞收缩过度，肌丝断裂；骨骼肌微血管损伤和微循环障碍，共同造成了骨骼肌的收缩舒张功能障碍。广泛的缺血－再灌注损伤还可引起多器官功能障碍综合征。

第三节　心肺复苏时酸碱代谢变化

心搏呼吸骤停后，因缺氧，机体迅速由有氧氧化转为无氧酵解。糖酵解时产生大量乳酸，造成细胞内乳酸性酸中毒。随着缺氧程度的加重及时间的延长，细胞内乳酸向细胞外转移，在机体内蓄积，引起机体严重的代谢性酸中毒。

缺氧导致代谢性酸中毒，机体为了保持酸碱平衡，体内缓冲系统动用碱储备进行缓冲。血浆中碳酸氢盐缓冲系统占主导地位，代谢性酸中毒时 H^+ 与 HCO_3^- 结合生成 H_2CO_3，这对降低血液中 H^+ 浓度，维持正常的 pH 起到重要作用。如循环呼吸功能正常，缓冲后产生的 H_2CO_3 进入红细胞内，在碳酸酐酶作用下分解成 CO_2 急剧增高，生物膜对 CO_2 自由通透，细胞内 CO_2 分压也随之增高，从而造成细胞内外呼吸性酸中毒。

代谢性酸中毒加呼吸性酸中毒，使血液 pH 急剧下降。因此，心搏呼吸骤停后在短时间内就发生严重的酸中毒。但是，心肺复苏时，在未能恢复有效循环及通气前使用大量的碳酸氢钠治疗酸中毒，将会产生大量的 CO_2，此时呼吸性酸中毒进一步加重。因此，心搏骤停患者在复苏的过程中，几乎全部都会存在代谢性酸中毒和呼吸性酸中毒。

一、全身的酸碱变化

高度扩散的 CO_2 分子快速穿过细胞膜进入毛细血管而提高了静脉 PCO_2，从而导致静脉高碳酸血症。在这一过程中，一部分 CO_2 又在心肺复苏中通过少量的肺泡 – 毛细血管气体交换而被清除。动脉血酸中毒程度比静脉血轻，即动 – 静脉血矛盾，是通气充足而心排血量不足所导致的通气 / 灌注比值升高的结果。而且，通常只有在通气不足时才引起严重的动脉酸中毒，而早期较轻的代谢性酸中毒能够被同时发生的呼吸性碱中毒所补偿。当肺泡通气充足时，静脉 PCO_2 升高，动脉 PCO_2 降低，同时 $PETCO_2$ 降低。在临床上 pH 和 PCO_2 的动脉 – 静脉斜率升高，而 HCO_3^- 的动脉 – 静脉斜率不升高。不同类型的动脉酸碱紊乱通常与心跳停搏发生的地点有关。

二、心肌的酸碱变化

在心肺复苏心肌缺血时，心肌无氧代谢产生的 H^+、CO_2 和乳酸，使冠状静脉的 pH 与 CO_2 斜率进一步升高。在实验性心肺复苏中，当冠脉血流减低时，心肌内 CO_2 的升高与冠脉灌注压有关。

CO_2 在心肌内的积累，反映出在缓冲无氧代谢所产生的 H^+ 离子时，心肌内生碳酸氢盐的分解在局部生成的 CO_2 与低血流所造成的 CO_2 之间的平衡关系。在心肺复苏中，CO_2 和乳酸是细胞内 pH 的主要决定因素。

酸中毒对心肌的影响包括如下几个方面：

1. 酸中毒使心肌收缩能力受到抑制，心肌处于无张力状态，周围血管的张力降低，心脏血管对儿茶酚胺类药物的反应减弱；

2. 酸中毒还能降低心肌发生纤颤的阈值，会导致心室纤颤的发生和再次心搏骤停；

3. 酸中毒使细胞内钾离子向细胞外转移，使之进入细胞外液和血液中，在挤压心脏恢复部分血液循环时，还将组织中的部分钾挤入血液中，使血清钾显著增高，这也是导致心肌反应迟缓、易发室颤和收缩无力的原因。由此可见，在显著的酸中毒条件下，心脏不易起搏，不易除颤，心肌兴奋性差，对肾上腺素等心肌兴奋剂的反应亦不佳。

三、中枢神经系统的酸碱变化

脑组织的酸碱变化与动脉和静脉血中的酸碱变化不同。心肺复苏中快速弥散的 CO_2 分子提高了脑和脊髓高碳酸血症的程度。在复苏患者中观察到，当应用 $NaHCO_3$ 时，中枢高碳酸血症可能导致心肺复苏后持续的脑功能衰退。在 $NaHCO_3$ 导致一种“矛盾的”中枢神经系统高碳酸血症后，脑脊髓的 CO_2 升高。然而在心肺复苏中，当 $NaHCO_3$ 被滴定使用时，尤其同时加用肾上腺素，不一定产生鞘内高碳酸血症或不良后果。

心跳停搏后会产生复合性的乳酸酸中毒和呼吸性酸中毒，故应保持良好的气体交换，以有效的排出 CO_2。对心跳停止时间短、事先无酸中毒者，可以不用碳酸氢钠。碳酸氢钠的作用在于对抗代谢性酸中毒对心肌的不利影响。在发挥碳酸氢钠此作用时，碳酸氢钠应在确实采用了如除颤、心脏按压、插管、通气等措施的基础上并继肾上腺素注射后使用。碳酸氢钠用量不宜过大，开始可以给 1mmol/kg，但最好根据动脉血气分析结果决定其用量，否则可按心跳停搏时间长短给药，开始给 1mmol/kg，继而按心脏停搏每延长 10 分钟给 0.5mmol/kg，当有效循环已经恢复以后即不宜继续使用。

近年来，在心脏停搏与心肺复苏过程中发生的酸碱平衡紊乱方面提出了一个新的概念，这就是反常性高碳酸性酸中毒。这一现象最初是在动物实验中发现的，心脏停搏以后给予机械通气时血气分析的结果显示，动脉血为呼吸性碱中毒，而混合静脉血却为呼吸性酸中毒。以后一些临床研究也证实了这一规律。这种动－静脉血液矛盾的酸碱平衡紊乱现象，被 Weil 等学者称之为反常性高碳酸性酸中毒。他们通过研究还提出，在心脏停搏以后心肺复苏期间，混合静脉血的血气分析所显示的结论，更能够准确真实地反映机体组织的氧代谢与酸碱平衡状态，单纯依赖动脉血血气分析的结果判断机体内环境酸碱平衡是不全面、不客观的。以后的研究又发现，心脏停搏与心肺复苏过程中，混合静脉血所显示的高碳酸酸中毒，其本质是由机体组织缺血缺氧所导致的代谢性酸中毒所造成的。由于心肺复苏期间低血流灌注造成单纯性代谢性酸中毒与反常性高碳酸性酸中毒，某些复苏药物如肾上腺素也造成组织乳酸堆积，这就造成心肺复苏成功恢复自主循环后血 pH 大幅降低。此时，可根据情况谨慎使用碳酸氢钠纠正酸中毒。

第四节　心肺复苏时的电解质及糖代谢紊乱

心搏呼吸骤停后，脑缺血缺氧，能量生成减少或耗竭，导致细胞膜上的离子泵功能衰竭，Na^+、K^+、Ca^{2+}、Cl^- 等不能逆浓度梯度转运，从而导致细胞内外电解质异常。

1. 细胞内 Na^+ 增高

由于 ATP 缺乏，细胞膜上 Na^+–K^+–ATP 酶功能障碍，大量 Na^+ 向细胞内转移，细胞内 Na^+ 浓度升高，从而导致脑细胞水肿，影响细胞正常功能。

2. 细胞外 K^+ 浓度升高

细胞膜上的 Na^+–K^+–ATP 酶功能障碍，一方面细胞外 Na^+ 向细胞内转移，另一方面细胞内 K^+ 向细胞外转移，导致细胞外高钾。细胞内外 K^+ 浓度梯度减少，将影响脑细胞的膜电位，从而使脑细胞的功能下降。

3. 细胞内 Ca^{2+} 浓度急剧升高

正常细胞外 Ca^{2+} 浓度比细胞内高 4000~10000 倍，这种浓度梯度的维持必须由两组依赖 ATP 的离子泵参与。心搏呼吸骤停后，脑细胞缺血缺氧，细胞内 ATP 生成迅速减少，糖酵解生成的 ATP 很少，细胞维持 Ca^{2+} 梯度的功能随之降低。脑缺氧 1~2 分钟，细胞外 Ca^{2+} 即大量进入细胞内，脑间质液的 Ca^{2+} 减少 90%；脑组织完全缺氧 5 分钟，细胞内外 Ca^{2+} 浓度趋于平衡。一方面，Ca^{2+} 大量进入脑血管平滑肌细胞，使脑血管痉挛，使心肺复苏后的脑组织仍处于无灌流状态，加重脑组织缺血缺氧。另一方面，脑细胞内 Ca^{2+} 明显增高，会激活磷脂酶 A_2，分解膜上的磷脂成分产生大量游离脂肪酸，膜磷脂的分解破坏了膜结构和功能；大量的游离脂肪酸能抑制线粒体功能，参与脑水肿的发生。线粒体功能丧失和细胞膜损伤是脑不可逆损害的主要特征。此外，Ca^{2+} 在心肺复苏后脑再灌注损伤中也起到重要作用。

4. 细胞内 Cl^- 升高

正常时细胞外 Cl^- 较细胞内高约 100 倍。心搏呼吸骤停后，由于缺血缺氧，细胞膜损伤，膜的通透性增加，细胞外 Cl^- 随 Na^+、Ca^{2+} 一起进入细胞内，这在脑细胞水肿的发生机制中可能起到一定作用。

在心跳停搏与心肺复苏过程中，由于内源性儿茶酚胺应激与外源性肾上腺素作用，以及低体温治疗等因素均可能导致患者的血糖水平升高。这种应激性高血糖反应虽然多为一过性，但其持续时间可长可短，特别是它不可避免地产生一系列有害的病理生理效应，诱发多种并发症，诸如发生严重感染、多种神经病变甚至多器官功能衰竭。尽管许多研究发现，复苏后高血糖与神经系统不良后果有密切联系，但并不意味着控制血糖会改善预后。

第五节 心肺复苏后的呼吸管理

肺脏是机体从外界获取氧的唯一场所，复苏以后必须保证从空气中摄取氧的能力。如果这一目标的实现有困难，则应该对患者进行呼吸支持，首先要开放气道，方法包括：放置气管导管、口咽导气管或简单地使用抬头举颌法。在获得复苏后的阶段，应该检查气管导管放置是否正确。虽然在使用喉镜放置导管时会清楚地显示声门，但放置之后由于患者头部的移位或其他原因有可能使导管发生错位，胸片可以确定导管位置。对于有自主呼吸的患者，判断导管放置是否正确和是否稳固的最好办法是监测呼出的 CO_2。应该在几个呼吸周期内测量呼气末 CO_2 水平。

在复苏后阶段，患者还需长期的给予呼吸支持，以保证肺泡通气量，同时还可以缓解因合并肺水肿、肺炎或肋骨损伤而致的呼吸功增加。复苏后治疗的重点仍是纠正低氧血症，因为鼻导管吸氧纠正低氧血症作用有限，因此呼吸机辅助呼吸宜早用。此时，通气参数的设置非常重要，研究表明，持续性地碳酸血症可能会使脑血流量减少，加重脑缺血。心搏骤停后，血流的恢复可以导致持续 10~30 分钟反应性的一过性充血，之后，伴随持续长时间的低血流状态，在这段延迟的低灌注时间内，较少的血流和较高的氧代谢将出现矛盾。如果在这段时间内给予患者高通气量治疗，由低 PCO_2 产生的额外的脑血管收缩效应将进一步减少脑血流量，进一步加重脑缺血和损伤。

如果复苏后发生 ARDS，一般认为 PEEP 是治疗较为理想的模式，PEEP 通过增加功能残气量，开通萎陷肺泡，提高肺顺应性，使肺泡内液体重新分布并变薄，有效地恢复一部分肺泡的通气功能，从而使分流获得改善。在一般情况下，5~10cmH_2O 的 PEEP 即可满足治疗需要，使用更高的 PEEP 时，必须注意对血流动力学的负性影响，压力宜渐升和缓降，同时要注意防止氧中毒和肺感染的发展。总之，无论是心搏骤停还是脑外伤后，昏迷患者都需要机械通气治疗以达到正常的血碳酸浓度。常规的高通气治疗方法可能是有害的，应注意避免发生。只有在特殊情况下此种方法才能有效，如可以用高通气治疗脑疝患者。另外，肺动脉高压导致的心跳停搏，采用高通气治疗也可能有效。随着心排血量的恢复，代谢性酸中毒经常可以随治疗的进行而自行纠正，高通气治疗不应该作为基础的治疗方案。

第六节　心肺复苏后急性肾衰竭的防治

一、心搏呼吸骤停时肾脏的病理生理

心搏呼吸骤停后，对肾脏功能的影响较大，易并发急性肾衰竭。

1. 肾血流量急剧减少

心搏呼吸骤停后，由于肾脏血流急剧减少乃至停止，肾小球滤过压急剧降低或消失，肾小球滤过率降低或停止，导致肾前性肾衰竭。此时，肾脏结构尚未遭到严重损害。另外，心搏骤停后，肾小球小动脉压力急剧下降，刺激球旁器细胞大量分泌肾素，使血液中的血管紧张素明显增高。有研究证明，肾内尚有独立的肾素－血管紧张素系统，近球旁器的肌上皮样颗粒细胞不仅含有肾素，同时含有血管紧张素Ⅱ（ATⅡ）和血管紧张素Ⅰ（ATⅠ）。心搏骤停后，近曲小管和髓襻重吸收氯化钠的功能降低，到达远曲小管的氯化钠浓度增高，加上肾入球小动脉压力急剧下降，均刺激球旁器细胞大量分泌肾素和ATⅡ，从而使肾小球毛细血管内的ATⅡ明显增高，引起肾小球毛细血管强烈收缩，使肾小球滤过率进一步下降，导致肾衰竭。

2. 肾小球毛细血管内皮细胞损伤，滤过膜通透性增高

心搏呼吸骤停时间稍长，因缺血、缺氧、酸中毒及高凝状态，可造成肾小球毛细血管内皮细胞损伤，促使血小板及红细胞聚集，或并发DIC造成弥漫性肾小球毛细血管微血栓形成，导致肾功能进一步损害；另一方面，缺血、缺氧、细胞内酸中毒及细胞水肿不仅造成肾小球毛细血管内皮细胞损伤，同时也可损伤肾小囊上皮细胞及基底膜，滤过膜受损，通透性增加，血液中的大分子蛋白甚至细胞等有形成分均可通过滤过膜，加上尿量生成减少，大分子蛋白及有形成分在肾小管内形成管型甚至堵塞肾小管，加重肾小管损害。

3. 急性肾小管坏死及大量管型

缺血缺氧时间较长，造成肾小管上皮细胞能量耗竭、细胞内酸中毒、细胞水肿，严重威胁细胞的生存乃至急性肾小管坏死；缺血缺氧导致肾小球滤过膜受损，通透性增高，大量蛋白及有形成分通过滤过膜后进入肾小管，加上大量肾小管上皮脱落，形成蛋白及细胞管型，加重肾小管损害；大量管型堵塞肾小管后，可使肾小囊压增高，肾小球的有效滤过压进一步降低，即使在有效循环恢复后也不能很快改善。所有这一切都将导致心搏呼吸骤停及心肺复苏后急性肾衰竭。

4. 肾髓质的渗透压梯度受损

肾小管襻升支粗段对 Cl^- 的主动重吸收是建立肾髓质渗透压梯度的主要动力。心搏骤停后，肾小管上皮细胞缺氧，能量生成减少或耗竭，导致对 Cl^- 的主动转运发生障碍，从而造成肾髓质的渗透压梯度减小或消失，严重影响肾脏的浓缩功能。

总之，心搏呼吸骤停后肾脏的变化主要是由上述诸因素导致的急性肾衰竭。如骤停时间短，早期是可逆的，如骤停时间长，则造成不可逆的肾功能损害。急性肾衰又可导致水和电解质紊乱，加重酸中毒，氮质血症形成，给复苏后期处理增加困难，是复苏成功后患者死亡的重要原因之一。所以，心肺复苏要尽早施行，尽快恢复有效循环，促进肾功能的恢复。

二、积极防治肾衰竭

复苏后肾功能状态的好坏，对决定患者心肺复苏的最终结局有着非常重大的意义。心肺复苏患者恢复自主循环以后，一旦出现急性肾衰竭，则其病死率明显增高。据研究统计，心脏停搏患者在已经存在呼吸功能衰竭的情况下如果再合并出现肾衰竭，则其病死率可以从 40% 陡增至 90%。而同时存在包括肾脏在内的 3 个脏器功能衰竭的患者中，病死率接近 100%。因此，在心肺复苏自主循环恢复后的高级生命支持阶段应采取积极有效的措施保护肾脏，减轻各种有害因子对肾脏的损害，维持肾功能。

及早发现可能出现的急性肾衰竭，是防治复苏后急性肾衰竭的前提。严密监测尿量变化是能帮助早期识别急性肾衰竭最简单容易也最客观可靠的依据，因为少尿是肾功能发生急性改变最常见的先兆指标，特别是动态监测单位时间里尿量变化更有意义，如尿量进行性减少为每小时低于 30ml 者，则高度提示急性肾衰竭已经发生。如果同时合并尿比重低于 1.015，尿常规检查发现有肾小管上皮细胞、上皮细胞管型、颗粒管型、少量尿蛋白、红细胞、白细胞、血清钾浓度、尿素氮和肌酐浓度增高，则一般可确定少尿为肾实质与肾功能损害所造成。

凡是发生急性肾衰竭的患者，应该争取尽早施行透析治疗。《国际心肺复苏指南 2000》认为，对急性肾衰竭患者给予呋塞米可促进肾脏排尿功能；低剂量［1~3μg/（kg · min）］的多巴胺并不能增加内脏血流量，更不能提供特定的肾脏保护作用。因此，在急性肾衰竭的少尿期已经不再适用。此外，要慎用甚至禁用对肾脏有毒性的药物，以及体内代谢后要经过肾脏排泄的药物。如果必须使用，则应该对其剂量做适当调整，并且严密监护肾功能。

肾脏的缺血与缺氧是复苏后急性肾衰竭发生的病理生理学基础。因此，在心肺复苏成功恢复自主循环以后，尽快维持有效的循环血量与动脉血压，对于保证足够肾脏血流灌注压与血流灌注量，从而防止肾损害，保护肾功能是至关重要的。在保证肾脏血流灌注压与灌注量的过程中必须注意以下两点：一是在纠正低血压或者休克时，绝不可以单纯以血压作为治疗指标而过分依赖于血管收缩药物的使用，否则可能低血压已经纠正而肾脏的低血流灌注状态却仍然存在；二是动脉血压与肾脏灌注压正常的状况下，患者肾脏的血流灌注量却仍低下。这可能由多种病理因素引起的肾血管痉挛所致，此时处理的重点应该是及时有效地解除肾血管痉挛。

某些药物对复苏后急性肾衰竭有一定预防作用，可以根据需要选择使用。钙离子通道阻滞药具有扩张肾血管作用，它可改善血流动力学而增加肾血流灌注量；血管紧张素转化酶抑制药可以抑制血管紧张素的合成，阻滞肾内管球反馈，增加激肽释放酶的合成和释放，从而改善肾血流，使用时需密切监测血钾、尿素氮及肌酐的变化；氧自由基清除剂可促进体内氧自由基的清除，减轻对肾脏的损害；前列腺素 PGI_2 或 PGE_2，可以增加肾脏血流灌注量与肾小球滤过率，维护肾功能。肾脏发生缺血后肾组织内腺嘌呤核苷酸缺乏，进而引起肾细胞损伤与死亡，补充外源性腺嘌呤核苷酸，可以促进受损肾细胞的结构与功能的恢复。

血液净化治疗是复苏后发生急性肾衰竭患者最可靠有效的抢救措施。目前常用的比较成熟的血液净化技术是血液透析与腹膜透析，此外还有连续性肾脏替代疗法，包括连续性静（动）脉–静脉血液滤过，连续性静（动）脉–静脉血液透析、连续性静（动）脉–静脉血液透析滤过等，可以根据各方面的具体情况选择使用。此外，还需要注意营养支持，维持水、电解质以及酸碱平衡，预防和治疗感染等。

第七节　肠功能衰竭的防治

肠道是机体全身最大的“细菌库”。各种细菌栖息于此。正常人体肠道凭借由生物屏障、细胞屏障、免疫屏障，以及肠–肝轴等四种防御机制共同组成肠道黏膜屏障，使肠道内有害细菌不容易黏附贴壁，进而穿透肠壁。肠道这种重要的屏障防御功能在缺血的情况下很容易受到一些异常因素的影响而遭到破坏。近年来研究发现，肠道黏膜屏障功能损害可能是复苏后出现的全身炎症反应综合征、多器官功能障碍综合征，以及多器官功能衰竭的始动因素之一，愈来愈受到大家的重视。肠道除了促进营养物质的消化与吸收以外，还具有另一重要功能，即它在代谢与免疫调理方面的有效作用。在病理情况下，肠道参与或加剧机体的应激反应。

正常情况下人的胃肠道需要的血液供应量约占心排血量的1/5，进食后则需求量还要更大一些。心搏骤停或复苏后的心排血量减少阶段，有效血液循环量不足将造成非阻塞性肠系膜缺血。即使在休克早期，患者的血压还保持于正常水平时，为了保证心、脑等重要生命器官的血液供应，机体通过自身的保护调节反射使其他部位的血管收缩以调节血流重新分布，因此，在这个阶段胃肠道的血流供应就已经减少了。心脏停搏发生以后，心排血量降低，肠黏膜血流灌注减少，组织缺血明显。进而，复苏过程中使用的一些血管活性药物又会造成肠系膜血管的收缩，导致肠道血流量锐减。肠道发生缺血以后，肠黏膜组织的结构、生理功能和屏障防御功能均发生显著变化。血流恢复后组织获得再灌注，由此造成的缺血－再灌注损伤亦会诱发肠道黏膜通透性增加，黏膜与黏膜肌层坏死，肠道内细菌及其内毒素等有害物质穿越肠黏膜迁移，并且侵袭正常无菌的肠系膜淋巴结以及门静脉系统，进一步进入血液循环而分布至远离肠道的其他组织器官。进入全身性血液循环的移位细菌与内毒素不仅是系统性感染的来源，还可以引起炎性介质的释放与补体系统激活，以及急性肺损伤。由此看来，维持并且恢复肠黏膜正常的屏障保护作用是改善心肺复苏最终预后的关键措施。其具体内容包括：

1. 充分保证肠道的血流灌注以及氧输送。肠黏膜对缺血缺氧的耐受能力低下，因此，应尽量避免肠道缺血缺氧。一方面要求心肺复苏成功恢复自主循环以后维持有效的心排血量与循环血量。另一方面，纠正低脏器灌注状况，保证肠黏膜获得足量的血液灌注。

2. 采用特殊的药物阻碍肠道内细菌及其内毒素移位。

3. 使用相关药物对肠黏膜屏障进行特异性支持治疗。

4. 尽早恢复经胃肠道内营养。

对于已经进行机械通气以及肠道功能处于抑制麻痹状态的患者，应当插入胃肠减压管。对已经具有肠道功能的患者，则应该尽早开始经胃肠道内营养的供应。如果患者不能接受胃肠道内营养，有必要给予 H_2 受体拮抗药或者硫糖铝等胃黏膜保护药物，以减少应激性溃疡与胃肠道出血的危险性。

参考文献

[1] 鲍德国．现代心肺脑复苏．浙江：浙江大学出版社，2011,101-129.

[2] 钟敬泉．心肺脑复苏新进展．北京：人民卫生出版社，2009,59-134.

[3] 庄心良．现代麻醉学．北京：人民卫生出版社，2004.

[4] 商雄跃，李敬远，曾因明．线粒体通透性转运孔道模型的研究进展 [J]. 国际麻醉学与复苏杂志，2007,28（2）：154-157.

[5] 韩红，王厚力，于学忠，等．胃肠功能障碍 / 衰竭与危重病 [J]. 中国医学科学院学报，2008，30（2）：224-227.

[6] 王建枝，殷莲华．病理生理学．第 8 版．北京：人民卫生出版社，2013,152-163.

[7] 中华医学会急诊医学分会复苏组．心肺复苏指南讨论稿（1）[J]. 岭南急诊医学杂志，2002,7（2）

:141-161.

[8] 付山峰，孙涛．肠功能障碍诊治进展 [J]. 海军总医院学报，2008,21（1）:32-35.

[9] 徐雪华，朱美云，郑秋霞．心肺复苏的呼吸管理 [J]. 浙江中西医结合杂志，2001, 11（3）: 189-190.

[10] 肖敏，杨敬宁，曹峰，等．心脏骤停复苏后肾脏功能变化的研究 [J]. 临床急诊杂志，2010,11（6）: 324-327.

[11] Hypothermia after Cardiac Arrest Study Group. Hypothermia After Cardiac Arrest Study Group. Mild therapeutic hypothermia to improve the neurologic outcome after cardiac arrest [J]. N Engl J Med, 2002, 346(8): 549-56.

[12] Neumar RW, Nolan JP, et al. Post-cardiac arrest syndrome: epidemiology, pathophysiology, treatment, and prognostication[J]. Circulation. 2008; 118(23): 2452-2483.

[13] Sunde K, Pytte M, Jacobsen D, et al. Implementation of a standardised treatment protocol for post resuscitation care after out-of-hospital cardiac arrest[J]. Resuscitation, 2007, 73(1): 29-39.

[14] Oddo M, Schaller MD, Feihl F, et al. From evidence to clinical practice: effective implementation of therapeutic hypothermia to improve patient outcome after cardiac arrest [J]. Crit Care Med, 2006, 34(7): 1865-1873.

[15] Busch M, Soreide E, Lossius HM, et al. Rapid implementation of therapeutic hypothermia in comatose out-of-hospital cardiac arrest survivors[J]. Acta Anaesthesiol Scand, 2006, 50(10): 1277-1283.

[16] Storm C, Steffen I, Schefold JC, et al. Mild therapeutic hypothermia shortens intensive care unit stay of survivors after out-of-hospital cardiac arrest compared to historical controls[J]. Crit Care, 2008, 12: R78. PMID:18554414

[17] Don CW, Longstreth WT Jr, Maynard C, et al. Active surface cooling protocol to induce mild therapeutic hypothermia after out-of-hospital cardiac arrest: a retrospective before-and-after comparison in a single hospital[J]. Crit Care Med, 2009, 37(12): 3062-3069.

[18] Vereczki V, Martin E, Rosenthal RE, et al. Normoxic resuscitation after cardiac arrest protects against hippocampal oxidative stress, metabolic dysfunction, and neuronal death[J]. J Cereb Blood Flow Metab, 2006, 26(6): 821-835.

[19] Richards EM, Fiskum G, Rosenthal RE, et al. Hyperoxic reperfusion after global ischemia decreases hippocampal energy metabolism[J]. Stroke. 2007 May, 38(5): 1578-1584.

[20] Richards EM, Rosenthal RE, Kristian T, et al. Postischemic hyperoxia reduces hippocampal pyruvate dehydrogenase activity[J]. Free Radic Biol Med, 2006, 40(11): 1960-1970.

[21] Laurent I, Monchi M, Chiche JD, et al. Reversible myocardial dysfunction in survivors of out-of-hospital cardiac arrest[J]. J Am Coll Cardiol, 2002, 40(12): 2110-2116.

[22] Zandbergen EG, Hijdra A, Koelman JH, et al. Prediction of poor outcome within the first 3 days of postanoxic coma[J]. Neurology, 2006, 66(1): 62-68.

[23] Qi X, Vallentin A, Churchill E, et al. delta PKC participates in the endoplasmic reticulum stress-induced response in cultured cardiac myocytes and ischemic heart[J]. J Mol Cell Cardiol, 2007, 43(4): 420-428.

[24] Chen XM, Chen HS, Xu MJ, et al. Targeting reactive nitrogen species: a promising therapeutic strategy for cerebral ischemia-reperfusion injury[J]. Acta Pharmacol Sin, 2013, 34(1): 67-77.

第二十三章　心肺复苏有效指标和终止抢救标准

心肺复苏是否有效及是否终止抢救，应以患者对复苏有无心血管效应为根据，而不应以复苏持续时间的长短为依据。在CPR过程中，如患者出现下列现象则提示心肺脑复苏有效。

一、心肺复苏有效指标

在急救中判断复苏是否有效，可以根据以下五方面综合考虑。

1. 颈动脉搏动

按压有效时，每一次按压可以摸到一次搏动，如若停止按压，搏动亦消失，应继续进行心脏按压。如若停止按压后，脉搏仍然跳，则说明患者心跳已恢复。按压（有效时可测到血压在60/40mmHg左右）。如心电图显示窦性心律、房性或交界性心律，即使为心房扑动或颤动亦是自主循环恢复的表现。

2. 面色（口唇）

复苏有效，可见面色由发绀转为红润；如患者面色为灰白，则说明复苏无效。基本生命体征（包括心率、血压、呼吸、基本反射）在20分钟内恢复者，提示脑功能和自主循环恢复良好。

3. 瞳孔

复苏有效时，可见瞳孔由大变小。如瞳孔由小变大、固定、角膜浑浊，则说明复苏无效。如患者随后出现腱反射、眼泪、吞咽动作、咳嗽反射、角膜反射、痛觉反应，说明复苏有效。

4. 神志

复苏有效，可见患者有眼球活动，睫毛反射与对光反射出现，甚至手脚开始抽动，肌张力增加。

5. 自主呼吸出现

并不意味可以停止人工呼吸，如果自主呼吸微弱，应仍然坚持口对口呼吸或其他呼吸支持。如患者恢复正常呼吸或大呼吸挣扎，以及自主呼吸恢复越快，说明预后越好。

二、心肺复苏时可参考的指标

CPR 是否有效和预后是否良好，还可从如下指标进行综合判断：

1. PETCO$_2$ 和 PaCO$_2$

近年来的研究指出，PetO$_2$ 和 PaCO$_2$ 可作为 CPR 时有用的判断指标。心搏骤停时，PETCO$_2$ 显著下降和 PaCO$_2$ 明显升高。PETCO$_2$ 与 CPR 时通气是否足够及脑灌注多少密切相关。2015 年心肺复苏指南认为对于插管患者如经 20min 心肺复苏后二氧化碳波形监测的 PETCO$_2$ 仍达不到 10 毫米汞柱则恢复自主循环和存活的机率极低，可将此作为决定停止复苏的一个因素，但不能单凭此点做决定。

2. 血压

复苏后最初 1 小时收缩压＜ 90mmHg 的心搏骤停患者，预后很差。

3. 混合静脉血氧饱和度

该指标是心搏骤停患者复苏时能否恢复自主循环可信的预示指标。此值越高，恢复自主循环的可能性就越大。

4. 室颤波的振幅

室颤波的振幅愈大，除颤的成功率愈高。

三、终止心肺复苏指征

1. 脑死亡的诊断：脑死亡是脑的血流循环、脑脊液循环均中止，全脑功能完全消失。当疑有脑死亡时，就应从临床与电生理活动作出诊断并加以证实。若肯定为脑死亡，所有的复苏措施就应停止，故脑死亡应作为终止一切 CPR 措施的指标，但对诊断脑死亡应慎重。而且现在对脑死亡的诊断也没有完整的标准全面普及。

脑死亡是以全脑功能永久性丧失为基础，以脑神经元的活动完全停止为特征，并且任何医疗措施都不能使其复苏。

（1）在病史中首先应排除药物、酒精中毒或低温所导致的深昏迷。

（2）意识完全消失。

（3）所有感觉、运动、反射活动消失。

（4）自主呼吸消失（靠呼吸机维持，自主呼吸激发试验证实无自主呼吸）。

（5）脑电图检查：脑的生物电活动消失，呈电静息状态；脑血流的测定证实脑血流停止。

2. 现场抢救人员停止 CPR 的条件：为：①自主呼吸及心跳已恢复；②抢救现场有迫在眉睫的危险迫使抢救人员必须立即离开现场；③有其他人员接替抢救并承担了相应的复苏任务；④确定患者已死亡。

3. 院内对目击的心搏骤停患者的抢救如持续 60 分钟而患者仍无生命体征者，或对非目击的心搏骤停患者的抢救，开始 CPR 的时间在心搏骤停 15 分钟以后，持续复苏 30 分钟无效者，可终止复苏。

4. 自主呼吸激发试验的内容

（1）前提条件：①肛温 ≥ 36.5 ℃；②收缩压 ≥ 90mmHg 或 MAP ≥ 60mmHg；③ $PaCO_2$35~45mmHg；④ $PaCO_2$ ≥ 200mmHg。

（2）试验步骤：①脱离呼吸机 8 分钟；②将输氧管通过气管插管插至隆突水平，输入 100% O_2 6L/min；③密切观察腹部及胸部有无呼吸运动；④ 8 分钟内测 $PaCO_2$ 至少 2 次。

（3）判定指标：若 $PaCO_2$ ≥ 60mmHg 或有慢性潴留的患者 $PaCO_2$ 超过原有水平 20mmHg，仍无呼吸运动，即可判定无自主呼吸。

（4）注意事项：试验过程中如出现发绀、低血压、心律失常时，应立即终止本试验。

参考文献

[1] 邓玉英. 自动心肺复苏系统在心搏骤停抢救中的应用效果［J］. 实用心脑肺血管病杂志，2015, 23（5）：97 -98.

[2] Diepenseifen CJ, Heister U, Schewe JC. Transport with ongoing cardiopulmonary resuscitation -when does is it make sense?[J]. Anasthesiol Intensivmed Notfallmed Schmerzther, 2011, 46(6): 402-407 .

第二十四章　心肺复苏后的伦理和社会问题

心肺复苏与其他所有医疗措施一样，都是为了同一目的：维护生命、恢复健康、缓解痛苦和减少病残。此外，心肺复苏所特有的另一个目标就是使临床死亡逆转，遗憾的是这些目标有时不能完全实现。这种广泛施行 CPR 治疗的趋向引起人们对伦理学的思考，从某些方面说，我们已从对未预料的心搏骤停的复苏治疗偏离到了实施普遍的复苏治疗，以往医学界所强调的是要不惜一切代价抢救患者的生物学生命，实际上很少考虑到患者的生命质量和尊重患者的意愿，很少考虑是否可能使具有生物学和社会学两方面的生命复苏成功。医学的目的是挽救生命，恢复健康，提高生命质量，并不是为了单纯无限制的延长生物学生命，特别是在基因本质逐渐阐明、生物学技术高度发展的今天，对医学伦理学的研究就更具有重要的现实和历史意义。医生在日常医疗实践中，经常要面对各种各样的医疗纠纷，它们无不直接或间接地与医疗伦理有关。因此，临床医生尤其从事急诊、危重急救与院前急救的医务人员应当学习与研究心肺复苏伦理学，应当努力学习国际先进经验，提高业务水平。

作为医学行为指导的普遍可接受的伦理原则包括：①有利原则；②不伤害原则；③尊重原则；④公正原则。

在原则和准则之间是有精细区别的，原则是以其普遍的和基本的指导意义为特点，它可作为判定道德准则的标准，准则则是与特殊的内容和更限定的范围有关。原则被认为是一种规范和限制，但并不是绝对的限制和束缚。这就使得每一个基本原则都很重要而没有等级的区别。哪一个原则应用在哪一个具体的病例中，应根据独特的急诊情况而定。伦理学理论代表着原理和原则的结合，根据不同的个体的习惯和习俗，不同的科学和宗教信仰而决定了对这种情况或伦理学理论的解释。伦理学理论可作为正确判断的原则、准则，以及特殊判断的标准，但他们是从自然当中抽提出来的，不一定完全适用于所有临床实践。在临床复苏实践过程中，应考虑如何应用伦理学原则以及应用这些原则将出现的后果。以这些原则为基础，结合国家的法律法规、社会习俗、宗教信仰、文化传统、道德规范和经济发展等具体情况，指导复苏的临床实践。

一、有利原则

有利原则（善的原则）包括下列医学的基本目标：①保护生命；②恢复健康；③减轻痛苦；④恢复和维护功能。

现代的复苏程序，通过训练非医疗专业人员参与基本生命支持和扩展有效的急诊心脏救治系统，在院内和院外猝死中抢救了许多患者的生命。标准心肺复苏程序的成功应用和其优点得到了美国心脏协会的肯定和强调。在心肺复苏和急诊心脏救护指南中这样写道："在过去的30年中，由于对现代CPR技术的介绍和普及，在对严重循环衰竭和心脏停止患者的急诊心脏救护方面取得了巨大的进步，当呼吸停止和心脏停止跳动时，这些技术挽救了许多患者的生命。"为了制定有利于作出需要进行、不需要进行、或需要中断复苏治疗决定的标准，人们进行了大量的努力，寻找在院外心肺复苏后提示有良好预后的因素。复苏成功率提高的因素见于下列情况：①心搏骤停发生时有人在场；②心搏骤停是由于室颤造成；③非医学专业人员实行现场CPR；④专业救护人员在较短的时间内到达现场。

然而，在最近的研究中，人们再也没有得出在文献中由Kouwenhoven首次报道的70%的总体长期存活率。对已发表的文献的不同复苏结果进行综合分析和比较，发现早期恢复自主循环的成功率在50%以上，院外心搏骤停复苏存活率在1%~18%，院内心搏骤停复苏存活率在0~28%，但是心搏骤停后复苏存活出院的比例在0~20%。在美国，据估计总体存活率在3%~5%。根据循环停止的原因和地点不同，以及急诊救护的效果不同，报道的研究结果也不同。对心脏停止的存活者的采访调查显示，许多患者对复苏和存活的评价持肯定态度。

二、不伤害原则

不伤害原则是指任何情况下、任何行动都以不伤害患者的利益为原则。是指避免任何不利结果的事情。而"有利"是指能促进有利的结果产生的行为。

在心脏停止事件中，患者在几分钟之内有死亡的危险。任何复苏努力的目的都在于逆转死亡（伤害）和挽救生命（有利），难道复苏的努力还会造成进一步的伤害吗？

临床实践表明，复苏的努力在大多数患者是不成功的。至少有55%的心搏骤停患者，心脏的功能不能恢复，另外30%死于成功恢复自主循环后的住院期间。对于这些患者，复苏意味着延长几个小时或几天的死亡过程，而且这还通常都伴随重症监护治疗，如气管插管、人工通气、闭胸或开胸心脏按压等器械或创伤性医疗措施，且患者没有恢复意识状态，这意味着对患者和其亲属的极大痛苦，对参与这一过程的所有人来说（包括医院工作人员）是很重的负担。对于复苏存活的人来说，有20%~50%遗留永久的神经功能损害。

其程度从认知功能障碍到复苏的最后悲剧——严重的缺氧性脑损害（持续植物状态）。

心搏骤停存活者因害怕另一次心搏骤停的发生而引起功能状态的减低。有报道，35% 的心搏骤停存活者有日常生活活动能力的减低，这些功能障碍通常导致其在身体上对他人的依赖性，只有一小部分人能够回到工作岗位。在心搏骤停后社会交往的改变和自我评价能力降低是非常普遍的，42% 的患者抱怨有社会孤独感。

心搏骤停后复苏的出院存活率非常低。创伤后 CPR 预后更差，存活率几乎为零，这些令人失望的结果与患者的选择和创伤的救治水平无关，即使在有主治医师的院前创伤救护系统中，创伤后心脏停止的存活机会也是很小的。考虑到患者在总体上来说都很年轻，且通常都进行了与事故有关的急救手术，花费了昂贵的代价等因素，创伤心脏停止患者极差的预后令人失望。

因创伤性心搏骤停存活率极低，这导致了对复苏无效性的讨论。当已出现死亡的特征，如尸斑、尸僵或腐烂时，很明显不应再行 CPR。然而，即使没有这些特征，对复苏的效果也有怀疑。也应考虑到复苏的无效性。治疗的好处依赖干预的结果，结果的概率和这种结果中患者的比例。也有一些情况下，在考虑到例外的生理结果，复苏的努力似乎是无效的。医生撤除或终止 CPR 的单方面的决定是根据可证明的无效性的医学判断。包括：①科学研究已证实复苏努力无效的情况；②虽然用适当的治疗维持生命功能，但患者仍出现心跳停止（如进行性心源性休克）；③在进行了适当的复苏努力后仍未出现自主循环的患者。

1992 年美国心脏协会伦理事务委员会关于成人复苏问题也提出了上述建议。他们同意无效性的概念应严格限定，而且应保证在零益处的条件下使用复苏无效性的概念。扩大无效性的概念范围必须与患者及其代言人进行严肃的讨论，并进行相关的价值判断。

三、尊重原则

从理论上讲，在一般情况下，没有得到患者或其家属的同意，医生无权对患者进行治疗或者终止治疗。同意或拒绝进行治疗的权利是以尊重患者自主性的原则为基础的。在进行治疗步骤之前，医生必须获得患者的知情同意。作为知情同意的内容主要包括下列要素：①患者有判断的能力；②医生公开信息；③患者了解信息；④患者主动自愿；⑤医生得到授权。

这个知情同意的过程从有自主能力的患者开始，包括对患者充分公开信息和让患者了解关于干预治疗的结果和可能的替代治疗方法的信息，以使一个授权同意或拒绝进行医疗程序的决定可以作出。在医学伦理的背景下，有判断能力的患者，根据医生所提供的信息作出是否进行治疗或诊断程序的决定，这种决定应充分反映患者合理的考虑。公开的过程包括疾病本质的信息、预后，以及不同选择治疗方法的优点和危险性。然而，似乎患者仍然是非常缺乏对复苏过程和预后的了解。例如，已经证实，提供有关 CPR 和生存率的知识可导致在老年患者中对复苏同意人数的明显减少。在一个关于老年人的研究中，高达 41% 的能行走的被调查患者说，如他们得了急病而致心搏骤停时，他们愿意接受 CPR。在慢性疾病过程中（预期生命时间小于 3 年）出现心搏骤停的情况时，选择 CPR 的患者明显减少到 11%。把在两种情况下可能的成功率的附加信息告诉患者后，同意 CPR 的患者数进一步减少，在急性病过程中只有 22% 的患者愿意接受 CPR，而在慢性病过程中仅有 5% 的老年人愿意接受 CPR。这些结果提示对患者来说，预后信息在作出关于 CPR 的知情决定中是基本的和非常重要的。这里有几个需要着重讨论的问题：

1. 在复苏过程中患者的自主性

自愿的含义为“自由的决策”，这是对诊断和治疗干预方法的自主授权的重要先决条件。然而，在心搏骤停后的几分钟内，患者失去了知觉，同时也失去了他作出决定的能力。他不能够交流他的治疗选择，或行使他的接受或拒绝治疗的权利。这样，在心搏骤停时，进行复苏的决定通常是在没有患者参与的情况下作出的，同意应用 CPR 只是一种推测。医生和其他参与者有义务努力避免对患者的伤害，而作为患者利益的倡导者。这种行为被认为是在医疗实践中的“家长式的”方式，但是我们相信它应被认为主要是去做那些假定为了患者的最大利益的事情。对于那些对是否接受复苏治疗要作出独立的决定的人来说，应该事先表达自己的意愿或通过代言人表达。

2. 不予复苏指令

患者希望自己不被复苏被认为可作为撤销 CPR 的一个重要标准。由患者或他们的医生签字的不予复苏指令已被确定作为在心搏骤停的情况下，撤销特殊的复苏治疗的依据。不予复苏指令的含义为：不施行恢复心脏自主节律和自主呼吸的医疗措施。患者可以提前签字不予复苏指令，以表达他们的选择，就是说，在他们能够作出知情决定的时候，提前签字选择。这种决定通常是在考虑到生命状态的质量后作出的。患者是否值得存活的决定是根据他们自己的价值判断作出的，这种价值判断可受到宗教观点的影响。对于几乎将走完整个生命历程的患者，对生活完全依赖于他人的患者，对患有严重内在疾病的患者，或者是疾病预后极差的患者，通常选择拒绝延长生命的治疗。一些患者不愿意用长时间的重症监护治疗而不能恢复他们以前的健康状态的代价去经历“几乎不能成功的”复苏的危险。但是，患有慢性疾病并不一定提示患者拒绝 CPR。研究表明，即使患有严重疾病或残疾的老年人有的也希望选择 CPR。患者选择 CPR 是为了延长生命以便能够参与将来的社会和家庭活动。所以医生应仔细判断影响患者决定的因素，给予患者尽可能全面和公正的信息，似乎可以忽略由于讨论复苏是否合适所引起的焦虑的危险。

3. 医生的态度

当 CPR 没有任何潜在的好处的时候，尊重患者的自主选择是没有意义的，当患者不能书写不予复苏指令的情况下，医生也可以对面临不可挽救的死亡而又不能自主表达他们选择的患者作出撤销复苏治疗的单方面的决定。在患者患有终末期疾病的情况下，如果无意义的痛苦能够避免时，医生的保护生命的正常承诺与患者的利益并不一致，这时恢复循环只是增加了患者和家属的痛苦，延长了患者死亡的过程。如果由于内在的疾病而使患者不能够了解不予复苏指令的本质，因而不能够提前表达自己的选择，医生就应在适当的情况下与患者的家属共同讨论作出选择。虽然代言人要求撤除或终止维持生命治疗的权利通常不被接受，但如果患者没有自主能力作出决定，从考虑患者潜在愿望的观点，医生不得不依靠家庭成员。另外，在治疗终末期疾病的患者，特别是如果患者在家中将要死亡时，家庭成员的决定起着重要作用。患者家属应被告知死亡的预期过程，可能发生的事件，和他在这一过程中所能起到的作用。患者和其家属应该得到保证，医务人员会继续给予和维持减轻患者痛苦所需要的治疗措施。

在临床实践中产生了这样的问题，患者的愿望在很大程度上不能够被考虑，这使得一些复苏的努力在患终末期疾病及不希望 CPR 过程的心搏骤停患者身上进行。有学者在一个回顾性研究中试图确定不必要的或对存活率极低的患者进行院外复苏的百分比。不必要的复苏是指患者有遗嘱，或者是提前的指令，或者是由家庭成员或患者的私人医生的书面证明。结果发现 1/3 的复苏的努力发生在慢性疾病或不希望 CPR 的患者。治愈出院率在这两组患者明显低于总的心搏骤停患者，其中患有慢性病患者和不希望得到复苏患者的复苏成功率更低。这些结果提示阐明具有不良预后的心搏骤停前状态的困难性和在复苏领域忠实于患者的遗嘱和不予复苏指令的局限性。一些家庭成员在面临死亡时惊慌并呼叫急诊医疗服务导致了不必要的复苏。

另一方面，没有不予复苏指令并不意味着任何心搏骤停患者都需要接受全部复苏的努力。ACLS 的持续时间和强度是根据医生对复苏个体能从复苏中获益的可能性的判断决定的。与住院患者复苏时间短有关的一个因素是患者年龄＞ 75 岁。虽然已广泛接受的观点是：并不是年龄而是其他因素，如多发疾病和心搏骤停前功能状态对决定复苏的结果有更重要的作用，但这个结果以及最近报道的对急诊医生的调查结果显示，年龄在决定终止不成功的 CPR 中起有重要作用。

许多医师也承认他们根据他们自己对维持生命支持治疗效果的判断，而作出了坚持或终止治疗的单方面的决定，一些这样的决定没有取得患者的理解或同意，一些不顾患者的反对而坚持了自己的决定。通常患者并不包括在关于对他们自己的复苏决定的讨论之中，或者大多数患者在被认为失去了自主能力时，由医生下达了是否复苏的指令。上述研究提示在保证患者的知情权和尊重患者自主选择权利方面还有许多工作要做。

四、公正原则

在分配医疗资源的过程中，公正的原则影响着先后顺序。公正的定义为：给予每一个人应该得到的及能通过法律途径所要求的医疗服务。

CPR 应该在一个可比较的水平上，在医院内和在整个社会进行分配。这是一个公正的问题，以保证在某种程度上把医疗资源均衡的分配给全部公民。进行不适当的或无效的 CPR 可耽搁或妨碍对其他能够得到良好存活机会的患者的急诊救护。这种矛盾不仅局限于 CPR 的努力或局限在昂贵的或稀有医疗资源上，如重症监护病房或直升机。而且当由于可获得的公共资金减少，而使得对卫生保健系统的需求竞争加剧时，公平和公正原则就显得更为重要。

每一个公民都有接受 CPR 的权利。然而，人们发现院外心搏骤停患者的存活率因种族和社会地位的不同而不同。在芝加哥，黑人初次 CPR 成功的机会，以及 CPR 后住院率和出院存活率都明显的低于白人。在西雅图，CPR 的高存活率与社会经济地位高有关。出现这种情况，可能的解释包括高的社会经济地位使他们能够迅速地接近医疗救护系统以及他们在总体上有良好的健康状况。虽然急诊医疗服务系统的反应时间及接受 ACLS 病例的比例在白人和黑人间没有区别，但有目击者的心搏骤停及旁观者 CPR 在黑人是非常少见的。但不管怎样，在对急诊医护人员的调查发现，患者的社会地位并不影响医生是否对他们行 CPR 的决定。

考虑到适宜移植的器官的严重短缺，如院外创伤能够提供器官资源，则在院外救治过程中应用昂贵的医疗急诊资源应认为是公正的。这主要局限在严重颅脑损伤的年轻患者。如果他们的生命和器官功能能被维持足够长的时间以经历器官评价，则他们是器官移植最好的供者。但对仅仅是为了器官获取的目的而开始或继续生命支持治疗的合理性问题一直是伦理学讨论的热点问题。复苏的决定首先应根据每一个体存活的机会，应该遵循有利和不伤害的原则。所以，在 CPR 过程中获取器官的问题是一个相当敏感和复杂的问题，需要进一步讨论。

不同伦理原则的先后排序问题仍是一个值得讨论的问题。自主性被强调为首要的伦理原则，从它派生出了其他伦理原则。但是，尊重自主性的原则并不是唯一的伦理原则，当它与其他的伦理原则发生冲突时，应根据实际情况综合分析，不应过分地强调自主性原则。在心搏骤停的临床情况下，尊重自主性原则的比重相对要小，而不伤害和有利的原则的比重相对要大。

医生有义务考虑 CPR 治疗的有效性。理想的解决方法是仅对具有长期存活潜力的患者行复苏治疗。但在早期阶段这几乎是不可能的。对于在其他方面健康的个体，标准的治疗仍是早期迅速开始 CPR。心搏骤停的时间限制要求在几秒内制定和实施医疗治疗方案，不能及时开始 CPR 将导致患者的死亡。

对于慢性病或患终末期疾病的患者，应鼓励他们提前决定，一旦出现心搏骤停时是否应用复苏治疗。这些患者心搏骤停并不是一个突发事件，而是死亡过程的结束，所以应该预料到。对患者的选择应以一种同情的方式，给予小心的评估。一些患者可能对于作出生与死的决定感到很不舒服，而另一些人可能愿意参与决策的制定过程。在一些西方国家，不予复苏指令的院内应用变得越来越普遍。而在院外情况下对不予复苏指令的接受仍是一个有争议的问题。医学指导标准、伦理政策、法律立法等都必须得以充分发展以保证急诊服务系统的医疗人员通过执行患者的不予复苏指令而尊重患者的自主性，而不必害怕招致法律上的麻烦。很明显，应该对这些伦理问题进行公开的讨论。不应强制使每个公民提前写好遗嘱，但是，对公众进行教育和让公众接受这些信息将增加志愿事先作出选择的人数。

在一些情况下，挽救患者的生命不是最终目的。解释 CPR 治疗的潜在的无效性时应考虑到患者的生命质量，尊重他们作为个体的价值。没有恢复到心搏骤停前的健康状态而存活，对于具有严重的进行性疾病的患者来说只是有限的受益。遗留有躯体和精神的残疾的存活是痛苦的。有时复苏努力所挽救的只是死亡过程的延长，而由于心搏骤停而突然死亡似乎也是种解脱。

在临床实践中，如果对坚持复苏的努力是否合适有疑问时就应进行 CPR。当适当的医学、法律、伦理的考虑都完全彻底处理好时，可在晚些时候撤销维持生命的治疗。对于法律伦理方面的训练计划应与医学的学术教育结合在一起，以使医生能够分析和处理伦理纠纷。医生的道德选择应以相关的伦理原则和医学知识为基础，并尽其所有的能力和判断用医术去帮助患者，且无论从医学或伦理学的角度，都决不伤害患者。

院外复苏伦理学有关问题：

1. 不作 CPR 问题

国外对有不作 CPR 遗嘱，或由代理人表达患者生前愿望不希望死后作 CPR 者，院外急救人员可不予急救复苏。我国院前急救实践中则很少遇到这类问题。患者一般较少在生前立下此类遗嘱，这可能与各国文化、风俗的差异有关。因此，在我国院外复苏主要由急救专业人员根据病情作出判断要不要作 CPR。只要不是不可逆死亡，工作人员都要给患者作 CPR，除非家属一致要求不作 CPR，但家属必须签字。如果家属中意见分歧，有的不要求作 CPR，有的则要求作，此时院前急救人员一般都会选择作 CPR。因为这样做符合救死扶伤原则，符合有利原则。

国外有的院前急救系统不允许非医生作死亡诊断并终止 CPR。因而工作人员只能把已经死亡的患者转送医院。而我国院前急救则准许工作人员在院外作出死亡诊断，并书写死亡证明。虽无法律条款规定，但全国各地院前急救做法相同，可谓约定俗成。在少数情况下也有应家属要求对已死亡的患者，继续作 CPR 并向医院转送。

2. 何时终止 CPR

院外 CPR 何时终止应参照有关因素综合考虑，如心搏骤停至 CPR 开始时间、电除颤时间、致心搏骤停的原始心律、原发病状况、是慢性病终末阶段还是突发的心搏骤停。有无特殊病因，如触电、溺水、低温、创伤、中毒等均与预后相关。一般在常温下心跳呼吸停止，经过 ACLS 30 分钟（新生儿 15 分钟）不见自主循环恢复，可以终止复苏。对触电、溺水、低温等特殊病因引起的心搏骤停，应适当延长 CPR 时间。此外在下列情况下亦应终止 CPR，如患者自主循环与呼吸已恢复，或因外周环境出现有危险伤害因素，对自身或患者生命构成安全威胁亦应停止 CPR。但是如果家属不同意停止抢救，CPR 仍应继续，即使转送医院途中，仍应继续 CPR。应当强调院外急救工作人员，在考虑终止 CPR 时，必须与家属作好沟通。如果家属一时不能接受，而要求继续抢救，急救人员应当给予适当照顾，做到相互理解与谅解，和谐与合作。

3. 其他有关问题

我国目前急救中心院前急救单元组合大多实行“1 医 1 驾”，而驾驶员不具备抢救职能。在院前急救过程中必然存在操作规程与 CPR 要求不相适应的矛盾。医生作 CPR 就不能再作其他急救准备工作，如气道管理、心电图检查、急救用药等。反之，要作其他急救准备时，就要造成 CPR 中断，这更是不能允许的。然而，只忙于 CPR，忽视其他措施也是欠妥的。例如，不给患者做个心电图，家属会说医生到达时患者还是活着的，是医生将患者“按死”的，这种案例已有发生。自从规定医疗侵权举证责任倒置制度后，这类矛盾更加突出。为了自卫，证明自己没过错，可能先忙作心电图而推迟 CPR，这就损害了患者的最大利益。在院前急救救护车人员编制不足情况下，解决这一矛盾的最佳方案，就是立即着手对驾驶员进行培训。最简单的方法就是进行 CPR 培训，经考核合格，发给 CPR 合格证，持证上岗。进一步培训可按照中国国家卫生部、人事部、劳动部刚刚出台的医疗救护员职业标准进行培训。这样做能进一步提高院前急救质量。患者在转院过程中也会涉及伦理学问题。“就近就急”应是转院时遵循的原则，但家属有时会要求急救人员将患者送到他们指定的医院，对此，急救人员有责任根据患者病情与家属沟通，阐明就近就医是考虑患者利益。如果家属仍然坚持，则急救工作人员应尊重家属的意见，实际上这也是尊重患者自主性原则的体现。

参考文献

[1] 周静 . 老年人心肺复苏的伦理问题 [J]. 实用老年医学，2012,26（3）：188-190.

[2] Morrison LJ, Kierzek G, Mancini ME, et al. Ethics: 2010 American Heart Association Guidelines for Cardiopulmonary Resuscitation and Emergency Cardiovascular Care [J]. Circulation, 2010, 122(18 Suppl3): S665- S675 .

[3] Riggs KR, Becker LB, Sugarman J. Ethics in the use of extracorporeal cardiopulmonary resuscitation in adults[J]. Resuscitation, 2015, 91: 73-75.

[4] Rubulotta F, Rubulotta G. Cardiopulmonary resuscitation and ethic s [J]. Rev Bras Ter Intensiva, 2013, 25(4): 265-269.

[5] Monzón JL, Saralegui I, Molina R, et al. Ethics of the cardiopulmonary resuscitation decisions[J]. Med Intensiva, 2010, 34(8): 534-549.